内容实实在在　关怀点点滴滴

孕产期保健大百科

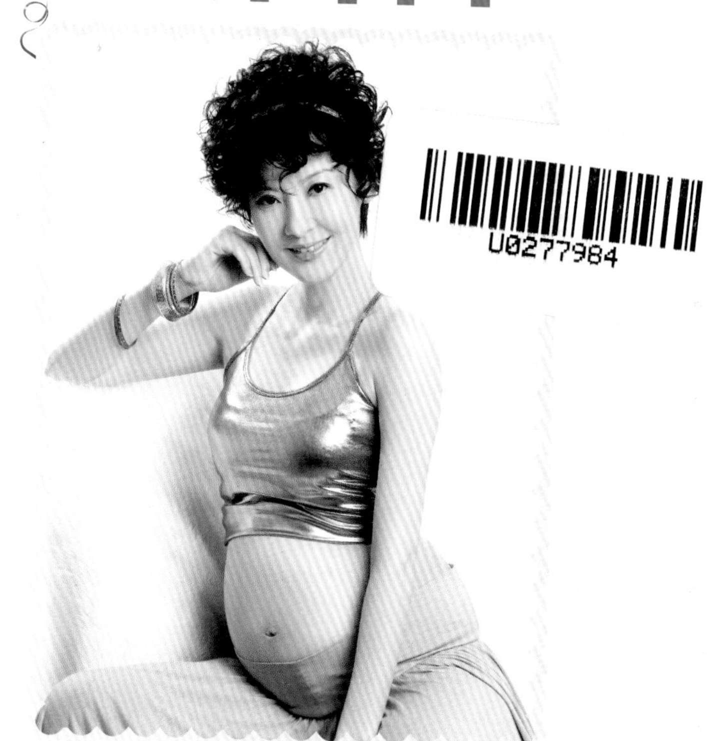

张秀丽/编著

中国人口出版社

学习放松、训练耐力
孕期瑜珈好舒服

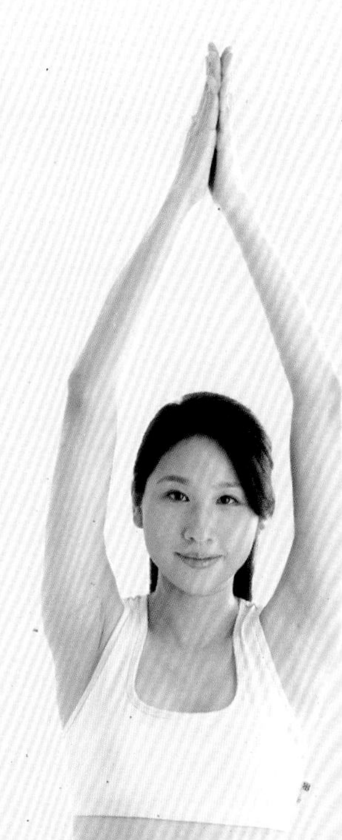

不少孕妈妈从怀孕后就停止运动，或是从孕前就没有运动的习惯，但医生与专家们均表示，适度的运动不仅可改善部分伴随怀孕而来的身体不适、帮助身体放松，亦有助于生产。

很多运动做起来其实并不难，做完后还能使人产生愉悦、舒适的感觉，有鉴于此，介绍适合孕妈妈进行的运动，而瑜珈则是第一种要让孕妈妈认识的运动喔。

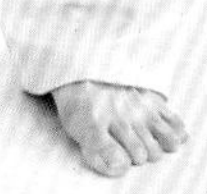

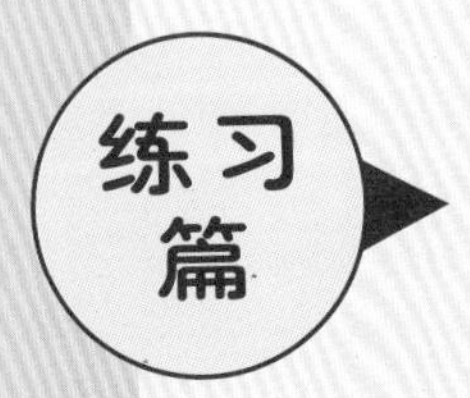

以下介绍的瑜珈是邀请瑜珈老师为孕妈妈设计简单轻松的瑜珈动作，无论是在办公室或是家中，均可进行。

文中介绍的动作适合所有健康的孕妈妈进行，孕妈妈只要按照文中的顺序来做就可以了，同时这一套动作也没有场地上的限制，只要有椅子就能进行，但切记椅子必须没有轮子，才能固定在原地。

有几个运动时的要点须注意：

(1) 随时保持肩膀放松与脊椎拉长、延伸（背部打直）；

(2) 按照文中的说明做运动是不会挤压到肚子的，但若有肚子被挤压或身体不舒服的情形则应马上停止。

开始练习喽

1 猫姿拱背

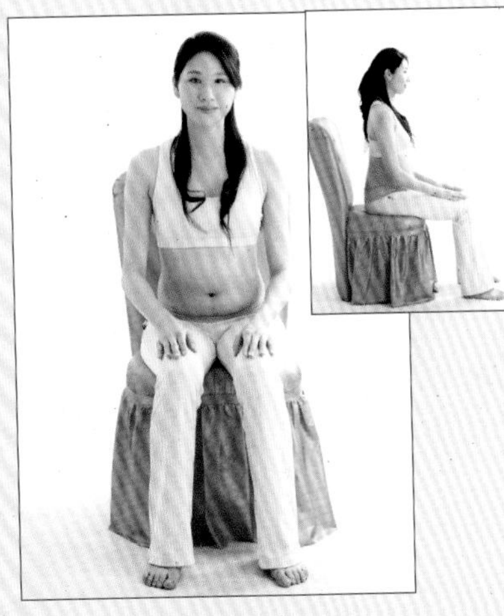

步骤 1 坐在椅子上，两脚打开与肩膀同宽，脊椎保持延伸拉长（亦即背打直）。

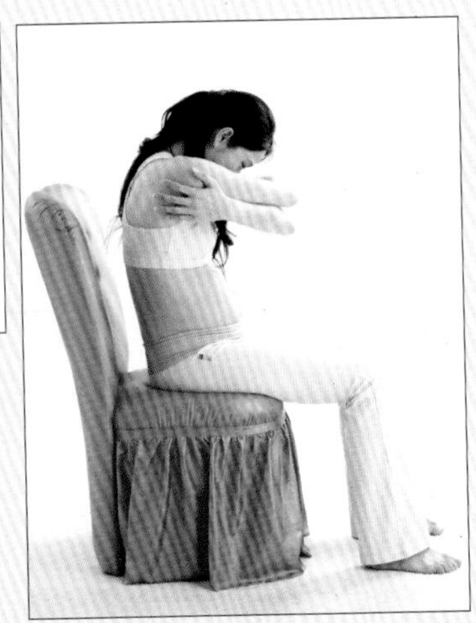

步骤 2 双手环抱肩膀，手朝向肩胛骨的位置移动。吸气把脊椎拉长，吐气拱背，来回约 5~6 次。

功效 增加脊椎的活动度，伸展上背，可单独进行，亦可作为暖身运动。

2 开胸

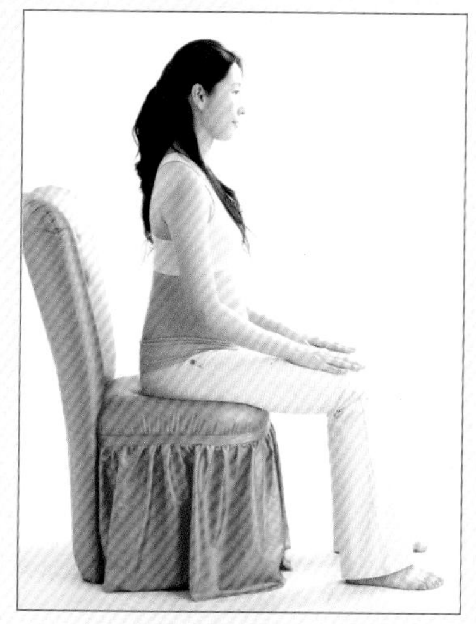

步骤 1 坐在椅子上，两脚打开与肩膀同宽，脊椎保持延伸拉长（亦即背打直）。

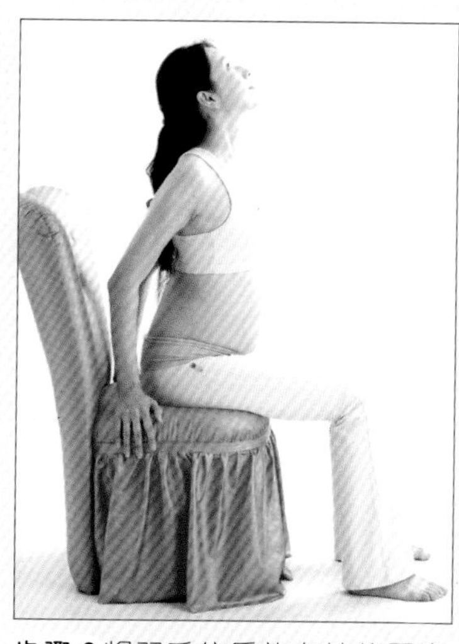

步骤 2 将双手往后放在椅垫两旁，把头往上抬向斜前方做扩胸。停留在扩胸状态并进行 3~5 次呼吸（吸气与吐气）。

功效 增加脊椎的活动度，伸展胸部。

3 侧弯

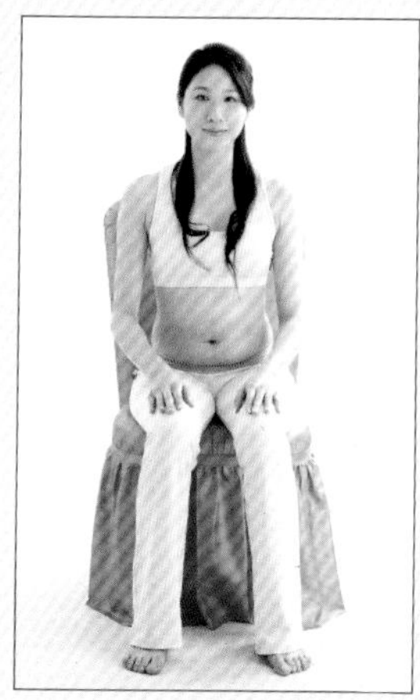

步骤 1 坐在椅子上，两脚打开与肩膀同宽，脊椎保持延伸拉长（即背打直）。

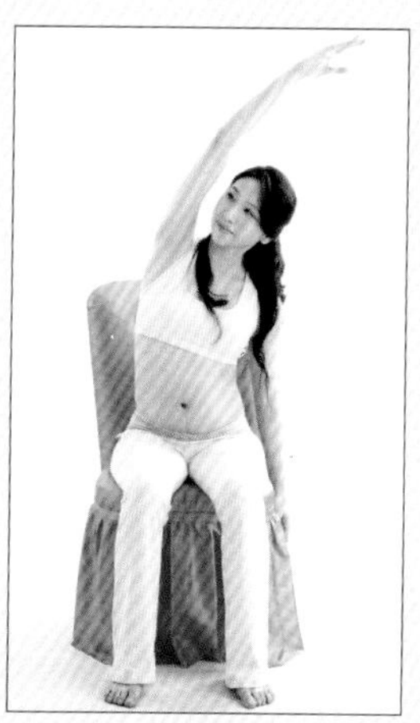

步骤 2 举起右手，臀部坐稳，下半身不动，将上半身轻轻往左侧弯，再回复到预备动作。

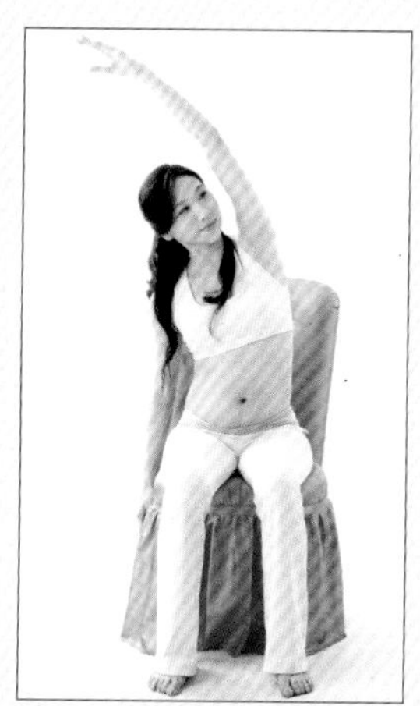

步骤 3 再换左手进行，每一边各做 2~3 次。

功效 增加脊椎的活动度，伸展侧胸。

1~3 项动作均可促进呼吸功能！

4 踮脚尖

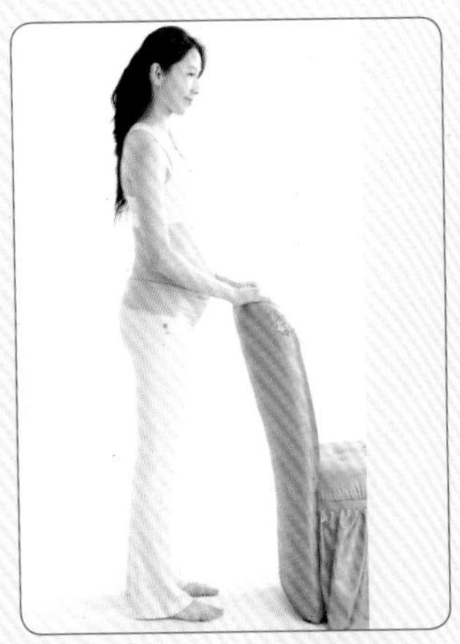

步骤 1 取站姿，双手轻扶椅背，双脚打开与肩膀同宽，两脚脚板平行，并保持脊椎延伸。

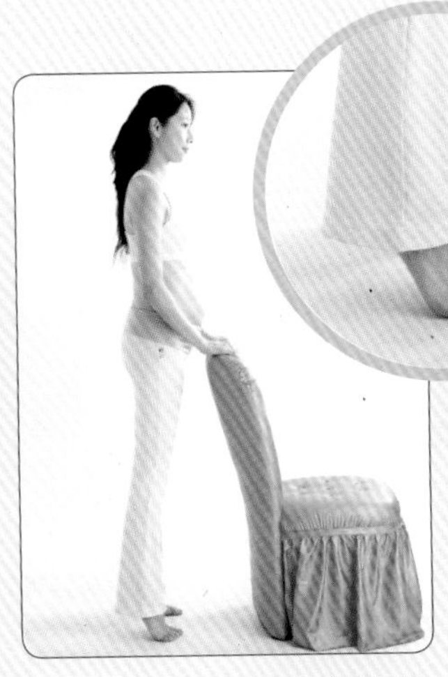

步骤 2 轻轻地将脚尖踮起，再放下，并重复 2~3 次。

功效 可增加下半身的力量，增加平衡能力，减少下肢水肿、静脉曲张的发生。

5 踮脚下蹲

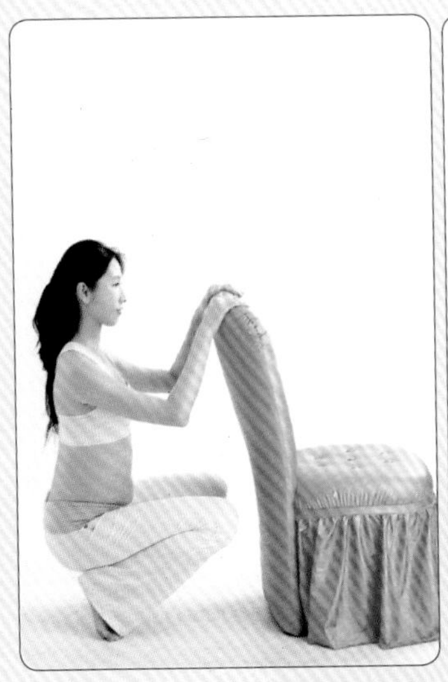

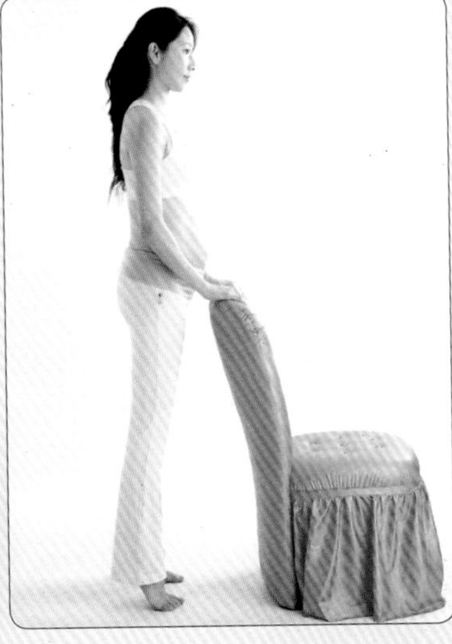

注意事项：若膝盖不舒服或受伤请停止做这个动作！

站立踮脚并往下蹲，直到臀部坐在脚跟上，并使大腿与地板平行，再慢慢起身。重复下蹲 2~3 次。

功效 可增加下半身的力量（锻炼臀部以及大腿前侧与后侧的力量）、增加平衡能力、改善静脉曲张现象，并有伸展效果。

6 树式

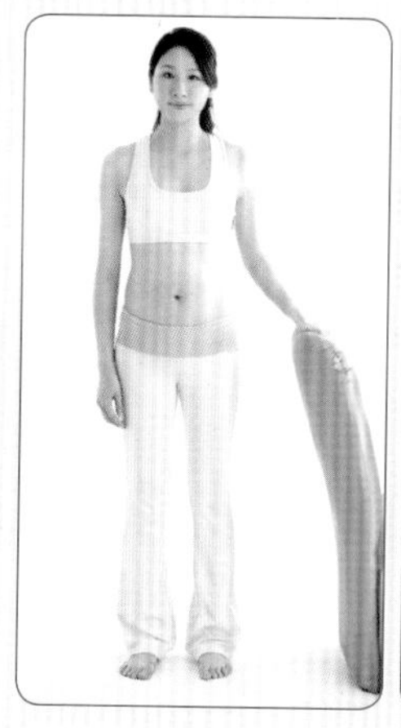

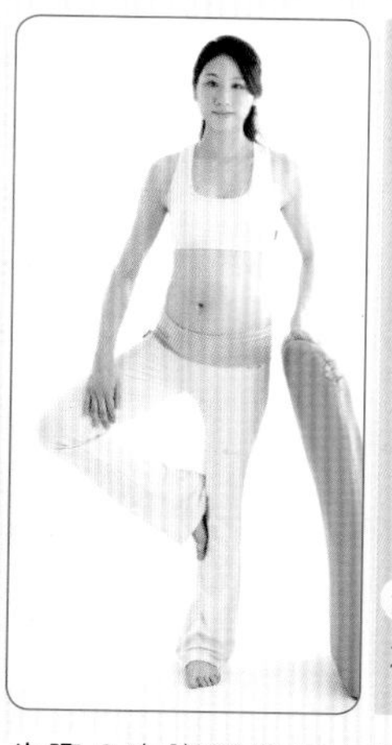

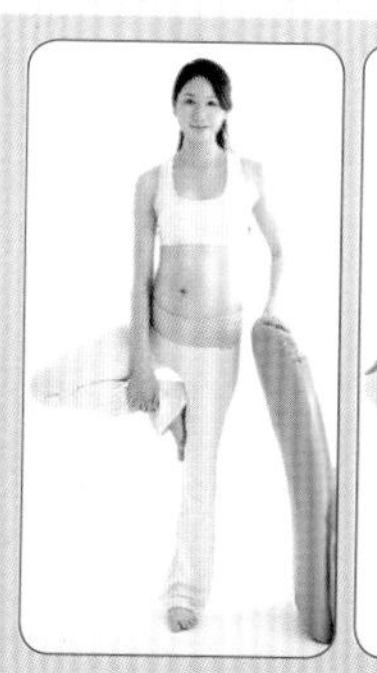

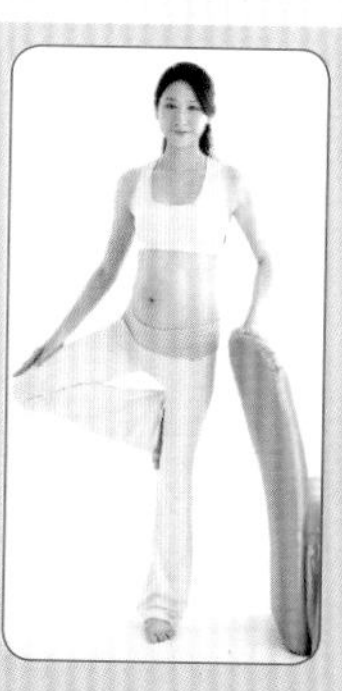

进阶动作 以手辅助，将右脚踩在左大腿内侧较高之处。

步骤 1 采取站姿，单手扶椅背。

步骤 2 左脚踩地板，右脚举起并踩到左腿内侧，并静止6~8 个呼吸，再换边进行。

功效 增加平衡能力，增加单脚的力量，并能伸展髋关节。

注意事项：• 举起来的脚要往旁边打开，不要向前，才能打开髋关节！

• 站立的脚板应整个踩稳在地面上，勿使重心偏向外侧（例如重心偏向小脚趾）。

7 站式（正面姿势）

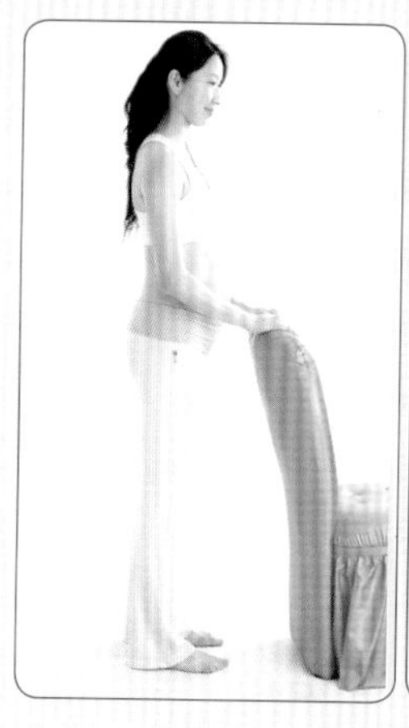

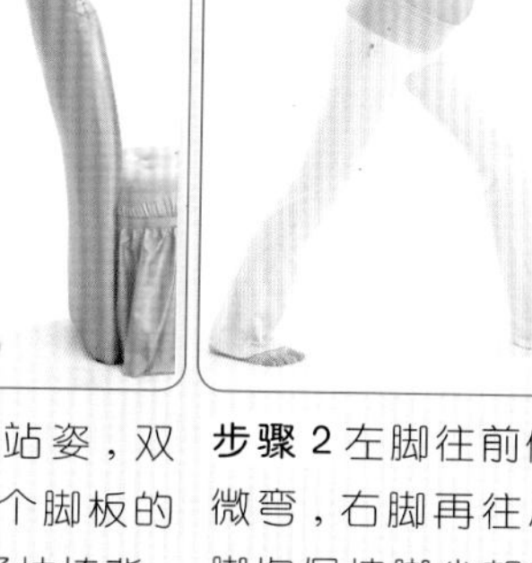

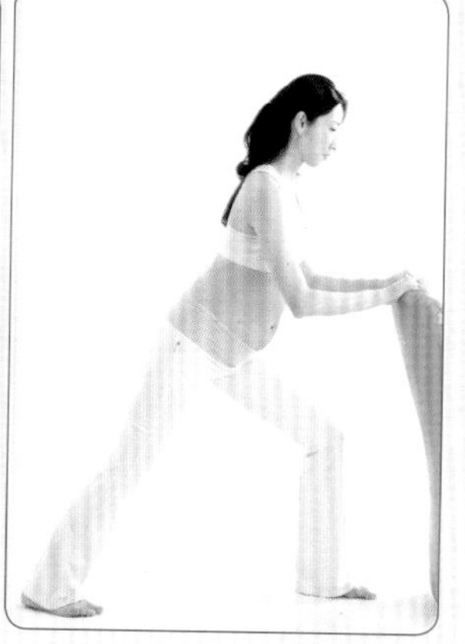

步骤 1 采取站姿，双脚打开约一个脚板的距离，双手轻扶椅背，并保持脊椎延伸。

步骤 2 左脚往前伸且膝盖微弯，右脚再往后退，两脚均保持脚尖朝前，且两脚的距离不必过大。

步骤 3 左脚向下弯曲但不超过膝盖，后脚伸直，此时身体会自然地往前倾，停留 6~8 个呼吸即可。

功效 训练下半身的力量、伸展小腿。

8 犬式一

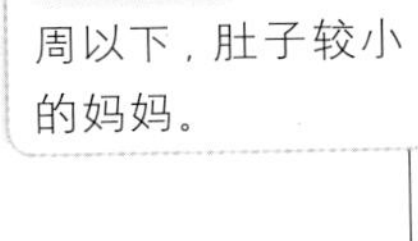

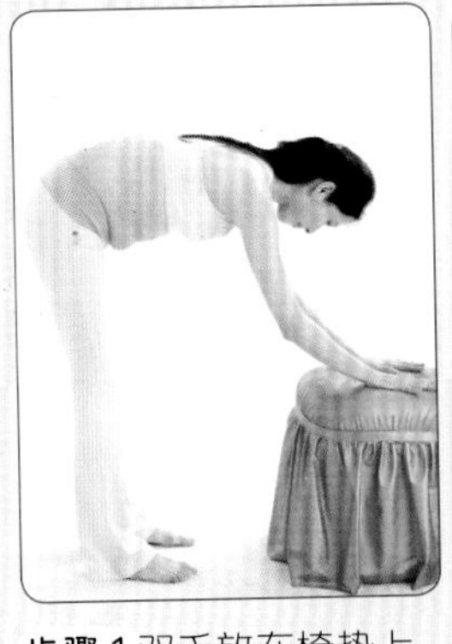

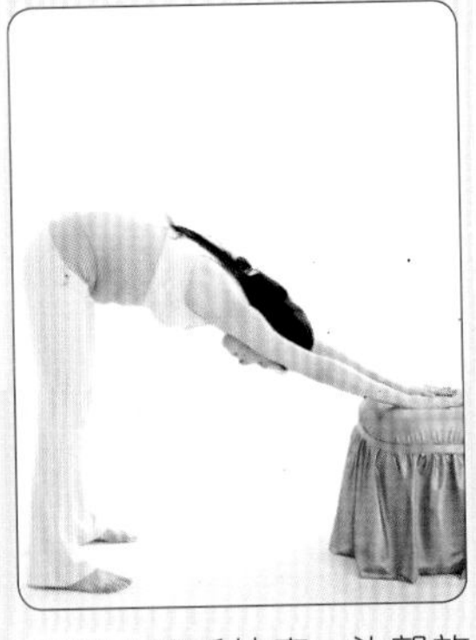

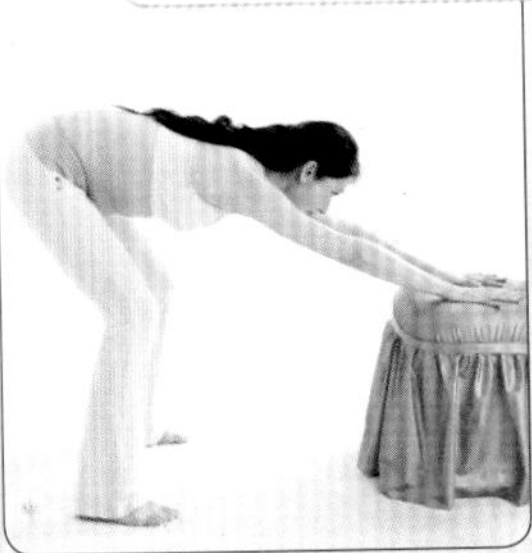

步骤 1 双手放在椅垫上，手肘微弯，双脚打开与臀宽，保持两脚脚板平行、脚尖朝前。

步骤 2 双手伸直，头部放松，双脚慢慢往后退，将臀部推向上。

步骤 3 先将头抬高到比心脏高的位置，膝盖微弯再慢慢回到原来的姿势，以免头部感到晕眩。

9 犬式二

注意事项：有高血压问题，或是进行犬式一时出现心悸、呼吸急促、气喘状况请马上停止，可改做犬式二。若进行犬式二时仍感到不适，则一律停止做犬式相关动作。

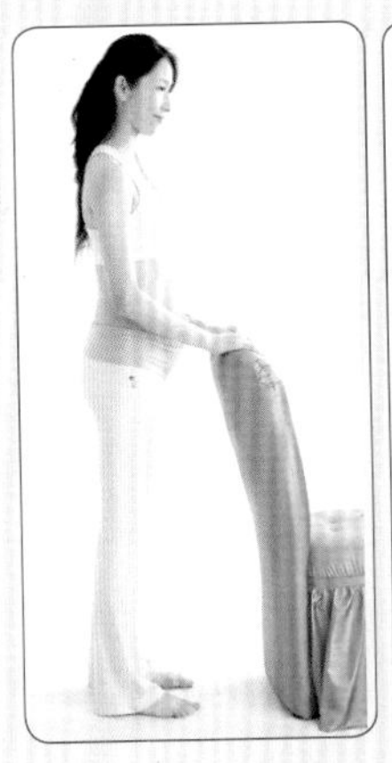

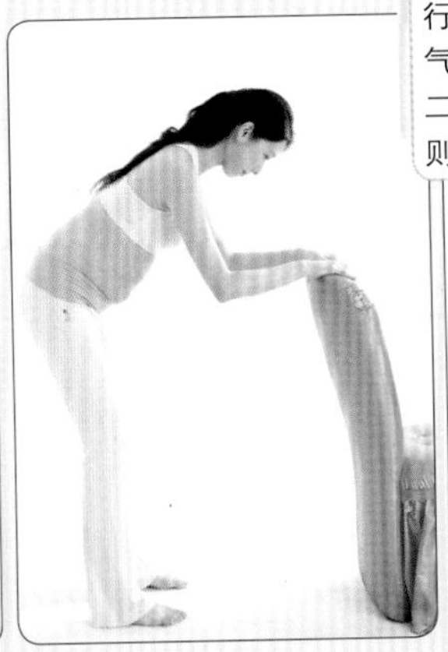

步骤 1 采取站姿，双手轻扶椅背，双脚打开与臀同宽或比臀宽，保持两脚脚板平行、脚尖朝前。

步骤 2 双手伸直，头部放松，双脚慢慢往后退，将臀部推向上，直到上半身与下半身呈 L 型。可进行 6~8 个呼吸，若身体感到不适即停止。

功效 犬式动作皆为全身性的伸展动作，可伸展手、背、臀部与腿等部位，亦可训练上半身力量（手、背部）。

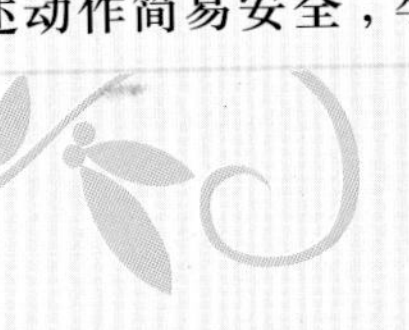

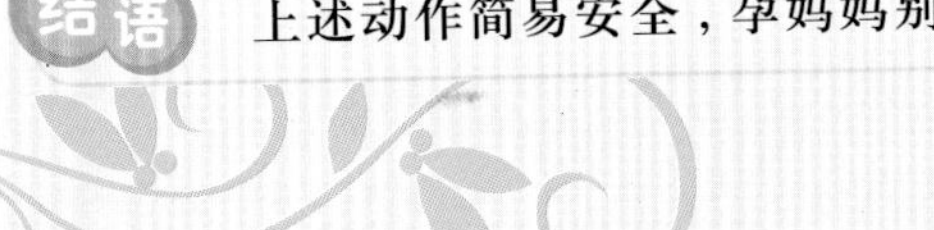

结语 上述动作简易安全，孕妈妈别忘了每天抽点时间练习！

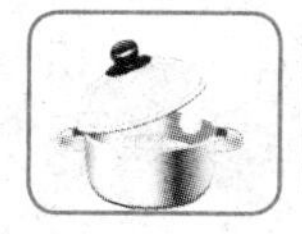
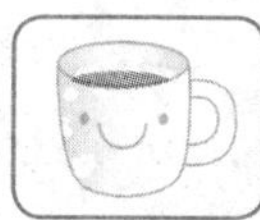
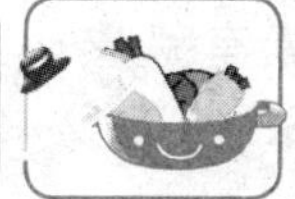
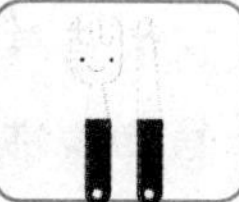
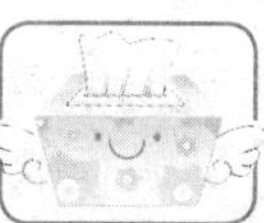
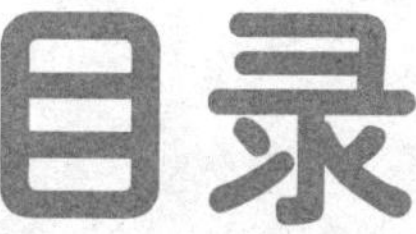

CONTENTS

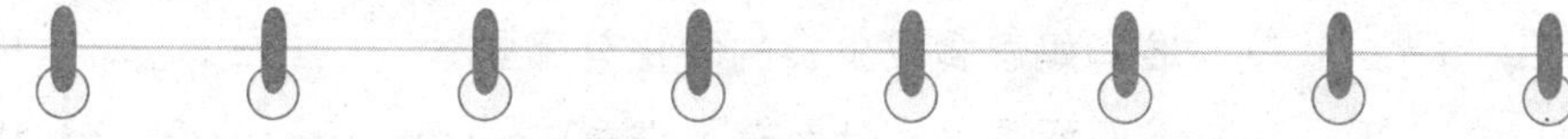

第一章 孕1月指导

第七章 孕7月指导

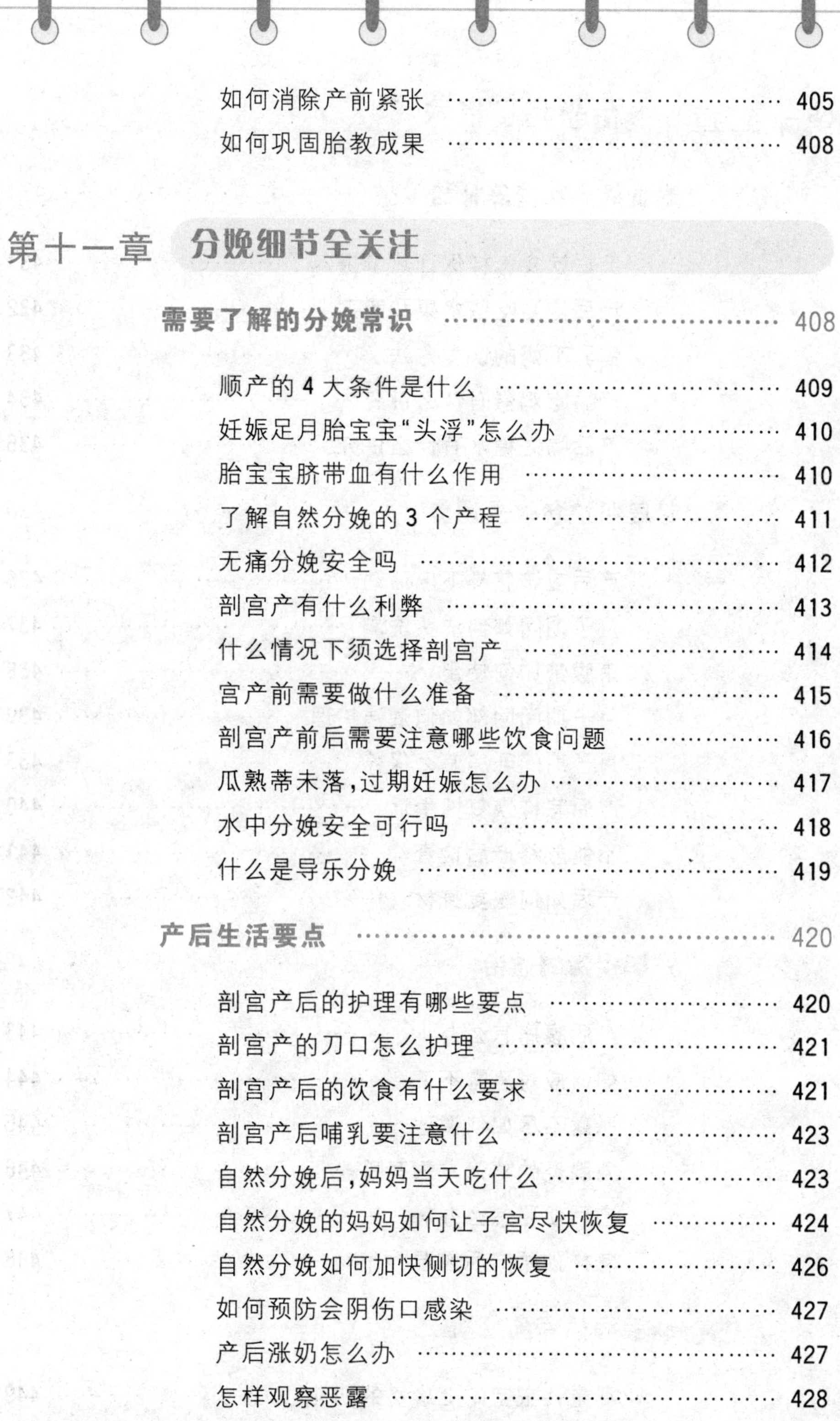

第十二章　产后坐月子指导

第一章

孕1月指导

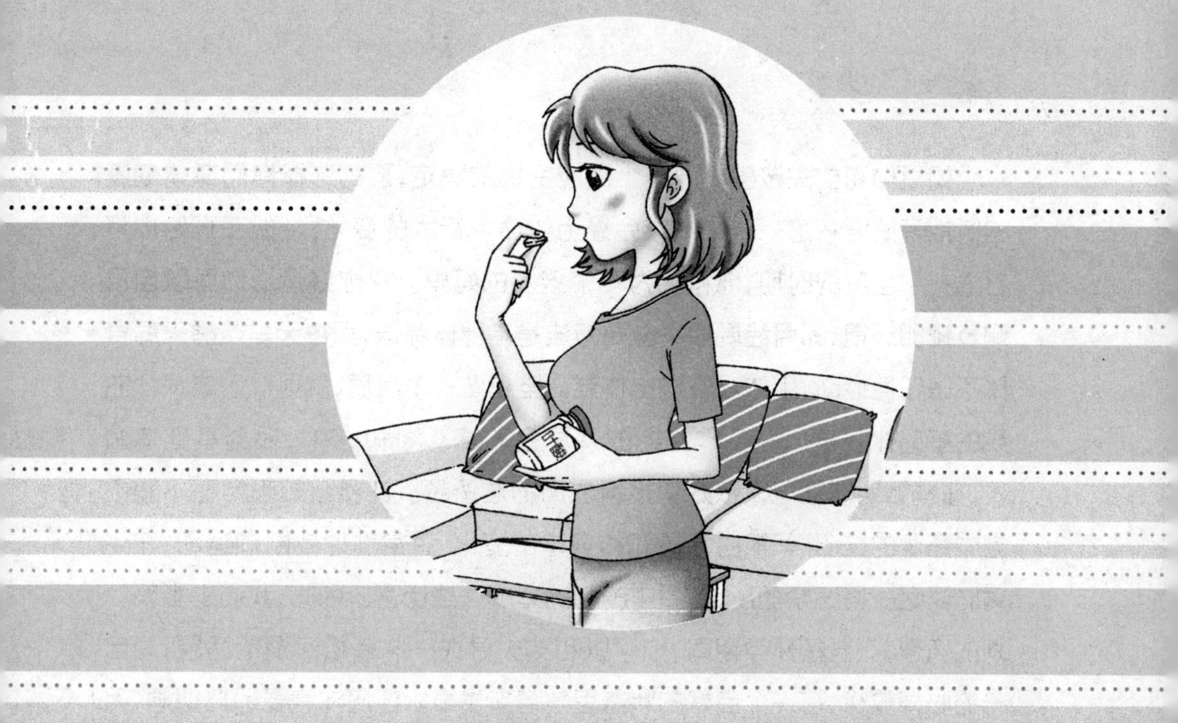

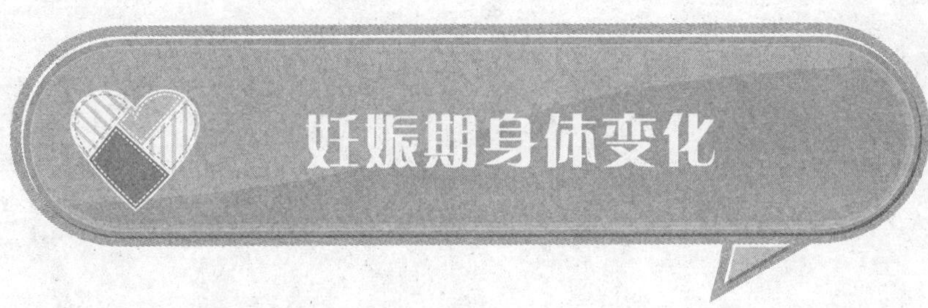

第一孕月（1～4周）

从末次月经的第一天开始的4周。其实前两周妊娠尚未开始，到4周末一般仍没有任何感觉，也没有妊娠反应，就是去做妇科检查，也不会发现子宫有什么变化，尿妊娠实验往往也是阴性的。

怀孕第1周

如果你和丈夫做出了要一个健康宝贝的决定，那就选择你们身体健康的时期开始吧！这一周也许你会经历生命中最大的变化，从现在开始你将进入一个全新的时期，你将成为一个孩子的妈妈。祝你好运！你可以自己测算排卵周期，即月经周期。主要方法是基础体温法，即每天早晨醒来后身体不做任何运动，用体温表测出体温。坚持做一个月后，就可以制成一个曲线的基础体温表。一般排卵期的体温会升高0.3～0.5℃，根据基础体温表，在排卵期你就可以做好迎接新生命的准备了。许多孕妇都是在不知不觉中怀孕的，在孕早期由于不知道身体的变化，经常性地做剧烈运动，在生病时还吃一些违禁药品，给腹中的胎儿造成一些伤害。因此，我们主张有计划的怀孕，在准备怀孕期间，你可以和丈夫寻找一些轻松浪漫的话题，使自己的心情放松，在一个良好的状态里孕育新生命。还应注意要远离烟酒，因为烟酒会造成精子或卵子的畸形，使得孕妇一开始在体内获得的就是异常受精卵。夫妻二人还要保持健康的心态，不要在剧烈运动或十分劳累的状态下受孕，也不要接近有毒物品，如农药、麻醉剂、铅、汞、镉等，以及照射X光等放射性物质。一个健康活泼的新生命需要你们的精心培育，从现在做起吧！

怀孕第2周

你的月经周期已经进入第二周，一般排卵期是在月经周期的第13～20天，因此在第二周末时，你的排卵期就会开始。现在你应该制订一个比较详细的怀孕计划，其中应包括工作安排、医疗保健、营养饮食以及家庭财务计划等。现在你已经掌握了基础体温法，可以在此期间把身体和受孕时间调整到最佳时期。一般在卵子排出后15～18小时受精效果最好。虽然现在你没有明确地知道自己是否怀孕，但怀孕计划是早就制订好的，因此现在要加强营养，多吃富含叶酸的食品，如樱桃、桃、李、杏、山楂等新鲜水果。叶酸是人体三大造血原料之一，促进红细胞的生成，孕早期如果缺乏叶酸，会影响胎儿神经系统的正常发育，导致脊柱裂或无脑儿等神经管畸形。因此育龄女性在孕前3月和孕期前3个月每天应补充0.4毫克的叶酸。

怀孕第3周

现在已经进入排卵期，你的基础体温有变化吗？这周你可能就要受孕了，受孕期要保持心情舒畅，尽量不要与丈夫发生争执，大喜或大悲之后受孕都会影响受精卵的质量。每个月经周期的第13～20天最易受孕，因为排卵时间是相对固定的，所以精子的质量非常重要。精卵结合后，新生命开始了。在补充叶酸的同时，孕妇也应该注意加强多种微量元素的吸收，因为微量元素如铜、锌等会参与胎儿的中枢神经系统的发育。

■ 宝宝 1 周

卵子是人体内最大的细胞，直径可达 200 微米，在输卵管中的寿命仅 12～36 小时。精子全长约 600 微米，分为头部、颈部和尾部，像蝌蚪一样靠尾部运动。精子在良好的宫颈黏液环境中能存活 3～5 天，但是受孕通常只能发生在性交后的 24 小时。这时精子和卵子已经结合在一起形成受精卵，受精卵长 0.2 毫米，重 1.505 微克。

受精卵经过 3～4 天的运动到达子宫腔，在这个过程中由一个细胞分裂成多个细胞，并成为一个总体积不变的实心细胞团，称为桑葚胚。

这个时期孕妇自身可能还没有什么感觉，但在孕妇的身体内却在进行着一场变革，从现在开始，孕妇的生命中就会增加一份责任，孕妇和丈夫的二人世界也会告一段落，新生的宝宝将与母亲同欢乐，母爱天性将会发挥得淋漓尽致。

怀孕第 4 周

子宫内膜受到卵巢分泌的激素影响，变得肥厚松软而且富有营养，血管轻轻扩张，水分充足，受精卵不断分裂细胞，移入子宫腔，这时受精卵就叫胚泡。当外周的透明带消失后，胚泡与子宫内膜接触并埋于子宫内膜里，称为“着床”，着床一般在受精后 6～7 天开始，在 11～12 天内完成。

■ 宝宝 2 周

妊娠进入第四周了，而实际上受精卵才发育了两周。这个时期胚胎已经在子宫内“着床”，或称“植入”。着床后的胚胎慢慢长大，这时大脑的发育已经开始，受精卵不断地分裂，一部分形成大脑，另一部分则形成神经组织。这时要特别注意加强营养，丰富的营养会给脑细胞和神经系统一个良好的成长环境。

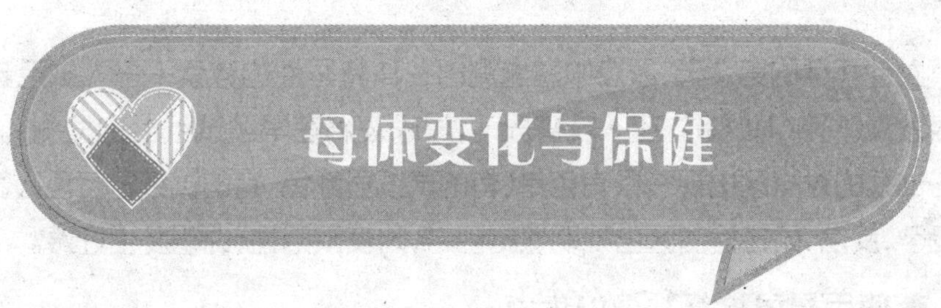

怀孕后身体会发生哪些明显变化

对大部分准妈妈来说，怀孕第一个月的妊娠反应并不是很强烈，甚至表现不出来，只有通过测量基础体温等方法才知道自己怀孕了。而有的准妈妈怀孕之后，妊娠反应会比较明显，通常会有下面一些反应。

■ 停经

月经规律的准妈妈，若是过了日期还没来月经，很有可能就是怀孕了。不过，也有极小部分准妈妈，尽管已经怀孕了，可是还是会来一两次月经，只是月经量比平常要少，日期也短一些。

■ 皮肤红润或灰暗

皮肤的变化因人而异。有些准妈妈变化非常明显；有些可能发现自己的皮肤变得更加细柔，且焕发妊娠的红光；有些则会在面颊、鼻子、眼部周围出现黄褐斑，小而红的蜘蛛痣也可能出现在身体的任何地方。

■ 头发和指甲长得快了

头发和指甲可能会变得比以前任何时候都生长快速。一些以前从未生出过毛发的部位，如腹部、脸部会有毛发长出。

■ 注意力不集中，情绪不稳定

准妈妈会觉得精神很难集中、健忘、情绪不稳定。如果准妈妈有经前综合征的话，那么怀孕期间情绪不稳定的情况会更加严重，很容易时哭时笑，也很容易对准爸爸无缘无故发脾气。

用怀孕试纸验孕准确吗

女性怀孕的第7天，尿液中就能测出一种特异性的激素——人绒毛膜促性腺激素(简称HCG)。在一般情况下，将尿液滴在早孕试纸上的检测孔中，如在试纸的对照区出现一条有色带(有的试纸显红色，有的试纸显蓝色)，表示未受孕，反之，如在检测区出现明显的色带，则表示阳性，说明发生妊娠。

■ 使用早孕试纸验孕的优点

用早孕试纸验孕快速、方便、具有私密性，正常情况下，使用早孕试纸验孕的准确率也很高，还可避免与HCG有类似结构的其他糖蛋白激素引起交叉反应。

■ 使用早孕试纸验孕的弊端

早孕试纸的作用是有限的，使用早孕试纸验孕要严格按照说明使用并且必须考虑到验孕的时间、尿液的浓度、月经的准确度等因素。有时候试纸也会显假阳性或者假阴性，例如试纸如果呈现出弱阳性并不代表就是怀孕了，也可能是有炎症。

■ 使用早孕试纸要注意的问题

❶ 购买早孕试纸应该选择正规厂家生产的，购买时要注意包装是否完好，带回家中后要避免在潮湿的地方保存。

❷ 不要在短时间内喝下大量的水来让自己排尿，这样可能会冲淡尿液中HCG的含量，让测试的结果不准确，也可能会出现假阴性。

❸ 使用前留意产品是否仍然在有效期内。由于早孕测试产品的使用地点多数是在卫生间，在拆开使用时也要注意尽量避免让试纸受潮，影响结果。

贴心提示

早孕试纸有它的弊端，有一定的误差值，并不能代替医院准确的HCG妊娠检测。准妈妈可以掌握早孕试纸的正确用法，先做一个自我测试，然后去医院进行明确的诊断。

如何选择合适的产检医院

■ 选择拥有过硬的专业技能的医院

生产是一件复杂的事情，而准妈妈的身体情况又各不相同，因此一定要选择一家技术过硬、水平先进的医院，这样当准妈妈患有高危险疾病或者出现妊娠疾病时，医生才能及时给予妥善的处理。可以向已经生育过的朋友同事咨询一下，也可以通过网络来查询。

另外，选择一家环境好的医院也很重要，可以先检视一下备选医院的环境，做检查和就诊的区域之间的距离是否很近，就诊区域的环境是否拥挤，是否有舒适和足够的空间用以待诊，这些都决定将来是否要在这里产检或生产。

■ 医院与家交通便利

交通的便利性很重要，每次产检时路上是否堵车严重，到医院后停车位是否便利等问题。若是经常堵车，准妈妈们势必要提前出门，有些检查医院会有时间上的限制，太晚到医院会耽误做检查的产检项目。

此外，虽然大多数情况下，准妈妈的孕程都比较稳定，但每个人的状况不同，有些紧急或突发的状况也许会意外发生，为了避免发生时耽误病情，就需要考虑医院与家的距离、路上是否经常堵车等因素。

■ 选择好大夫

好大夫的标准是医德高尚，对工作负责，对患者负责，技术精良，知识较全面，态度和蔼。当我们遇到困难时医生会不辞辛苦地为患者着想，为患者解决问题，保证母婴平安。

尽量固定一名医生从始至终地检查，这样医生了解你孕期的全部过程，才会给你针对性的指导，以保证安全，让你更安心。

怀孕期间需要做哪些检查

准妈妈产检时间项目表

产检时间	产检项目
孕6～8周	确诊是否宫内怀孕。
孕12周	选择一家合适的医院空腹抽血，检查建档，进行基础检查，包括B超、白带常规、妇科检查、胚胎发育情况，全身检查包括血压、体重，了解心、肝、肾的功能，血、尿常规、血型、传染病系列。排除常见疾病如宫外孕、葡萄胎及各种类型的流产。
孕16周	宫高、腹围、胎心、血压、体重、唐氏症筛检。
孕20周	复查血、尿常规，产科检查(宫高、腹围、胎心、血压、体重)、羊膜穿刺。
孕24周	复查血、尿常规、AFP、四维彩超胎宝宝畸形筛查、糖筛、产科检查(宫高、腹围、胎心、血压、体重)。如糖筛异常者，则要在医生的指导下控制饮食，两周后复查空腹血糖和餐后一小时血糖，如果其中一项有异常，则要继续控制饮食两周。
孕28周	复查血、尿常规，产科检查(宫高、腹围、胎心、胎位检查、血压、体重)，骨盆测量，血糖异常者做OGTT，澳抗阳性肌注乙肝免疫球蛋白200IU。
孕30周	复查尿常规、产科检查(宫高、腹围、胎心、胎位检查、血压、体重)。
孕32周	复查血、尿常规，产科检查(宫高、腹围、胎心、胎位检查、血压、体重)。澳抗阳性肌注乙肝免疫球蛋白200IU。
孕34周	复查血、尿常规，产科检查(宫高、腹围、胎心、胎位检查、血压、体重)。
孕36周	复查尿常规、产科检查(宫高、腹围、胎心、胎位检查、血压、体重)、澳抗阳性肌注乙肝免疫球蛋白200IU。
孕38周	复查尿常规、产科检查(宫高、腹围、胎心、胎位检查、血压、体重)，指导自数胎动及临产征兆，胎心监测。

续表

产检时间	产检项目
孕 39 周	复查尿常规、产科检查(宫高、腹围、胎心、胎位检查、血压、体重),指导自数胎动及临产征兆,胎心监测。
孕 40 周	复查血、尿常规,产科检查(宫高、腹围、胎心、胎位检查、血压、体重),指导自数胎动及临产征兆,胎心监测。

如何避免胎宝宝发育畸形

怀孕后 3 个月是发生畸形的高危时期,因此孕早期尽可能不做腹部 X 线透视或摄片,应该尽量减少电脑的使用辐射,少用手机,少看电视,要做好产前检查和遗传咨询。除此之外,还应注意以下几点:

怀孕早期,避免发烧感冒。高热可能使胎宝宝脑组织发育受到不良影响,出生后表现为智力低下,学习和反应能力较差。

避免饮酒。酒精可通过胎盘进入发育中的胚胎,对胎宝宝造成严重的损害。

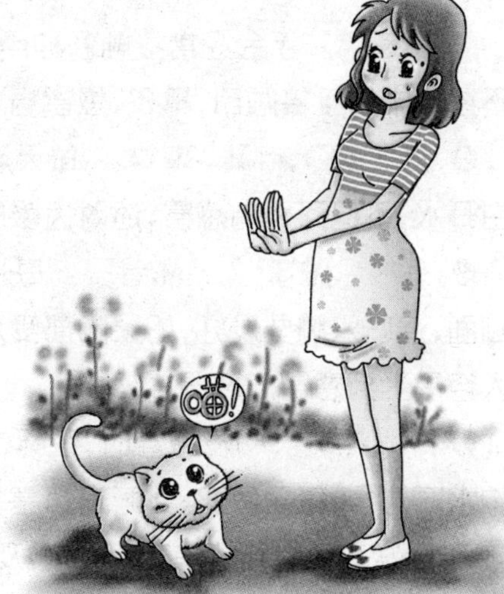

避免接近猫狗。猫身上携带风疹病毒,是一种对导致胎宝宝畸形威胁很大的传染病源。尤其是猫的粪便,是这种恶性传染病传播的主要途径。

避免每天浓妆艳抹。化妆品中含的砷、铅、汞等有毒物质,这些物质会影响胎宝宝的正常发育。另外,化妆品中的一些成分经阳光中的紫外线照射后产生的芳香胺类化合物质,也有致畸作用。

避免孕期精神紧张。人的情绪受中枢神经和内分泌系统的控制,内分泌之一的肾上腺皮质激素与人的情绪变化有密切关系。孕妇情绪紧张时,肾上腺皮质激素可能阻碍胚胎某组织的融汇作用，如果发生在孕早期，就会造成胎宝宝唇裂或腭裂等畸形。

贴心提示

孕早期应用雌激素、雄激素及孕激素，可引起胎宝宝性别的变化及其他畸形。

孕期如何预防感冒

妊娠期间，身体发生巨大的变化，加上抵抗力减弱，身体容易疲劳，营养不均，压力增加，就更容易患感冒了。当准妈妈已经有感冒症状时，应立即漱口，提早就寝。妊娠期间的感冒，除了吃药要相当小心外，重点应在避免制造感冒的诱因，加强战胜病毒的抵抗力。平时应多清淡饮食。

预防感冒注意平时保健

❶ 勤洗手。手会经常接触各种用品或物体，难免被感冒病毒污染。如果不经意中用手接触口、鼻子，感冒病毒就会侵入上呼吸道，从而引起感冒。

❷ 盐水漱口，价廉功效大。每天清晨起床洗漱后，用盐水漱口，再喝半杯白开水，不但可预防感冒，还对齿龈的健康有好处。

❸ 热水泡脚，避免足部着凉。每晚用较热的水泡脚 15 分钟，水量要没过脚面，泡后双脚要发红，如果脚部受凉，会反射性地引起鼻黏膜血管收缩，使人容易受到感冒病毒侵扰。

❹ 呼吸蒸气。初发感冒时，在杯中倒入开水，对着热气做深呼吸，直到杯中水凉为止，每日数次，可减轻鼻塞症状。

❺ 经常搓手。手上有很多经络及穴位，经常搓手会促进手部的血液循环，从而疏通经络，增强人体的免疫功能，提高抵抗感冒病毒的能力。

❻ 按摩鼻沟。两手对搓，掌心热后按摩迎香穴（位于鼻沟内、横平鼻外缘中点）十余次，可以预防感冒及在感冒后减轻鼻塞症状。

❼ 经常开窗。应让新鲜空气不断进入室内，让室内保持透气、通风。

❽ 避开人群。尽量不去或少去人群密集的公共场所，人越多被感染的概率越大。

孕期感冒后能不能用药

准妈妈特别容易感冒。妊娠后，孕妇体内酶有一定的改变，对某些药物的代谢过程有一定的影响。药物不易解毒和排泄，可有蓄积性中毒，在孕早期胎宝宝器官形成时，药物对胎宝宝有一定的影响，故感冒最好不吃药。但一些疾病本身对胎宝宝、母亲的影响远远超过药物的影响。这时，就应权衡利弊，在医生指导下合理用药。抗病毒药均对胎宝宝有不良影响，准妈妈不宜使用，若必须使用，则应有医生指导。

■ 孕期患感冒可选用以下较为安全的药物

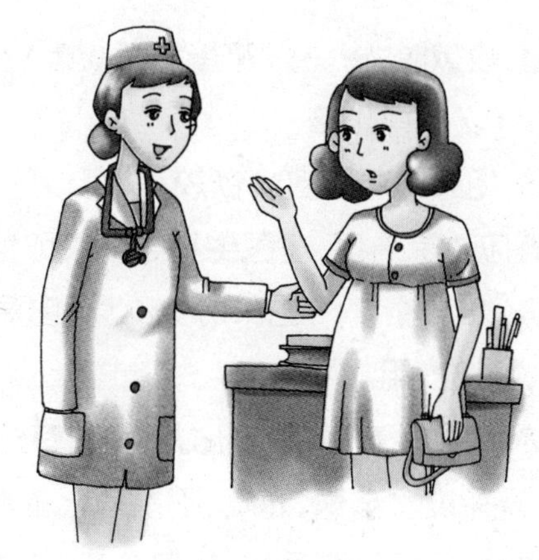

轻度感冒：可选用板蓝根冲剂等纯中药，并多喝开水，注意休息。

感冒高热：剧咳，可选用柴胡注射液退热和纯中药止咳糖浆止咳。同时，也可采用湿毛巾冷敷，用 30%左右酒精(或白酒冲淡 1 倍)擦浴，起物理降温作用。

选对感冒药，对胎宝宝来说还是比较安全的。只是用药时一定要遵医嘱，不可盲目用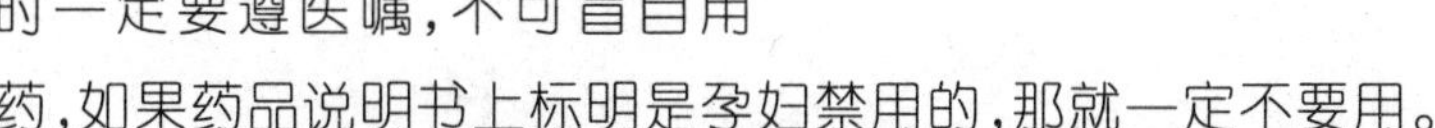药，如果药品说明书上标明是孕妇禁用的，那就一定不要用。

另外，一些准妈妈在怀孕初期可能出现头晕、嗜睡等类似感冒的症状，在没有确诊之前切忌马上服药。据介绍，如果仅有上述两种症状，是不能下感冒诊断的。即使是轻度感冒，也应伴有喉咙痛、咳嗽、流鼻涕等。在不清楚是感冒还是怀孕的情况下，应及时就诊，以免出现问题。

若病情较重，如咳嗽厉害、流鼻涕不止、发中高烧、有痰带黄色，即使处于孕早期，也必须立刻到医院就诊，否则不仅胎宝宝难逃病菌、病毒的侵害，孕妇本身也有危险。

怎样照顾好患感冒的准妈妈

准妈妈因妊娠反应使机体抵抗力下降，稍不注意，就容易患感冒。如果患上感冒，准妈妈们不要消极拖延，应积极就医。

■ 家庭照顾患感冒的准妈妈的好方法

❶ 喉头又痒又痛时，用浓盐水每隔 10 分钟漱口、清洁咽喉一次，10 次左右即可见效。

❷ 鼻塞流涕可以喝鸡汤，或用鸡汤下面条吃，可治感冒。

❸ 在保温杯内倒入 42℃左右的热水，将口鼻置入杯口内，不断吸入热蒸气，一日 3 次。

❹ 咳嗽时，将一只鸡蛋打匀，加入少量白砂糖及生姜汁，用半杯水冲服，2～3 次即可止咳。

❺ 如果咽痛导致食欲较差，可以吃一些流食如蔬菜粥。如果有高热、烦躁等应住院治疗，在医生指导下采取相应措施对症处理。

❻ 萝卜白菜汤：白菜心 250 克，白萝卜 60 克，加水煮好后放红糖 10～20 克，趁热饮用。

❼ 饮食要清淡、易消化，进食富有营养的食物，如牛奶、蔬菜、水果、汤、粥等，避免进食辛辣、油腻、不易消化的食物，每次进食量不宜过多，可少量多次进餐，食后稍微活动（如散步）以助消化。

❽ 充分休息，保证足够的睡眠（每天至少 8 小时）。注意保暖，室内要通风。

准妈妈皮肤过敏了怎么办

孕期准妈妈身体容易燥热，免疫系统也产生变化，这会使得准妈妈皮肤容易出现过敏现象。另外，胎宝宝的分泌物、排泄物的影响，服用过多的补品、吃过敏食物也会引起皮肤过敏。所以，准妈妈在怀孕期间不要补得太多，以前如果吃某种食物会过敏，怀孕的时候要禁止吃。如果在吃某种食物时出现全身发痒或者气喘、心慌的症状，要立刻停止食用。

皮肤过敏不要乱用药

皮肤过敏本身不会对胎宝宝造成不良影响，可是如果乱用药物的话，某些药物就有可能进入胎盘，妨碍胎宝宝的生长发育，导致胎宝宝出现畸形或罹患疾病。所以，准妈妈一旦出现皮肤过敏，不要私自买药，要立即去医院就诊。

准妈妈皮肤过敏了，建议不妨用绿豆煮成汤，煮到绿豆壳稍稍开裂即可熄火，不加任何调料，只喝汤。但绿豆偏寒，体质原本就虚寒的准妈妈要少吃。

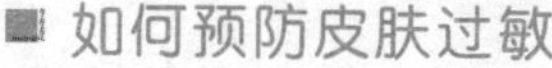

如何预防皮肤过敏

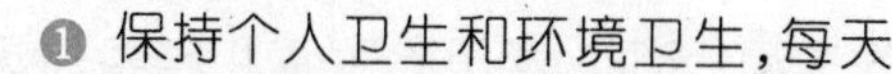

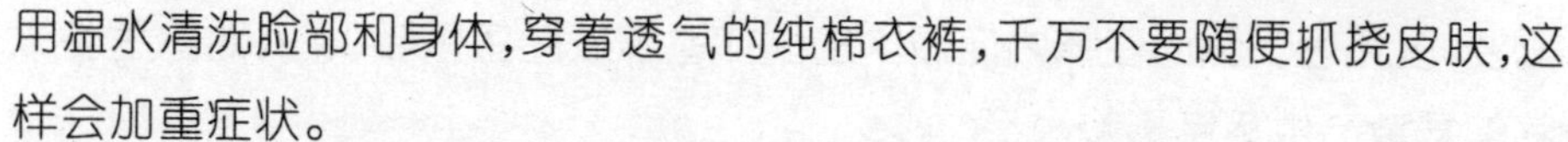

❶ 保持个人卫生和环境卫生，每天用温水清洗脸部和身体，穿着透气的纯棉衣裤，千万不要随便抓挠皮肤，这样会加重症状。

❷ 定期清洗床上用品，室内保持清洁，透气。

❸ 避免大吃大喝，少吃油腻食物、甜食以及刺激性食物。多吃蔬菜和水果，尤其是花椰菜和柑橘，是很好的抗过敏食物。

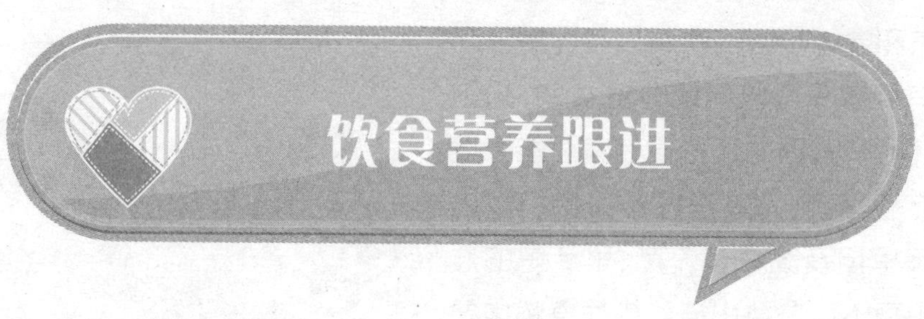

饮食营养跟进

孕早期的饮食原则是什么

均衡饮食

在专家的指导下，实行均衡饮食原则，这是整个孕期必须遵守的一个基本饮食原则。所谓均衡饮食即合理食用孕期适宜食用的食品，且不挑食和偏食，以保证营养和热量的均衡吸收。

■ 少量多餐

从确定怀孕开始，就要逐步形成少量多餐的饮食习惯，将原来的一日三餐逐渐转变为一日五餐，即在上午和下午的两餐中间做些营养补充，将日常餐饮的量均衡调整。

■ 确保无机盐、维生素的供给

为了补充足够的钙质，应多进食牛奶及奶制品，不喜欢喝牛奶的准妈妈可以喝酸奶、吃奶酪或喝不含乳糖的奶粉；呕吐严重者应多食蔬菜、水果等碱性食物，以防止发生酸中毒。

■ 适当增加热量的摄入

在主食方面，准妈妈要注意营养丰富、全面，满足胎宝宝和自身每天的需要，以免因饥饿而使体内血液中的酮体蓄积被胎宝宝吸收后，对胎宝宝大脑的发育产生不良影响。

■ 保证优质蛋白质的供应

准妈妈要经常食用蛋类、乳类、豆类及其制品，这些食物是优质蛋白质的主要来源。

■ 避免刺激性食物

准妈妈在饮食中还需注意避免喝浓茶和含咖啡因的饮料。应尽量少吃含有刺激子宫收缩成分的食物，如山楂、荸荠等，因为这些食物有可能引发流产和早产，尤其是妊娠 3 个月以内的孕早期及既往有流产、早产史的准妈妈更不可贪食山楂。热性食物也要尽量少吃，如狗肉、辣椒等，人参等参类补品也不宜吃；性味偏凉的食物也不宜吃，如螃蟹、甲鱼等；滑利食物（易引起拉肚子的食物）也不能吃，以免造成流产。

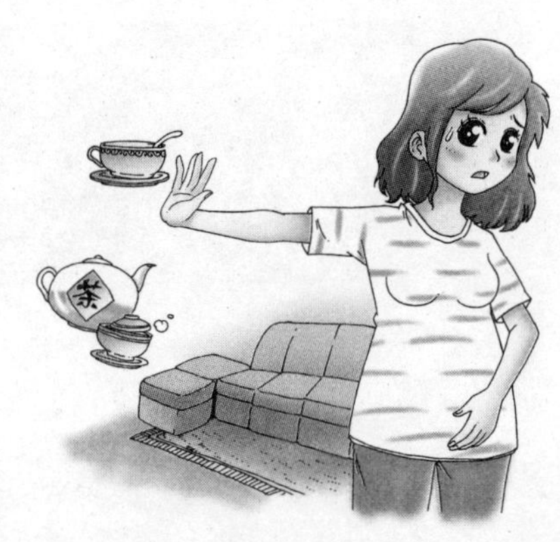

总之，合理全面的营养能提供胚胎各器官发育所需要的各种营养素，同时，还应考虑早孕反应的特点，食物要适合准妈妈的口味。

孕期容易缺乏的营养素有哪些

孕期营养不仅要维持准妈妈自身的营养需要，还要使一个小受精卵发育成的胎宝宝。此外还要提供子宫、胎盘和乳房发育的需要，并要为分娩，尤其产后哺乳做好营养贮备。因此，准妈妈是特别容易缺乏营养的，那么准妈妈最容易缺乏哪些营养素，该如何补充这些营养素呢？

营养素缺乏危害补充方法	
准妈妈缺铁，则胎宝宝可发生贫血。贫血严重的母亲所生婴儿的红细胞体积比正常婴儿小19%，血红蛋白低20%。	多吃含铁丰富的食品，如黑木耳、西红柿、大枣、芹菜、海带、豌豆苗、黄豆、绿豆、小米、樱桃、黑芝麻等，尤其是动物肝脏、蛋黄中铁含量甚高，可适量选食。
导致胎宝宝智力低下、出生体重降低，尤其是可能导致胎宝宝各类畸形，如唇裂、小眼或无眼、畸形腿、脊柱裂、心脏异位等。	常吃牛奶、黄豆、核桃、向日葵籽、麦芽、小米、玉米、大白菜、白萝卜、茄子、芦笋、花生、豇豆、豌豆、牛肉、鸡鸭、猪肉等。
准妈妈缺铜会导致胎宝宝出生后出现精神异常、运动障碍等。	含铜较丰富的食物有动物肝肾和甲壳动物类食物，猪肉、大豆、芝麻、核桃仁、葡萄干、扁豆、豌豆、麸皮等也含铜丰富。
准妈妈缺碘将直接导致胎宝宝大脑皮质中主管语言、听觉和智力部分不能得到完全分化和发育，婴儿出生后有可能生长迟缓、反应迟钝，还会引起先天畸形。	增加摄入含碘量较高的海产品。如海带、紫菜、带鱼、海藻、发菜等，并坚持食用含碘盐。

准妈妈饮食怎样保证充足的热能

准妈妈在妊娠过程中由于大量贮存脂肪和胎宝宝新组织生成，能量消耗高于未妊娠时期。因此，妊娠后热能的需要增加，且随妊娠延续而增加。保证准妈妈热能供应极为重要，如果孕期热能供应不足，母体内贮存的糖原和脂肪不够用，人就会消瘦、精神不振、皮肤干燥、骨骼肌退化、脉搏缓慢、体温降低、抵抗力减弱等。

准妈妈膳食中热量摄入量直接影响胎宝宝的生长发育，摄入量少可使出生胎宝宝体重下降，因此，准妈妈应摄入足够热能，保持血糖高于正常水平，避免血糖过低对胎宝宝体格及智力生长发育的影响。

■ 准妈妈饮食怎样保证充足热能

人体所需要的热能都是来自产热营养素，即蛋白质、脂肪和碳水化合物。

补充含蛋白质的食物。动物蛋白，如肉、蛋、鱼、奶、血类以及各种动物的脏器；植物蛋白质，如豆类，以大豆制品为最佳。

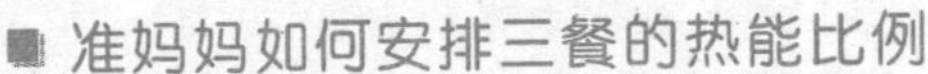

■ 准妈妈如何安排三餐的热能比例

准妈妈一日三餐的热能安排是很有讲究的。据科学家调查，最合理的三餐热能分配是：早餐占 25%，中餐占 40%，晚餐占 35%。

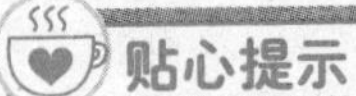

贴心提示

应注意膳食平衡，饮食多样，荤素搭配，粗细粮交替，保证蛋白质、脂肪和糖之间的比例均衡。

准妈妈如何摄入碳水化合物

碳水化合物又称糖类，它由可被人体消化吸收的葡萄糖、果糖、蔗糖、麦芽糖、乳糖等单双糖以及不能被人体消化吸收的纤维素、半纤维素、果胶等膳食纤维两部分组成。碳水化合物的主要功能是供给能量，神经系统活动所需要的能量仅能由葡萄

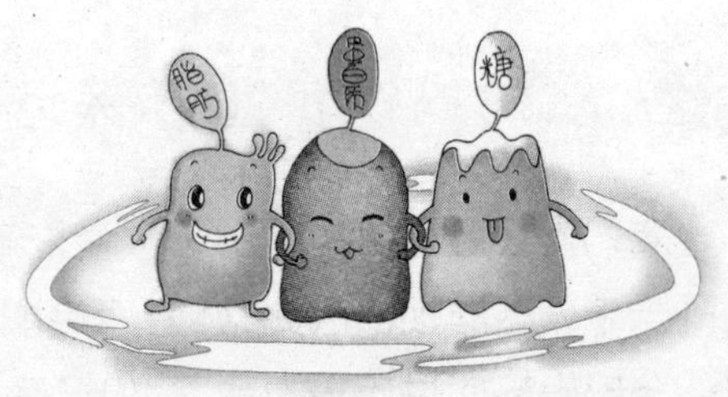

糖提供，糖脂参与细胞膜的结构，黏蛋白参与结缔组织的构成，核糖及脱氧核糖参与核酸结构等。

葡萄糖为胎宝宝代谢所必需，多用于胎宝宝呼吸。由于胎宝宝耗用母体葡萄糖较多，母体不得不以氧化脂肪及蛋白质来供能。准妈妈碳水化合物摄取不足，脂肪动员过快，氧化不全时易出现酮或酮症中毒。孕期增加体重很少的准妈妈对酮症更敏感。患酮症的准妈妈血糖低，血液酮体高。酮体可进入羊水中，胎宝宝如缺乏葡萄糖而利用羊水中酮体作为能量的来源，酮体进入胎宝宝体内，对脑和神经系统有不良作用。血液酮体高的准妈妈所生婴儿常出现智力发育不良，智商低的现象。

为避免酮症，准妈妈即使妊娠反应严重，每日至少也应摄入含150～200克碳水化合物的食物。因此，准妈妈应重视碳水化合物类能量的摄入。除了各种粮谷食品，扁豆、胡萝卜、莲藕、蒜苗、马铃薯、新鲜的豌豆等含量较多。而水果一般含碳水化合物均高于蔬菜，一般水果的碳水化合物都在10%左右，其中香蕉、芭蕉的含量在20%～26%，枣类的碳水化合物含量近达30%。蔬菜和水果中也含有一定量的碳水化合物，但是蔬菜中碳水化合物的含量只有2%左右。

贴心提示

准妈妈也不可过多摄入含碳水化合物的食物，摄入过多常导致肥胖。

准妈妈每天应补充多少优质蛋白

■ 蛋白质对胎宝宝和准妈妈的作用

妊娠期间胎宝宝的生长发育需要蛋白质，它是胎宝宝细胞分化、器官形成的最基本的物质。蛋白质对胎宝宝身体的成长来说，就像构筑一座坚实大厦的基础一样重要。在胚胎发育的关键时期，如果缺乏蛋白质、氨基酸，胎宝宝就有可能会生长缓慢，甚至会畸形。准妈妈也需要蛋白质来维持子宫、胎盘、乳腺组织及全身的变化。同时准妈妈还需要有一定量的蛋白质储备，以供应分娩时的消耗及产后泌乳。

■ 蛋白质的推荐摄入量

准妈妈每天都应该从膳食中摄入不少于70克(一杯牛奶和一碗谷物中所含的量相当于10克蛋白质)的优质蛋白质,才能够满足身体的需要。具体来说,孕早期,准妈妈的蛋白质的摄入量为每天80克;孕中期,可以增加到每天90克;而孕晚期则可以增加到每天95克。因此,孕妇每天的饮食中都要保证有优质蛋白质食品,如牛奶、鸡蛋、瘦肉、鱼类、禽类、坚果、豆类和豆制品。

■ 哪些食物富含优质蛋白

蛋白质可分为动物蛋白和植物蛋白两种,蛋白质的优劣是根据蛋白质组成成分中氨基酸的种类和含量决定的。含有大量必需氨基酸的蛋白质为优质蛋白质。优质蛋白质来源于瘦肉、鱼类、禽类、奶制品、蛋类等食物中,其中坚果和豆类食物中必需氨基酸含量最高。

在补充蛋白质时,最好是将多种食物进行搭配,这样才能有效地补充优质蛋白。

准妈妈忌食或少食的食物有哪些

孕期准妈妈对食物的要求很高,有些食品对准妈妈有害,准妈妈应少食或忌食。

❶ 芦荟。芦荟能使女性骨盆内脏器充血,促进子宫运动,准妈妈食用,极易引发腹痛,导致流产或严重出血。

❷ 桂圆。桂圆性热,而怀孕后易阴虚引起内热,食用桂圆会热上加热,会引起胎动不安,容易导致准妈妈阴道出血、腹痛、流产或早产。除桂圆外,一切温热、大补之品,准妈妈均不宜服。

❸ 久贮的马铃薯。发芽的马铃薯有毒,多数人已有警惕,但未发芽而久贮的马铃薯准妈妈最好也不要吃。

❹ 山楂。山楂可以开胃消食,甜酸可口,颇受有恶心、呕吐等早孕反应的准妈妈的青睐。现已证明山楂有兴奋子宫作用,促使子宫收缩,若大量食用山楂,可能导致流产。

❺ 薏仁。薏仁对子宫平滑肌有兴奋作用,可促使子宫收缩,因而有诱

发流产的可能。

❻ 马齿苋。马齿苋又名马齿菜、瓜仁菜，其药性寒凉而滑利。实验证明，马齿苋汁对于子宫有明显的兴奋作用，能使子宫收缩次数增多、强度增大，易造成流产。

❼ 螃蟹。螃蟹性寒凉，有活血祛瘀之功，尤其是蟹爪，有明显的堕胎作用。

❽ 甲鱼。甲鱼具有滋阴益肾之功，但是甲鱼性味咸寒，有着较强的通血络、散瘀块作用，因而有一定堕胎之弊，尤其是鳖甲的堕胎之力比鳖肉更强。

贴心提示

除上述食物外，熏烤食品、油炸食品以及冷饮，准妈妈都要忌食或者少食。

准妈妈喝水有什么需要注意的

准妈妈不宜喝的水

❶ 没有烧开的自来水。没有烧开的自来水中的氯会和水中残留的有机物互相作用，产生致癌物质。

❷ 久沸的开水不能喝。反复沸腾后，水中的亚硝酸根以及砷等有害物质的浓度相对增加，这样会导致血液中的低铁血红蛋白结合成不能携带氧的高铁血红蛋白，可能引起准妈妈血液含氧降低，威胁胎宝宝的安全。

❸ 保温杯沏的茶水。将茶叶浸泡在保温杯中，会大量破坏茶叶中的维生素，还会增加有害物质，使得茶水苦涩，饮用后致使消化系统与神经系统出现紊乱。

另外，被污染的水绝对不能喝，更不能喝蒸饭、蒸肉的下脚水。

每日饮水量及方法

怀孕早期每天摄入的水量以 1000～1500 毫升为宜，孕晚期则最好控制在 1000 毫升以内。饮水方法应该是每隔两小时喝一次水，一天保证 8 次、共 1600 毫升的饮水。

贴心提示

清晨是一天中补充水分的最佳时机，而新鲜的温开水有润肠、促进消化液分泌、刺激肠胃蠕动的作用，能够缓解便秘，补充夜间细胞丢失的水分。所以，准妈妈每天早晨起床后最好喝约200毫升的温开水。

准妈妈如何吃水果更健康

准妈妈适当吃些水果，不仅能增加营养，帮助消化，补充维生素和矿物质，而且水果还有一些特殊的医疗作用，对准妈妈和胎宝宝的身体健康，很有帮助。但是准妈妈该怎样吃水果更才加健康呢？

■ 不宜一次吃太多水果

水果大多含糖量较高，而其脂肪、蛋白质含量却相对不足，因而过多摄入水果不仅容易造成妊娠糖尿病，也会影响宝宝生长发育所必需的蛋白质等的摄入。因此，准妈妈每天吃水果别超过500克，而妊娠期糖代谢异常或是妊娠糖尿病患者则要减半，最好等血糖控制平稳后再加水果。另外，如果喜欢吃香蕉、菠萝、荔枝、柿子之类含糖量较高的水果，就一定要减量。

■ 热性、凉性水果根据体质吃

从中医角度来说，女性怀孕之后，体质一般偏热，阴血往往不足。此时，一些热性的水果如荔枝、桂圆等应少量食用，否则容易产生便秘、口舌生疮等上火症状，尤其是有先兆流产的准妈妈更应谨慎，因为热性水果更易引起胎动不安。

有部分准妈妈脾胃虚寒，大便溏薄、面色苍白无华，对于梨、西瓜、香瓜、柚子之类的寒凉性水果就应少量食用，偶尔适当吃些荔枝也许会改善症状。

■ 适当多吃中性水果

准妈妈们应尽量选择性味比较平和，不寒不热的水果进食，如葡萄、苹果、桃、杏、菠萝、甘蔗、乌梅等。这些水果更有利于妊娠过程的母婴健康。

贴心提示

不少准妈妈认为多吃水果可以让胎宝宝皮肤变白，其实这是没有科学根据的。胎宝宝的皮肤颜色受父母遗传基因影响，与怀孕期的饮食关系不大。

孕早期吃核桃和芝麻为准妈妈补充脂肪

脂肪是早期妊娠的准妈妈体内不可缺少的营养物质，它促进脂溶性维生素 E 的吸收，起着安胎的作用。脂肪可以帮助固定内脏器官的位置，使子宫衡定在盆腔中央，给胚胎发育提供一个安宁的环境。此外，脂肪还有保护皮肤、神经末梢、血管及脏器的作用。

但是，早孕反应的突出表现之一即是讨厌油腻。多数准妈妈不愿意吃含脂肪多的肉类，吃菜也清淡，使妊娠早期摄取脂肪少，这样不利于准妈妈的身体健康及胚胎的发育。

■ 吃核桃和芝麻为准妈妈补充脂肪

核桃和芝麻脂肪含量丰富，准妈妈吃核桃和芝麻可以补充脂肪，而且核桃富含不饱和脂肪酸、磷脂、蛋白质等多种营养素。1 千克核桃仁相当于 5 千克鸡蛋或者 9 千克鲜牛奶的营养，并有补气养血、温肺润肠的作用。其营养成分的结构对于胚胎的脑发育非常有利。因此，准妈妈每天宜吃 2～3 个核桃。此外，嚼核桃仁还能防治牙本质过敏。

芝麻富含蛋白质、糖、芝麻素、卵磷脂、钙、铁、硒、亚油酸等，有营养大脑、抗衰美容之功效。将芝麻磨碎，加上适量白糖，每日用白开水冲服一杯，既可增强准妈妈的抵抗力及预防感冒，又可防止宝宝患皮肤病。准妈妈以每天食用 20 克为宜。

贴心提示

核桃和芝麻中的脂肪含量非常高，吃得过多必然会因热量摄入过多造成身体发胖，进而影响孕妇正常的血糖、血脂和血压。因此准妈妈一定要记得不可多吃。

准妈妈如何选择牛奶

牛奶就是准妈妈孕期最重要的营养食品之一。牛奶本身含钙丰富，且容易被机体吸收，因此，准妈妈最好每天喝250～500毫升牛奶，以满足孕期对钙的需求。但牛奶制品种类繁多，准妈妈应该正确选择适合的奶制品。

■ 鲜奶

鲜奶不仅新鲜，营养丰富，而且保留了牛奶中的一些微量生理活性成分，营养成分破坏很少，故营养价值较高。

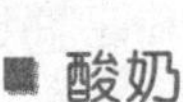

■ 酸奶

酸奶是在鲜牛奶中加入乳酸杆菌发酵而成的，含有大量有益人体健康的乳酸菌，有助于人体的吸收。

■ 孕妇奶粉

富含孕期所需要的合理成分与合理的量，目前市场上出现的孕妇配方奶粉是根据特定人群营养需求而加工的，蛋白质、矿物质和大部分维生素都能够保留，还添加了促进胎宝宝大脑和视网膜发育的DHA。喝孕妇奶粉可以补充很多丢失的营养元素，而且与多维片和鲜牛奶比起来，孕妇奶粉更容易饮用，对消化道负担最小。对于准妈妈来说，其营养价值是比较高的。不过需要提醒的是孕吐很严重的准妈妈，最好选择一款口味清淡的孕妇奶粉。

贴心提示

对各种液态奶来说，要想实现长时间保存，就需要更严格的灭菌和防腐措施，所以保存时间越长的奶，消毒相对来说更严格，而营养素的缺失也更多。建议准妈妈购买液态奶时，尽量选择保质期短的牛奶，而不要买一整箱的，可以保存一个月的牛奶。

吃素的准妈妈如何保证孕期营养

素食准妈妈若能在饮食上多加留意，一样可以摄入足够的维生素、矿物质、蛋白质以及其他营养素，提供胎宝宝及自己足够的营养。

准妈妈在怀孕期间必须摄取足够的蛋白质，以供应胎宝宝成长发育。蛋白质的主要来源包括肉、蛋、奶、豆类食品，一般来说，动物性蛋白质是比较理想的蛋白质来源，而素食准妈妈因为饮食习惯的不同，蛋白质的来源则以植物性蛋白质为主。

为了满足孕期所需，建议素食准妈妈应该多摄取蛋、牛奶、大豆制品，坚果也是补充蛋白质与油脂的来源之一，建议每日可以吃一小把的坚果当点心，能摄取到蛋白质，也能提供原料帮助宝宝合成 DHA。此外，做菜时稍微多放点植物油来补充脂肪的不足。

怀孕期间，母体体内的铁质要大量供给给胎宝宝造血，因此，准妈妈必须特别注重铁质摄取。为了确实补充铁质，素食准妈妈除了要多摄取富含铁质的食物，如紫菜、葡萄干、红枣、樱桃、葡萄、苹果，也别忘记搭配食用维生素 C 含量高的水果，如柑橘、西红柿、猕猴桃，以帮助铁质的吸收。

贴心提示

素食准妈妈选购素食制品时，应该向信用良好的店家或厂商购买，并选择包装完整、有清楚标识的产品，如果是散装、价格低廉、标识不清的素食制品，最好不要购买。有些市售豆类制品颜色过于亮白，如豆干、百叶、豆包，有可能是含有添加物，建议素食准妈妈在选购这类食品时，应该挑选颜色自然、没有刺鼻药水味的产品为宜。

准妈妈春季养胎饮食要点

春季，准妈妈应注意平衡饮食，各种营养素之间的比例要合适，种类要齐全，这样才能保证孕期胎宝宝和准妈妈的营养需要。

■ 准妈妈每日膳食种类和数量

一般要求准妈妈的膳食应尽可能包括以下各类食品，并保证一定的

数量:

❶ 谷类(米、面及杂粮):每日 400～500 克。

❷ 豆类及豆制品:每日 50～100 克。

❸ 肉、禽、鱼等动物性食品:每日 50～150 克。

❹ 鲜奶:每日 250～500 毫升。腹胀及不适应者可改用酸奶。

❺ 蔬菜及水果:每日 400～500 克新鲜蔬菜,100～200 克水果。

❻ 烹调植物油:每日 15～20 毫升。

■ 孕期各阶段在春季的营养需求有哪些特点

孕早期(1～3 个月):早期胎宝宝生长缓慢,体重平均每天增加 1 克,此时准妈妈所需营养与成年妇女相似或稍有增加。

孕中期(4～7 个月):胎宝宝生长增加,体重每天平均增加 10 克,各种营养素及热能需要应相应增加。

孕晚期(8～10 个月):此时胎宝宝生长很快,其中又以 32～38 周时生长最快,并且此时胎宝宝体内储存各种营养素也最多,应特别重视妊娠末期的营养补充。

■ 春季养胎的中医常识

中医认为:"当春之时,食味宜减酸益甘,以养脾气,饮酒不可过多,米面团饼不可多食,致伤脾胃,难以消化。"中医还认为:

❶ 春季应养阳,在饮食上要选择一些能助阳的食品,并由冬季的高脂高热饮食转变为清淡饮食。建议准妈妈多吃些蔬菜。

❷ 春季饮食忌大补。

这个食谱蛋白质达不到 70～80 克,脂肪也不够。

准妈妈夏季养胎饮食要点

夏季天气炎热,准妈妈更不能忽视饮食。

■ 保证营养

为保证母体和胎宝宝的营养,准妈妈夏天最好选择新鲜多样的食品,饮食要清淡,适量地多吃新鲜蔬菜,采取少食多餐,多食蔬菜、富含纤维素食品，常吃鸡肉丝、猪肉丝、蛋花、紫菜、香菇做成的汤。

■ 避免高糖食品

在补充营养的同时，准妈妈还要注意不要营养过头了，避免高糖食品，以免造成胎宝宝过大，造成生产困难。

准妈妈夏天千万不要无限量吃西瓜等高糖分水果，水果的补充最好是在两餐之间，每日最多不能超过 200 克，并且在选择水果时应尽量选择含糖量低的水果，或以蔬菜代替，如西红柿、黄瓜等。

准妈妈最好在怀孕第 18 周和第 32 周到医院进行定期血糖测定，并及时到产科营养咨询门诊进行营养咨询。

■ 略加点盐

炎热的夏季，人体出汗多，所以在饮食方面，宜食用调味稍咸的菜肴。一来可以及时补充人体因出汗而失去的盐分；二来可避免因出汗过多而出现的虚脱。

■ 准妈妈夏季可以多吃的食物

准妈妈可以多吃点泥鳅，泥鳅不上火，蛋白质又高，至于黄鳝，则很容易上火，不适合夏天吃。为防便秘，准妈妈平时应该多喝水，不宜食过多冷饮，以免伤脾胃，对于准妈妈来说，牛奶、豆浆、自制蔬果汁、柠檬茶、豆腐都是很不错的食品。

准妈妈还可以适当吃一些天然酸味食物，如西红柿、柠檬、草莓、乌梅、葡萄等，有助于敛汗、止泻、祛湿，预防因流汗过多而耗气伤阴，并能生津解渴，健胃消食。

贴心提示

夏季准妈妈特别要注意饮食卫生，否则会引起消化道感染，严重的会导致子宫收缩，甚至引发早产。

准妈妈秋季养胎饮食要点

秋天是最适宜进补的季节，因为秋天最有利于调养生机、去旧更新，只要稍加滋补，便能收到很好的功效，那么准妈妈在秋季饮食上要注意些什么呢？

■ 合理营养、平衡膳食

一个重要原则就是每种营养素的供给要充足，既不能少，也不能过多，而且各种营养素之间的搭配比例要适宜，保持一定的平衡，蔬菜、鱼、蛋、水果、肉等准妈妈样样要吃。

此外，中医认为准妈妈饮食宜忌辛辣、烟、酒等，如韭、姜、胡椒等热性食物，因血热易伤胎，使血热妄行而致流产，不宜食用活血的食品，如生山楂等。

■ 秋季准妈妈如何进补

准妈妈秋季补身是必要的，但应该多听取医生的建议，千万不可盲目进补，一般以温和、清淡为宜，可选用燕窝、党参、茯苓、麦冬、沙参、莲藕、银耳等，少吃狗肉、羊肉。

准妈妈秋天宜多吃芝麻、核桃仁、黑糯米、红枣、赤豆及动物肝脏等，可补充铁和维生素 A，可多吃粗粮、粮谷类和面包等。

给准妈妈推荐一款补气益血的鸡蛋枣汤，做法如下：鸡蛋 2 个、红枣 10 个、红糖适量。锅内放水煮沸后打入鸡蛋，水再沸下红枣及红糖，文火煮 20 分钟即可。

■ 秋季准妈妈怎么吃水果

人的体质有寒热，水果也有特质分温凉，因此，什么人吃什么水果，都有一定的禁忌，对于准妈妈们来说，一些寒凉的水果还是要少吃，像梨、香蕉、李子、柿子、无花果等，俗话说秋瓜坏肚，水果也要适可而止，过量水果也会导致高血脂、难产等症状。

贴心提示

秋天气候干燥，准妈妈可能便秘，因此准妈妈要注意多喝水、养成定时排便的好习惯，另外，秋天一定要注意饮食卫生，吃新鲜瓜果一定要洗净。

准妈妈冬季养胎饮食要点

冬季准妈妈散热多，应该比其他季节多吃些营养食物，但要注意合理营养，均衡搭配，只有饮食多样化，才能获得均衡的营养，准妈妈冬季养胎饮食还需要注意的事情有：

■ 根据体质选择食物

阴虚热性体质：

如果常出现口鼻干燥、面色赤红、手足心热、小便黄赤、大便干燥的情况，基本属于阴虚热性体质，大部分准妈妈为阴虚体质，内热较重，如过多食用性温、大热的食物，容易"火上加火"，严重者可出现见红腹痛或早产的症状。

这类准妈妈应多选滋阴清热的食物，如海参、甲鱼、鸭肉、兔肉、银耳、黑木耳、豆腐、百合、荠菜、菠菜等。

阳虚寒性体质：

如果感觉肢体寒冷畏寒、小便清长、大便溏薄、面色发白，则可能属于阳虚寒性体质，可适当补充牛肉、羊肉、鸡肉、黄鳝、带鱼、大枣、板栗、韭黄、蒜苗等温性食物。

■ 冬季准妈妈不宜多吃凉食

准妈妈吃凉的食物会感觉比较舒服，这是可以的，但一定要适量，否则可能会对胎宝宝有不良影响。尤其在孕晚期，准妈妈胃黏膜充血，如果过量吃凉的食物，胃黏膜受到刺激后很容易引发急性胃炎、腹泻等。有的还会呕吐，很可能引起宫缩、导致早产。

■ 给冬季准妈妈的更多饮食建议

❶ 患妊娠高血压的准妈妈宜多吃芹菜，芹菜具有镇静降压、清热凉血的功效。可取芹菜连根 120 克洗净切碎，加粳米 200 克同煮成芹菜粥，分早、晚顿服。

❷ 饮食以清淡、新鲜、全面、均衡、卫生为原则，注意荤素搭配，不要过多摄入高脂肪、高糖、高蛋白的食物。

❸ 可以多补充些矿物质含量高的根块和根茎类蔬菜，如胡萝卜、藕、莴笋、薯类等。

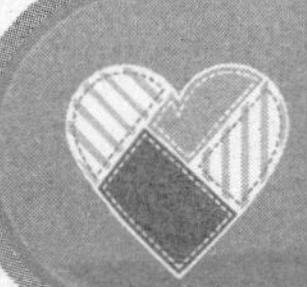

日常起居与运动

准妈妈该如何保证自己的休息质量

准妈妈最好的休息形式即是睡眠，通过适当的睡眠解除疲劳，使体力与脑力得到恢复。如果睡眠不足，可引起疲劳过度、食欲下降、营养不足、身体抵抗力下降，增加准妈妈和胎宝宝感染的机会，造成多种疾病发生。要全身心的放松、休息，就要把高质量的睡眠作为重中之重。

❶ 保持卧室的安静，避免嘈杂。

❷ 保持空气新鲜，睡前可开窗通以免受凉。

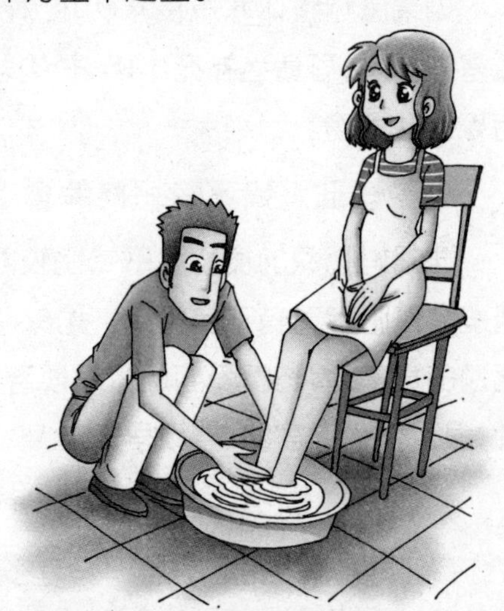

❸ 宽大的床铺：准妈妈要睡在宽大的床上，可尽情舒展，又可避免掉到地上。

❹ 洁净的睡具：准妈妈的床上不仅是床单、被褥、枕头，还会有靠垫、抱枕、蚊帐之类，都要准备两套以上，以常常换洗，保持清洁。

❺ 冲热水澡或泡脚：睡前冲个热水澡或用热水泡泡脚，血液循环会让准妈妈舒服自在。

❻ 不做剧烈运动：晚间的活动应以散步为主，不要打扫卫生等，过度劳累也会影响睡眠。

❼ 不在睡前大量吃喝：睡前 2 小时内不可大吃大喝，尤其不要吃喝有刺激性的东西，以免造成大脑兴奋，难以入睡。

❽ 不要有情绪波动：尽量不引起情绪上的波动，要有良好、平和的心态。

贴心提示

准妈妈可晚饭后就近到公园、广场、体育场、田野、乡间小路散步。最好夫妻同行，同时说说悄悄话，除能解除疲劳外，也是调节和保持良好精神状态的妙方。

准妈妈睡午觉要注意什么

准妈妈比正常人更容易疲劳。疲劳对准妈妈本身健康和胎宝宝都不利，特别是上班工作或者体力劳动的准妈妈。如果在上午工作后休息下，既能缓解劳累，又能增加睡眠时间，即便在没有工作或者正常轻微的劳动时，也要适当午休。

■ 午睡时间以休息好为准

午睡时间长短可因人而异、因时而异，0.5～1小时，甚至再长一点均可，总之以休息好为主。平常劳累时，也可以躺下休息一会儿。有的准妈妈醒来后会感到很不舒服。如果遇到这种情况，起来后适当活动一下，或用冷水洗脸，再喝上一杯水，不适感会很快消失。

■ 睡姿要放松

午睡时，要脱下鞋子，把双脚架在一个坐垫上，抬高双腿，然后全身放松。特别是感到消化不良或血液循环不好时，可以任意选择睡姿，不要害怕压坏或影响胎宝宝。

■ 不可随遇而安乱午睡

准妈妈午睡不能随便在走廊下、树荫下、草地上坐着或者靠着就睡，也不要在穿堂风或风口处午睡。因为人在睡眠中体温调节中枢功能减退，重者受凉感冒，轻者醒后身体不适。

贴心提示

准妈妈的睡眠时间应比平时多一些，如平时习惯睡8小时，妊娠期可以睡到9小时左右为好。增加的这一小段的睡眠时间最好加在午睡上，就是在春、秋、冬季也需要午睡。

准妈妈怎样挑选床上用品

好的睡眠可以使处于负代谢状态的母体得到保护，从而少生病，继而对胎宝宝也大有好处。好的睡眠质量跟睡眠环境的舒适度是分不开，因此，选择一套好的床上用品给准妈妈也是必不可少的。

枕头。以9厘米高为宜。枕头过高迫使颈部前屈而压迫颈动脉。颈动脉供血受阻时会使大脑血流量降低而引起脑缺氧。

棉被。理想的被褥是全棉布包裹棉絮。不宜使用化纤混纺织物做被套及床单。因为化纤布容易刺激皮肤，引起瘙痒。

蚊帐。蚊帐可避蚊防风，还可吸附空间飘落的尘埃，过滤空气。有利于准妈妈安然入眠，并使睡眠加深。

床褥。床褥太软，孕妇深陷其中，造成翻身不便，也会影响睡眠效果，加重疲劳感，对准妈妈和胎宝宝都不利。这样的睡眠既不能消除疲劳，又影响了孕妇的生理功能，甚至可能引起一些不良的后果。因此，孕期适宜睡木板床，垫一定硬度的床褥，以躺下时不致凹下太深且不影响翻身、感觉舒适为宜。

贴心提示

准妈妈不可用电热毯取暖，电热毯电流虽小，但由于电热毯紧贴在孕妇身下，对处于发育阶段的胎宝宝可能存在潜在危险。准妈妈如果使用电热毯取暖，最好提前打开，在睡觉时关掉，并把电插头拔掉。

如何打造健康无污染的居室环境

准妈妈大部分的时间都会在居室里度过，所以居住环境的好坏不但关系到准妈妈个人的健康问题，而且更为重要的是关系到准妈妈能否顺利怀孕、怀孕后胎宝宝是否能健康生长发育、智力发育如何等一系列的问题。因此，努力创造好的居室环境是孕期生活的一项重要任务。

■ 居室要通风换气

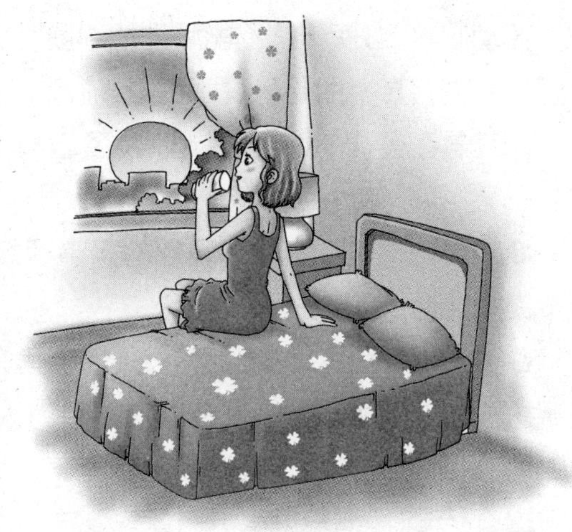

为了确保室内有充足的新鲜空气，必须经常通风换气，这样才能减少室内浊气中的许多传染病菌，使室外清新空气与室内污浊空气进行交换，并排除不良气味。如夏天门窗要经常打开，冬天则应轮流开窗。尤其是人口较多的住宅，更应保持通风换气，减少病菌。对自然通风不足的居室，宜加用风扇或机械通风，进行通风换气。

■ 居室要预防噪音污染

居室里如果噪音大会扰乱准妈妈的情绪，也影响胎宝宝脑功能的发育。所以，居室内一定要保持安静。可以在居室挂较厚的窗帘，除可以控制日照、通风与调节光线外，还可阻挡噪音。

■ 进行居室绿化

在室内外种植一些花木，可净化室内空气。

■ 居室要舒适明亮、干净整洁

准妈妈的房间不一定要很大、很宽敞，但布局要合理，房间要收拾得干净整洁，舒适明亮。

贴心提示

在特别潮湿的季节，要经常开门开窗通气来消除室内湿气，如有必要可以买一个干燥机来除被褥、衣服的潮气。

准妈妈如何避免二手烟的危害

二手烟对于准妈妈、胎宝宝及其各个成长阶段的健康所产生的负面影响是医学界所公认的。被动地吸二手烟可以增加准妈妈患胃病的概率；引起子宫动脉收缩，使母体不能顺利地给胎宝宝供氧，从而导致胎宝宝氧气不足、营养不良，甚至引起胎宝宝畸形、流产。

尤其是在孕早期的准妈妈，为了自身及胎宝宝的安全，一定要做好预防：

❶ 如果在单位，可以请吸烟的同事理解你的处境，尽量不要在与你同一个空间抽烟。

❷ 尽量不要去公共场所。公共场所里有人抽烟是无法避免的，所以尽量避免去公共场所。实在没有办法避免有人抽烟的场合，就要待在空气流通的地方，尽量让自己呼吸到新鲜的空气。或者准妈妈随身带一个活性炭的口罩，遇到这种情况就戴上口罩。

❸ 请家人坚决不要在家吸烟，来家串门的客人也不要吸烟。

❹ 在家庭或办公室、会议室等经常性的抽烟环境中最好能主动采取消除或减轻空气污染的措施，如摆放一些绿色植物如吊兰、常青藤等，或使用空气净化设备。

❺ 搭地铁或公车上班的准妈妈，尽量坐在车头或车尾位置，空气流通而且可尽量避免被人撞伤。

贴心提示

有人在房间吸烟之后，清理房间的时候必须确保不吸二手烟，同时为了避免把地面的烟灰扬到空中造成三手烟，应使用拖把拖地而不是扫地，某些地方可能不适用拖把，也应在洒水之后再清扫。

准妈妈化妆要注意什么

在怀孕期间，孕妈妈由于体内内分泌改变使自己发生了很大的变化，身体臃肿，肌肤的肤质也容易变得敏感一些，在这个特殊时期，准妈妈化妆要格外注意。

尽量不要用美白祛斑类化妆品

这类化妆品中一般都含有铅和汞，长期使用会严重危害人体的神经、消化道及泌尿系统。若使用化妆品，引起了皮肤异常，准妈妈要马上停止使用，以免对胎宝宝带来不利影响。

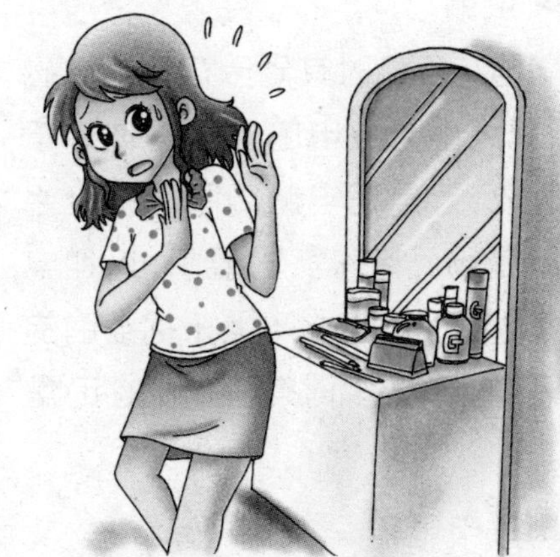

■ 远离彩妆用品

口红、粉底、睫毛液、指甲油等化妆品含有部分有毒物质，对胎宝宝的健康发育十分不利，准妈妈也要远离。

■ 不要使用精油

高纯度的精油分子一般具有轻微的毒性，经皮肤渗入到体内，很容易伤害到敏感的胎宝宝。而且有些精油具有活血通经的疗效，如果使用了这类精油，很有可能导致流产。

■ 慎用香水

香水中的人工麝香会扰乱人体内分泌及影响激素正常发挥作用，更有可能对胎宝宝造成不良影响。

■ 慎用花露水

花露水成分里也含有冰片和麝香，这两种成分都有可能导致胎宝宝畸形。因此，准妈妈最好不要为了防蚊虫叮咬就经常涂抹花露水。

贴心提示

当然，如果不是特殊情况，准妈妈最好避免化妆。需要化妆的时候最好是去专门的母婴店挑选安全温和的孕妇专用化妆产品。

生活中的辐射源有哪些

■ 手机

当手机在接通阶段，使用者避免将手机贴近耳朵，能减少辐射量。怀孕初期的准妈妈尤其要注意，更不应将手机挂在胸前。

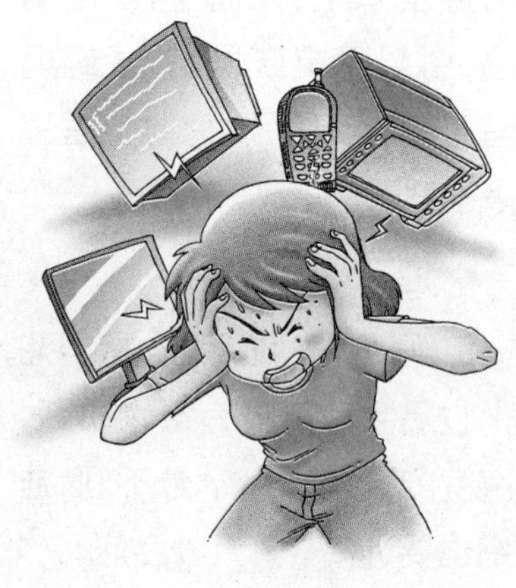

■ 电脑

电脑在开机时其周围存在的电磁辐射，绝大部分被电脑外面的玻璃罩大量吸收，但是在电脑周围还会产生低频电磁场。专家实验显示，这种电磁场可以在细胞膜水平上干扰细胞的代谢和增殖，从而影响胚胎的正常发育。

■ 家用电器

包括电视、电冰箱、洗衣机、空调等家电，同样可以产生 X 射线。

■ 微波炉

微波炉的辐射低于 12 伏米才是符合国家标准的产品，因此，准妈妈在挑选微波炉时一定要注意看说明书上的辐射标准。同时减少使用时间。

■ 抽油烟机

抽油烟机的辐射超过了电冰箱和电视机。准妈妈在厨房炒菜时最好打开窗户来除油烟，必须使用抽油烟机的情况下尽量缩短炒菜时间。

■ 电熨斗

使用电熨斗熨衣服时最好能把温度一次加热到位，切不可一边加热一边熨衣服，那样会增加辐射。

■ 吹风机

准妈妈洗了头之后最好先用毛巾擦一下，之后自然晾干，若是一定要使用电吹风，最好调到低档。

■ 电源接线板、吸尘器

电源接线板、吸尘器在使用时都会放射出较强的辐射，准妈妈平时应该避免用吸尘器来清洁房间；电源接线板要远离床。

贴心提示

很多人都以为只有电器有辐射，其实大理石也会产生辐射，尤其是质量越差的大理石产生的辐射也越大。

准妈妈如何选择防辐射服

■ 防辐射服款式选择

防辐射服款式有防辐射肚兜、吊带、围裙、马甲、孕妇裙、孕妇套装。春夏可以选择孕妇裙或者肚兜，秋季选择套装、围裙或者吊带都可以，冬天可以选套装或者马甲。另外，要看准妈妈的工作性质及周围的辐射环境。如果其周围辐射很强，建议选择防辐射马夹，这样对自己及腹中的胎宝宝有最强的保护；如果周围辐射很弱，可以选择防辐射肚兜。准妈妈即使在其周围辐射源很弱的情况下，怀孕 3 个月以上也建议选择防辐射马夹，这样可更好保护胎宝宝的健康。

■ 防辐射服的材质

金属丝面料。其有较好的手感和透气性，可以轻柔水洗。但金属丝易折断，影响屏蔽效果。对于敏感肚子的准妈妈来说是不适合的，有可能会引起肚皮过敏。

涂层面料。其屏蔽效果好，但是手感硬，透气不好，不能水洗，最大缺点是镀在表面的金属物容易脱落面变成粉末状，若被准妈妈不慎吸入，则会影响胎宝宝的健康。

纤维镀银。其屏蔽值效高，同时具备杀菌、透气功能。缺点是容易氧化，易变色。

离子银面料。柔软、透气、轻薄，具有抗菌、除臭、抑污的功效，效果持久，并且可以水洗，即使长期穿着也不会氧化、变色，是一种安全无毒绿色产品布料，不会对人体有副作用。

挑选防辐射服需要关注三项重要技术指标，分别是防护工作频段、屏蔽效能、屏蔽率。产品说明中会标明防护频率范围，准妈妈们可以根据自己的防护需求有针对地选择。

贴心提示

选择尺码大一点或尺寸大小可以调节的防辐射服，这样基本可以满足整个孕期的需要。

经常使用电脑的准妈妈需要注意什么

电脑会产生极低频的电磁场，并可发射出电磁辐射。不过，对低频电磁场的危害不必过于恐惧，只要针对其发生源及特性认真做好防护，完全可以避免受到伤害。准妈妈日常可以从以下方面进行防护：

和电脑保持距离

电磁辐射的传播是随距离、按指数有规律地衰减，因此在使用电脑时，拉开一定的距离，最好是距屏幕半米以外，可起到有效的防护作用。

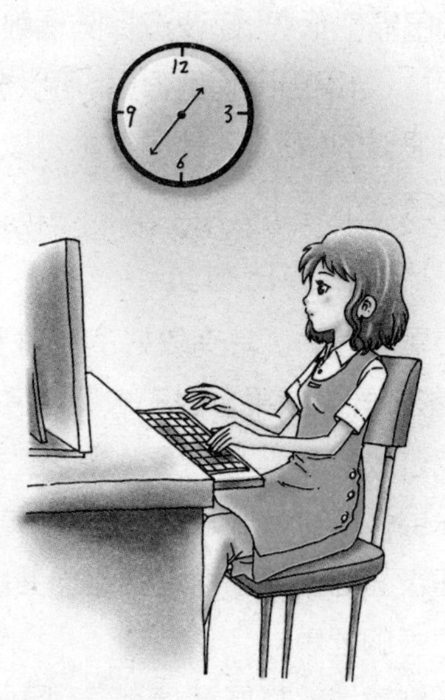

注意使用电脑的时间

电磁辐射对人体的损害与作用的时间有关，作用时间越长，受损越大。故准妈妈操作电脑的时间，每周不应超过 20 小时。最好待在电脑面前 1～2 小时就起来散散步。

预防电脑辐射

准妈妈操作电脑，特别在怀孕的头 3 个月，最好选用防电磁辐射的工作服。

另外，操作电脑时最好在显示屏上安一块电脑专用滤色板以减轻辐射的危害，室内不要放置闲杂金属物品，以免形成电磁波的再次发射。使用电脑时，要调整好屏幕的亮度，一般来说。屏幕亮度越大，电磁辐射越强，反之越小。不过，也不能调得太暗，以免因亮度太小而影响效果，且易造成眼睛疲劳。

贴心提示

电脑中的微波对准妈妈中枢神经系统的影响，还可能出现神经衰弱症候群，表现为头痛、易疲劳、嗜睡、失眠、记忆力减退、注意力不能集中等。为了防范“电脑后遗症”的发生，准妈妈最好远离电脑，注意劳逸结合，经常参加户外活动、体育活动，定期检查身体。

孕早期可以进行性生活吗

怀孕的前3个月，由于胎盘还没有发育成熟，胎盘和子宫壁之间的连接还不够紧密，同时由于此时孕激素分泌还不足，无法给予胚胎强有力的保护。所以，在这个时期进行性生活，就有可能由于不当的动作或者精神过度兴奋时的不小心，导致子宫遭受震荡，胎盘脱落，造成流产。

这一时期由于准妈妈体内内分泌发生变化，加之对胎宝宝的担心，准妈妈对性生活可能缺乏兴趣，甚至会表现出对准爸爸的讨厌和不满意。作为准爸爸，要对准妈妈给予理解和体贴，应特别谨慎，避免过于激烈、频繁以及动作难度大的性交行为。也可以与准妈妈探讨采用别的方式来交流夫妻感情。准爸爸绝对不能只顾着满足自己的欲望，而不顾准妈妈的感受以及她腹中的胎宝宝。最好采取边缘性接触，通过搂抱、抚摸、亲吻的方式达到性的满足。

有下列情况的准妈妈应该特别注意避免孕早期性生活

❶ 有习惯性流产历史的准妈妈。

❷ 有子宫颈闭索不全历史的准妈妈。

❸ 有产前出血或前置胎盘情形的准妈妈。

❹ 有早产历史或早期破水的准妈妈。

贴心提示

孕期性生活过度，是导致流产、早产、早期破膜产后感染的重要原因之一。但是，这并不是说在整个孕期都不宜过性生活，孕期可以适度过性生活，但一定要注意合理安排，严格控制性生活频率和强度。

孕期做运动有哪些好处

孕期适量运动，不仅对准妈妈和胎宝宝都有好处，而且准妈妈将来分娩时间会较不运动时缩短。具体有以下几方面的好处：

■ 促使准妈妈和胎宝宝吸收钙

去户外或公园里运动，可呼吸大量新鲜空气，阳光中的紫外线，还使皮肤中脱氢胆固醇转变为维生素D，促进体内钙、磷的吸收利用。既有利于胎宝宝骨骼发育，又可防止准妈妈发生骨质软化症。

■ 改善睡眠

当你的肚子增加了几千克的重量后，找个舒服的姿势睡觉可能就成了一件很困难的事情了。但是体育锻炼能够帮助你消耗多余的精力，让你借着疲倦陷入更深沉宁静的睡眠。

■ 减少怀孕带来的不适

从整体上来说，有规律的锻炼能使你的肌肉变得柔韧和强壮，帮助你更好地应付怀孕带来的种种疼痛和不适。拉伸运动能缓解背痛，散步能改善循环功能，而游泳能强壮四肢肌肉力量。

■ 促进胎宝宝正常生长发育

运动不仅能增加准妈妈自身健康，也可增加胎宝宝的血液供氧，加快新陈代谢，从而促进生长发育。

■ 可促进胎宝宝的大脑发育

准妈妈运动时，可向大脑提供充足的氧气和营养，促使大脑释放脑啡肽等有益的物质，通过胎盘进入胎宝宝体内；准妈妈运动会使羊水摇动，摇动的羊水可刺激胎宝宝全身皮肤，就好比给胎宝宝做按摩。这些都十分利于胎宝宝的大脑发育，出生后会更聪明。

贴心提示

如果准妈妈曾有过先兆流产、早产、双胎、羊水过多或过少、前置胎盘史，或严重的内科并发症，如心脏病、高血压、糖尿病等，则不宜进行运动。

孕期准妈妈适合做哪些运动

有氧运动

孕早期准妈妈要多做缓慢的有氧运动，如散步、瑜伽、爬楼梯等，每天可以定时定量做一两项。日常的家务劳动如扫地、拖地、擦桌子、买菜也可以做，不过若是出现严重反应，就要减少家务劳动。而像跳跃、快速旋转、球类运动这样的剧烈运动则一定要避免。

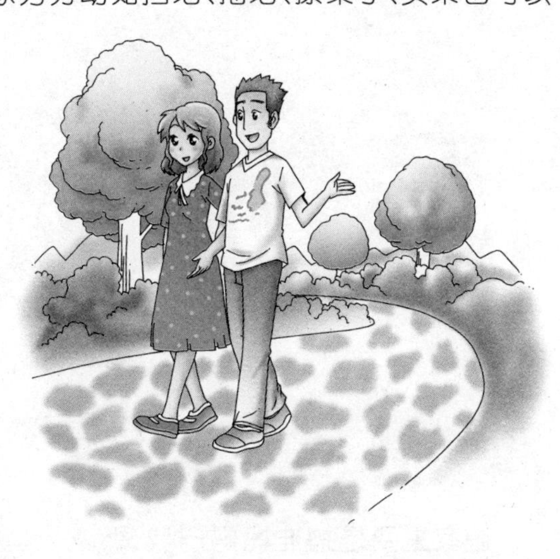

散步

散步能让你的心脏和肌肉得到锻炼，并且受伤的危险性很小。双脚上有很多的神经末梢与大脑密切联系，且同身体内的各个器官有脉体连接。另外，脚踝以下有60多个穴位，经常散步能够刺激穴位，调理脏腑，疏经通络，进而改善身体各个器官组织的功能。

散步要避免环境嘈杂的地方和车辆过多的马路，要选择在空气清新、人流少、环境好的公园、林荫道等进行。

散步的时间可以选择早晨和晚上。早上八九点左右，如果是夏天，可以提前1个小时开始散步。晚上则选择在饭后10分钟出去散步比较好。每天散步的时间总和最好不要超过2小时，一次半小时或者1个小时比较好。准妈妈也可以依据自己的感觉来调整时间，以不疲劳为宜。散步时步子要缓慢，身体幅度不要太大。

慢跑

准妈妈如果每星期慢跑3次，一次保持在30分钟内，能提高代谢能力，稳定心理状态，使得准妈妈在分娩时能保持较低的心跳频率和稳定的血压。

贴心提示

刚运动时，运动量要小，待身体适应后再适当增加。运动最好听从医生的指导建议，以保障运动的安全有效。在运动中若出现任何疼痛、气短、出血的现象，要立刻停止运动，去医院就诊。

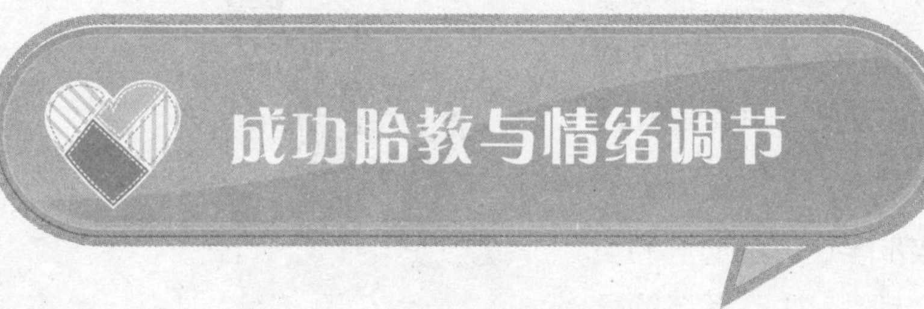

成功胎教与情绪调节

胎教对胎宝宝有哪些好处

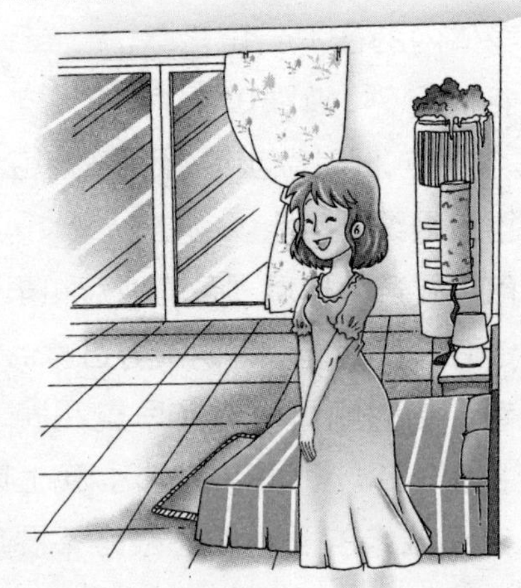

胎教主要是指准妈妈自我调控身心的健康与欢愉，为胎宝宝提供良好的生存环境；同时也指给生长到一定时期的胎宝宝以合适的刺激，通过这些刺激，促进胎宝宝的生长。

有人说胎教应从怀孕3个月时开始，也有人说从5个月时开始，其实从准备怀孕时就要将胎教纳入其中。受过胎教的宝宝，一般具有以下过人之处：

■ 更早地学会说话、与人“对话”

受过良好胎教的宝宝出生后的2～3天，便会用自己的小嘴张合同大人“对话”；2个多月就可以认识自己的父母；3个多月时你叫他的名字他就能听懂了；9～10个月时，就会有目的性地叫爸爸妈妈了。这样的孩子入学后成绩也会更优异一些。

■ 不那么爱哭

受过胎教的宝宝，他们的感音能力比较好，当听到妈妈的脚步声或是说话声后就会停止啼哭。

■ 更早地学会发音

受过胎教比没受过胎教的宝宝能更早地学会发音。

■ 更早地理解语言

受过胎教的宝宝能更早地理解大人的语言，更早地学会各种手势语，如"再见"的手势。

贴心提示

有利胎宝宝健康的胎教音乐有：《春江花月夜》、《渔舟唱晚》、《平湖秋月》、《花好月圆》、《春姑娘》、《童年》、《铃儿响叮当》、《小星星》等。

常用的胎教方法有哪些

■ 音乐胎教法

能直接通过音波来刺激胎宝宝听觉器官的神经功能。也能让准妈妈自己从音乐中感受美好，从而将良好的心绪传递给胎宝宝。

■ 营养胎教法

指根据准妈妈怀孕各个时期胎宝宝发育的特点，指导准妈妈如何通过饮食来补充各个时期所需要的营养。

■ 光照胎教法

主要是以光线刺激胎宝宝视觉器官的神经功能。可用一支小手电筒紧贴腹壁，照射胎宝宝头部，每次照射3～5分钟，每天1～2次，左右腹壁交替进行。

■ 抚摩胎教法

适度而有规律地抚摩腹部，能够刺激胎宝宝的触觉，激发胎宝宝活动的积极性，有利于胎宝宝大脑功能的协调发育，可增进胎宝宝的智力发育。

■ 对话胎教法

指父母亲通过动作以及声音和腹中的胎宝宝进行对话的胎教法。在对话过程中，胎宝宝可以通过听觉与触觉感觉到父母对他充满爱的呼唤，非常有利于胎宝宝的身心发育。

■ 抚摸胎教法

从可以在腹部明显地触摸到胎宝宝的头、背以及四肢时起准妈妈定期轻轻拍打或者抚摸胎宝宝，这样能够让胎宝宝建立起有效的条件反射，强健四肢。

■ 语言胎教法

可以给腹中的胎宝宝取个乳名，讲一些简单而短小的故事，并经常呼唤与之对话，这样可以达到父母与胎宝宝的语言信息，感情交流。当孩子出生后，听到这些熟悉的声音时，会有种特殊的亲切感，有利于身心健康成长，并有较强的听、说、理解语言的能力。

贴心提示

除了上面介绍的这几种胎教方法，另外还有文字、书法、绘画胎教等，准妈妈可以根据自己的条件进行合理的选择。

准妈妈如何做角色转变的准备

在怀孕准备做妈妈的时候，准妈妈可能会接受许多变化。在没有怀孕生孩子之前，你是为人妻，怀孕之后你就将多了一个身份：为人母。还有形体、生活习惯的变化或者小生命诞生以后夫妻生活空间和自由度比以前变小的变化，以及孩子出生以后夫妻双方自觉或不自觉地将自己的情感转移到孩子身上的这种变化。角色的认同和承担这种变化的准备是非常重要的。如果有了这种角色认同和承担的准备的话，即使怀孕期间和怀孕之后出现问题准妈妈也会理性地去面对。

因此，准妈妈要调整好自己的心态，及早做好角色转换的准备。

❶ 放下思想上的包袱。克服敏感多疑的性格缺点，对准爸爸的言语不当、周围人谈话中无意的刺激不要过分在意、自责。

❷ 消除不必要的担心。准妈妈无需过分担心胎宝宝是否健康正常,准妈妈没有育儿经验,可以通过请教长辈或专家来解决。这样才能在整个孕期拥有一份好心情,泰然处之,这对自己和胎宝宝都有好处。

❸ 远离抑郁。准妈妈怀孕后,由于生理上的变化,可能会变得烦躁不安、爱发脾气,准爸爸要给予理解和体贴,给予她最大的支持,陪伴她度过孕育小生命的这一段特殊时光。

另外,准妈妈可以问一下长辈,他们第一次做父母时是一种什么感觉,当时是如何处理各种问题的,长辈的经验总能给你一定的启发。

贴心提示

准妈妈的家人尤其是准爸爸要多关心准妈妈的心理变化,最好是全家人先在生男或生女问题上达成共识。

如何调整好情绪,远离孕期抑郁

孕期抑郁症的症状

如果你至少连续两周出现以下 4 种以上症状,那么就有可能患有孕期抑郁症:

❶ 不能集中注意力。

❷ 十分焦虑,很容易发怒。

❸ 睡眠不好,极易疲倦,或者有持续的疲劳感。

❹ 总是想吃东西或者没有任何食欲。

❺ 对什么都提不起兴趣,总是没有精神。

❻ 情绪持续低落,总是想哭。

❼ 情绪波动很大,喜怒无常。

孕期抑郁症的对策

❶ 焦点转移。如果产后的确面临严重的不愉快的生活事件,甚至问题棘手难以解决,不要让精力总是粘滞在不良事件上。不仅思维上转移,还可以身体力行参与力所能及的愉快活动。

❷ 行为调整法。准妈妈不适于做剧烈的运动，但一些适当放松活动是非常必要的，例如深呼吸、散步、打坐、冥想平静的画面、听舒缓优美的音乐等。

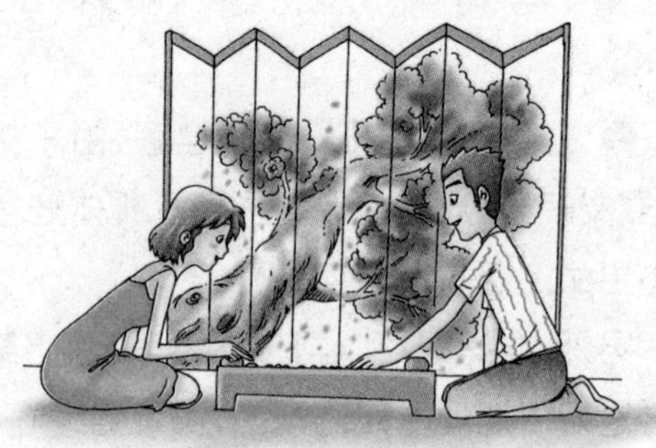

❸ 倾诉宣泄法。找好友或亲人交流，大哭一场也无妨，将不好的情绪都宣泄出来。

❹ 角色交替法。别忘了虽然已为人母，但仍是老公的娇妻、父母的爱女，谁也不可能只做 24 小时全职妈妈，所以要给自己换个角色享受娇妻、爱女的权力。

❺ 自我鼓励法。多看自己的优点，多看事物的好处，多想事情可能成功的一面。

❻ 食物治疗法。多搭配吃一些清淡食物，多吃新鲜的蔬菜水果，多喝温开水，自内而外地调整身心状态。

贴心提示

如果准妈妈能了解一些心理学知识和心理治疗的技术就可以学以致用，就能及时调整和改善自己的情绪。

准妈妈如何为胎宝宝唱歌

音乐能促进胎宝宝脑神经发育。神经元是神经系统的基本结构单位和机能单位，胎宝宝智力的优劣与脑神经元的发育关系十分密切。

准妈妈在进行音乐胎教的时候，可以把优良的乐曲声波不断地传输给胎宝宝，促使其脑神经元的轴突、树突及突触的发育，甚至使原本无关的脑神经元相互连通，为优化胎宝宝后天的智力及发展音乐天赋奠定基础。

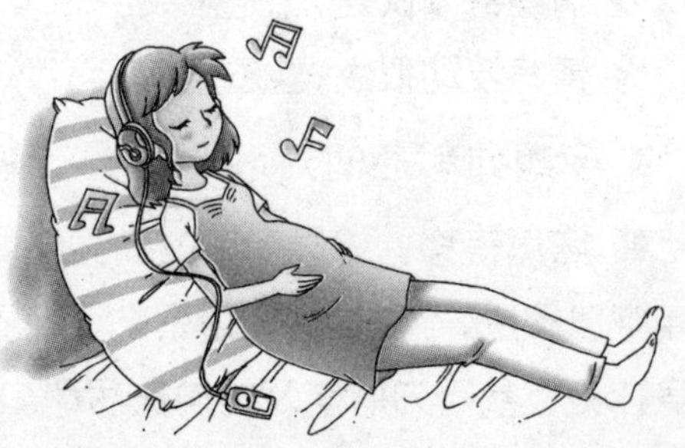

准妈妈既在自己的歌声中陶冶了情操，获得了良好的胎教心境；同时准妈妈唱歌时产生的物理振动，和谐而又愉快，使胎宝宝从中得到感情上和感觉上的双重满足，这一点，是任何形式的音乐所无法取代的。因此，准妈妈在工作之余，不妨经常哼唱一些自己喜爱的歌曲，把自己愉快的信息，通过歌声传给胎宝宝，使胎宝宝分享您喜悦的心情。此外，准妈妈唱歌的时候尽量使声音往上腭部集中，把字咬清楚，唱得甜甜的，您的宝宝一定会十分欢迎。

在教胎宝宝唱音符时，室内应保持安静，尽量避免噪音干扰。每天教唱1～2次，每次3～5分钟。最好定时教，并拟定一个施教计划，由夫妻二人交替进行。

贴心提示

音乐的音域切忌过高。因为胎宝宝的脑部发育尚未完整，其脑神经之间的分隔不完全，因此，过高的音域会造成神经之间的刺激，使胎宝宝无法负荷。

准爸爸如何做胎教的好配角

准妈妈是胎教过程中的主角，但准爸爸在整个胎教过程中的位置也是举足轻重，是胎教中最重要的配角。准爸爸在创造良好的胎教环境、调节准妈妈的胎教情绪等方面发挥着重要作用。更为主要的是，准爸爸在与胎宝宝对话、给胎宝宝唱歌等胎教手段的实施过程中，将发挥无可比拟的作用。研究显示：胎宝宝对男性低频率的声音比对女性高频率的声音还敏感。而且，准爸爸参与胎教能让准妈妈感觉受到重视与疼爱，胎宝宝也能感受到愉快的心情，使得胎宝宝日后成为一个快乐的孩子，因此准爸爸在胎教中所扮演的角色非常重要。

准爸爸应倍加关心爱护体贴准妈妈，让准妈妈时时体会到家庭的温暖。

❶ 主动承担家务活，保证准妈妈有充足的休息和睡眠时间；尽量给准妈妈创造安静、舒适、整洁的环境。

❷ 切忌惹准妈妈生气，更不要发生争吵，避免准妈妈受不良情绪的刺激。

❸ 不要吸烟，要节制性生活；与准妈妈同听悠扬的乐曲，共赏优美的

图画。

❹ 经常陪伴准妈妈散步，到公园及户外去领略大自然的美景，使准妈妈心情欢快，情绪稳定地度过孕期。

贴心提示

准爸爸可每天睡前帮助准妈妈抚摸肚子，隔着肚皮经常轻轻抚摸胎宝宝。让准妈妈平躺在床上或坐在较宽大的椅子上，全身放松，然后准爸爸以从上到下、从左到右的顺序，用双手轻轻抚摸准妈妈的腹部，每次5～10分钟。

散步，孕1月最好的运动胎教

如果准妈妈怀孕前就不喜欢运动，那么大可不必在当了准妈妈后勉强自己参加过多的运动。但散散步倒是不错的选择。

散步是孕早期最适宜准妈妈的活动。散步可以帮助准妈妈呼吸到室外的新鲜空气，调节自己的情绪，还可以提高神经系统和心、肺功能，促进全身血液循环，增强新陈代谢和肌肉活动。在选择散步地点时，切记不可为了图方便，胡乱找个地方走走，这样不仅起不到锻炼身体的目的，相反还会对身体有害。

准妈妈在散步时，首先要选好散步的地点。花草茂盛、绿树成荫的公园是最理想的场所。这些地方空气清新、氧气浓度高、尘土和噪音少。准妈妈置身于这样宜人的环境中散步，无疑会身心愉悦。也可以在自家周围选择一些清洁僻静的街道作为散步地点。但一定要避开空气污浊的地方，如闹市区、集市以及交通要道。

散步的时间也很重要。早上一般选择日出之后，九、十点之前。因为日出前空气中的有害物质较多，晚上一般选择饭后。你还可以根据自己的工作和生活情况安排适当的时间。散步时，要穿宽松舒适的衣服和鞋。

贴心提示

节奏相对稳定的散步，可以使腿部、腹壁、胸部及心肌运动加强，血管容量增大，血液循环加快，对身体细胞的营养，特别是对心肌的营养有很好的促进作用，长期坚持，对促进腹内胎宝宝的发育大有好处。

第二章

孕2月指导

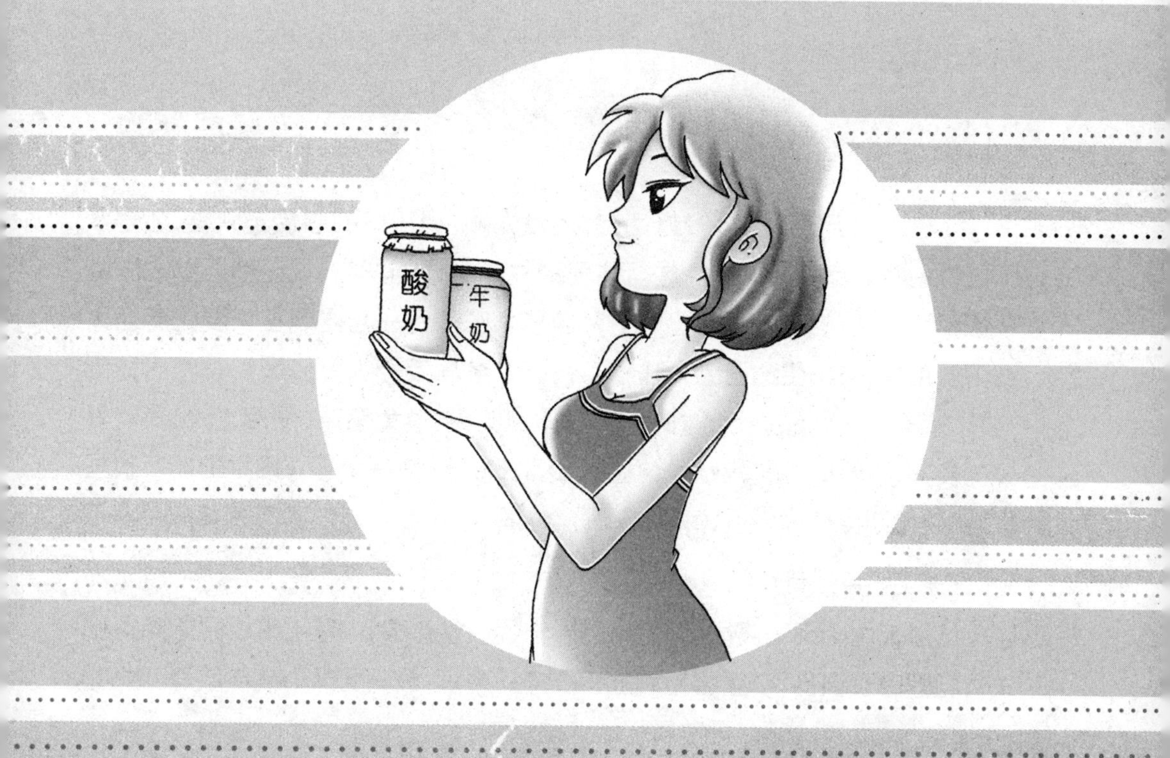

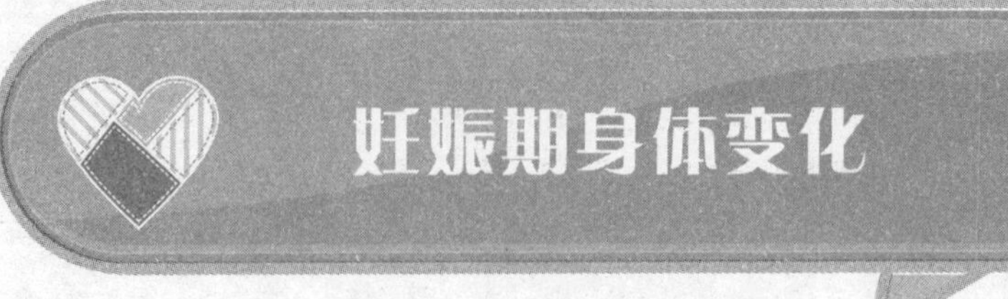

妊娠期身体变化

第二孕月（5～8 周）

停经 5 周左右可查出尿妊娠试验阳性，结合妇科内检一般即可确定妊娠。孕6～7周时有些准妈妈开始出现早孕反应，开始症状较轻，有些轻微的乏力、尿频、乳胀、恶心等症状，并逐渐加重，10 周左右大部分准妈妈的症状减轻或消失，少数准妈妈到孕 3 月时症状消失。

怀孕第 5 周

进入第五周后，你的"好朋友"还没光顾，现在你的心情是欣喜，还是紧张？一些有计划怀孕的女性可能已经发觉身体的异常，现在你可以去医院做早孕检查，确定一下自己是否怀孕了。在你的子宫内现在正发生着巨大的变化，一个小生命已经入住了。在整个孕早期你都要仔细地观察身体的变化，不要做剧烈运动，时刻保护身体的健康，避免感冒、受凉，多吃有营养的食物，并及时去医院做早孕检查，这时你应该有一个相对固定的妇产科医院，使孕期身体检查系统化，并保证孕期医疗手册各项内容都完整有序。

■ 宝宝 3 周

形成内中外三胚层胚盘，外胚层出现一条脊索；内胚层形成原始的消化管和呼吸道原基；中胚层为骨骼和肌肉的原基；最外层将形成皮肤、汗腺、乳头、乳房、毛发、指甲、牙釉质和眼的晶状体。

神经系统、心血管系统开始发育。

心脏开始成形，刚开始有了搏动，每分钟 70 次左右。

身体是二等分的，大头部，占身长的 1/2。

没有颈部，头部直接与躯体相连，手脚几乎看不到。

刚刚能用肉眼看到，形状似小海马。

此时称为胚芽，长为 0.4 厘米，重量为 0.8 克。

怀孕第 6 周

准妈妈的身体已经开始发生变化，怀孕的症状也出现了。由于雌激素与孕激素的刺激作用，你的胸部感到胀痛、乳房增大变软、乳晕有小结节突出，你会时常疲劳、犯困而且排尿频繁。在这个星期你会像大多数女性一样，有恶心的感觉，有时候不仅是在早晨，整个一天你都会随时呕吐。这些令人心烦的症状都是正常的，这只不过是孕早期的常见现象，大约在 3 个月之后你的恶心与晨吐就会结束。

■ 宝宝 4 周

胚芽表面覆盖着绒毛组织，这种绒毛深植于厚软的子宫内膜中，吸收母体的营养，以供胚芽发育，不久就会形成胎盘，胎儿通过胎盘吸收母体的营养成分，排出代谢产物。

形成了与母体相连的脐带。

形成一个羊水腔，也可称为羊膜囊，内含羊水。

脑和呼吸系统开始发育。

血液循环系统的器官原型已经出现。

肝脏开始发育。

能够看到嘴和下巴的雏形。胚芽长 0.5～0.8 厘米，体重 1 克左右。

怀孕第 7 周

恶心呕吐，早孕反应出现，有些孕妇还会有较重的早孕反应。早晨醒来后你会感到难以名状的恶心，而且嘴里有一种说不清的难闻怪味，有时像汽油或其他化学原料的味道，这是怀孕初期大多数准妈妈都会遇到的情况。此时你的外表看不出有什么改变，但在你的体内却发生着翻天覆地的变化。现在你随时可能有饥饿的感觉，而且常常饥不择食地吞咽各种食物。在这种大吃大喝的补充下，你的体态很快就会有改变，但是不要过多地考虑体形，因为这几周是胎儿发育的关键时期，维持胎儿生命的器官正在生长，所以更应注意营养。其间你的情绪波动很大，但需要注意的是，在早孕6～10周是胚胎腭部发育的关键时期，如果你的情绪过分不安，会影响胚胎的发育并导致腭裂或唇裂。因此，一定要保持心情愉快，可以适当地听听轻音乐，进行音乐胎教。

■ 宝宝5周

形成2毫米左右的胚盘。

神经系统和循环系统的基本组织开始分化。

80％的脑和脊髓的神经细胞开始形成。

小胚胎长约0.8厘米。

怀孕第8周

你的腹部现在看上去仍很平坦，但你的子宫已有明显变化，怀孕前你的子宫就像一个握紧的拳头，现在它不但增大了，而且变得很软。阴道壁及子宫颈因为充血而变软，呈紫蓝色，子宫峡部特别软。当你的子宫成长时，你的腹部会感到有些痉挛，有时会感到瞬间的剧痛。现在你可以进行第一次产前检查了，除了做盆腔检查外，还需要测量血压，以了解基础血压；检查心脏和肺脏；化验尿常规及尿糖；进行一次口腔检查。

■ 宝宝6周

心脏开始划分心室。

肾和心脏的雏形开始发育。

开始长出肢体的幼芽。

脖子和下颌的小皱痕已出现。

小胚胎长约1.2厘米。

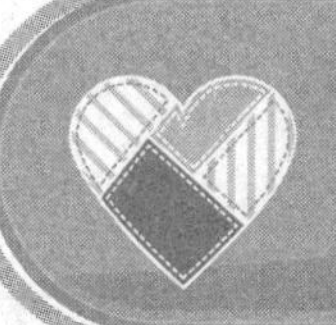

母体变化与保健

早孕反应有哪些

怀孕的第 2 个月，大部分准妈妈应该都知道自己已经怀孕了。而早孕反应也逐渐明显，准妈妈会感到头晕、嗜睡、流涎、恶心、呕吐、食欲下降，喜欢吃酸的食物，不能闻油烟味和异味。这些症状一般在怀孕 12 周前后会逐渐消失。每个人的情况都会有所不同，这和个人激素有关，有的人早孕反应时间比较长，直到 16～18 周才消失。其他的早孕反应症状还有：

■ 乏力、疲倦、没精神

很多准妈妈在孕早期会出现浑身乏力、疲倦，没精神，什么事情也不想，这是正常的早孕反应。准妈妈感到困倦的时候要尽量休息，以保证充足的睡眠，用不着刻意地坚持。如果是在上班，可以抽空小憩一下，多吃些水果，也可以在办公室里放些小零食，如话梅来提提神，还可以适当补充些蛋白质粉，这样你的精神会好一些。

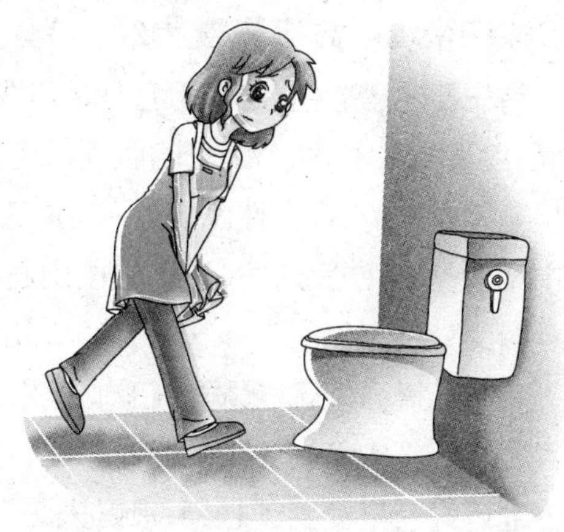

随着胎宝宝的不断长大，子宫也在增大，为了给胎宝宝提供一个好的成长环境，准妈妈体内的激素会发生变化，身体也会出现一系列的变化。大多数准妈妈在怀孕 3 个月之后就会自然好转。

■ 尿频等症状出现并日益明显

很多准妈妈会出现尿频、乳房增大、乳房胀痛、腰腹部酸胀等症状，部分准妈妈还会有身体发热的感觉。由于此时胎宝宝尚小，准妈妈的小腹部依然没有什么变化。不能因为尿频就不喝水，相反要多喝水，让体内的有毒物质能早点随着尿液排泄出去。

贴心提示

孕2月，准妈妈可以增加1个小时的睡眠时间，每天到绿地或林荫中散步1个小时，以保证充足的氧气。饮食上以清淡、易消化的食物为主。

怀孕后白带增多正常吗

白带是阴道黏膜的渗出液，子宫颈与子宫内膜腺体分泌物等混合而成。它与月经一样，是女性正常的生理现象。一般来说，没有怀孕的女性白带量比较少，只是阴部会有湿润感而已。不过，怀孕之后，女性盆腔的血液供应丰富，白带会出现增多的现象，这是正常的，不必担心。

■ 白带增多时应注意什么

首先要注意卫生，每天用温开水清洗外阴，但要注意的是不要清洗阴道里面；每天换洗内裤，有阳光的时候一定要把内裤放在阳光下暴晒。内裤最好是选用棉质的，透气性比较好；为了避免交叉感染，准妈妈应该有单独的浴巾和水盆；大便完之后，应该由前向后擦拭，以免把残留的脏物带到阴道里，引起感染。

其次要增强营养，多吃蛋白质、维生素、矿物质含量丰富的食物，如新鲜蔬菜、水果、瘦肉等。

准妈妈若是受到了感染，最好去医院做个检查，然后接受治疗，力争在孕8月前治愈，以免胎宝宝经过产道时，眼睛受到感染而受伤害。并且准爸爸要同时接受治疗，以防交叉感染。这两种疾病的诊断都比较简单，只需取白带化验一下，如果找到滴虫或念珠菌就可以确诊，治疗也都有特效药，所以准妈妈不要背上沉重的心理负担。

贴心提示

白带呈黄色、绿色、乳状，有腥臭味、异味，并且伴有阴道或外阴瘙痒、红、肿、疼等，或者伴有阴道的点状出血灶时就要引起重视，这有可能提示阴道出现炎症或内生殖器发生病变，最好去医院检查、治疗。

准妈妈怎么改善孕吐

孕吐是早孕反应的一种。大多数的准妈妈是从孕 5 周开始发生孕吐，也有更早发生的。孕吐通常最容易发生在早晨和晚上。

■ 怎么改善孕吐

❶ 多休息和适当活动，卧床休息，室内保持整洁、清静和通风。消除可能引起呕吐的因素，避免精神刺激。待病情改善后，鼓励下床适当活动，以助于消化功能的恢复。

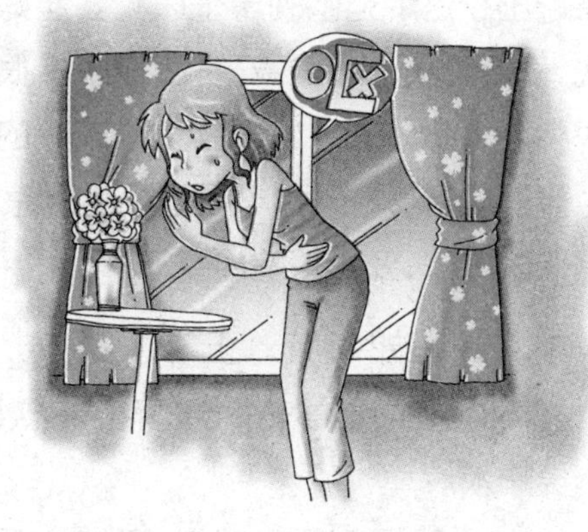

❷ 多喝水，选择清淡、富于营养和适合口味的食物，少吃多餐。每天都要吃些新鲜的水果和蔬菜，以免体内堆积太多酸性物质，使胃酸增多，引起孕吐。新鲜的水果和蔬菜都属于碱性，能够中和胃酸，缓解孕吐。

❸ 不能因为吃不下饭、恶心呕吐、乏力，就老是在床上待着，尤其是早上不要赖床，否则会加重孕吐。运动太少，就会使恶心、食欲不佳、乏力等症状更加严重，而因为早孕反应严重又更加不去运动，就会慢慢形成恶性循环。所以，不要因为出现了孕吐反应而不去运动，相反，要运动才能减轻反应。

❹ 有些准妈妈孕吐反应严重都是由于心理紧张引起的，所以放松心理比什么都重要。要多了解一些孕期知识，多和周围的准妈妈交流一下经验，互相学习，以解除心理压力。也可以多与医生交流自己的情况，以解除心理

压力。

❺ 在手帕上滴几滴自己喜欢的味道，当闻到让自己感觉不舒服的味道时赶紧将手帕拿出来闻一闻，可以减轻恶心的感觉。

贴心提示

孕吐一般不会影响胎宝宝吸收营养，但如果孕吐非常严重，以致无法进食进水，就要到医院进行治疗。

准妈妈尿频怎么办

一般情况下，每天白天平均排尿4～6次，夜间0～2次是属于正常的，如果超出了这个范围就属于尿频。准妈妈怀孕之后子宫会慢慢变大，压迫膀胱，使得膀胱的容量减少，即使尿量很少也会让准妈妈产生尿意，从而发生尿频。大部分准妈妈都会遭遇尿频的困扰，这是正常的。如果在尿频的同时伴有尿痛、尿不尽(小便后仍有尿意)，或者发热、腰痛等症状时，就属于病理性尿频了，要去医院检查治疗。

■ 准妈妈如何应对正常尿频

❶ 平时要适量补充水分，不要一次喝太多的水，临睡前1～2小时内最好不要喝水。

❷ 加强肌肉力量的锻炼，多做会阴肌肉收缩运动，不仅可收缩骨盆肌肉，以控制排尿，亦可减少生产时产道的撕裂伤。

❸ 及时排尿。有了尿意应及时排尿，切不可憋尿，长时间憋尿有可能使尿液积存，导致逆行感染，引起肾盂肾炎，而且还有可能影响膀胱功能，以致最后不能自行排尿，造成尿潴留，需要到医院行导尿术。

■ 病理性尿频怎么办

要保持外阴部的清洁，每天用清水冲洗外阴，勤换内裤；睡觉时多采用侧卧的姿势，避免仰卧，因为侧卧能够减轻子宫对输尿管的压迫，防止尿液积存而导致感染；若是患了泌尿系统感染，要及时去医院就诊治疗。

贴心提示

准妈妈如果出现多渴、多饮、多尿“三多症状”伴体重不增长时，应及时就医，以排除妊娠糖尿病的可能。尿频也有可能由其他病因引起，一旦伴有尿急、尿痛，一定要及时就医。

B超检查对胎宝宝有害吗

B型超声检查俗称“B超”，是一种非损伤性和无痛苦的检查方法。超声波是一种机械波，产生的只是热能，而且进行超声检查的时间也都不会超过10分钟，声能也控制在安全的范围之内。一般来说，只要是诊断剂量的B超检查，对胎宝宝是没有影响的。

■ 孕期要进行几次超声检查

一般情况下医生会要求准妈妈做三次超声检查，为的是能够发现严重的胎宝宝形体及脏器畸形，从而尽早采取措施。

第一次：怀孕12～16周。能够检测出准妈妈怀的是单胎还是多胎，是否在子宫内怀孕，并可观察胎宝宝的发育情况等。

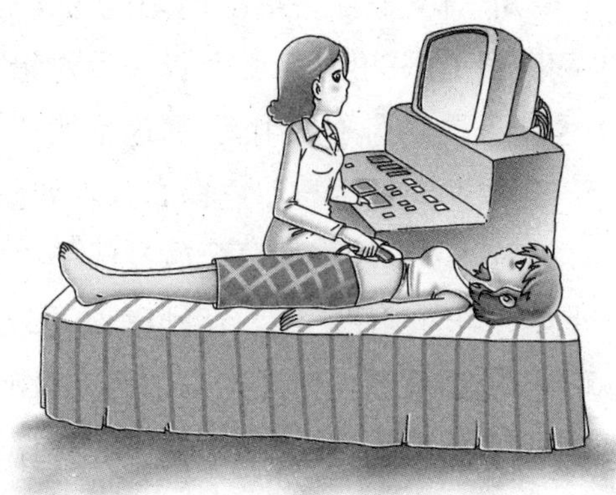

第二次：怀孕20～25周。了解胎宝宝的生长发育情况，并且观察胎宝宝的位置及羊水量。这时可以早期发现胎宝宝畸形，如胎宝宝的肢体畸形、唇腭裂等。

第三次：怀孕37～40周。观察胎宝宝胎位、胎宝宝大小、胎盘成熟程度、有无脐带缠颈等，进行临产前的最后评估，做好产前的各种准备，所以这次B超是非常重要的。

做B超的准备和注意事项

如检查盆腔的子宫及其附件、膀胱、前列腺等脏器时，检查前需保留膀胱尿液，可在检查前2小时饮开水1000毫升左右，检查前2～4小时不要小便。

贴心提示

产检B超通常使用的是腹部超声，还有一种是阴道超声，即将探头置于阴道内进行检查。做阴道超声不需憋尿，且图像清晰，比腹部超声更准确。但孕早期、阴道出血、内生殖器有炎症的准妈妈不适合做阴道超声。

孕期生病可以用药吗

孕期这一时期准妈妈用药要特别小心，如果必须用药，一定要在医生指导下，最好选择一些对胎宝宝没有影响的药物。

由于怀孕初期正处于胎宝宝脑部、神经管、器官发育时期，因此对于药物使用更须谨慎。一般妇产科的用药是可以信任的；而其他科如果是正牌医师，告知已怀孕，所开给的用药也应是可以信任的；而没有牌照的医师或一些药房所给予的用药，即使其表示对胎宝宝无害，也不可全信。

孕期不是绝对不能用药，而是不能随便用药，原则是根据病情需要选择用药。如果准妈妈患病以后担心药物对胎宝宝的不良影响而拒绝使用任何药物，就有可能延误病情甚至危及母子生命安全。

另外，中药的使用也要特别谨慎，因为中药是复方药物，对于胎宝宝的影响不容易被察觉。如果迷信中药补身的观念，随便到药房抓药使用，对胎宝宝可能有不良的影响。在使用中药材前，应请合格中医师诊断，以避免造成无谓的伤害。

贴心提示

用药时间越早，持续用药时间越长，用药剂量越大，对胎宝宝的影响也越大。原则上孕早期应尽量少用药或不用药。

孕早期出现哪几种情况需要就医

孕早期(妊娠 12 周前)是保证胎宝宝健康的重要时期,准妈妈在孕早期身体上会出现一些不适,有的现象是正常的,而有时候一些看似正常的情况都应引起准妈妈的注意,孕早期出现如下几种异常情况需要及时就医。

严重呕吐:早孕期的呕吐是一种正常的反应,但如果准妈妈持续出现恶心,频繁呕吐,不能进食,明显消瘦,自觉全身乏力,就属于严重呕吐。严重呕吐会影响准妈妈的营养吸收,导致血压下降、尿量减少等不良反应,严重时会损害肝肾,对胎宝宝构成威胁。

腹痛:妊娠早期出现腹痛,特别是下腹部痛,首先应该想到是否是妊娠并发症。比较常见的并发症有先兆流产和宫外孕。如果症状是阵发性小腹痛,伴有见红,可能是先兆流产;如是单侧下腹部剧痛,伴有见红及昏厥,可能是宫外孕。一定要及时去医院治疗。

阴道流血:一旦怀孕后,正常的情况下,准妈妈不会有阴道流血现象。如果是少量断断续续的流血,无腹痛,可以先卧床休息。如休息后见红仍不止或反而增多,应立即去医院检查。如出血量超过月经,更是不正常,应立即去医院。

高温发烧:发热是常见的致畸因素。热度越高,持续越久,致畸性越强。因此,早孕期要注意少去空气不洁、人员拥挤的公共场所。一旦出现体温升高现象,要及时在医生的指导下,服用退热药物。

贴心提示

桑拿浴能造成体温升高,不适合准妈妈。

如何预防先兆流产

先兆流产指的是孕早期(孕 12 周之前)出现的阴道少量出血,时有时止,并且伴随着轻微的下腹疼痛与腰酸的一种疾病。可能导致流产,也有可

能经过适当治疗后继续妊娠。

■ 先兆流产的原因

❶ 大多数流产都是由于准妈妈过度劳累以及不当的性生活导致的。

❷ 准爸爸或者准妈妈的生殖细胞不够健全，就会导致胚胎早期死亡，无法足月分娩。

❸ 怀孕期间准妈妈的情绪很不稳定，经常处于悲伤、愤怒之中，就会使得大脑皮层的活动功能被扰乱，导致子宫收缩，将胚胎挤出子宫，或者胎死腹中。

❹ 准妈妈在怀孕期间患了流感、风疹等急性传染病，细菌病毒产生的毒素就很有可能导致流产。

❺ 内分泌失调，比如黄体、甲状腺的功能失调，生殖道炎症都有可能会引发流产。

■ 怎样预防先兆流产

❶ 在怀孕前的 3 个月里最好禁止性生活。

❷ 准妈妈在怀孕期间避免做太重的体力劳动，如提水等。多休息，减少活动，不过也不是说要整天躺在床上不动，也应该适当活动一下。

❸ 多吃有营养、容易消化的食物及蔬菜水果，补充营养。维生素 E 具有保胎的功效，准妈妈可以多吃一些含维生素 E 丰富的食物，比如松子、核桃、花生等。

❹ 少去人多的地方，预防疾病的传染。

❺ 减少与手机、电脑等接触的时间。

❻ 避免接触有害化学物质。

贴心提示

准妈妈如果发现自己有先兆流产的迹象，应尽快到医院检查，以明确病因和胎宝宝的状况，但要尽量减少不必要的阴道检查，以减少对子宫的刺激。

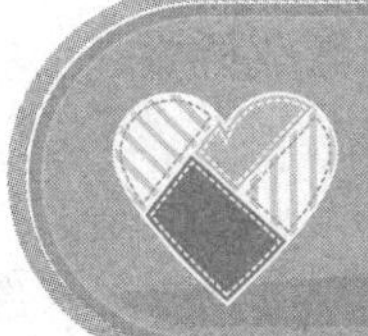

饮食营养跟进

可以缓解准妈妈孕吐的食疗方法

多数准妈妈在怀孕6周以上时，会出现恶心、呕吐，一般出现在早晨起床后数小时内。准妈妈可以采取一些药膳食疗，缓解孕吐反应。

三汁饮

材料：麦冬10克，生地15克，莲藕200克。

做法：取麦冬、生地、莲藕分别洗净，切碎，一并入锅加水适量，煎煮40分钟，去渣取汁，晾温即可。

柚子皮煎

材料：柚子一个。

做法：柚子去内肉，加水适量煎汤取汁。

丁香雪梨

材料：大雪梨1个，丁香15粒。

做法：将丁香刺入梨内，用湿草纸包四五层，置锅内加水适量，煨熟即可。

生芦根粥

材料：鲜芦根150克，粳米100克，竹茹20克。

做法：将鲜芦根、竹茹加水煎煮去渣取汁，入粳米同煮粥，煮熟即可。

麦门冬粥

材料:粳米 100 克,鲜麦冬汁、鲜生地汁各 50 毫升,薏仁 15 克。

做法:先将薏仁、粳米煮熟,再下麦冬与生地汁,调匀煮成稀粥。

鲜奶生姜汁

材料:鲜牛奶 200 毫升,生姜汁 10 毫升,白糖 20 克。

做法:将鲜牛奶、生姜汁、白糖混匀,煮沸后即可。

贴心提示

孕吐反应多数在清晨空腹时较重,干的淀粉类食品可减轻呕吐。如起床前,为了减少呕吐,除生姜缓解孕妇晨吐,另外准妈妈吃些烤面包干、馒头干、饼干等食品,然后躺半小时左右,再慢慢起床,可有效地防止呕吐。

孕吐期间怎样保证准妈妈的营养

食欲不振、恶心呕吐、偏食挑食、发困乏力、头晕倦怠等是妊娠呕吐的反应,少数准妈妈呕吐频繁,吃什么吐什么,体重明显下降。为了缓解恶心的症状,可以从饮食上加以调节,保证准妈妈的营养。

■ 轻度妊娠呕吐如何饮食

❶ 以少食多餐代替三餐,想吃就吃,多吃含蛋白质和维生素丰富的食物。

❷ 饭前少饮水,饭后足量饮水。能喝多少就喝多少。可吃流质、半流质食物。

■ 重度妊娠呕吐如何饮食

❶ 多吃清淡食品,少吃油腻、过甜和辛辣的食品。可吃营养价值比较高的藕粉、豆浆、蛋、奶等。

❷ 要细嚼慢咽,每一口食物的分量要少,要完全咀嚼。

■ 可缓解孕吐又有营养的食物

饮料:柠檬汁、苏打水、热奶、冰镇酸奶、纯果汁等。

谷类食物：面包、麦片、绿豆大米粥、八宝粥、玉米粥、煮玉米、玉米饼子、玉米菜团等。

奶类：喝奶是很好的，营养丰富，不占很大胃内空间。如果不爱喝鲜奶，可喝酸奶，也可吃奶酪、奶片、黄油等。

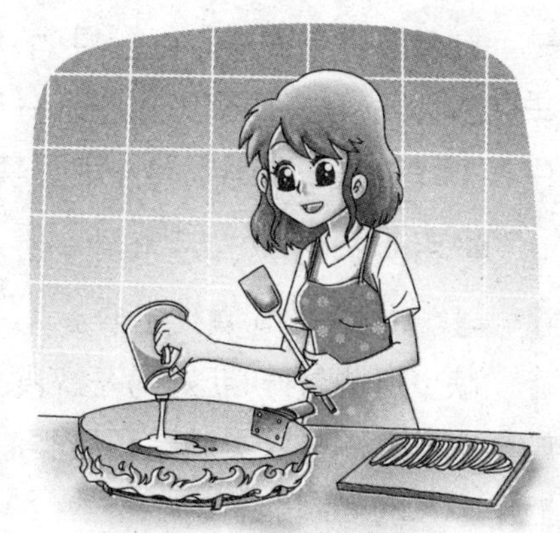

蛋白质：肉类以清炖、清蒸、水煮、水煎、爆炒为主要烹饪方法，尽量不采用红烧、油炸、油煎、酱制等味道厚重的方法。如水煎蛋、水煮饺、水煮肉片、清蒸鱼、水煮鱼、糖醋里脊等。

蔬菜水果类：各种新鲜的蔬菜，可凉拌、素炒、炝凉菜、醋熘，清炖萝卜、白菜肉卷等是很好的准妈妈菜肴；多吃新鲜水果或水果沙拉，是缓解孕吐的有效方法。

贴心提示

孕期准妈妈进食的嗜好会有所改变，喜酸喜辣，可以适当吃酸、吃辣。但应适当吃些偏碱性食物，防止酸中毒。

怎么判断自己是否缺乏营养

准妈妈们都很关心自己的营养是否跟得上，会不会影响胎宝宝的健康。那么，如何知道自己是否缺乏营养呢？准妈妈们可以通过以下症状来判断：

■ 头发干燥、变细、易断、脱发

可能是缺乏：蛋白质、脂肪酸、锌。

缺少这些营养可以多吃黑芝麻和核桃。黑芝麻含有丰富的油酸、棕榈酸、维生素 E、叶酸、蛋白质、钙等多种营养物质，而核桃则含有丰富的维生素 C、胡萝卜素、蛋白质、油脂、糖类等多种营养元素，经常食用能够让头发乌黑亮泽。另外，还要多吃水果和鱼类。

■ 过度恶心、呕吐

可能是缺乏：维生素 B_6。

动物肝脏与肾脏、大豆、甘蓝、糙米、蛋、燕麦、花生等都是含维生素 B_6 丰富的食物，准妈妈可以适当吃一些。罐头食品、加工肉类、酒精等都是维生素 B_6 的大敌，准妈妈们一定要禁食。

■ 舌炎、舌裂、舌水肿

可能是缺乏：B 族维生素。

缺少这些营养，准妈妈在饮食上要做到有粗有细、有荤有素。素食准妈妈则应进食一些豆类制品和蛋类制品，并在医生的指导下补充一定量的 B 族维生素药物制剂。

■ 身体虚弱，蹲下去以后两眼冒金星

可能是缺乏：铁。

缺铁的准妈妈可以通过吃黑木耳、花生、猪肝、瘦肉、蛋黄等来补充。

■ 嘴角开裂、发干

可能是缺乏：核黄素（维生素 B_2）和烟酸。

缺少这些营养可以多吃绿色蔬菜和豆类、小米、肉、牛奶等食物，多喝水。不吃辛辣、刺激食物。

贴心提示

嘴角开裂、发干时，有些准妈妈喜欢用舌头去舔嘴唇，以为这样可以滋润嘴唇。其实这样做会引起唇黏膜发皱，干裂加剧。可以涂些蜂蜜在嘴唇上，贴上保鲜膜过 3～5 分钟后取下，唇会变得很滋润。

适合准妈妈吃的酸味食物有哪些

很多准妈妈特别喜欢吃酸味的食物。酸味能刺激胃液分泌，提高消化酶的活性，促进胃蠕动，有利于食物的消化和各种营养素的吸收。所以怀孕后爱吃酸味的食物是有利于胎宝宝和母体健康的。从营养方面来说，准妈妈吃酸味食物对自己和胎宝宝的发育都有好处。酸味能刺激胃酸分泌，提高消化酶的活性，增加准妈妈的食欲，减轻早孕反应。

■ 适合准妈妈吃的酸味食物

❶ 酸奶。酸奶含有丰富的钙质、优质蛋白质以及多种维生素和碳水化合物，既能促进人体对营养的吸收，并将有毒物质排出去。

❷ 酸味蔬果。许多水果都带有天然的酸味，如杨梅、西红柿、猕猴桃、青苹果等。这些蔬果含有充足的水分和粗纤维，不但可以增加食欲，帮助消化，而且能够通便，可以避免由于便秘对子宫和胎宝宝造成的压力。这类食物含有丰富的维生素C，维生素C可以增强母体的抵抗力，促进胎宝宝正常生长发育。准妈妈也可在食物中放少量的醋、西红柿酱，增加一些酸味。

贴心提示

山楂以及人工腌制的酸菜、泡菜虽然也是酸味食物，但是不适宜准妈妈食用，因山楂对孕妇子宫有收缩作用，准妈妈食用较多的山楂制品，会刺激子宫收缩，甚至造成流产。而酸菜和泡菜几乎不含任何营养成分，却含有致癌物质亚硝酸盐，不适宜准妈妈食用。

准妈妈该如何补充维生素C

维生素C在胎宝宝脑发育期起到提高脑功能敏锐的作用。孕期准妈妈充足地摄取维生素C，可以提高胎宝宝的智力。还有，维生素C对于胎宝宝的皮肤、骨骼、牙齿以及造血器官的生长发育有促进作用。另外，维生素C能够增强机体的免疫力，进钙和铁的吸收，可以提高抗病能力和有效防止缺钙和铁。

■ 补充维生素C和维生素C尽量不被破坏的方法

❶ 可通过食用富含维生素C的蔬果来补充，如西红柿、青椒、黄瓜、菜花、大枣、草莓、柑橘、猕猴桃等。也可以服用维生素C制剂，不过一定要遵医嘱。

❷ 蔬菜尽量先洗再切，这样可以减少维生素C溶于水中的量。

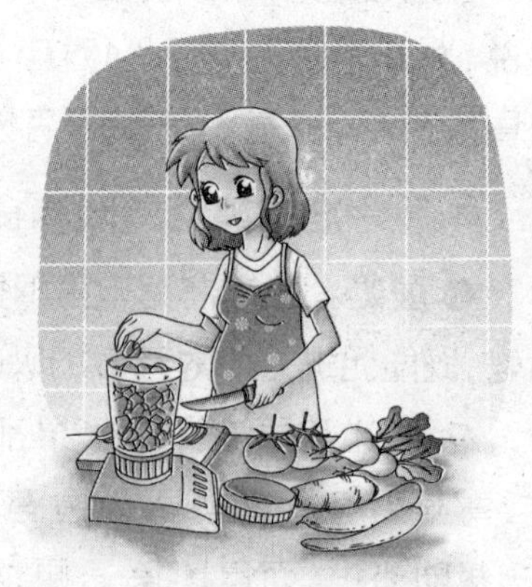

❸ 蔬菜不要浸泡或煮得过久。

❹ 烹调时不要加碱。炒菜时，为了绿色蔬菜更青翠好看，有时会加点小苏打，维生素C就这样流失了。

❺ 蔬菜被撕碎、挤压都会造成维生素C的流失，因此应尽量吃新鲜蔬菜。

■ 维生素C过量也有危害

准妈妈适量补充维生素C，每日大约130毫克，可预防胎宝宝先天性畸形，但是如果摄入过量，超过1000毫克，则会影响胚胎发育，长期过量服用还会使胎宝宝在出生后发生坏血症。此外，超过正常剂量很多倍服用维生素C，可能刺激孕妇胃黏膜致出血并形成尿路结石。

贴心提示

如果要通过药物补充维生素C，一定要咨询医生，控制每天的补充量。摄取过量的维生素C毫无意义，因为人体并不能储存维生素C，多余的部分会随尿排出。

多吃清淡食物对准妈妈好处多

在怀孕期间，准妈妈体温相应增高，呈内热型，肠道也比较干燥，多吃清淡食物有利于爽身利口，而且清淡食物比较容易消化吸收。清淡食物多为植物性食物，符合胎宝宝发育阶段的特点以及所需要的营养。

■ 适合准妈妈的清淡美食

绿豆南瓜粥

材料：老南瓜500克，绿豆50克。

做法：

❶ 绿豆清水洗净，趁水气未干时加入食盐少许(3克左右)搅拌均匀，腌制几分钟后，用清水冲洗干净。

❷ 南瓜去皮、瓤用清水洗净，切成2厘米见方的块，备用。

❸ 锅内加水2碗，烧开后，先下绿豆煮沸2分钟，淋入少许凉水，再煮沸。

❹ 将南瓜入锅，盖上锅盖，用文火煮沸约30分钟，至绿豆开花，加入少许食盐调味即可。

苹果什锦饭

材料：白米饭1碗(约150克)，苹果1个，火腿3片，西红柿1个，青豆、玉米粒各少许，芹菜1根。

做法：

❶ 苹果洗净、切丁，用盐水泡过、捞起，沥干水，备用。

❷ 西红柿洗净、切小块；火腿切小块；芹菜去叶、洗净、切小丁，备用。

❸ 起热锅，放1小匙油，将芹菜丁炒香，加入苹果丁、西红柿、火腿、芹菜及青豆仁、玉米粒、调味料翻炒。

❹ 再放进熟米饭，以大火迅速炒匀，即可起锅食用。

贴心提示

科学的摄盐量为每人每日5克左右。如果是高血压患者，则不能超过这个界限，略微低一点关系不大，但也不能太低。

哪些准妈妈需要服用营养素补充剂

准妈妈营养状况的好坏，不仅直接影响胎宝宝的生长发育，而且对胎宝宝脑细胞及智力的发育也至关重要。准妈妈应该去医院做生化检查，及时发现自己是否存在营养不良的问题，然后有针对性地调整膳食并吃营养补充剂。

■ 营养补充剂对准妈妈的重要作用

❶ 提供孕前优质营养储备。孕前3个月是调整营养结构的最佳时期，

为优孕优生做好充分的营养储备，是有效避免女性怀孕后发生营养失调的重要措施。

❷ 增强孕期准妈妈体质、维护母婴健康。许多营养素都和人体免疫功能密切相关。适当增加多种营养素的摄入，除了减轻妊娠期不适，更有助减少孕妇怀孕期间感冒概率，预防流产、早产以及大大降低出生缺陷的发生。同时对胎宝宝神经细胞与脑细胞发育有促进作用，令出生后的宝宝体格强健。

■ 哪些准妈妈最需要服用营养补充剂

❶ 妊娠呕吐严重的准妈妈。在孕期，会有些准妈妈呕吐现象比较严重，此时，为了保证母体及胎宝宝健康之需，就应补充营养剂。比如服一些B族维生素和维生素C，还可以减轻妊娠反应的不适。

❷ 挑食、偏食的准妈妈。因为每个人的饮食习惯不同，膳食结构也各有差异，比如有些人极不喜欢香菜、茴香的味道，总是避而远之，但是这些蔬菜里含有丰富的类胡萝卜素，若长期偏食就会导致维生素缺乏，发生营养不良。

贴心提示

服用营养补充剂应该严格按规定的剂量服用，需要大量服用时，需要咨询医师或药师。

高龄准妈妈如何保证孕期营养

高龄准妈妈是指在35岁之前未有过生育经历的女性。由于女性35岁以后肌体处于下滑趋势，胎宝宝畸形的发生率增加；高龄产妇并发症的风险增加。因此，高龄准妈妈比年轻准妈妈更加注意保证孕期营养。

吃得好并不代表营养好，合理、平衡饮食才是最为重要的。某些营养素严重缺乏或过多都有可能使胎宝宝的器官形成发生障碍，导致先天畸形。

■ 均衡饮食“金字塔”

第一层：金字塔底，是人们最基本的营养食物，即以谷物类粮食及其加工品为主的主食，如大米、面包、玉米片等，每个人每天要从谷粮中摄取膳食总热量的60%～75%，从中获取多糖、淀粉和粗纤维。因为各种粮食的营养成分不完全相同，所以应粗细粮搭配，多种粮食混食。

第二层：是水果、蔬菜各半，以供给维生素、植物纤维和无机盐。每天应多吃几种蔬菜，绿叶菜尤其要多吃，还要常吃黄色和橙红色的水果、蔬菜。

第三层：是乳品、鱼肉禽蛋，供给优质蛋白质、脂肪和部分无机盐、维生素。

第四层：金字塔尖，是动植物油、脂肪和糖。

贴心提示

高龄准妈妈更加心疼腹中的宝贝，往往会摄取过多的饮食，但我们认为怀孕期间过度饮食，对母子健康无益反有害。

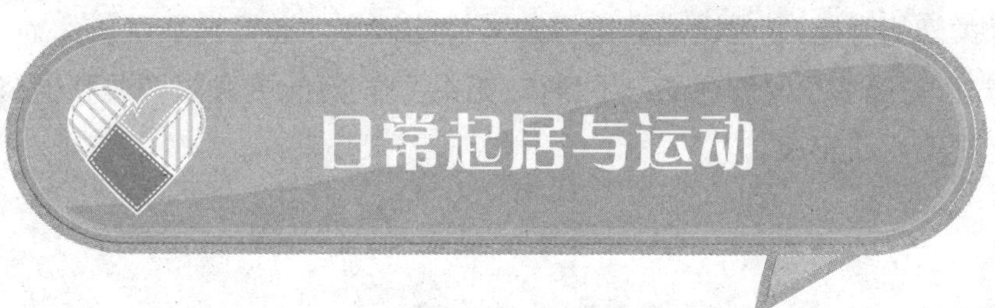

职场准妈妈在生活中应注意什么

不少准妈妈在怀孕后还要坚持工作，这些职场准妈妈在生活、工作中要注意哪些问题呢？

❶ 每天使用电脑不要超过4小时，并且做好预防辐射工作。电脑侧面和背面的辐射要远远大于正面，所以你的座位应该避免处在别人电脑的侧面和背面。

❷ 在受孕前3个月内，最好开始停止使用增白油、增白剂及一些美白、祛斑的化妆品。

❸ 不可以涂唇彩，因为空气中的有害物质很容易被吸附到嘴唇上，并通过唾液、食道进入准妈妈体内，危害胎宝宝健康。

❹ 在办公室座位上晒太阳要将玻璃窗打开，在享受日光浴的时候要做

好防晒工作，否则皮肤会受到阳光的伤害。

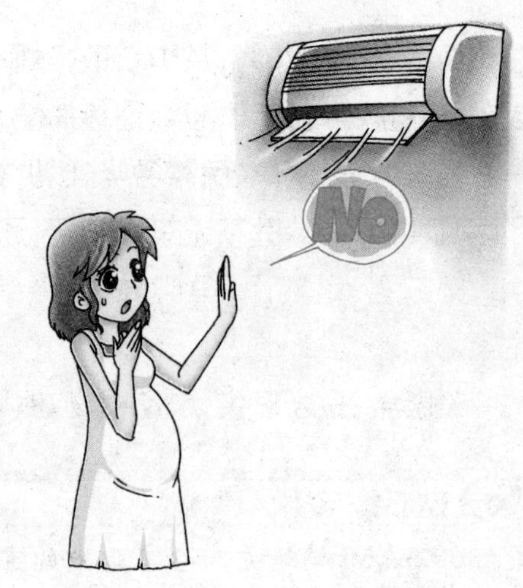

❺ 在工作中要控制自己的情绪，不要长时间处于偏激、焦虑和愤怒状态。

❻ 不可以长时间直吹空调，因为长时间直吹空调对准妈妈与胎宝宝的伤害非常的大。如果避免不了要在空调房里，可以每隔 2～3 小时通一次风，每次半小时左右。

❼ 准妈妈随着孕期的逐渐增加，体重也在增加，因此对准妈妈腰部及脊椎的负担也在加重。准妈妈长期保持坐姿会造成腰部肌肉疲劳，长此以往会造成腰部肌肉损伤；脊椎长期负担过重，会出现脊椎弯曲、疼痛等问题。久坐柔软的座椅，还会增加准妈妈患痔疮的概率。准妈妈不可长久地坐在座位上，每隔 2 小时就活动一下身体；如果工作繁忙，要频繁地调整坐姿，尽量让腰部活动起来。

噪音对准妈妈有哪些伤害

室内噪音是人们健康的“隐形杀手”。因为它不仅会对人们的听力造成影响和损伤，同时，高血压、心脏病等心脑血管疾病也和室内噪音有关。

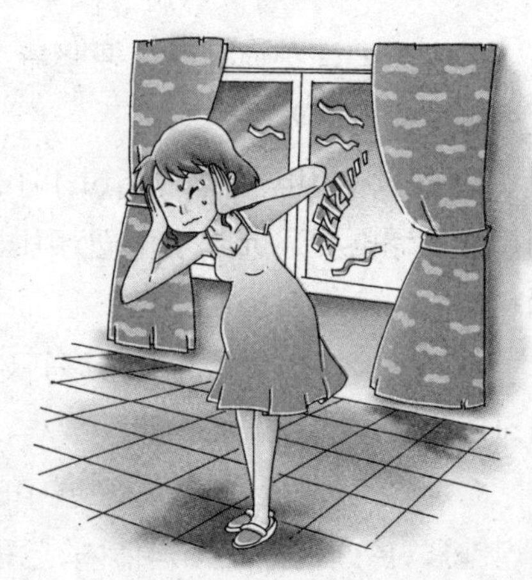

噪音对婴幼儿、青少年和准妈妈的不良影响更为严重。特别是准妈妈，长时间受噪音刺激会影响胎宝宝的正常发育。

按健康标准来说，住宅卧室、客厅的允许噪音白天应小于或等于 50 分贝，夜间应小于或等于 40 分贝。

■ 家庭噪音的来源有两种

❶ 通过门窗墙壁和管道传导进来的外界噪声，比如汽车喇叭和报警器、电钻等。

❷ 而室内噪音污染则来自风扇、电脑及其他家用电器。虽然家用电器的声音并不大，但这种中低频声波对人更加有干扰，易使人烦躁和焦虑。如果总是莫名其妙出现注意力不能集中、记忆力减退、烦躁焦虑、听力下降等症状，就要仔细想想是否已经受到了室内噪音的影响。

■ 准妈妈如何避免噪音

❶ 要尽可能地避开噪音环境。

❷ 在不能躲避噪音环境下，要尽可能地平复自己的情绪，深呼吸，或者转移注意力，也可以去联想一些美好的事情，或者回忆一些美好有趣的往事，这些都可以减轻噪音对准妈妈的影响。

❸ 借助音乐来减轻噪音对自己的影响和干扰。准妈妈可以带上耳机听听音乐，因为音乐对噪音有掩蔽的效应，以此来转移对噪音的注意。

贴心提示

需要特别注意的是，有的准妈妈属于噪时的敏感人群。一般来说，有神经紧张的准妈妈容易对噪音敏感，应该特别注意降低室内噪音。

孕早期准妈妈如何健康洗澡

准妈妈若是在洗澡时不注意方法的话，会对自身和胎宝宝造成危害。那准妈妈该如何健康洗澡呢？

■ 洗澡的方式：淋浴

准妈妈洗澡要采用站立淋浴而不能坐浴。因为准妈妈的内分泌功能发生了变化，阴道内具有杀菌功效的酸性分泌物变少，自然防御机能下降。这时如果采用坐浴的方式，水里的细菌、病毒就很容易进入阴道和子宫内，引起阴道炎、输卵管炎或者是尿路感染等疾病。

■ 洗澡的水温不宜太高

据研究，准妈妈的体温如果比正常体温升高 2℃，就会造成胎宝宝脑细胞发育停滞;若是升高3℃,就有可能会将脑细胞杀死,并且通常都是不可改变的永久性的伤害,胎宝宝出生后就有可能成为智障,甚至出现畸形,有的还会导致癫病发作。所以,准妈妈洗澡的水温不宜过高,应该控制在38℃以下。

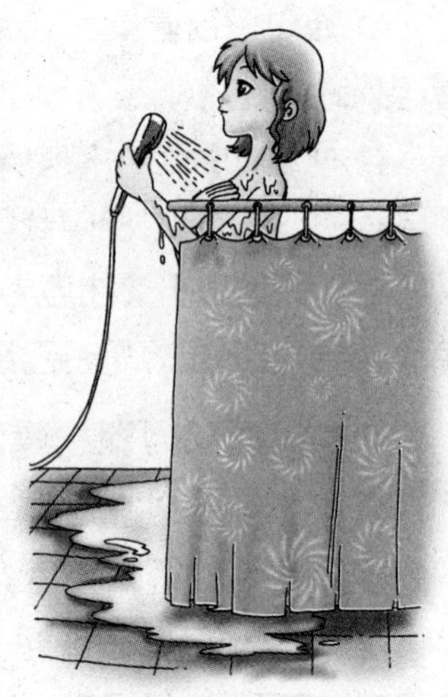

■ 洗澡的时间不宜太长

由于洗澡的时候,浴室封闭,里面湿度大,氧气的供应会相对不足,以及热水的刺激,全身的毛细血孔会张开,时间一长就容易造成准妈妈脑部供血不足,出现头晕、眼花、胸闷的症状,而胎宝宝就会缺氧、胎心率变快,严重的话会给胎宝宝神经系统的发育带来危害。所以,准妈妈洗澡时间不要太长,最好控制在20分钟之内。

■ 选择合适的沐浴产品

沐浴产品尽量选用天然制品,又以中性、温和、没有浓烈香味、保湿性的为佳,免得伤害敏感的皮肤。如果使用具有浓烈香味的沐浴产品,会刺激皮肤,闻起来也觉得不舒服。因此,浴室里最好也不要放味道浓烈的芳香剂。

贴心提示

准妈妈洗澡时,不要用热水长时间冲淋腹部,以减少对胎宝宝的不良影响。

适合准妈妈使用的护肤品有哪些

怀孕后,准妈妈要考虑到胎宝宝的健康问题,以前用的护肤品可能就要慎用了,要想知道自己以前用的护肤品是否适合怀孕时使用,准妈妈可以给自己的护肤品做个测试。

❶ 可以拿一张pH试纸,取少量洗面奶涂在试纸上,若是试纸在几分钟之后变成了蓝色,就表示此产品碱性很强,怀孕时不能再使用;如果试纸

未变颜色,说明此产品的酸碱度适中,怀孕时可以继续使用。

❷ 看化妆水是否适合怀孕时使用,同样要借助于 pH 试纸。滴 1～2 滴化妆水到试纸上,测试结果若是接近皮肤的 pH 值为 5.5,就说明此产品温和无刺激;如果测试结果大于 7,就表示此产品碱性成分很多,对皮肤有很强的刺激。

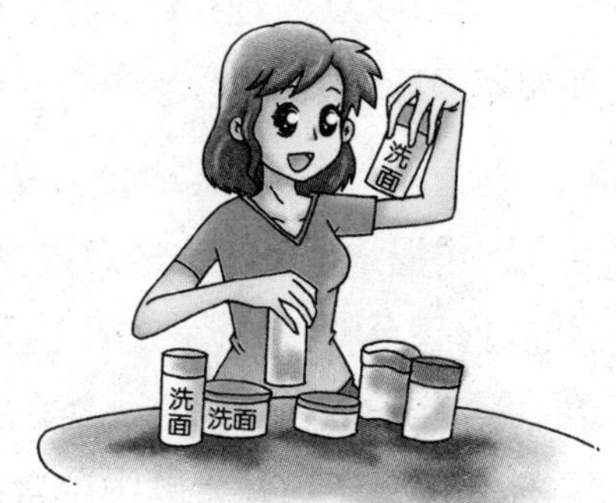

准妈妈应该如何护肤

❶ 不妨用甘油来代替护肤品。甘油温和无刺激,安全性也好,就算是敏感性皮肤的准妈妈也可以放心使用,也不会对胎宝宝产生不良影响,而且它的滋润、保湿效果非常好。不过在使用时要将甘油进行稀释,通常是用甘油和纯净水按 1∶20 的比例混合就可以了。

❷ 被称为“液体黄金”的橄榄油有很好的保湿、防晒的作用,并且不含香精成分,准妈妈若是出门的话可以在洗完脸后抹一点。

❸ 洗面奶要选择酸碱适度的洗面奶,温和的泡沫型洗面奶是比较好的选择,因为这样的洗面奶性质比较温和,不会刺激皮肤。

贴心提示

在挑选化妆水时,可以打开瓶盖闻一下,如果能闻到一股刺鼻的酒精味或者是比较浓烈的香味的话,说明此产品含碱性成分较多或者添加了很多香精成分,如果没有味道的话则说明此产品很温和。

准妈妈夏季防晒要注意什么

夏季防晒对准妈妈来说非常重要。怀孕后,准妈妈的皮肤非常敏感,极易被晒伤,如果不注意防晒,就会在皮肤上留下妊娠斑。那么,准妈妈可以使用哪些方法来防晒呢?

出门要带防紫外线伞或戴遮阳帽

准妈妈出门最好是避开上午 10 点到下午 3 点这一阳光强烈的时间段。出门时,一定要带上防紫外线伞或戴遮阳帽,来遮挡阳光。

■ 出门宜穿浅色棉织品

准妈妈夏季外出应穿质地柔软、吸湿、透气性好的白色、浅色或素色棉织品衣服，以减少对紫外线的吸收。另外，准妈妈多喝开水或盐茶水，可以补充体内失掉的盐分，从而防中暑。

■ 少吃光敏感食物，多吃含维生素C和番茄红素的食物

如果摄入过多的光敏感食物，如芹菜、香菜等，在阳光的照射下，皮肤就会发红，甚至肿胀，脸上的黑色素就会迅速增加、沉淀，导致皮肤变黑。所以，夏季准妈妈要少吃这一类的食物，而要多吃含维生素C和番茄红素的食物，因为它们具有分解黑色素的作用。研究证明，每天摄入16毫克的番茄红素，就可以将晒伤的危险系数降低40%。

■ 选用含物理防晒成分的防晒霜

阳光强烈的时候仅靠防紫外线伞是无法完全阻挡紫外线的，还需要防晒霜的帮忙。准妈妈不要选择含化学成分的防晒霜，其含有铅、铬等元素，对胎宝宝有不良影响。而要选择含物理成分的防晒霜，天然、不含铅，对胎宝宝没有影响。不过，不管涂的是哪种防晒霜，一回到家中就应立即将防晒霜洗掉。

贴心提示

烹调西红柿时加入少许油，能够使其中的番茄红素变成更容易被人体吸收的结构，还要注意避免长时间高温加热。

准妈妈如何使用空调、电扇

准妈妈在怀孕期间新陈代谢比平时旺盛，皮肤散发的热量也增多，加上准妈妈的基础体温比一般人高，因此耐热力也比一般人差，夏天就会很怕热。那么，准妈妈该如何使用空调、电扇呢？

■ 不宜长时间吹电扇或者空调

如果准妈妈长时间对着电风扇或者空调吹，就会使动脉血压暂时上升，增加心脏的负担。并且由于头部的血管比较丰富，对冷刺激比较敏感，长时间地吹就会出现头痛头晕、疲倦无力等症状。使用电扇时将电扇调成摇头旋转，并

且放在离准妈妈较远的地方，风量也不宜太大；吹空调时应该穿上长衣裤，晚上则要盖上空调被，不能将肚子裸露在外面对着吹。

■ 空调风扇交替用

先将空调定时关机，再将风扇定时开机，这样不但可以节省电能，也可以使得室内空气在接近黎明人体温度最低的时候保持最合适的温度，是节约能源和改善空气质量的一个有效办法。

■ 出汗多时不能马上吹电扇或者空调

身体出汗多时，全身皮肤的毛孔就会变得疏松，汗腺大张，如果此时马上吹电扇或者空调，就会使得邪风进入人体内，轻者伤风感冒，重者高烧不退。一般人可以通过打针吃药来治疗，可准妈妈此时不能轻易打针吃药，因为一旦用药不慎，就会给胎宝宝的健康带来危害。所以，准妈妈要避免在出汗多时吹风扇或者空调，而要等到汗收了之后再吹，以免引发疾病。

贴心提示

空调使用一段时间后，会积聚大量灰尘、污垢，产生细菌、病毒。这些有害物质随着空气在室内循环，传播疾病，危害人体健康。因此，空调在使用一段时间后或换季停机时，必须清洗后再使用。

准妈妈冬季如何取暖

❶ 在使用空调取暖时，应该时不时地开窗通风换气，如果使用空调的时间较长，要经常将窗户留一个 3～4 厘米的缝隙，以便外面的新鲜空气可以流进来，使得室内的空气能保持新鲜。空调的温度不要调得太高，保持室内温度在 23～26℃就可以了。长时间开空调，室内湿度会下降，空气偏干燥，静电也会增加。最好能配合使用有净化作用的加湿器，并保证经常开窗通风。启动空调后，要调整出风口，别让热风直接对着头部。

❷ 太阳比较好时，还是要晒太阳。常晒太阳是非常有好处的，这是因为钙在体内的吸收离不开维生素 D，需要在阳光中的紫外线参与下才能在体内进行合成。因此，准妈妈在冬季天气较好的日子里，每天应晒半小时以上的太阳。

❸ 不要采用电热毯取暖。一方面电热毯会放射出强烈的电磁辐射，另一方面电热毯的持续高温，会导致胚胎中的蛋白质发生变形，影响胎宝宝的健康。

❹ 外出要防风保暖。准妈妈要尽量避免在大风、寒冷的天气出门，如果出门，就一定要做好防寒保暖工作。可以穿一套保暖效果好的羊毛保暖内衣，中长款能盖住腰身的羽绒服。另外，还有围巾、帽子也是不可少的，因为人体大部分的热量是从头部和颈部散发出去的。所以，准妈妈一定要系上围巾、戴上帽子，减少热量的散发。

贴心提示

冬天人体消耗的热量大并且快，所以，准妈妈要多吃些鸡、鱼、肉、蛋、乳、豆制品以及动物肝脏等营养丰富的食物，以补充能量。

准妈妈做家务要注意什么

做家务能使一些平时活动不到的肌肉群得到锻炼，对预防一些日常病有好处。所以，准妈妈可以通过做家务来锻炼身体，但在做家务时要注意以下问题：

❶ 尽量不要把手直接浸泡在冷水里，尤其是在冬天和春天更应该注意。早孕反应较重时，暂时不要下厨，以免烹调气味引起过敏，加重恶心。

❷ 不要登高、不要抬重的东西，不要让工具压迫肚子。给家具擦灰的时候，尽量不弯腰。

❸ 扫地的时候手握住笤帚或吸尘器的把手，斜着放在身前。一条腿朝前迈一小步，稍微歪曲，另一条腿伸直，上身朝前倾斜一点。避免颈部和腰部用力。收拾垃圾，要使用长把的簸箕。

❹ 晾衣服的时候，不向上伸腰，要先把晾衣杆降到合适的位置再挂衣物。

❺ 如果外出购物，要在人少时去商场和市场，以防受挤。有流行感冒时，不要去购物，以免传染感冒。去商店买东西要注意上下楼梯的安全。

❻ 准妈妈在做家务时最好不要长时间站立，建议准妈妈在做了15～20分钟家务后，休息10分钟左右。

❼ 熨衣服要在高矮适中的台子上进行，并坐在合适的椅子上，不可站立熨衣服。

贴心提示

准妈妈做家务时，如果突然出现腹部阵痛，这表示子宫收缩，也就是活动量已超过孕妇身体可以承受的程度，此时要赶紧停止手里的活计，并躺下休息。

准妈妈可以骑自行车吗

骑自行车环保又能锻炼身体。不过，准妈妈是否能够骑自行车呢？一般情况下没有绝对的规定，但必须要注意安全问题。

❶ 不要骑带横梁的男式自行车，要骑女式车。上下车要小心，避免摔跤。

❷ 车座上套个厚实柔软的棉布座套，调整车座的倾斜度，让车座后边稍高一些，以缓冲车座对会阴部的反压力。

❸ 骑车时活动不要剧烈，否则容易形成下腹腔充血，容易导致流产。

❹ 骑车时间不宜过长，最好不超过 15 分钟。否则容易造成疲劳感，骑车时车筐和后车座携带的物品不要太沉。

❺ 不要上太陡的坡或是在颠簸不平的路上骑车，因为这样容易造成会阴部损伤，也可能会影响胎宝宝。

❻ 骑车时，路程不要太长，也不要运动量太大，要注意舒缓。

❼ 前 3 个月是胚胎着床的关键时期，最好不要骑，怀孕初期应该避免颠簸，以防意外发生。

❽ 在妊娠后期，最好不要骑车，以防羊水早破。

❾ 如果线路上汽车、自行车、行人混杂，车辆很多，就不要骑车，否则容易出现事故。

贴心提示

不要骑自行车上下班，因为这段时间不仅人流拥挤、交通堵塞，而且空气质量也不好，环境嘈杂，对健康不利。

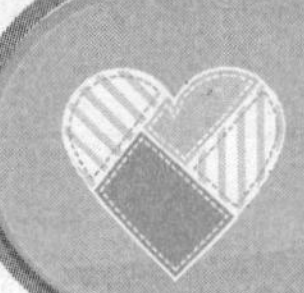

成功胎教与情绪调节

如何做一个胎教计划表

孕期注意事项很多,需要做出合理的计划,胎教更不能例外。将胎教时间和方式做成表格,方便对照执行,有利于自我监督及效果的检测。以下表格仅供参考,准妈妈可以根据自己的生活情况制订出更适合自己的计划表。

时间	胎教形式
7:00	出去散步
7:00~7:30	吃早餐、饭后休息
8:00~9:00	进行音乐胎教:上午可以听一些让人神清气爽的音乐。例如民族音乐《江南好》;之后听一些对开发胎宝宝大脑有好处的音乐,如贝多芬的《献给爱丽丝》。
9:00~10:00	进行语言胎教和抚摸胎教:一边抚摸胎宝宝一边向胎宝宝问好,或者朗诵诗歌给胎宝宝听。
12:30~14:30	午睡1~2小时
15:00~16:00	再进行一次音乐胎教,下午可以选择一些抒情性很强的民族音乐,如《春江花月夜》《平沙落雁》等
19:00~20:00	出门散步,一边散步一边将自己的所见告诉胎宝宝,是一种很好的语言胎教。
20:00~22:00	和家人一起看电视聊天。
22:00~23:00	准时睡觉,同时进行抚摸胎教和语言胎教。一边抚摸胎宝宝一边讲童话故事。

贴心提示

准妈妈的情绪会影响宝宝的胎教效果，准妈妈要精神愉快，情绪安定，遇事要自我控制，不要大喜、大悲、大怒，排除有害信息对情绪的干预。

要避免的音乐胎教误区有哪些

胎教，是妈妈与宝宝心灵沟通的第一步，所以准妈妈都特别重视胎教，但是准妈妈们可能不知道，胎教实施不当，对宝宝也不好。

误区一：胎教音乐越大声越好

许多准妈妈进行胎教时，直接把录音机、收音机等放在肚皮上，让胎宝宝自己听音乐。这是不正确的。特别是不合格的胎教音乐磁带，将会给母腹中的小宝宝造成一生无法挽回的听力损害，应引起准妈妈们的警醒。

正确的音乐胎教方式是准妈妈经常听音乐，间接让胎宝宝听音乐。进行音乐胎教时传声器最好离肚皮 2 厘米左右，不要直接放在肚皮上；音频应该保持在 2000 赫兹以下，噪声不要超过 85 分贝。另外，最好不要听摇滚乐，也不要听一些低沉的音乐，多听一些优美舒缓的音乐，对准妈妈和胎宝宝才有好处。

误区二：听世界名曲

大多准妈妈都知道胎教的益处，但却不知道正确的方法，因此在进行胎教时多是采取最常见的一种做法，就是听世界名曲。

给胎宝宝听音乐的做法是有可取性的，在选择音乐时要有讲究，不是所有世界名曲都适合进行胎教的，最好要听一些舒缓、欢快、明朗的乐曲，而且要因时、因人而选曲。在怀孕早期，妊娠反应严重，可以选择优雅的轻音乐；在怀孕中期，听欢快、明朗的音乐比较好。

贴心提示

胎宝宝绝大部分时间在睡眠中度过，因此为了尽可能不打搅宝宝的睡眠，胎教的实施要遵循胎宝宝生理和心理发展的规律，不能随意进行。

呼吸意识冥想法如何做

呼吸意识冥想法，是学习冥想中很基础且必不可少的一部分，是人们进入高级冥想法的基础，也是初学者进入冥想学习的第一步。每天进行呼吸意识冥想法可以缓解精神和身体的压力，建立良好的身体状态。

宝宝的很多先天病都与怀孕时准妈妈的情绪不好有关。准妈妈怀孕时应该控制自己的情绪，若是每天进行呼吸意识冥想法，对稳定情绪和建立良好的心理状态有很大的帮助。

❶ 选择一个舒适、轻松的姿势坐定，双手自然地放在膝盖上，让自己放松下来，放松全身。把注意力放在呼吸上，用鼻子呼吸。先不用刻意调整呼吸，只需观察自己呼吸的节奏、快慢、深浅或者静静地体会呼吸时的紧张与放松。

❷ 让呼吸的状态自然、平静。尽可能地放松自己，几分钟之后，你的呼吸状态就会慢慢地变得平稳下来，你会越来越平静。继续观察自己的呼吸，继续体会呼吸的节奏和状态。吸气和吐气会比之前更安静、平稳，体会吸气和吐气之间的平和。吸气时，想象自己正在感受大自然给予身体的能量；吐气时，感觉所有的紧张，浊气排出体外。

❸ 如果注意力从呼吸上跑开时，不要着急，慢慢地把意识引回到自己的呼吸上。随着练习时间的加长和次数的增多，随着对这种冥想方法的熟悉和适应，你一定会变得越来越舒适、越来越平静。

贴心提示

准妈妈可以根据自己的状态来调节冥想时间的长短，如果一开始无法坚持太长时间，不要勉强自己，慢慢来。

孕期忧郁如何将亲人朋友作为坚强后盾

孕期忧郁可大致分为产前忧郁及产后忧郁两种，造成这两种忧郁症的原因虽然不尽相同，但是治疗方法除了求助专业外，也非常需要家人及朋友的陪伴与关怀。由于没有生产的经验，准妈妈很容易对孕期各阶段感到焦虑，甚至是对未来的不确定感，皆有可能让准妈妈们产生心情郁闷、任何事情都提不起劲的现象。

当准妈妈心中有不安时，可以考虑找一个年长的亲人或者朋友倾吐这些感受。年长的亲人通常都是过来人，能给自己很多的经验，当你知道更多的孕期知识时你的焦虑就会减轻。而朋友则通常都会是自己情绪的垃圾桶，当你心中感到有压力时，不要老往自己心里压，可以约朋友聊聊天，能减轻自己的焦虑情绪。不要怕麻烦她们，亲人和真正的好朋友是非常乐意你跟她们分享怀孕的感受的。让朋友或家人陪在身边，就算不说话也好，心里会有安全感，一段时间后，情绪就会比较平稳。

另外，亲人和朋友要体谅准妈妈在这一特殊时期的焦躁不安、喜怒无常。若是她对某些事情很敏感，你要体谅她，要想到她现在是一个准妈妈，由于怀孕后性情的变化，有一些不尽人情的地方也是可以理解的。当她感到不高兴时你要安抚她的情绪，而不是跟她计较，更不要发生矛盾冲突。多给予准妈妈关怀。

如何用音乐平复焦虑情绪

怀孕对于女性来讲，是一个漫长而焦虑的过程。我们都知道音乐不仅能促进胎宝宝的身心发育，对准妈妈本身也能起到一定的放松作用。研究表明，准妈妈每天听 30 分钟左右的音乐，可以有效地缓解孕期的紧张、焦虑，产生美好的心境，并把这种信息传递给胎宝宝，使胎宝宝健康发育。

适合准妈妈听的音乐有以下几类：

❶ 柔和平缓、带有诗情画意的音乐能够镇静情绪，如《春江花月夜》、《平沙落雁》。

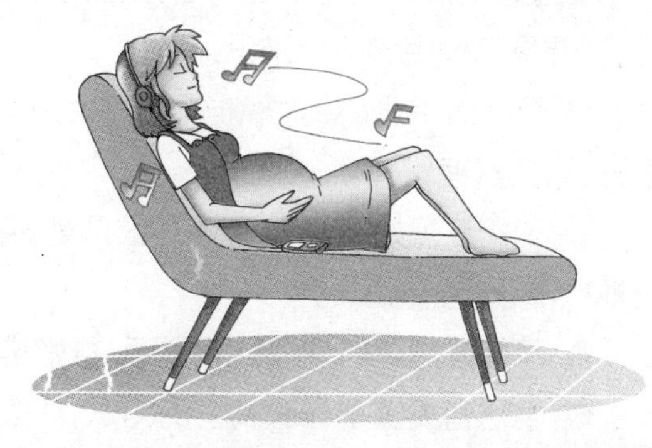

❷ 旋律欢快、优美的音乐，尤其是描写春天的曲子，能让人看到希望，感受到活力，解除忧郁，如《喜洋洋》、

《春天来了》、《春之声圆舞曲》。

❸ 清丽的抒情音乐能够消除疲劳，如《假日的海滩》、《锦上添花》、《水上音乐》。

❹ 曲调激昂、引人向上的音乐具有振奋精神的作用，如《娱乐升平》、《步步高》、《金蛇狂舞》。

当然，你也可以播放你最喜欢的歌曲，大声地唱出来如同参加合唱，你的精神状态一定会达到最佳点。

另外，准妈妈怕宝宝听不到音乐，把收音机、音箱贴在肚皮上给胎宝宝听，这是不科学的。准妈妈可以把小录音机放在腹壁旁 2 厘米处播放，音量不能太大，时间以 5～10 分钟为宜，每天定时播放几次。

贴心提示

在欣赏音乐时，准妈妈还需要加入联想，如碧空万里的蓝天、悠悠飘浮的白云、美丽的晚霞、连绵起伏的青山翠竹，还有宁静的月光、摇篮边年轻的母亲、摇篮内逗人喜爱的小宝宝。

准爸爸也要学习孕期知识吗

从怀孕开始，准妈妈就处于喜悦与忧虑的矛盾之中。经历从未体验过的生理变化，畅想着宝宝的成长，担心孩子的健康；生理的变化引起自身容貌的改变，担心失去丈夫的爱等，准妈妈变得多虑，内心也非常敏感和脆弱，甚至会产生恐惧感；对丈夫的精神依赖比以往任何时候都要强烈，对准爸爸的期望值也更高。在准妈妈的孕期生活中，准爸爸除了对准妈妈更加关爱外，还要具有一定的孕产常识。

❶ 孕吐时给予协助，帮准妈妈寻找她可接受的食物。孕吐结束会胃口大开，帮忙料理饮食。

❷ 安抚准妈妈不安的情绪并鼓励她，帮准妈妈按摩减轻身体的不适，陪她散步、爬楼梯，以利生产。

❸ 了解准妈妈所需的健康生活，帮她维持生活的规律。

❹ 学习有关宝宝身心发育的知识，计划宝宝出生后的家庭规划。

❺ 了解怀孕和分娩的基本常识，加强孕期和产期的必要活动。

⑥ 陪准妈妈做产检，一起进行胎教。

⑦ 让准妈妈有充足的休息时间，承担大部分的家务。

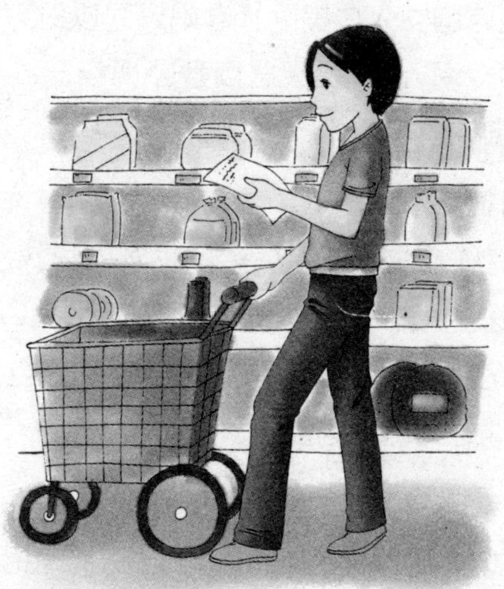

这些能稳定准妈妈的情绪，让准妈妈感觉到很踏实。而准爸爸通过对孕期知识的学习，能更加深切地体会到准妈妈的不易，从而对准妈妈会更加体贴、理解。

贴心提示

准爸爸可以通过看有关孕育方面的书籍，或者上一些孕育论坛，来了解孕期知识。

准妈妈如何战胜恶劣情绪

怀孕后，准妈妈激素产生变化，生理开始改变，会导致疲累、睡眠质量不好，加上肚子一天天变大，身体负荷也加重，情绪很容易被挑起而爆发。此时的准妈妈，如何战胜恶劣情绪呢？

充满自信

准妈妈要对自己充满信心，要知道自己在身体上是正常的，完全能够生育，而且能够生育一个聪明健康的宝宝。

不要惧怕体型改变、妊娠斑、妊娠纹等不必要的问题,你需要做的就是在专家、医生的指导下保持身体健康、心情愉快。大胆秀出孕期的身材,怀孕的女人最美丽,自信的女人最美丽!准妈妈可以对着镜子,给自己一个笑脸,不要对生活感到怜悯,也不要厌恶或者轻视自己。常常对镜子笑一笑,让你感到更快乐更自信。

■ 了解、接纳情绪变化

准妈妈的首要工作应该先了解情绪的来龙去脉,例如,是什么事情让自己生气?是谁让自己生气?是什么原因让自己生气?第二步则是接纳情绪,毕竟怀孕后的改变很多,除了准妈妈本身要接受自己的情绪变化,准妈妈也应该学习接纳准妈妈的情绪变化。

■ 写"情绪日记"

准妈妈不妨尝试写下"情绪日记",将自己的情绪记录下来,从中发现自己会生气的原因,以后才能避免。

贴心提示

自信是建立在准妈妈对孕期知识、分娩知识的充分了解和认知上的。所以准妈妈应该多学习孕产相关知识,让自己充实起来。

准妈妈如何去构想胎宝宝的形象

准妈妈与胎宝宝具有心理与生理上的相通性。准妈妈在对胎宝宝形象的构想中,会使情绪达到最佳的状态,从而促进体内具有美容作用的激素增多,使胎宝宝面部器官的结构组合及皮肤的发育良好,从而塑造出自己理想中的胎宝宝。

准妈妈怀孕期如果经常设想宝宝的形象,在某种程度上来说,这种形象相似于将要出生的宝宝。准妈妈可以在自己家墙壁上悬挂一些自己喜欢的漂亮的婴幼儿照片,天天看上几回,必然会心情舒畅,进而使胎宝宝受到良好刺激。

从怀孕开始,准妈妈就应该积极地设计宝宝的形象,把美好的愿望具体化、形象化,想像着宝宝应具有什么样的面貌、性格、气质等。常常看一些你所喜欢的儿童画和照片，仔细观察你们夫妻双方，以及双方父母的相貌特点，取其长处进行综合，在头脑中形成一个清晰的印象，并可以反复进行描绘。对于全面综合起来的具体形象，以“就是这样一个孩子”的坚定信念在心底默默地呼唤，使之与腹内的胎宝宝同化。久而久之，您所希望的东西将潜移默化地变成胎教。

准妈妈可以把自己的想象通过语言、动作等方式传达给腹中的胎宝宝，告诉他，他长的什么样、性格怎么样等，并且要坚持下去，还可以和准爸爸一起描绘自己所希望的宝宝的模样，这样可以保持愉快的心情，通过体内的化学变化影响胎宝宝。

贴心提示

准妈妈还可以预先设计制作一些胎宝宝出生后的用品，买些玩具等。在一针一线的缝制中，培养自己同腹中宝宝的感情。

第三章

孕3月指导

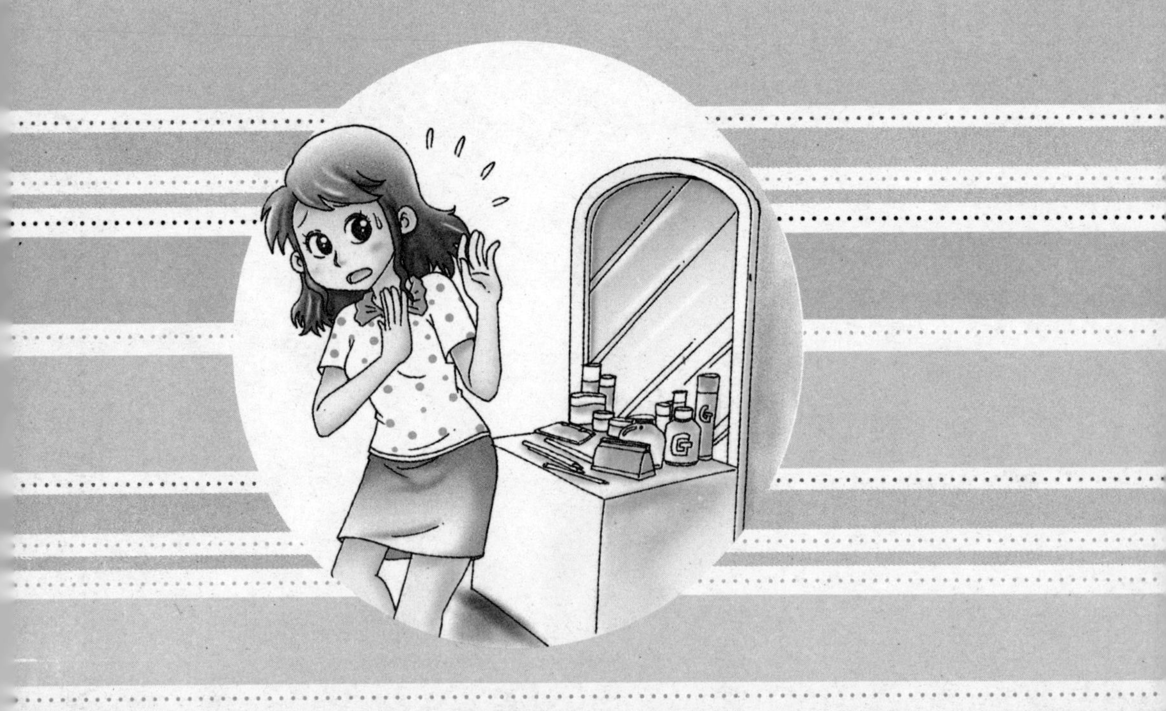

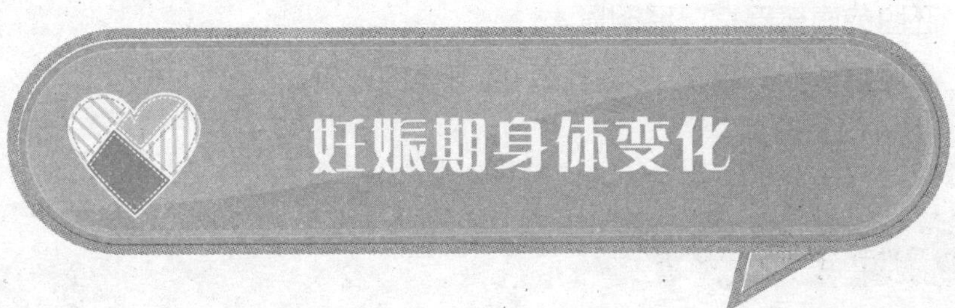

妊娠期身体变化

第三孕月（9～12 周）

这时的孕妇外观还没有变化。除了不来月经外，几乎和以前没什么不同，只是这时往往是早孕反应最剧烈的时期，容易心烦、抑郁，有时睡觉小腹有不适感。乳房仍然很胀，阴道分泌物增多，但没有痒痛等不适。早孕反应到接近孕 12 周时逐渐减轻。尿频、便秘是这个时期最常见的症状。

检查发现子宫如拳头大小，从腹部不易摸到，当憋尿时偶尔可摸到。在 50～70 天时是早孕反应最重的时期，流产也最容易在此期间出现。

孕 3 月末，自己可以在耻骨上方摸到子宫，尤其早晨有尿时更易摸到，医生用多普勒仪可听到胎心音。

怀孕第 9 周

体重没有增加太多，但是你的乳房更加膨胀，乳头和乳晕色素加深。你需要使用新的乳罩，让你的胸部感到更舒服一些。你的血液也在增加，到你怀孕晚期，你会有比孕前多出 45%～50%的血液在血管中流动，多出的血液是为了满足胎儿的需要。子宫增大到原来的 2 倍大小，腹带越来越明显，尽管此时还看不到怀孕的迹象。

■ 宝宝 7 周

左心房和右心房已分划开，每分钟可跳 140 下左右。

长尾巴逐渐变短。

手和脚看起来像小短桨，垂体和肌肉纤维在迅速成长。

胚胎的面部器官已经明显。

小胚胎长约 2 厘米，形如红豆，胚牙重约 4 克。

怀孕第 10 周

身体变化依然不大，有过怀孕生产史的准妈妈腹部会稍有突出，初次怀孕的女性还看不出腹部的变化。这个阶段你的情绪变化会很剧烈，刚才还眉开眼笑，转眼间就会闷闷不乐，这时的喜怒无常是正常的情绪波动，是由于激素变化引起的，但准妈妈要注意调整心绪，让自己顺利度过孕期。

■ 宝宝 8 周

羊膜腔里有羊水，胎儿好像漂浮在里面。

脐带开始形成。

胎盘开始形成，占子宫腔容积的 1/3。

胃、肠、肝等器官发育成形，原始的肝脏产生大量的红细胞。

内外生殖器的原基已经形成，但性别无法辨认。

胸部移动，就像在呼吸。

大脑发育迅速。

皮肤极薄，血管清晰可见。

手指和脚指间好像有蹼状物。

头和躯体的区别渐清晰。

骨骼还处于软体状态，富有弹性。

胎儿开始会动。

牙和腭刚刚开始发育。

嘴巴、眼睛、耳朵也出现了，人脸的模样基本成形。

小胚胎长约 2.8 厘米，大小如蚕豆。

怀孕第 11 周

准妈妈血液循环加快，口渴感频繁。早孕反应开始减轻。食欲不振的现象欲结束，准妈妈的腰围变粗，体重约增加 1 千克。

■ 宝宝 9 周

从本周起开始产生不安定因素，已不能再叫“胚胎”了，他(她)已有人的模样，可以称“胎儿”了。

所有的器官、肌肉、神经都开始工作。

胚胎的小尾巴不见了。

手腕开始有些弯曲，指(趾)间的蹼状物消失。

四肢由小肉芽发育成软骨，胎儿长 3～8 厘米。

怀孕第 12 周

大多数准妈妈恶心呕吐的症状已经减轻，疲劳嗜睡的阶段也已经过去，你可能会感到精力充沛。你的皮肤可能有些变化，一些准妈妈的脸和脖子上不同程度地出现了黄褐斑，这是孕期正常的特征，在宝宝出生后就会逐渐消退。这时你还可能看到，在你的小腹部从肚脐到耻骨还会出现一条垂直的黑褐色妊娠线。

■ 宝宝 10 周

生殖器官开始发育。

手腕已成形，脚踝开始发育，手指、脚指清晰可见。

手臂长了一些，肘部也变得弯曲。

手、脚、头以及全身都可以灵活地动了。

耳朵已经形成，但还没有作用。

长出眼皮，眼皮黏合在一起，至 27 周后才能睁开。

胎儿长约 4.9 厘米，形似扁豆。

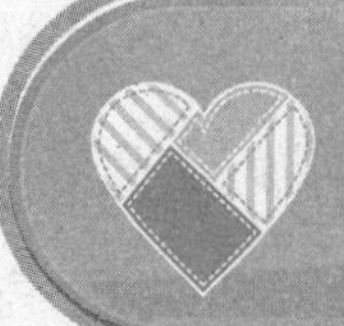

母体变化与保健

准妈妈身体有哪些微妙变化

■ 子宫如拳头般大小

怀孕第 3 个月，准妈妈的子宫如准爸爸拳头般大小，但肚子从外表看隆起仍然不明显。

■ 阴道分泌物增加

准妈妈阴道的分泌物，也就是白带比平时略微增多，颜色通常为无色，或淡黄色，有时为浅褐色，并时而出现外阴瘙痒及灼热症状。

■ 早孕反应强烈

早孕反应仍然持续，并会在孕 10 周前后达到一个高峰，然后慢慢消退，到本月末就会基本停止了。有的人早孕反应会比较强烈，几乎吃什么吐什么，有的准妈妈因此体重不增反减。这种情况并不需要过分担心，因为这一时期肚子里的宝宝几乎不需要什么额外的营养，除非体重在短时间内下降 1/10 以上，或者呕吐不止、滴水未进时需要尽快去医院。

■ 情绪不稳定、健忘

准妈妈可能会因为受怀孕期激素变化的影响，情绪不稳定，或者有些健忘，甚至认为自己的智商都有所下降，这些现象都很正常，不用焦虑，这些反应其实是人体对自身变化的一种保护。

■ 胀气、便秘或腹泻

由于直肠受到压迫，准妈妈往往这个阶段精神忧虑，情绪不稳定，易出现毫无原因的便秘或腹泻。

乳房变化

准妈妈乳房除了胀痛外，进一步长大，乳晕和乳头色素沉着更明显，颜色变黑。

贴心提示

这时已经到了妊娠反应的后半期，症状不久就会自然消失。家人尤其是准爸爸应对准妈妈更多的体贴与关怀，帮助准妈妈顺利度过这一时期，而准妈妈也要抱着积极乐观的态度来面对。

如何做好第一次正式产检

一般来说，准妈妈怀孕 12 周时，应该去正规医院的妇产科做第一次检查，同时建立健康档案。

第一次产前检查内容

在第一次产检时，医生一般会测量准妈妈的身高、体重、血压、宫高、腹围，给准妈妈进行全身各系统的体格检查，并核对孕周。如果怀孕超过 12 周，医生会听听宝宝的胎心音。可能还会有一系列的实验室检查，包括：血常规、肝功能、尿检、心电图检查等。

第一次产检需要哪些准备

❶ 准妈妈去医院最好有人陪伴，应注意穿着舒服宽大易于穿脱的衣服。

❷ 产检时，医生一般会针对性地询问一些问题，如准妈妈的年龄、职业、月经初潮时间、月经周期、月经量及末次月经时间、以前的孕产经历、流产史、避孕情况、疾病史、药物过敏史、生活习惯，及准爸爸的健康情况和双方的家族遗传病史等。准妈妈和准爸爸可以一起提前仔细考虑一下这些问题，会帮助你向医生提供更全面的信息，保证母胎健康。

❸ 有些医院规定建档只在某些时间内进行，因此准妈妈最好提前咨询。记得带上身份证、围产保健手册和医疗保险手册。

❹ 准妈妈第一次去医院检查，一定要空腹以便采血。

贴心提示

第一次产检都要先做B超和心电图，结果正常再抽血，而医院早上人比较多，空腹等待太长时间准妈妈会饿坏的。所以准妈妈可以在前一天下午先去医院做B超和心电图，让医生给你开好抽血单交好费，第二天一大早直接空腹去抽血就行了。

如何读懂产检单（一）

产检后，不少准妈妈面对报告单上的许多专业术语、医学符号，都是一头雾水，心急火燎又不知所措。现在，准妈妈就来学习怎样读产检单吧。

检查项目	检查目的	正常值
血常规检查	判断准妈妈是否贫血，轻度贫血对孕妇及分娩的影响不大，重度贫血可引起早产、低体重儿等不良后果。	白细胞在机体内起着消灭病原体，保卫健康的作用，正常值是 $4\sim10\times10^9$/L，超过这个范围说明有感染的可能，但孕期可以轻度升高。血小板在止血过程中起重要作用，正常值为 $100\sim300\times10^{12}$/L，如果血小板低于 100×10^{12}/L，则会影响准妈妈的的凝血功能。
尿常规检查	尿常规的检查对泌尿道感染、结石、胆道阻塞、急慢性肾炎、糖尿病、肾病变症状群等疾病有筛检预报性作用。	正常情况下，尿液中蛋白、糖及酮体，镜检红细胞和白细胞等指标均为阴性。如果蛋白阳性，提示有妊娠高血压、肾脏疾病的可能。如果糖或酮体阳性，说明有糖尿病的可能，需进一步检查.. 如果发现有红细胞和白细胞，则提示有尿路感染的可能，需引起重视，如伴有尿频、尿急等症状，需及时治疗。
肝、肾功能检查	主要是为了检查准妈妈有无肝炎、肾炎等疾病，怀孕时肝脏、肾脏的负担加重。	肝功能正常值：谷丙转氨酶 0～55U/L；谷草转氨酶 0～55U/L。肾功能正常值：尿素氮 9～20mg/dl；肌酐0.5～1.1mg/dl。

如何读懂产检单（二）

检查项目	检查目的	正常值
TORCH综合征产前筛查	检查风疹病毒(RV)、弓形虫(TOX)、巨细胞病毒(C＊＊)、单纯疱疹病毒(HSV)抗体、人体微细病毒(B19)。	最好是在准备怀孕前进行此项检查,正常为阴性,如果检查呈阳性,应经治疗后再怀孕。对于家中养宠物的准妈妈更要进行检查。
超声检查	B超检查一般在孕期至少做4次,它可以看到胎宝宝的躯体、头部、胎心跳动、胎盘、羊水和脐带等。可检测胎宝宝是否存活、是否为多胎,甚至还能鉴定胎宝宝是否畸形(如无脑儿、脑积水、肾积水、多囊肾短肢畸形、联体畸形、先天性心脏病等)。	羊水深度在3～7厘米之间为正常,超过7厘米为羊水增多,少于3厘米则为羊水减少,都对胎宝宝生长不利。正常胎心率为120～160次/分,低于或超出这个范围则提示胎宝宝在宫内有缺氧的可能。
分泌物检查	检查白带清洁度、念珠菌和滴虫、线索细胞。	正常情况下清洁度为Ⅰ～Ⅱ度,Ⅲ～Ⅳ度为异常白带,表示炎症。念珠菌或滴虫阳性说明有感染,需进行相应的治疗,正常值为阴性。
妊娠糖尿病筛查	这是一种妊娠糖尿病筛查试验。在妊娠22～28周进行,口服含50克葡萄糖的水,一小时后抽血检测血浆血糖值。	如果≥7.8mmol/L(或140mg/dL),则说明筛查阳性,需进一步进行75克葡萄糖耐量试验,以明确有无妊娠糖尿病。

贴心提示

准妈妈在做过剧烈运动或者心率过快或者胎动时,胎心率会有一定程度的升高,为了确保检查的准确性,应该休息一下之后再复查一遍。

准妈妈消化不良怎么办

准妈妈怀孕后，由于体内的一些变化，常常会出现食欲不振、恶心、呕吐等消化不良的症状。

准妈妈消化不良有哪些原因

❶ 准妈妈体内的孕激素含量增加，胃肠蠕动减弱，胃酸分泌减少，加上逐渐增大的子宫压迫胃肠。尤其是怀孕后期，胎宝宝在不断长大，挤压到胃。这些都会导致消化不良。

❷ 不少准妈妈精神紧张，压力大，长期的精神紧张和压力会引起神经系统和内分泌调节失常，引发消化不良。

缓解消化不良的方法

❶ 合理调配饮食。食欲不振时要少吃多餐，择其所好，吃一些清淡、易消化的食物，如粥、豆浆、牛奶以及水果等，少吃甜食及不易消化的油腻荤腥食物。

❷ 保持良好心情。任何精神方面的不良刺激，都会招致消化不良。准妈妈最好多听音乐或观赏美术作品，以使自己心情愉快。

❸ 适当运动。准妈妈保持适当的活动是必不可少的，每天散散步，做一些力所能及的工作和家务，不仅能增进消化，也有利于宝宝的生长发育。

❹ 轻柔按摩。先搓热双手，然后双手重叠，按在肚脐上，用掌心绕脐顺时针方向由小到大螺旋状按摩 36 圈，再逆时针方向由大到小绕脐螺旋状按摩 36 圈。此法可以增加胃肠蠕动，理气消滞，对于消化不良引起的腹胀、腹痛、呃逆有良好效果。

贴心提示

一般来说，孕期出现消化不良不建议用药，最好通过饮食调理。但如果症状比较严重，导致食欲严重下降、无法进食时，可以医生的建议下适当用一些成分相对安全的助消化药物。

准妈妈容易头晕怎么办

怀孕后发生头晕、眼花是准妈妈孕期常见的症状之一。轻者可头晕眼花、步履不稳;重者可于突然站立或行走时出现眼前发黑、视物不清,甚至晕厥。准妈妈该怎么摆脱头晕的困扰呢?

准妈妈头晕的原因	应对办法
低血糖。怀孕后新陈代谢加快,胰岛血流量比非孕时增多,故胰岛生理功能非常旺盛,孕妇血中胰岛素水平偏高,以致孕妇血糖(尤其是空腹血糖)偏低,从而出现头晕、心悸等症状。	多吃些牛奶、鸡蛋、肉粥、蛋糕、糖水和面条等高蛋白、高脂肪和高碳水化合物的食物。还可随身携带些饼干、糖块、糖水和水果等方便食品,以便一旦出现上述低血糖症状时立即进食,使低血糖症状及时缓解。
低血压。妊娠早、中期间胎盘形成,分流了一部分血液,导致孕妇血容量略有所下降。由于血压下降,可导致大脑供血不足,从而出现头晕、眼花和眼前发黑等症状。	头晕发生时饮食可偏咸,多喝开水,以增加血容量;锻炼时应避免出汗,冲凉时应避免水温过高,以防血管扩张血压下降。
生理性贫血。妊娠6周起血容量开始增多,到36~34周达高峰,由于血浆的增加多于红细胞的增加,故血液相对稀释,红细胞数和血红蛋白量相对下降而导致生理性贫血。以致出现头晕、眼花和无力等症状。	多进食富含铁质的食物,如动物血、动物肝脏、猪瘦肉、鸡蛋黄、鹅肉、菠菜、菜花、苋菜、海带、黑木耳和花生等;必要时可在医生的指导下补充铁剂。

贴心提示

准妈妈头晕头痛还常引起视觉错觉。有时持续好几个小时的头痛,同时伴随着眼前出现闪光、视野中有污点障碍,就很可能是惊厥的先兆。出现这样的问题,应该马上就诊。

准妈妈腹痛时需要就医吗

在整个怀孕期间，准妈妈都可能会产生腹痛。有的腹痛是正常的生理现象，但是有的腹痛是疾病的先兆，准妈妈得留意各种不同腹痛，保证胎宝宝和自身的健康。

时期	正常生理现象腹痛症状	异常状况腹痛症状
怀孕初期	因子宫撑大所产生的胀痛感，尤其以初次怀孕的准妈妈最容易有深刻感受。这种胀痛感通常感觉有点闷，不会太痛，有时休息一下就好了，太忙时可能又不舒服了。	如果下腹感到的是持续如撕裂般的绞痛时，则有可能是子宫外孕的征兆；若是下腹感到的是一阵阵的收缩疼痛，同时伴随阴道出血，就有可能是流产的先兆。
怀孕中期	下腹两侧老是会有抽痛，而且常常是只痛一边，两边轮流痛，特别是早晚上下床时候。这是因为子宫圆韧带拉扯而引起的抽痛感，并不会对怀孕过程造成危险。	如果下腹有规则的收缩痛，同时感觉到绷紧，就要怀疑是不是由子宫收缩所引起，这时就有可能发生早产。
怀孕后期	这时胀大的子宫会压迫到肠胃器官，准妈妈会常常感到上腹痛、恶心、吃不下东西。两侧的肋骨感到好像快被扒开一样疼痛，甚至会气喘。同时，下腹耻骨膀胱受到子宫的压迫而觉得尿频与疼痛；直肠也因受到子宫的压迫而容易腹胀及便秘不舒服。	如果准妈妈感到持续性的强烈收缩，有时还有阴道出血时，常有可能发生前置胎盘，甚或是胎盘早期剥离的危险情形。

贴心提示

不管由什么原因引起，准妈妈一旦出现腹痛自己不能判断，就应去医院就诊或者电话咨询医生，由医生来判断是什么原因导致的腹痛，并给于治疗方案。

准妈妈需要拔牙怎么办

孕期内，准妈妈拔牙一定要谨慎。因为此时，准妈妈的身体出现了异常生理变化，使得口腔中有的牙齿牙龈充血、水肿以及牙龈明显增生。孕期拔牙，很容易出血，再加之孕期内，准妈妈会对各种刺激非常敏感，甚至严重到轻微不良刺激都有可能导致流产、早产。

■ 准妈妈不得不在孕期内拔牙怎么办

❶ 找个适当的、相对安全的时间，这段时间就是第12周以后、28周之前。在孕期前8周内拔牙，可能会流产；而32周后拔牙可能会早产。

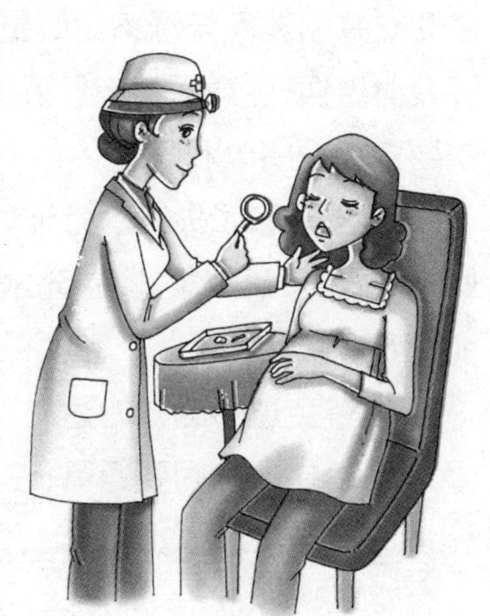

❷ 拔牙前，还得做好充分准备，比如睡眠充足，精神轻松，另外可以在拔牙前一天、拔牙当天，注射10毫克的黄体酮。

❸ 拔牙用的麻醉剂，不要加肾上腺素，并且一定要确保完全麻醉，否则准妈妈会因为过度疼痛而引起反射性地子宫收缩，以至出现胎宝宝流产的灾难性事故。

■ 拔牙后要注意什么

❶ 拔牙后要注意保护好血凝块，当天不要漱口，不要用拔牙侧咀嚼食物，不要频繁舔伤口，更不要反复吸吮，以免由于口腔内负压的增加而破坏血凝块。手术后2小时才可以吃饭，术后两天的饮食应该是温凉、稀软的。

❷ 有出血倾向的准妈妈，拔牙后最好暂时不要离开，待半小时后请医生再看看伤口，是否血已止住。

贴心提示

拔牙后医生会让患者咬住1～2条棉卷，它的作用是压迫止血、保护伤口。一般棉条在拔牙后40分钟左右即可吐出，注意棉卷不要咬压过久，过久反而造成伤口被唾液长久浸泡，引起感染或凝血不良。

准妈妈多汗怎么办

准妈妈常有多汗现象。这是因为妊娠期血中皮质醇增加，肾上腺皮质功能处于亢进状态，再加上孕妇基础代谢增高，自主神经功能改变，引起血管舒缩功能不稳定，皮肤血流量增加，于是出汗增多。出汗多的在汗腺较多的部位：手脚掌面、腋窝、肛门、外阴及头面部。

❶ 过多的汗液积聚在皮肤皱折处如颈部、腋窝、腹股沟等处，可导致皮肤溃烂并引发皮肤感染。尽量在出汗时，要随时把汗擦干，汗液浸湿的衣服要及时更换，注意保持皮肤清洁。准妈妈宜穿宽松肥大利水散热的衣服，内衣要穿棉织品以利吸汗。

❷ 出汗除了失去水分外，同时失去一定量的钠、氯、钾等电解质。准妈妈多饮水，多吃水果，以补充水分和电解质，维持体内电解质平衡，避免脱水而导致虚脱。

❸ 避免过多的体力活动，以免增加出汗。

❹ 居住的房间要通风；注意营养均衡全面地摄入。

贴心提示

准妈妈在出汗时，因为毛孔张开，非常易受风寒，所以要防止受风和着凉，如果有什么异常情况建议咨询医生。

有先兆流产症状要不要保胎

对于流产，是保胎还是不保？要根据流产的原因，区别对待。

■ 如何区别对待保胎还是流产

对于有先兆流产的准妈妈来说，若为第一次妊娠，且胚胎和母体皆无其他疾病或异常，保胎则显得尤为重要。有过自然流产史或习惯性流产的准妈妈，怀孕前应先到妇产科诊治一下有关疾病，特别是妇科疾病。若受孕后出现流产先兆，如阴道出血、下腹疼痛等更应及时就医。

有些情况下，比如基因缺陷导致的胚胎发育异常、胚胎本身有缺损或胎盘异常导致胎宝宝死亡、病毒感染、母体全身性疾病（常见的有高血压、肾炎、甲状腺功能减退等)、内分泌失调、生殖器官畸形及外伤、过量饮用咖啡、吸烟和酗酒等导致的先兆流产,则不宜盲目保胎。

■ 准妈妈如何保胎

❶ 禁止性生活,症状重者可卧床休息,必要的情况下服用保胎药物。

❷ 选择易于消化的饮食,胃肠虚寒者,慎服性味寒凉食品,如绿豆、白木耳、莲子等;体质阴虚火旺者慎服雄鸡、牛肉、狗肉、鲤鱼等易上火之品。

❸ 给准妈妈以精神安慰,解除顾虑。神经系统的机能状态对流产起着决定性的作用,因此妊娠期精神要舒畅,避免各种刺激,采用多种方法消除紧张、烦闷、恐惧心理,以调和情志。

❹ 如果在保胎中发现阴道流血增多,超过月经血量,腹痛加剧,应立即到医院检查,可能已成为不可避免的流产,千万不要在家不敢动,因此耽误了病情。

贴心提示

盲目保胎除了对胎宝宝的不利影响,还可能对母体本身不利。因为死亡的妊娠物在宫内停滞过久,会引起严重的凝血功能障碍、阴道出血增多等麻烦。甚至由于没有及时做刮宫手术,引发宫内感染,影响以后的生育。

孕早期准妈妈患风疹对胎宝宝有什么影响

风疹是由风疹病毒引起的一种急性呼吸道传染病。

■ 准妈妈感染风疹的症状

从接触感染到症状开始,要经过 2～3 周的潜伏期。初起时,先有发热、微咳、乏力、胃口不好、咽痛、眼发红等类似感冒的症状,只是耳后、颈部、枕部淋巴结肿大,且伴轻度压痛。1～2 日后,即出现特殊的皮疹,先见于面颊部,24 小时内遍布全身。开始时,风疹为稀疏的红色斑丘疹,随后,互相融合成片。第 2 天起,变成针尖样红点。

■ 准妈妈患风疹的危害

风疹虽然全身症状轻,皮疹消退快,但是如果准妈妈受传染,并且是在妊娠早期，问题就严重了，风疹病毒可通过胎盘感染胎宝宝。

病毒可通过胎盘传给胎宝宝，风疹病毒是最危险的致畸因素，可引起先天性的白内障、视网膜炎、耳聋、先天性心脏病、小头畸形及智力障碍。这些疾病出生时可不明显，但生后数周、数月甚至数年可明显地表现出来。逐渐出现抽风、耳聋、视网膜病变，随着年龄增大，还会出现学习困难、行为异常、肌肉力量弱、活动平衡失调等症状，并可出现感觉障碍。畸形儿出生时即使足月，体重也较轻，其中有10%～20%生后一年左右死亡。

■ 准妈妈如何预防风疹

❶ 房间通风，至少每天开窗1小时。

❷ 勤晒衣被，能杀灭一部分病菌。

❸ 多吃含高蛋白质的食物，如鱼虾、牛肉、猪肉、鸡、蘑菇等，提高免疫能力。

贴心提示

假如准妈妈不幸染上风疹，也并非必然感染胎宝宝，等妊娠5个月抽羊水查染色体，再决定是保胎还是流产。

葡萄胎有何症状

葡萄胎常常在妊娠早期出现，是一种妊娠滋养细胞病变，属于妇科肿瘤的一种。形成葡萄胎的原因是妊娠后的胎盘绒毛滋养细胞增生、间质水肿，形成大小不一的水泡，水泡相连成串，形状似葡萄，故因此而得名。

■ 葡萄胎有何症状

❶ 阴道流血。由于绒毛变性，失去了吸收营养的功能，所以胎宝宝早已死亡。到了怀孕2～3个月时出现阴道持续的或间歇性的出血，大多数是断续性少量出血，其间可能有反复多次大流血。仔细检查时，可在血液中发现水泡状物。

❷ 腹痛。由于子宫增大的速度太迅速，会导致出现腹痛。

❸ 子宫异常增大。怀有葡萄胎的子宫大于正常的妊娠子宫，有时准妈妈甚至能自己触及下腹包块(胀大的子宫)。

❹ 在病的早期，准妈妈可出现严重的恶心、呕吐；较晚期，可出现浮肿、蛋白尿及子痫（抽搐）现象。

■ 哪些准妈妈较易怀有葡萄胎

❶ 准妈妈的年纪若是小于 20 岁，或大于 40 岁，因卵子不够成熟或不够健康，容易造成葡萄胎。

❷ 准妈妈营养不良，或是无法准时产检，也较一般准妈妈更容易怀有葡萄胎。

贴心提示

葡萄胎是不正常怀孕，不能发育成胚胎，要及时的治疗。准妈妈一旦身体出现上述类似症状，应该及时去医院做超声波检查，这是诊断葡萄胎早期症状的一种十分重要的辅助检查法。

宫外孕有何征兆

宫外孕是指受精卵在子宫体腔以外着床发育的怀孕，又称为“异位妊娠”。根据受精卵着床部位不同，有输卵管妊娠、卵巢妊娠、腹腔妊娠、宫颈妊娠及子宫残角妊娠等。患过输卵管炎或做过输卵管修补手术的准妈妈宫外孕的可能性较高。

■ 宫外孕有何征兆

❶ 阴道不正常出血。约有 1/4 的宫外孕准妈妈停经约 40 多天时，有少量阴道出血。

❷ 腹痛。早期可有下腹一侧隐痛，这是幅地胚胎发育，使输卵管膨胀而引起；痉挛性下腹痛，极其剧烈，可使病人面色发白、出冷汗. 这是输卵管痉挛性收缩所引起，片刻可自行缓解；下腹剧痛，如撕裂样，伴大便感，这是输卵管妊娠破裂出血所引起。

❸ 晕厥。可突然晕倒，醒后头昏、眼花；轻者可不摔倒，仅有头昏、眼花。这是腹腔内出血较多，脑部供血减少，脑贫血所致。

❹ 面色苍白。短期内面无血色，苍白如纸，伴口干、心悸、怕冷、乏力。这是腹腔内出血很多，即将发生休克的征兆。

■ 宫外孕的防治

注意经期、产期和产褥期的卫生，防止生殖系统的感染。如果已经发病应该及时去医院输液、输血，同时立即做剖腹探察手术。

贴心提示

宫外孕是产科较常见且严重的病症，如诊断处理不及时，可危及生命。如果准妈妈于早孕反应、一侧下腹隐痛或下腹痉挛性腹痛时，就应想到自己可能患了早期宫外孕，及时去医院检查。

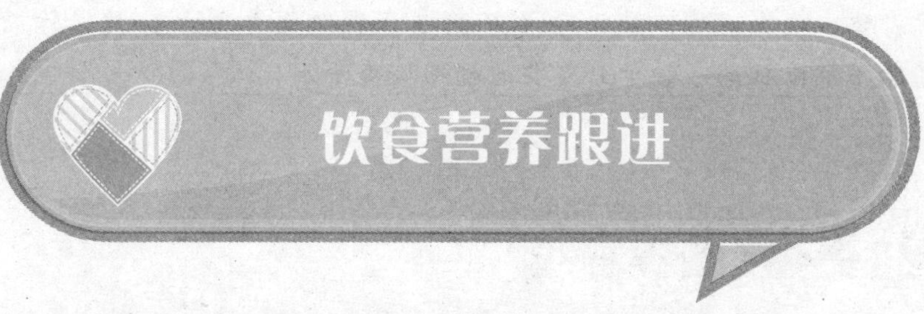

饮食营养跟进

准妈妈补镁对母婴健康有什么意义

镁离子主要的功能在于让受伤的细胞得以修复，另外，它也能让骨骼和牙齿生成更坚固，调整胆固醇以及促进胎宝宝的脑部发育。胎宝宝发育离不开镁元素。准妈妈若妊娠期缺镁，有可能导致子宫胎盘系统的血管痉挛，可发生胎宝宝宫内发育迟缓。此外，孕期缺镁还可引起流产、早产和胎宝宝发育异常、胎宝宝精神及生理障碍。

准妈妈镁的摄入量常常不足。即使孕期饮食较为合理，其他营养都能达到供给量标准，镁常常也仅能满足需要量的 60%左右。因此，准妈妈应该重视补镁，多吃含镁丰富的食品，这对母婴都非常有利。

■ 科学补镁

一般人镁一天的需求量为 300 毫克，准妈妈为 350～360 毫克。

一般情况下，只要营养均衡，准妈妈可以多吃富含镁的食物，从食物中就可获取所需的镁。香蕉、香菜、小麦、菠萝、花生、杏仁、扁豆、蜂蜜、绿叶蔬菜、黄豆、芝麻、核桃、玉米、苹果、麦芽、海带等食物中都含丰富的镁。如果食物摄取不足，就需要额外补充，应该咨询医生，医生会根据准妈妈的具体情况推荐含镁的制剂给准妈妈服用。切不可自行加量服用，如果准妈妈体内镁含量太高，就容易造成镁中毒，严重者，还有可能抑制准妈妈的呼吸和心跳。所以，补镁时要特别注意，每天补充不能超过 360 毫克。

贴心提示

当镁摄取量过多时，人体会藉由肾脏排泄出金属离子，准妈妈多喝水，有助代谢。

缺碘的准妈妈要如何补碘

碘是人体必需的微量营养素，是甲状腺合成甲状腺激素的基本原料。甲状腺激素不但能够促进人体的生长发育、维持正常生理活动，并且对人脑神经系统的发育起着重要的作用。

胎宝宝在前 5 个月不能自行分泌甲状腺激素，发育所需的甲状腺激素都来源于准妈妈。如果准妈妈碘摄入不足，所生成的甲状腺激素就无法满足胎宝宝的需要，会使得胎宝宝全身的脏器及骨骼系统的发育停滞，还会严重损害胎宝宝的中枢神经系统以及内分泌系统，造成死胎、流产、早产以及先天性畸形。

■ 准妈妈科学常用的补碘方法

❶ 食用加碘盐是补充碘的一个重要途径，不过在食用过程中要注意下面几点：加碘盐应该随吃随买，一旦拆封就要用密闭的容器装起来，不用的时候将盖子盖紧；炒菜时不要一开始就放盐，而要等到菜快要炒好装盘时再放盐，这样才能不破坏食物的营养，盐中的碘才能发挥效用。不能用油来炒碘盐。

❷ 由于炒菜时盐放得太多对身体不好，尤其是准妈妈吃菜要清淡，所以通过盐来补充碘很有限，准妈妈还需要吃一些碘含量高的食物，如海带、紫菜、鲜带鱼、干贝、淡菜、海参、海蜇等海产品来补碘。

❸ 如果缺碘比较严重，可以在医生的指导下服用含碘的制剂（如碘油）来补充碘。

贴心提示

准妈妈补碘的关键时间是在孕早期3个月，最好是怀孕前补充，怀孕5个月后再补充则意义不大了。

准妈妈吃粗粮有什么讲究

粗粮中保存了许多细粮中没有的营养，膳食纤维比较多，富含B族维生素等。对于准妈妈来说，适当补充些粗粮，不但弥补细粮中所没有的营养，而且粗粮里的纤维素有促进肠胃蠕动、帮助消化的作用，可以防止孕期便秘。

■ 准妈妈吃粗粮要注意什么

❶ 控制食用量。准妈妈每天粗粮的摄入量以60克为宜，且最好粗细搭配，比例以60%粗粮、40%的细粮最为适宜。粗粮不容易消化，准妈妈过多摄入粗粮会导致营养缺乏，长期过多摄入纤维素，会使人的蛋白质补充受阻，降低准妈妈免疫抗病的能力。

❷ 吃粗粮要补水。粗粮中的纤维素需要有充足的水分做后盾，才能保障肠道的正常工作。

❸ 粗粮不能和奶制品、补充铁或钙的食物或药物一起吃，最好间隔40分钟左右，因为纤维素会影响对微量元素的吸收。

■ 适合准妈妈吃的粗粮

玉米。玉米含有丰富的不饱和脂肪酸、淀粉、胡萝卜素、矿物质、镁等多种营养成分。准妈妈经常食用，可以加强肠壁蠕动，促进身体新陈代谢，加速体内废物排泄。

红薯及其他薯类。富含淀粉、钙、铁等矿物质，而且其所含的氨基酸、维生素都要远远高于那些精制细粮。红薯还含有一种类似于雌性激素的物质。准妈妈经常食用，能令皮肤白皙细腻。

糙米。糙米胚芽就含有蛋白质、维生素以及含锌、铁、镁、磷等矿物质，这些营养素都是准妈妈每天需要摄取的。

荞麦。荞麦含有丰富赖氨酸成分，能促进胎宝宝发育，增强准妈妈的免疫功能。

准妈妈吃鱼好，该怎么吃鱼

准妈妈多吃鱼对胎宝宝的发育有利，尤其是脑部神经系统。因为鱼类含有丰富的氨基酸、卵磷脂、钾、钙、锌等微量元素，这些都是胎宝宝发育的必需物质，特别是神经系统。另外，鱼中所含的不饱和脂肪酸——二十碳五烯酸不仅能降低血液的黏稠度，防止血栓形成，还能扩张血管，方便准妈妈给胎宝宝运输充足的营养物质，促进胎宝宝的发育。不仅如此，二十碳五烯酸还可以有效地预防妊娠高血压综合征的发生。

■ 准妈妈吃鱼有哪些讲究

❶ 准妈妈以一个星期吃 2 次鱼，一次大约吃 200 克为宜。

❷ 准妈妈吃鱼的时候最好不要吃鱼油。鱼油会对凝血机能造成影响，准妈妈摄入过多可能会增加出血概率。

❸ 要多吃深海鱼类，如鲑鱼、鲭鱼等。

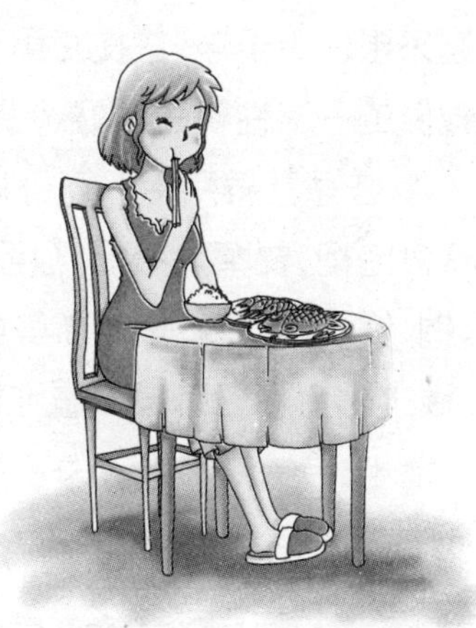

❹ 烹调的方式最好是蒸或者炖，以最大限度地保留鱼的营养。

❺ 少吃罐头鱼。罐头鱼在制作过程中，会添加防腐剂等一些化学原料，对人身体健康不利。

❻ 少吃咸鱼。咸鱼中含有大量的二甲基亚硝酸盐，进入人体内转化成二甲基亚硝胺，二甲基亚硝胺具有很强的致癌性，有可能会使胎宝宝出生后患癌。

❼ 准妈妈如果对于鱼类过敏，切不可吃鱼。

贴心提示

买鱼时，准妈妈可以闻一下鱼的气味，正常的鱼有一股鲜腥味，受污染的鱼则往往有一股难闻的味道，有的呈大蒜味，有的散发出氨味或者煤油味。这样的鱼则不要购买。

准妈妈外出就餐要注意什么

逢年过节，朋友聚会，外出吃饭是难免的。不过，准妈妈的身体情况特殊，外出就餐需要特别留意。

准妈妈外出就餐注意事项

❶ 选择干净、卫生的就餐场所。

❷ 选择安静的餐厅。嘈杂的地方很不适合准妈妈，因此就餐地点应选择远离歌厅、舞厅等娱乐场所的地方。

❸ 自带餐具，一次性筷子不要用。一次性筷子制作过程中为了让筷子看起来更白更干净，往往使用硫磺熏、药水泡，同时还用石蜡抛光。因此，餐厅提供的一次性筷子最好不要用，一次性牙签也是同样的状况。

❹ 注意营养平衡。在外就餐时首先应从营养的角度考虑准妈妈所需的饮食结构，要荤素搭配、粗细搭配、酸碱搭配。肉类不宜太多，要多吃富含钙、铜、镁、铁等营养素的新鲜蔬菜水果；还要为自己点些主食，使蛋白质、脂肪、碳水化合物三者摄入量维持均衡。

❺ 自带一个水果。为了弥补新鲜蔬菜补充的不足，准妈妈最好在饭后30分钟吃个水果，以补充体内维生素的缺乏。水果可以自带。

贴心提示

怀孕了，孕期反应、胃灼热经常会让准妈妈感觉不舒服，这时候，很多人都愿意吃些凉菜。但是准妈妈不宜吃过多的凉菜。准妈妈胃肠道对于冷饮的刺激非常敏感，凉菜有可能使胃肠道血管突然收缩，胃液分泌减少，消化功能降低，从而引起食欲不振、消化不良，甚至剧烈的腹痛，影响正常的饮食。

准妈妈宜多吃的植物健脑食品有哪些

准妈妈的饮食与胎宝宝的健脑关系极大，它直接影响胎宝宝的生长发育，特别是脑的发育。大脑的发育在胎儿期共有两次高峰，第一次在妊娠三四个月内，第二次在妊娠七个月到足月。准妈妈可不能错过。

准妈妈宜多吃植物健脑食品

大脑质量的50%～60%是脂肪，而且绝大部分是不饱和脂肪。不饱和脂肪主要来源于植物类食物。不少植物健脑食品都含有亚油酸，这种油脂是胎宝宝大脑和视觉功能发育所必须的营养成分，如果准妈妈没有足够的供给，胎宝宝就无法形成健康大脑，而且神经系统一旦形成，就再也无法修补，将导致宝宝成人以后，注意力缺陷、多动性障碍、冲动、焦虑、发脾气、睡眠不好、记忆力差等症和精神失调的概率是常人的6倍。

适合准妈妈食用的植物健脑食品

❶ 核桃。核桃的营养丰富，500克核桃相当于2.5千克鸡蛋或4.75千克牛奶的营养价值，特别对大脑神经细胞有益。

❷ 小米和玉米。小米和玉米中蛋白质、脂肪、钙、胡萝卜素、维生素的含量是非常丰富的，是健脑和补脑的有益主食。

❸ 海产品。海产品可为人体提供易被吸收利用的钙、碘、磷、铁等无机盐和微量元素，对于大脑的生长、发育有着极高的效用。

❹ 芝麻。芝麻，特别是黑芝麻，含有丰富的钙、磷、铁，同时含有19.7%的优质蛋白质和近10种重要的氨基酸，这些氨基酸都是构成脑神经细胞的主要成分。

贴心提示

米和面在精制过程中，会使有益于大脑的成分丧失很多，剩下的基本就是碳水化合物了，碳水化合物在体内只能起到“燃料”作用。而大脑需要的是多种营养，所以久吃精白米和精白面不利于胎宝宝的大脑发育。

健康准妈妈应每日摄入多少盐

人们天天吃的食盐，其主要成分是氯化钠。钠是人体生命活动中不可缺少的物质。钠与氯在血浆中的浓度对渗透压有重要的影响，同时，对血浆与细胞间液量、酸碱平衡、维持体细胞的活性以及心血管系统的功能都是必不可少的。

■ 健康准妈妈摄入盐的标准

世界卫生组织建议每人每天食盐摄入量为3～5克，最多不超过6克。准妈妈在怀孕后和怀孕前在食盐的摄入上差别不是很大，也适用这个标准。

■ 盐摄入过多和过少的危害

过多的钠会加重妊娠高血压综合征的三个症状，即水肿、高血压和蛋白尿。如果准妈妈多吃盐，就会加重水肿且使血压升高，甚至引起心力衰竭等疾病。由于钠离子是亲水性的，会造成体内水的潴留，开始时这会使细胞外液积聚，如果积聚过多，会导致准妈妈水肿。

但是准妈妈如果长期低盐饮食，或者不能从食物中摄取足够的钠时，就会使人食欲不振、疲乏无力、精神委靡，严重时发生血压下降，甚至引起昏迷。如果身体内缺少盐分，水分也会减少。在这种情况下除了产生口渴的感觉外，血液也会变得黏稠，流动缓慢，以致养料不能及时地输送到身体的各个部位，废物也不能及时地排出体外。时间一长，对准妈妈身体危害很大。

贴心提示

有些准妈妈喜欢将咸食、甜食分开吃，这种吃法有弊端。常吃甜食或常吃咸食会使味觉感受比较单调，久而久之，影响食欲，也会增加人体对盐或糖的摄入量，引发肥胖症或高血压。

适合准妈妈吃的营养小零食有哪些

有的准妈妈在怀孕前有吃零食的习惯，怀孕后就不敢吃了，其实，怀孕后不是不可以吃零食，而是在零食的选择上应慎重。

■ 准妈妈吃零食要注意什么

❶ 选对时间。午餐和晚餐之间是吃零食的最佳时刻，因为这样既补充了营养，又没有耽误正常的午餐、晚餐。但要特别注意，晚间吃零食不要选择睡前的半小时内，否则会影响正常的健康，给身体带来伤害。

❷ 注意卫生。要注意小零食的卫生，街头露天出售食品最好不要吃。

❸ 注意营养。由于怀孕后期胎宝宝压迫消化系统，食后饱胀感重，正餐的进食量会受到影响。这时期的营养需要量又相当大，营养不足会直接危害胎宝宝和准妈妈。此时可以采用吃零食的办法，即常说的少量多餐，选择酸奶、水果、坚果等比较好，但一定要适量。

■ 最适合准妈妈的零食

❶ 葡萄干。能补气血，利水消肿，其含铁量非常高，可以预防预期贫血和浮肿。

❷ 大枣。含有丰富的维生素 C 和铁，但是吃多易使准妈妈胀气。

❸ 核桃。含有丰富的维生素 E、亚麻酸以及磷脂等，对促进胎宝宝大脑的发育很重要。

❹ 板栗。准妈妈常吃板栗，不仅健身壮骨，还有利于骨盆的发育成熟，并消除孕期的疲劳。

❺ 海苔。富含 B 族维生素，特别是核黄素和尼克酸。它含有各种微量元素与大量的矿物质，有助于维持人体内的酸碱平衡，而且热量很低，纤维含量很高，对准妈妈来说是不错的零食。

贴心提示

零食是对正餐的有益补充，但绝不能替代正餐。腌制食品、冰淇淋、罐头食品和过甜的点心等，准妈妈不适合吃。

准妈妈如何挑选和食用肉类

含有丰富的优质蛋白质，我们平时经常吃的肉类包括猪肉、牛肉、羊肉、鸡肉和鱼肉，这些肉类的蛋白质含量在 16%～26%之间，而且这些肉类中所含的氨基酸最容易被人体吸收利用，同时肉类也是我们每天所需的铁、铜、锌、镁等营养元素的最好的来源之一。

■ 准妈妈如何吃肉更健康

❶ 掌握食用量。对于健康的准妈妈来说，每天肉类的摄取量在 200 克左右为最佳，而每个星期所摄入的肉类中最好能包括 300 克鱼肉。如果每天摄入的肉类过多，日积月累就会导致高血脂症、动脉粥样硬化，甚至会使

心血管系统或其他脏器发生病变。

❷ 和豆类和豆制品一起食用。肉与富含植物蛋白、植物脂肪的豆类、豆制品一起食用，可以降低血液中的胆固醇，增加不饱和脂肪酸的含量，减少动脉硬化等疾病的发病率。

❸ 补充足够的膳食纤维。膳食纤维能够减少食用肉类后，脂肪、胆固醇在肠道内的吸收，有降血脂、降低胆固醇的作用。还能有效地预防便秘，是肉食的最佳配餐。

■ 准妈妈最适合吃哪些肉

❶ 鱼肉。鱼类尤其是海鱼含有多种不饱和脂肪酸以及丰富的 DHA，能预防流产、早产和胎宝宝发育迟缓。尤其是鳗鱼，建议准妈妈每周最好能够吃 2～3 次。

❷ 牛肉。牛肉中不仅含有丰富蛋白质、铁和铜，而且 B 族维生素含量也很高，脂肪含量相对较低，因此也是准妈妈餐桌上不错的选择。

❸ 兔肉。蛋白质含量高，脂肪含量低，非常适合怀孕前就比较胖或者体重超标的准妈妈食用。

❹ 鸡肉。蛋白质含量高，容易消化和吸收，脂肪含量低。

贴心提示

猪肉的脂肪含量最高。在日常我们所接触的肉类中，猪肉的脂肪含量能达到 20%～30%，而且多为饱和脂肪酸，摄入过多对健康无益，准妈妈最好少吃一些。

暴饮暴食对准妈妈有什么害处

不少准妈妈总是担心宝宝营养不良，会不自觉吃很多东西，但是，孕期加强营养，并不是说吃得越多越好。

■ 准妈妈暴饮暴食的危害

❶ 吃得过多将会使准妈妈体重剧增。由于体内脂肪蓄积过多，导致组织弹性减弱，分娩时易造成滞产或大出血，并且过于肥胖的孕妇有发生妊娠高血压综合征、妊娠合并糖尿病、妊娠合并肾炎等疾病的可能。

❷ 容易发生难产，胎宝宝体重越重，难产率越高。

❸ 容易出现巨大胎儿(体重超过 4 千克)，分娩时使产程延长，易影响胎宝宝心跳而发生窒息。

❹ 有可能会导致胎宝宝出生后终生肥胖。

■ 准妈妈如何合理控制饮食

❶ 控制食用量。一般来说，准妈妈怀孕后，每天需要 2500 千卡热量，比平时增加 500 千卡热量。所以，每日主食 400～500 克，牛奶 250 毫升或豆浆 500 毫升，鸡蛋 1～2 个，鱼虾、肉类 100～150 克，豆类、豆制品 100～150 克，新鲜蔬菜500～1000克，水果适量，就能满足准妈妈的需要。

❷ 合理搭配。尽量粗细粮搭配，荤素食兼有，品种广泛多样，食量合适。关键是要搭配均匀，防止偏食，而不必过多地进食无度。

❸ 养成良好的饮食习惯。吃饭定时定量，饭前洗手，吃饭时细嚼慢咽，饭后稍微走动。这些习惯都对准妈妈大有好处。

贴心提示

有的准妈妈因吃得过饱，往往会出现酒醉状态，即饭后思绪紊乱、昏昏欲睡。这是因为人吃进过多的碳水化合物后，其中的葡萄糖能在胃里转变为酒精，这部分酒精被人体吸收后，就会引起一系列的症状。要预防“饭醉”，关键在于避免暴饮暴食。

双胞胎准妈妈如何保证孕期营养

对怀有双胞胎或者多胞胎的准妈妈来说，身体里的营养确实会消耗很大，因此要格外关注孕期营养。

■ 双胞胎准妈妈如何保证营养

❶ 比普通准妈妈增加 10%的膳食摄入。双胞胎准妈妈的负担比普通准妈妈重得多，两个胎宝宝生长所需营养量较大，因此准妈妈应调节饮食摄入的量与质。怀双胞胎的准妈妈大约需比一般准妈妈增加 10%的膳食摄入，包括主食、肉类和蔬果等。

❷ 双胞胎准妈妈要多补钙。一个人吃，三个人补的双胞胎准妈妈，将

需求更多的钙质来满足自己和两个胎宝宝生长发育。准妈妈一般都有生理性贫血，在双胎妊娠时更为突出。

平时多喝一些牛奶、果汁，多吃各种新鲜蔬菜、豆类、鱼类和鸡蛋等营养丰富的食物。

❸ 双胞胎准妈妈要多补铁。铁质在整个健康的怀孕过程中都是十分重要的，特别是怀双胞胎的妈妈。双胞胎准妈妈的血流量比平时高出70%～80%，双胎妊娠合并贫血发病率约为40%，所以，双胞胎准妈妈尤其要注意多吃含铁较多的食物，如猪肝和其他动物内脏，以及白菜、芹菜等。

❹ 选择营养补充剂。虽然多吃食物能够给多胞胎宝宝提供许多它们所需的营养，但大部分准妈妈在怀孕的时候都没有做好充分的营养准备，例如，她们可能会缺乏蛋白质、铁质等，所以怀孕的准妈妈特别是怀有多胞胎的准妈妈，可以在医生的帮助下选择营养补充剂补充营养。

贴心提示

双胞胎准妈妈怀孕期间，多喝水至关重要，每天至少要喝2升水。如果准妈妈脱水的话，过早宫缩以及早产的风险就会增加。

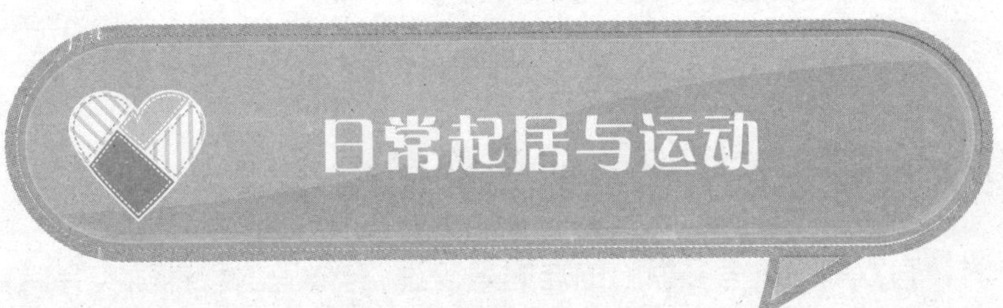

哪些首饰不适合在孕期佩戴

准妈妈在怀孕后就要放弃一些美丽的装饰品了，尤其是首饰，因为怀孕期间，准妈妈体内新陈代谢改变，手指、胳膊、下肢等都会相应变粗、变大。

■ 准妈妈不适宜佩戴的首饰

❶ 戒指和玉镯。戒指的圈型大小一般都是固定的，平时戴在纤细的手

指上熠熠生辉，能为您增色。但在孕期手指变粗后，却会因太紧而影响肢体血液循环，在孕后期水肿严重时，还可能会造成戒指太紧无法取下的后果。而玉镯也会发生同样的问题，由于肢体变粗，原先可以活动自如的玉镯勒住腕部无法拿掉，也会给孕妇在手术室待产带来许多不必要的麻烦，如妨碍输液、静脉穿刺等。

❷ 项链。夏天佩戴金属项链，由于汗渍等容易造成皮肤过敏，会给准妈妈带来不能预料的麻烦。

❸ 特殊材料制成的首饰。如坊间流行的磁石和锗粒，以及其他声称有磁疗作用的首饰。因材质采用带有辐射的金属或矿石，虽然经过加工处理，正常人佩戴没多大影响，但是胎宝宝是很敏感的，为了孩子的健康，准妈妈最好不要佩戴。

贴心提示

除特殊场合外，孕期的准妈妈们还应以自身健康为重，尽量去除身上的首饰，如坚持要戴，也应调整型号，以不勒为宜。但在去医院待产前，要取下全部首饰，留在家中，以免在产房分娩时影响麻醉消毒或是造成保管纠纷等意外。

准妈妈如何健康看电视

电视机在工作时，显像管会不断产生一些肉眼看不见的射线、高压静电。这些射线和高压静电虽然对普通人没有什么影响，但长时间积累还是会对准妈妈和胎宝宝的健康产生不利的影响。

■ 准妈妈看电视的注意事项

❶ 一般准妈妈一次看电视时间不宜超过2小时，避免过度使用眼睛，尤其有妊娠高血压综合征的新准妈妈更应注意。

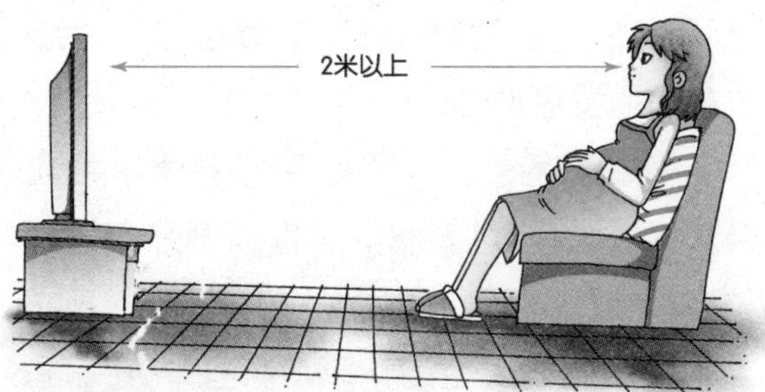

❷ 准妈妈距离电视机的距离应在 2 米以上，远离 X 射线和静电影响。也可以穿上防辐射服将危险降至最低。

❸ 保持空气流通，并在看完电视后用清水洗脸洗手，消除阴极线、放射线对人体的影响，保障胎宝宝的健康。

❹ 准妈妈不要饱食后看电视，以免使食物积压。也不要边看电视边吃零食，或者蜷着身体看电视等。这会使腹腔内压增大，胃肠蠕动受限，不利于食物的消化吸收，特别不利于胆汁排泄，易发胆道疾病。

❺ 准妈妈要避免看恐怖、紧张、悲剧等刺激性较强的节目，以免引起精神高度紧张，对妊娠安全不利。尤其是睡前，不要看刺激性强的节目，建议看一些优美的散文或者同类图书。

贴心提示

电视机使用一段时间后，最好请专业人士来家里进行除尘处理，也可用小型吸尘器对着散热孔简单除尘。另外，空气净化器对清除可吸入颗粒物效果也非常好。如果有条件，最好选择液晶等环保型电视机。

孕期这些绿色植物能养在家中吗

在家中养些花花草草，赏心悦目，但是有些花草却不适合准妈妈。准妈妈在室内摆放绿色植物时，一定要弄清植物的生态习性，以免起到反作用，污染了室内环境。

不宜养在家里的绿色植物

❶ 容易产生过敏的花草。如洋绣球、紫荆花等。紫荆花所散发出来的花粉如果与准妈妈接触过久，会诱发哮喘症或使咳嗽症状加重；洋绣球花（包括五色梅、天竺葵等）散发的微粒，如果与准妈妈接触，会使准妈妈的皮肤过敏而引发瘙痒症。

❷ 松柏类植物。包括玉丁香、接骨木等，这类植物会分泌脂类物质，放出较浓的松脂味，对人体的肠胃有刺激作用，闻久了，会引起恶心、食欲下降，尤其是对已怀孕的准妈妈影响较大。

❸ 本身含有毒性的花草。含羞草、郁金香、夹竹桃、秋水仙等有微毒。

长期接触会使准妈妈出现昏昏欲睡、智力下降等症状。

❹ 耗氧性花草。如丁香、夜来香等，它们进行光合作用时，大量消耗氧气，影响人体健康。

■ 适合准妈妈养的花草

吊兰、龟背竹。它们可以净化空气，还能吸收甲醛，清除有害气体。

仙人掌、芦荟。它们白天晚上都能释放氧气，可以令空气更清新，并且没有浓重的气味。芦荟还可以吸收装修和家具造成的甲醛。

贴心提示

准妈妈不要在卧室内摆放花草，大部分花草在夜间会释放二氧化碳，吸收氧气，降低室内氧气浓度，而且花香会使人神经兴奋，长期放在卧室，会影响准妈妈的睡眠。

厨房存在哪些对准妈妈不利的隐患

对于准妈妈来说，粉尘、有毒气体密度最大的地方，不是在工厂、街道，而是生活中天天都离不开的厨房。

■ 厨房里的健康隐患

❶ 粉尘油烟。煤气或液化气的成分十分复杂，燃烧后在空气中会产生多种对人体极为有害的气体，尤其是对准妈妈的危害更是严重。其中放出的二氧化碳、二氧化硫、二氧化氮、一氧化碳等有害气体，要比室外空气中的浓度高出好多倍，加之煎炒食物时产生的油烟，使得厨房被污染得更加严重。

❷ 抹布。一条全新的抹布使用一周后，细菌数量高达22亿，包括大肠杆菌、沙门氏菌、霉菌等多种致病菌。而我们用于厨房的抹布常常是随手放在水池边，经常处在一种潮湿的环境下，更容易滋生细菌。

❸ 水龙头。厨房的水龙头长期接触油渍、污垢，而且总是处于潮湿状态，就会滋生包括大肠杆菌、金黄色葡萄球等致病菌。

■ 准妈妈下厨怎么把危害减到最低

❶ 厨房应安装抽油烟机。

❷ 准妈妈待在厨房里面的时间越短越好。做饭时要打开窗户，保持厨房内空气流通。

❸ 多采用煮、炖、蒸来做饭，而少用煎炸、爆炒等产生油烟多的烹调方式。

❹ 有早孕反应时，尽量不要去厨房，因油烟和其他烹调气味会加重恶心、呕吐。

贴心提示

准妈妈最好每隔3～5天给抹布消消毒。方法很简单，将抹布洗干净后用沸水煮30～40分钟，或用消毒液浸泡30分钟就可以了。厨房里可以多备几块抹布，分别用来擦水池、台面、餐桌等，做到专布专用，这样可以避免交叉感染。

准妈妈怎样做好口腔护理

准妈妈如果有口腔炎症，即使只是牙龈炎，但引发牙龈炎的细菌就有可能进入血液，通过胎盘，感染胎宝宝而引发早产。所以，准妈妈孕期口腔护理非常重要。

■ 准妈妈如何做好口腔护理

❶ 每次进餐后都需要漱口，有条件的还可以刷牙。牙刷只能清除牙齿表面70%的细菌，使用牙线可彻底去除齿缝间牙菌斑和食物残渣，有条件的准妈妈可以养成使用牙线清洁牙面的好习惯。

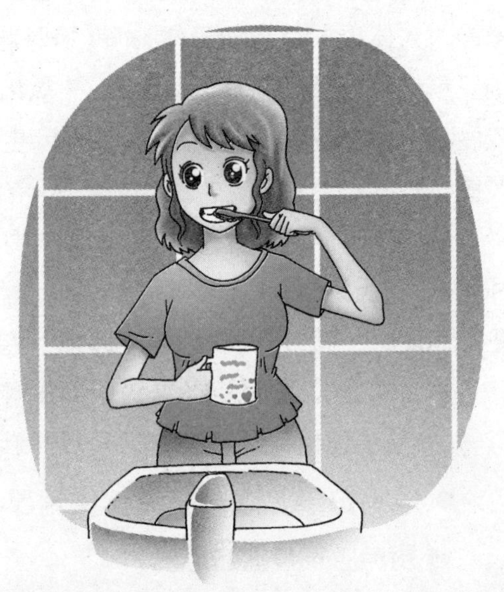

❷ 做好定期口腔检查和适时的口腔治疗。孕期里口腔疾病会发展较快，定期检查能保证早发现、早治疗，使病灶限于小范围。

❸ 注意均衡的饮食，多吃富含维生素 C 的水果和蔬菜，多喝牛奶。

❹ 使用不含蔗糖的口香糖清洁牙齿，如木糖醇口香糖。木糖醇是一种从白桦树或橡树中提取的甜味剂，不含蔗糖，因此不会引起蛀牙。这种口香糖具有促进唾液分泌、减轻口腔酸化、抑制细菌和清洁牙齿的作用，如果能在餐后和睡觉前咀嚼一片，每次咀嚼至少 5 分钟，可以使蛀牙的发生率减少 70%左右。

■ 准妈妈如何选择牙膏

如果准妈妈如果没有明显口腔疾病，可以选用含氟牙膏。不建议准妈妈随意长时间使用药物牙膏，特别是强消炎类的牙膏，因其含有较多的化学制剂。炎症比较重的时候，可以短期选择两面针、云南白药等消炎作用强的牙膏，一旦炎症好转，就可选择含盐牙膏来消炎抑菌。

贴心提示

准妈妈最好选用软毛保健牙刷。因为怀孕后体内的激素变化可能会使牙龈出现轻微的肿胀，使用软毛的保健牙刷，可避免牙龈出血；而且每 3 个月要更换一次牙刷。

准妈妈如何呵护日渐浓密的头发

准妈妈怀孕以后，头发由于受到雌激素的影响而变得光洁、浓密、服帖，并且很少有头垢和头屑，所以准妈妈一定要抓住这一契机，打造出一头秀美的头发。

■ 选择怎样的护发用品

❶ 选择适合自己发质且性质比较温和的洗发水。如果原先使用的品牌性质温和，最好能沿用，不要突然更换洗发水。特别是不要使用以前从未使用过的品牌，防止皮肤过敏。

❷ 使用天然材质、宽齿的梳子，如木梳、牛角梳。

■ 准妈妈怎样护理头发

❶ 洗发姿势要注意。短发的准妈妈头发比较好洗，可坐在高度适宜，

可让膝盖弯成90度的椅子上，头往前倾，慢慢地清洗；长发的准妈妈最好坐在有靠背的椅子上，请准爸爸帮忙冲洗。

❷ 洗发后不要用干毛巾使劲揉搓头发，避免过度使用吹风机、卷发器。最好让头发自然晾干。准妈妈可以利用干发帽、干发巾将头发吸干。由于干发帽和干发巾的吸水性强、透气性佳，所以很快就能弄干头发，不过要注意选用抑菌又卫生、质地柔软的干发帽、干发巾。

❸ 外出时戴太阳帽或使用遮阳伞，避免头发受到紫外线的伤害，变得干枯、易断。

❹ 孕期不要染发、烫发。在怀孕期间，准妈妈应避免染发、烫发，以免一些化学物质损伤皮肤和影响胎宝宝的发育。

❺ 多吃富含B族维生素的食物。B族维生素是能让头发强韧的有机化合物，因此怀孕期间，准妈妈可以多食用些B族维生素含量高的食物，如小麦胚芽、糙米、肝脏、香菇、包心菜等。多吃些利于头发生长的食物，比如黑豆、黑芝麻等。

准妈妈运动要注意哪些事项

准妈妈适当运动有利于自身与胎宝宝的健康，但孕期运动要注意方法适当，以免受伤或对胎宝宝产生不良影响。

准妈妈运动要注意的问题

❶ 掌握运动量。一般来说，准妈妈在运动时，脉搏不要超过140次/分，体温不要超过38℃，时间以30～40分钟为宜。准妈妈运动时心率不能过快，尽量不超过最大心率[最大心率=(220－年龄)×60%]。运动中准妈妈如果出现晕眩、恶心或疲劳等情况，应立即停止运动。

❷ 运动前和运动时要喝足够的水，运动中要注意多停顿休息。

❸ 运动时应穿着宽松的服装，如果下水游泳，应穿专门为准妈妈设计的游泳衣。

❹ 运动前后一定要进行热身和放松活动，尤其要注意活动韧带部位。

❺ 要在太热或太潮湿的环境里活动。最好在空气清新、绿树成荫的场所锻炼，这对准妈妈和胎宝宝的身心健康均有裨益。

❻ 怀孕超过 4 个月后应避免仰卧姿势的运动，因为胎宝宝的重量会影响准妈妈血液循环。

❼ 运动时如何从仰卧到站立有讲究：应先侧卧，然后用一只手的肘部和另一只手支撑身体，慢慢转成坐姿后再站起。

贴心提示

不少准妈妈孕前在健身房锻炼身体，怀孕后也还保持去健身房的习惯，其实，准妈妈怀孕后最好不要去健身房，大部分健身房的采光与通风都不太好，走进去会有一种憋闷的感觉。而且空气也不好，人多且乱，墙板、地板与健身器也散发出一种令人不舒服的味道，准妈妈如果在健身房里待的时间太长就会觉得缺氧，而且健身房杂乱的环境也不适合准妈妈。

准妈妈做瑜伽要注意什么问题

准妈妈合理地练习瑜伽可以增强体力和肌肉张力，增强身体的平衡感，提高整个肌肉组织的柔韧度和灵活度；可以刺激控制激素分泌的腺体，加速血液循环，还能够很好地控制呼吸；可以起到按摩内部器官的作用，有益于改善睡眠，让人健康舒适；可以帮助准妈妈进行自我调控，使身心合而为一，养成积极健康的生活态度。但是准妈妈练习瑜伽要注意一些问题。

哪些准妈妈不宜练习瑜伽

❶ 如果准妈妈孕前就一直坚持练习喻伽，孕早期就可以进行较简单的瑜伽练习；如果准妈妈此前从未练习过瑜伽、不常做锻炼或曾经流过产，那么必须到孕中期才能开始练习瑜伽。

❷ 有心脏病或是哮喘的准妈妈不宜练习瑜伽。因为患有哮喘的病人是没有办法合理调息的，而对于心脏病患者，老师因无法随时准确掌握练习者的心跳频率，没有办法给予准确的指导。

■ 准妈妈做瑜伽要注意什么问题

❶ 准妈妈必须在有教授孕妇练习瑜伽方面经验丰富的合格瑜伽教练的指导下进行瑜伽练习，不宜在家中自己随意练习。

❷ 环境要相对安静，空气一定要相对流通，音乐舒缓，心理安静。

❸ 练习所有姿势时要量力而行，不要勉强。

❹ 在练习瑜伽前、后 30 分钟内不可以进食、进水。

贴心提示

瑜伽的练习因人而异，必须与人的身体状况协调。准妈妈可以在专业孕妇瑜伽教练的指导下练习不同的瑜伽姿势，但必须以个人的需要和舒适度为准，练习时如有不适感，可以改用更适合自己的练习姿势。

孕早期可以做哪些瑜伽动作

准妈妈根据怀孕时期的不同，练习不同的瑜伽动作。怀孕头 3 个月，宝宝还不很稳定，因此准妈妈不适合做很多的腹部运动，但可以做腿部和手臂的运动。

■ 蝶式

❶ 上身直立坐，两脚脚板相对靠拢，两脚跟尽量靠近会阴部位。

❷ 抬升胸骨并放松肩部，两膝如蝴蝶拍动翅膀一样上下运动，向下运动时使两膝尽量靠近地面。

如要加强髋部肌肉的拉伸，上身向前舒展，头朝前方，但不要弯曲脊椎。这是练习骨盆抬升的一个很好的姿势。

■ 桥式

❶ 准妈妈平躺于地面上，两腿弯曲，脚跟尽量靠近臀部，双脚稍分开并相互平行。

❷ 手臂放在身体两侧紧贴臀部，手心朝下。

❸ 先做一次预备呼吸，吸气、呼气、再吸气时收紧臀部，抬起骨盆，并慢

慢向上抬起臀部，脊柱缓慢离开地面。每次抬起一段脊柱，直到臀部抬到最高的位置。

准妈妈下颌不要朝上，以免对颈椎造成压力。

■ 婴儿式

❶ 仰卧，双膝屈于胸前，保持弯曲，向上举起双脚，小腿与地面垂直。

❷ 双手握住两脚外侧边缘，两腿膝盖靠近腋窝，尾椎骨贴紧地面。

❸ 保持这个姿势，以感觉舒适为限度，然后双脚放回地面，双膝弯曲。

此动作可以舒展髋部和骨盆部位。

贴心提示

准妈妈练习的时候，先做正确呼吸法。平躺好后，仔细观察自己的呼吸情况，看是否平稳有规律。双手轻放于腹部，鼻子吸气并有意识地让空气到达体内丹田位置，让气流带动两手自然分开，注意不要移动手臂，而是让呼吸自然引起双手相互分离，进行10次有控制的深呼吸。

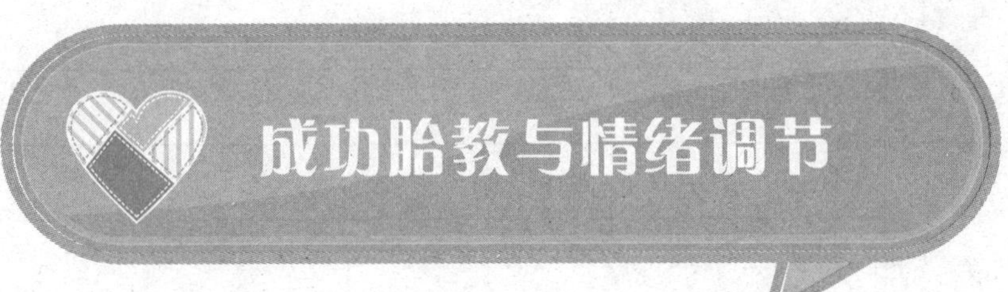

准妈妈的作息会影响到胎宝宝吗

经常会有人说，自己的宝宝难带，晚上不睡，特别精神，害得大人得熬夜陪宝宝，到了白天却呼呼大睡。而有的妈妈则骄傲地说，自己的宝宝生下来就比较乖，到点就睡觉，其实这些都跟准妈妈自己的生活习惯有关。

■ 准妈妈的作息对宝宝的影响

胎宝宝跟妈妈是息息相关的，有良好的生活习惯，遵守一定的作息规律的准妈妈的宝宝，往往有正常的作息规律，那些晚上不睡的宝宝，他们的妈妈多半怀孕时期也有熬夜不睡、白天不起的习惯。这就是胎教的一个神奇的作用。若想让宝宝生下来就有个好的习惯，那么就从自己的孕期开始吧，准妈妈一定要起居有常，生活规律，腹中的胎宝宝自然也容易跟随准妈妈的身体状况而有良好的作息。

■ 准妈妈的作息时间表

上午	07:30	起床，喝一杯清水。
	07:40～08:30	洗脸，刷牙，买早餐，散散步。
	08:30～09:00	跟宝宝说说话。
	10:00～11:00	听胎教音乐，看书，想想关于宝宝未来的一切。
	11:00	吃点水果。
	12:00	午饭。
下午	13:00～14:30	午休。
	14:30～15:30	听胎教音乐，看书。
	16:00～18:00	喝杯酸奶。
	18:00～19:00	晚饭。
晚上	19:30～20:00	散步。
	20:00～21:30	看电视，聊天。
	21:30～22:00	写日记，洗漱，准备睡觉。
	22:00	睡觉。

如何消除不切实际的致畸幻想

所谓“致畸幻想”，是准妈妈由于过度紧张、忧虑而草木皆兵，生出某些对胎宝宝不切实际的负面设想——担心宝宝生下来兔唇、斜颈或长 6 根手指，以及种种宝宝不健康的病症。

■ 如何消除“致畸幻想”

❶ 不带给准妈妈不良信息。准妈妈一般都很敏感,在关于宝宝的问题上,很多准妈妈神经相当脆弱。一旦听到谁的胎宝宝不好,哪个孕妇出了什么事之类的信息,很容易跟自己联系起来,导致情绪低落,而且常常会做无谓的担心,甚至焦虑成病。因此,亲人和朋友不要在准妈妈面前提起这些关于孕产的不良信息。

❷ 避免准妈妈孤单。让准妈妈处在一个和谐的人际关系中,天天如沐春风,尽量减少让准妈妈独处的机会,转移注意力。

❸ 培养兴趣爱好。越是“闲而生愁”的准妈妈,“致畸幻想”越是频繁和强烈。因此,准妈妈要让自己变得忙碌一点,冲淡这种担忧。准妈妈可以给自己准备一些休闲活动,培养一些良好的爱好,当精神注意力有所转移,就不会疑神疑鬼。

❹ 相信科学。如果准妈妈在孕前都进行了优生咨询和体检,确认没有致畸因素的威胁,完全没有必要担心胎宝宝的健康问题。没有进行孕前检查,孕期也可以去医院作相关的咨询,以帮助准妈妈缓解这些不必要的忧虑。

贴心提示

准父母一起玩些不妨碍健康的小游戏,也有助于准妈妈的心理调适。像脑筋急转弯、猜谜语、扑克牌游戏、五子棋等,都可以让准妈妈从不良情绪上转移注意力。

胎教中的哼歌谐振法怎么做

准妈妈在宁静的心态下,用柔和的声调唱轻松的歌曲,同时想象胎宝宝正在静听,从而达到爱子心音的谐振,称为哼歌谐振法。准妈妈只要有时间,就可以哼唱几首儿歌或轻松欢快的曲子,让胎宝宝不断地听到准妈妈的怡人歌声。这样既传递了爱的信息,又有意识地播下艺术的种子。

■ 准妈妈哼歌要注意的问题

❶ 哼歌时,声音不宜太大,以小声说话的音量为标准;不能大声地高

唱，以免影响胎宝宝。

❷ 尽量选唱一些简单、轻快愉悦的歌曲。

❸ 哼歌的时候尽量使声音往上腭部集中，把字咬清楚，唱得甜甜的，宝宝一定会十分欢迎的。

■ 适合准妈妈选唱的歌曲

❶《小燕子》。边唱边联想燕子飞舞的动作，亦可说唱结合，用童话般的语言，把春天的景象描述给胎宝宝听。

❷《早操歌》。早晨散步时，随着春、夏、秋、冬四季的变化，把大自然的美好景色告诉给胎宝宝，鼓励胎宝宝在子宫中健康发育，出生后立志成才。

❸《小宝宝快睡觉》。一首催眠曲，共同入梦乡。如果准妈妈自己会演奏乐器，也不失为哼歌谐振的好办法。

贴心提示

胎宝宝不愿意听尖、细、高调的音乐，喜欢较低沉、委婉的声音。过强的音乐也会导致胎宝宝的组织细胞损伤，准妈妈不要唱这类的流行音乐。

如何培养好性格的胎宝宝

许多研究表明，准妈妈的精神状态、情感、行为、意识可以引起体内激素分泌异常，影响到胎宝宝的性格形成。性格是宝宝心理发展的一个重要组成部分，因此，在怀孕期注重胎宝宝性格方面的培养非常必要。

■ 调整准妈妈情绪

怀孕期间，准妈妈的心情好坏与否，是决定宝宝性格好不好的一个至关重要的因素。随着宝宝的一天天长大，宝宝和妈妈的心灵感应也会日渐明显，如果妈妈的心情好，宝宝自然也会安静愉快；如果妈妈的心情乱糟糟，那么宝宝也会躁动不安、缺乏耐性。

在胎教期间，建议准妈妈经常观看喜剧电影和喜剧书籍，做自己喜欢做的事，多吃水果和蔬菜，减少工作量，有烦恼时常找朋友倾诉，这可以帮助准妈妈调节情绪，忘掉不愉快的事。同时大声笑也有助于舒缓神经。

对胎宝宝进行合理的胎教

❶ 抚摸胎教给宝宝以安全感。由于宝宝在腹中可通过触觉来接受外部的信息，所以准妈妈如果能够经常抚摸腹部，并在这个过程中，配以语言交流，则可以让宝宝感到愉快舒服，并有一种安全感，从而使他的情绪得到安抚，出生后的宝宝都非常乖巧。

❷ 音乐胎教陶冶宝宝高尚情操。音乐胎教包括收听音乐和父母自己唱歌两种方式。这种方式有助于宝宝的性格培养，也有利于孩子的智力发育。

贴心提示

准妈妈应该时时刻刻注意自己的情绪，即便是遇到特别让人生气的事，也要懂得随时调整自己的心态，尽量排除不良情绪，让自己尽快恢复平静。

情绪胎教——微笑

微笑是给予宝宝最好的胎教。准妈妈愉悦的情绪可促使大脑皮层兴奋，使血压、脉搏、呼吸、消化液的分泌均处于相互平稳、相互协调的状态，有利于准妈妈身心健康，改善胎盘供血量，促进腹中胎宝宝健康发育。

微笑是准妈妈的一种心理保健，在遇到烦心事的时候，控制各种过激情绪，提醒自己：腹中的胎宝宝虽然看不见准妈妈的表情，却能感受到准妈妈的喜怒哀乐。然后微笑地去面对，始终保持开朗、乐观的心情。准爸爸也应该在精神上给准妈妈以安慰。

每天清晨，准妈妈可以对着镜子，先给自己一个微笑，可以让你这一天都充满朝气与活力。还可以把这种美好的情绪传达给胎宝宝。

不仅准妈妈要常常微笑，准爸爸也要常常微笑，因为准爸爸的情绪常常影响着准妈妈的情绪。准妈妈快乐，这种良好的心态，会传递给腹中的胎宝宝，让胎宝宝也快乐。胎宝宝接受了这种良好的影响，会在生理、心理各方面健康发育。

贴心提示

准妈妈切忌大悲大怒，更不要吵骂争斗。孕前3个月，正是胎宝宝各器官形成的重要时期，如果准妈妈受到惊吓、恐惧、忧伤、悲愤等严重刺激，或其他原因造成的精神过度紧张，会引起流产或者造成胎宝宝畸形等不良反应。

如何借助阅读优化宝宝神经

准妈妈通过阅读书籍，可以使思维敏捷，并产生丰富的联想，从而产生一种神经递质，在传递给胎宝宝的过程中，为胎宝宝脑神经细胞的发育创造一个与母体相似的神经递质环境，使胎宝宝的神经向着优化方向发展。

适合准妈妈阅读的书籍

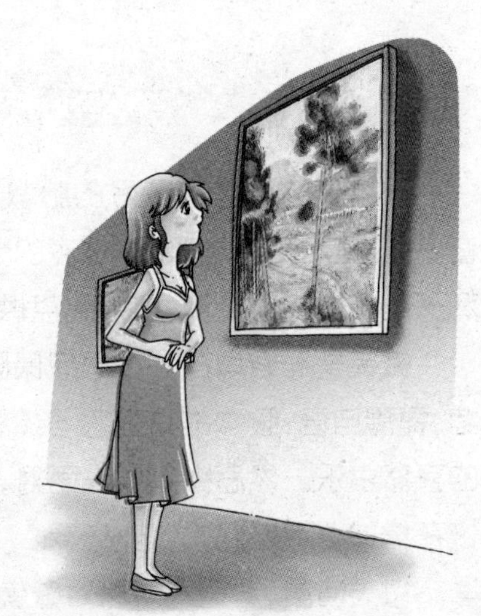

从胎教的角度出发，孕妇宜选择阅读一些趣味高雅、给人以知识的启迪、使人精神振奋、有益于身心健康的书籍。因为读一本好书、看一篇好的文章，无异于在精神上获得一次美的净化，使人心情开朗，精神振奋，耳目一新。同时，对腹中的胎宝宝也起到潜移默化的渗透作用。准妈妈的阅读内容宜选择那些名人的传记、名言；优美的抒情散文，著名的诗歌、游记；有趣的童话故事；艺术价值高的美术作品；以及有关胎教、家教、育婴知识的书刊杂志；从中获得知识和力量。

不适合准妈妈阅读的书籍

一些单纯为了吊人胃口的庸俗小报，惊险离奇的凶杀、武打读物，这些书里充满了打斗、杀戮，则像是精神上的噪音，会使准妈妈长期处在不良的精神状况中，对宝宝的发育极为不利。

贴心提示

听音乐、看书、读诗、旅游或欣赏美术作品等，这些美好的情趣有利于调节情绪、增进健康、陶冶准妈妈的情操，对胎宝宝是非常重要的。

环境色彩与胎教有什么关系

一般说来，红色使人激动、兴奋，能鼓舞人们的斗志；黄色明快、灿烂，使人感到温暖；绿色清新、宁静，给人以希望；蓝色给人的感觉是明静、凉爽；白色显得干净、明快；粉红和嫩绿则预示着春天，使人充满活力。

因此可以在胎教中让准妈妈处于某些特殊的色彩环境里，来刺激准妈妈体内的激素发生变化，从而取得较好的胎教效果。

■ 准妈妈如何布置环境色彩

❶ 家是准妈妈实施胎教的主要环境，因此居室的色彩设计就必须着重考虑。总的指导思想为：安静、幽雅、舒适、整洁。准妈妈在妊娠早期妊娠反应比较严重，造成准妈妈食欲不振、全身乏力，这个时期也容易引起准妈妈心情烦躁，影响胎宝宝健康。因此，对准妈妈来讲居室的主色调应该以冷色调为主，如浅蓝色、淡绿色等。在主色调的背景上，不妨布置一些暖色调，如黄色、粉红色等。

❷ 如果准妈妈是在紧张、安静、技术要求高、神经经常保持警觉状态的环境中工作，那么家中不妨用粉红色、橘黄色、黄褐色来装饰。这些颜色都会给人一种健康、活泼、鲜艳、悦目、充满希望的感觉。

贴心提示

准妈妈在布置居室、选购日常生活用品时，可有意识地选择让自己感觉舒适的颜色。建议准妈妈不要过多接触红色、黑色、紫色等刺激性较强的色彩，以免产生烦躁、恐惧等不良心理，影响胎宝宝的生长发育。

第四章

孕4月指导

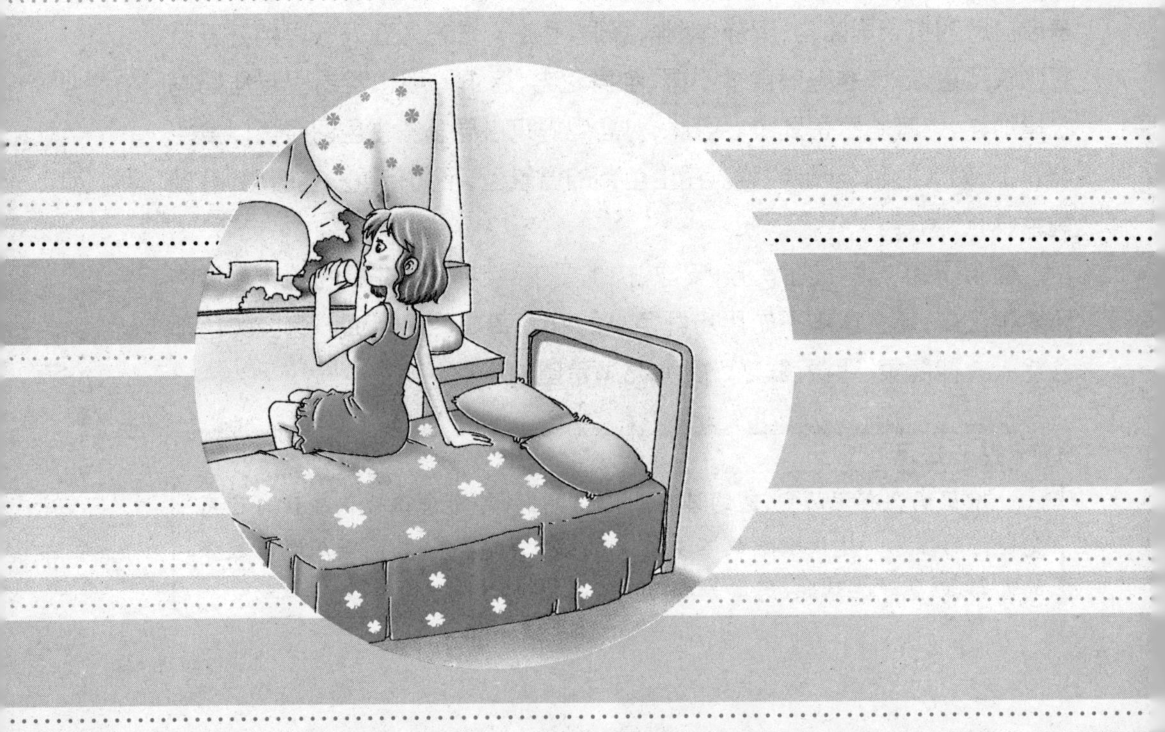

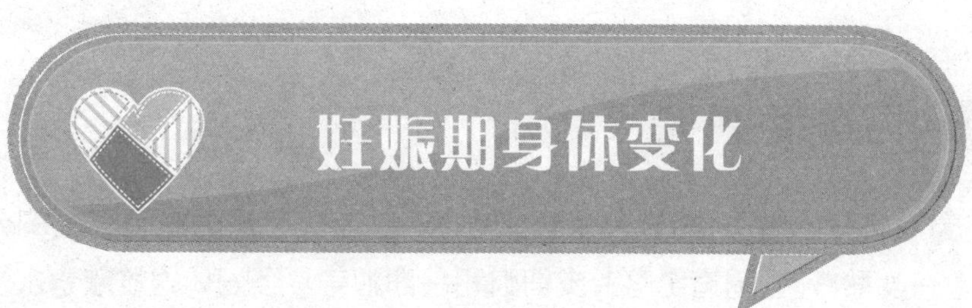

第四孕月（13～16周）

痛苦的孕吐已结束。准妈妈的心情会比较舒畅，食欲也于此时开始增加。频尿与便秘现象渐渐恢复正常，但分泌物仍然不减。

此阶段结束时，胎盘已经长成，流产的可能性已减少许多，可算进入安定期了。

这时子宫如小孩子头部般大小，已能由外表约略看出“大肚子”的形态。基础体温下降，会持续到分娩时，都保持低体温状态。

怀孕第13周

准妈妈的乳房迅速地增大，腹部和乳房的皮下弹力纤维断裂，在这些部位出现了暗红色的妊娠纹。有的准妈妈除了腹部和乳房，在臀部和腰部也出现了妊娠纹，这时应进行适当的锻炼，增加皮肤对牵拉的抗力。对于局部皮肤可以使用祛纹油进行适当的按摩，促进局部血液循环，增加皮下弹力纤维的弹性。为了产后的美丽容颜和健康体形，怀孕期在补充营养的同时也要注意避免体重增加过快或过多。如果有条件的话，可以开始参加孕校学习了。

■ 宝宝11周

脊神经开始生长，能看到脊柱的轮廓。

胎儿开始做吸吮、吞咽、踢腿动作。

两腿交替伸出做出“走”的动作和“蹬”自行车的动作，被称为“原始行走”，胎儿长约 6 厘米，体重约 16 克。

怀孕第 14 周

分泌物开始增多，阴道分泌物又称为“白带”，它是阴道和宫颈的分泌物，含有乳酸杆菌、阴道脱落上皮细胞和白细胞等。孕妇体内雌激素水平和生殖器官的充血情况直接影响阴道分泌物的多少。怀孕时体内雌激素水平较高，盆腔及阴道充血，阴道分泌物增多是非常自然的现象，正常的分泌物应是白色、稀薄、无异味。如果分泌量多而且颜色、性状有异常，应请医生检查。这时应注意保持外阴部的清洁，内裤应选用纯棉织品，并坚持每天清洗，避免使用刺激性强的皂液。孕中期一些准妈妈开始感到精力有所恢复，原来十分疲惫的身体开始有所恢复了。肤色和体形都有所变化，这时更应注意仪容。妊娠期间由于体内雌激素的增加，准妈妈的头发越来越乌黑发亮，很少有头垢或头屑，是一生中难得的优良发质。

宝宝 12 周

绒毛发育成胎盘。

脐带变长。

胎儿正常地饮用羊水，每天少量地进食，大部分进入消化道，少量进入肺，协助吮吸运动。

排泄系统逐渐形成。

男孩形成睾丸，女孩形成卵巢，但还无法从外表以超音波扫描识别性别。

尾巴消失。

皮肤仍是透明的，从外观可以看到皮下血管和心脏，听觉开始发育。

软骨发育出固化的中心，骨骼开始变得坚硬，并出现关节雏形。

胎儿在羊水中会改变身体方向，有走路、跳跃、惊吓等动作。

鼻和嘴唇的周围以及声带、齿根开始生成。

下颌和两颊开始发育，从面部特征上看与人脸很相似，头占身体全长的 1/3。

胎儿长约 6.5 厘米，体重约 19 克。

怀孕第 15 周

怀孕后，由于内分泌的改变，对雌激素需求的增加，准妈妈牙龈多有充血或出血，同时由于饮食结构不当，身体慵懒不愿运动，没有及时刷牙等都有可能引发牙周炎。有资料表明，在发生流产、早产的孕妇中，牙周炎的发病率很高。此时胎儿的状况已经稳定，在注意口腔卫生的同时，孕早期不能接受的拔牙、治疗牙病的情况现在可以解决了。早孕反应过去了，准妈妈胃口好了很多。准妈妈腹部膨大，可以考虑穿孕妇装了。

■ 宝宝 13 周

肝脏开始分泌胆汁。

肾脏开始分泌尿液。

手指可与手掌握紧，脚指和脚底可以弯曲。

条件反射的能力加强。

眼睛开始突出，两眼之间的距离拉近。

胎儿长约 8.5 厘米，体重达 28 克。

怀孕第 16 周

产前检查的最好时机。孕期令人兴奋的时刻到来了，现在可以感到胎动了，当胎儿动来动去的时候，许多准妈妈都会感觉到他（她）快速的运动。胎动会在 16～20 周时逐渐明显起来，你可以感到子宫在蠕动，胃里发出类似饥饿时的咕噜声。当你感觉到第一次胎动时，一定要记录下时间，下次去医院体检时请告诉医生。这个时期胎儿的生长发育很快，有必要进行家庭监护以利于随时了解胎儿的情况。你可以请丈夫帮你做这件事情，爸爸的关爱会通过妈妈的感受传达给胎儿。

■ 宝宝 14 周

生殖器官已成形。

手指上出现指纹印。

胎儿可以用自己的手摸脸。

胎儿长10厘米左右,体重约50克。

准妈妈身体有哪些微妙变化

■ 腹部开始隆起

这一个月子宫已经像婴儿的头部一般大小,准妈妈的下腹部开始隆起,原来的的裤子或裙子可能会穿着有些紧了,要开始换穿孕妇装了。

■ 乳房明显增大

准妈妈的乳房在这一个月明显增大,而且乳晕的颜色变得更加深了。除此之外,有的准妈妈的乳头还能挤出乳汁来,看上去就好像是刚刚分娩后分泌的初乳。

■ 早孕反应逐渐消失

早孕反应会逐渐消失,痛苦的早孕反应逐渐减轻,进入安定期。子宫长到新生儿头的大小,因为到了骨盆上方,尿频和便秘症状也有所缓解,准妈妈食欲开始增加。并且由于胎盘已经形成,流产的可能性减少了很多,可以说是进入了相对安定的时期,准妈妈的身心也会变得舒畅很多。

■ 白带增多

准妈妈阴道白带增多,含有乳酸菌、阴道脱落上皮细胞和白细胞等。孕妈妈体内的雌激素和生殖器官的充血情况直接影响阴道分泌物的多少。由于怀孕时准妈妈体内的雌激素水平较高,盆腔及阴道充血,所以白带增多是非常正常的现象。这时应注意避免使用刺激性强的肥皂。若分泌物量多且有颜色，性状有异常，应去医院检查。

■ 基础体温依然保持升高

这时准妈妈的基础体温仍然保持升高的状态。由于胎宝宝的不断成长，子宫逐渐增大，准妈妈有腰部沉重感，大腿根部有时出现抽搐。

■ 可能出现妊娠纹和怀孕斑

准妈妈的腹部从肚脐到耻骨可能会出现一条垂直的黑色妊娠纹，脸上也可能会出现黄褐色的怀孕斑，这是怀孕的特征，一般在分娩结束后就会逐渐变淡或消失。

准妈妈第二次产检的内容

在妊娠 4 个月，准妈妈应该去医院做第二次产前检查，进行全面而系统的产前检查，有助于了解准妈妈的健康状况以及胎宝宝的生长发育状况，保障准妈妈和胎宝宝的健康和安全。

■ 第二次产检的内容

测量体重	为了查对准妈妈的体重增加是否属于正常范围之内。因为体重的异常增加，有可能是妊娠高血压综合征。腹围、子宫底的测量，是为了查看宝宝是否在顺利成长。按照怀孕周数的比率，腹围过大时，可能是双胞胎或羊水过多症等。
尿常规的化验	检查准妈妈尿中的糖和蛋白质的含量，检查的结果有助于对糖尿病和妊娠高血压综合症的早期发现与治疗。在检查的当天，准妈妈要注意进餐的时间，不要把检查安排在饭后很短的时间之内。因为人刚吃完饭的时候，尿里容易出现糖分，这时做尿常规化验容易得出错误的结论，误导医生作出错误的诊断。准妈妈应该在饭后至少两个小时之后再进行尿常规化验。
测量血压	检查准妈妈有无高血压、低血压。如血压升高，有妊娠高血压综合征的危险，医生会采取措施以及时防治。
第一次超声波畸形筛查	在孕 11～14 周内进行胎儿早期超声筛查，除了可以检出无脑儿等致死性畸形外，还可以通过检测胎儿颈项透明层厚度，早期评估胎宝宝染色体异常的患病风险，并可以确定孕龄，为评估胎宝宝生长提供依据。

贴心提示

有时为了纠正胎位,医生会建议准妈妈利用腹带。腹带会影响宝宝的正常发育,所以准妈妈不要盲目使用腹带,应在医生的指导下挑选,并且在使用时需由医生操作。

准妈妈孕期增重多少合适

怀孕后,准妈妈由于生理上的需要,必须适当增加营养,孕期营养不良,体重增加不够不利于胎宝宝健康,例如孕前体重低于标准体重 15%的低体重女性,若孕期增重少于 9 千克时,她分娩低体重儿的发生率将增加 50%,新生儿的死亡率也要相应增加。

但也不能吃得过多,使体重无限制地增加。有事实证明,体重过重的孕妇,当妈妈时比一般产妇要付出更大的代价。孕妇体重过重会增加许多危险的并发症,如慢性高血压、妊娠糖尿并肾炎、血栓症、过期妊娠及胎宝宝过大和难产等,甚至产下先天性异常儿;当然剖宫产的比率也会相对增高,而手术及麻醉的困难度、麻醉后的并发症及手术后的伤口复原都是问题,尤其是高血压患者在生产前后所引起的心脏衰竭,更威胁到生命。

孕期体重增加多少才合理

孕期体重的增加并非千篇一律,毕竟每个准妈妈孕前的体质是各不相同的。科学方法是根据孕前 BMI(体质指数)来确定准妈妈应该增加多少体重。

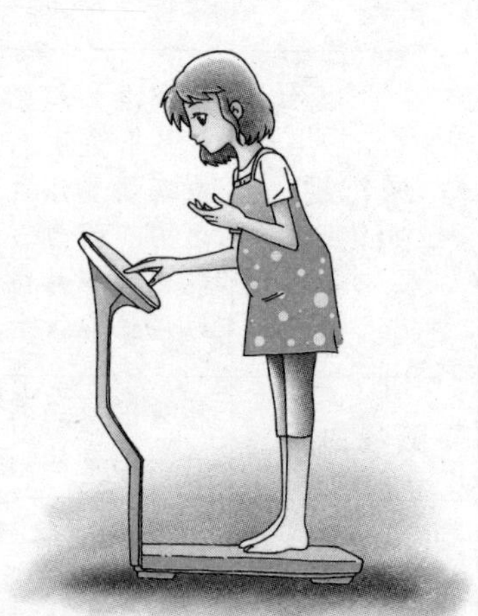

体质指数计算方法:体重(千克)除以身高(米)的平方。这一数值在 18.5～24.9 之间为正常,超过 25 为超重,30 以上则属肥胖。

给准妈妈的孕期增重建议是:体重正常者 11.3～15.8 千克;超重者 6.8～11.3 千克;肥胖者 5.0～9.0 千克;体重不达标者 12.7～18.1 千克。

贴心提示

体重的增加不应在某个阶段突飞猛进，而应该均匀。体重增加过快，势必会加重心血管系统的负担，高血压、妊娠糖尿病、流产、难产、死胎的发生率也会增高。

准妈妈控制体重应采取哪些措施

准妈妈如果能够聪明有效地控制体重，对准妈妈和胎宝宝的健康大有好处，而且还有助于产后身材恢复。

准妈妈如何控制体重

❶ 常称体重，当体重增加过快时要控制饮食，例如用多吃蔬菜、水果等低热能的食品代替一部分主食，力争不要使每周体重增加量超过 0.4 千克。

❷ 饮食一定要有规律，尽量少吃零食和夜宵，特别是就寝前 2 个小时左右别吃东西。吃饭要细嚼慢咽，切忌狼吞虎咽。

❸ 少吃甜食及饮用富含糖类的饮料，饮食中应加一些低能量而有饱腹感的食品，如山芋、马铃薯等。

❹ 适当减少主食，增加蔬菜和水果的进食。因为瓜果中能量少，含有多种维生素。瓜菜中的纤维素还能缓解或消除便秘现象。这对于减少体内吸收热量很有利。那种怀孕后猛吃好东西的做法不可取。因主食热量大，容易使人发胖。

❺ 避免用大盘子盛装食物。面对一大盘子美味的诱惑可能会失去控制力，可以用小盘子盛装或者实行分餐制。

❻ 烹饪应按少煎、炸，多蒸、煮的原则。

❼ 注意身体锻炼。适当锻炼身体，可以减少准妈妈本身体重，不会影响胎宝宝的生长。

贴心提示

怀孕初期体重增加很多的准妈妈，不宜急速减轻体重，应请教医师、营养师做适当的减肥计划。

牙龈容易出血，是妊娠牙龈炎吗

在体内大量雌激素的影响下，从怀孕的第3个月起，准妈妈的口腔可能会出现一些变化，如牙龈充血、水肿以及牙龈肥大增生，触之极易出血，医学上称此为妊娠牙龈炎。

妊娠期牙龈炎发病率为50%，一般在怀孕后2～4个月出现。妊娠牙龈炎可以通过准妈妈跟胎宝宝之间的血液循环，影响到胎宝宝的健康，甚至会影响以后糖尿病、心脏病的发病，成为心脏病、糖尿病等疾病的导火索。所以，不容小视。

妊娠牙龈炎的表现

妊娠牙龈炎表现为全口牙龈组织，特别是牙间乳头出现明显水肿、颜色暗红、松软，严重的会有出血现象，甚是产生溃疡，伴有严重的疼痛。

如何防治妊娠牙龈炎

❶ 准妈妈在孕前一定要去口腔科检查，怀孕后也要定期去专业的牙科医院做检查，向专业的牙医进行咨询、指导和必要的治疗。

❷ 坚持早、晚认真刷牙，餐后漱口，必要的时候还要用牙线清洁牙缝。准妈妈要使用软毛牙刷，刷牙时避免大力触碰到牙龈。

❸ 准妈妈要注意补充维生素C，以减少牙齿的出血。一旦患上牙龈炎，要选择松软、容易消化的食物，以避免损伤牙龈。

❹ 保证饮食平衡，营养充足，增强口腔的抵抗力。

贴心提示

准妈妈的检查口腔的最佳时期是在怀孕4～6个月的时候，这个时候孕妈妈身体状况比较稳定，活动也不是特别受影响。如果说在这阶段发现有口腔疾病的话，尽量在这一期间治疗。

准妈妈容易鼻出血正常吗

准妈妈在孕期休息不好、营养不均衡，体内雌激素水平升高，致使血管扩张充血，鼻子内部的血管很丰富，血管壁也较薄，很容易出现鼻出血。

鼻出血时的处理方法

当鼻子出血时，准妈妈不要太紧张，要镇定情绪，因为大部分情况下鼻出血都可以自行处理，及时止血。

对于鼻出血，最好的办法是压迫止血。因为鼻出血的部位大部分是在鼻中隔的前下方，用手指将鼻翼向中隔处挤压，可使出血部位受到压迫。如果一侧鼻孔出血，就用手指按压另一侧鼻孔的前部，也就是软鼻子处，按压大约5～10分钟之后再放手。若是两边都在出血，就用两个指头捏住两侧鼻翼，用嘴呼吸。也可以将鼻腔喷液喷到棉球上，将棉球塞入鼻孔帮助止血。

鼻出血时无需仰卧，因为仰卧时血会从咽后壁流入食道及胃，这样就掩盖了鼻出血的真象，误认为已不出血，实际上并未真正止血。

如何预防鼻出血

❶ 不要养成挖鼻孔的习惯，以免导致鼻黏膜血管受损而出血。

❷ 如果天气干燥，准妈妈应多吃苹果、梨、西瓜等滋阴的水果，少食辛辣食物，保持大便通畅。

❸ 对内热较大的鼻出血准妈妈，可在咨询中医师后，适当用些清热凉血的中药如栀子、金银花、菊花、黄芩，泡水喝或煎煮饮用。

贴心提示

鼻出血止住以后，鼻孔里会有不少凝血块，不要急着把它们弄出去，过一会儿再弄。这时候也要尽可能避免用力打喷嚏以及用力揉鼻子，以免再出血。若是经常流鼻血，或者流鼻血超过20分钟都止不住的话，就要去医院进行诊治了。

妊娠期鼻炎怎么防治

不少准妈妈怀孕后，出现鼻塞、打喷嚏、流涕等症状，就有可能是患了妊娠鼻炎。据统计，有20%左右的准妈妈在孕期都有可能发生鼻炎。

妊娠鼻炎是由于怀孕后准妈妈体内的性激素发生改变，雌激素水平增高，引起鼻黏膜的超敏反应，一旦分娩，致病因素消除后，鼻炎会随之痊愈，不留任何后遗症。

■ 如何对付妊娠鼻炎

❶ 早晚用冷水洗脸，鼻子吸入冷水后再喷出，如此反复几次，如果鼻炎发作就用盐水洗鼻。如果鼻塞可以在睡觉时将头部稍稍垫高一些。若是只能用嘴呼吸时，可以戴上口罩，减少刺激。

❷ 症状比较严重，可在医生指导下用药，如针对鼻塞、流涕症状，可用1%麻黄素液滴鼻，不过该药不能长期使用，以免引起耐药性，甚至引起药物性鼻炎。如果效果不明显，可在清除鼻腔分泌物后，用鼻腔喷雾剂以减轻局部充血。

■ 如何预防妊娠期鼻炎

❶ 孕期多吃维生素C、维生素E含量丰富的食物，如西红柿、橙子、豆类等，能够增强血管弹性，改善鼻腔黏膜的血流，生冷、刺激的食物不要吃。

❷ 保持室内清洁卫生，经常开窗透气，勤洗头、洗澡，床上用品也要经常清洗，避免霉菌的滋生，避免过度刺激的气味，如香烟、蚊香、油漆、清洁剂等。

❸ 注重鼻腔卫生，积极预防感冒。大风寒冷的天气或者感冒流行期间，尽量不去公共场所，外出时要戴上口罩，以减少干冷空气的刺激，保持口鼻的温暖湿润。

贴心提示

如果室内空气污浊，不要喷洒空气清新剂，以免刺激鼻子，可以用白醋熏蒸的办法给空气进行消毒。

孕期如何防治缺铁性贫血

孕期，由于血容量的增加，准妈妈对铁的需要量也增加了，同时准妈妈还需贮存相当数量的铁，以备补偿分娩时由于失血造成的损失，以避免产后贫血。而此时，胎宝宝需要补充大量并贮存铁，以供出生后6

个月之内的消耗。所以，孕期的准妈妈容易因为铁质摄入不足而导致缺铁性贫血。

■ 贫血的危害

缺铁性贫血不仅危害到准妈妈自身的健康，还可导致死胎、早产、分娩低体重儿；由于胎宝宝先天铁储备不足，出生后很快就发生营养性贫血。贫血还会影响胎宝宝脑细胞的发育，使胎宝宝后来的学习能力低下。

■ 如何判断是否贫血

❶ 由检查判断。孕期的产检中就包含有血色素、血比容的检查，医生会通过检查数据给准妈妈提供建议。

❷ 由症状判断。少数贫血患者并没有自觉症状，但大部分贫血患者会有疲倦、头晕、心跳加速、心悸现象、脸色苍白、下眼睑苍白、呼吸短促、指甲苍白等症状出现。

■ 如何防治缺铁性贫血

❶ 平时注意有选择性地补充富含铁质的食物，如猪肾、猪肝、猪血、牛肾、羊肾、鸡肝、虾子、鸡肫、黄豆、银耳、黑木耳、淡菜、海带、海蜇、芹菜、荠菜等。

❷ 维生素 A 对铁的吸收及利用有一定帮助，肝脏中既含有丰富的铁和维生素 A，也有较丰富的叶酸。每周吃一次动物肝脏对预防贫血是有好处的。

贴心提示

对于中度以上贫血的准妈妈，可在医生指导下口服铁剂治疗，如硫酸亚铁、葡萄糖酸亚铁、富马酸亚铁及维血冲剂等。

准妈妈如何使用补铁剂

如果准妈妈贫血比较严重，就需要在专业医生的指导下服用补铁剂了。准妈妈服用补铁剂，要注意以下问题：

❶ 首先准妈妈需要去医院验血，如果验血结果表明有贫血症状，最好由专业医师来开补铁剂，确定每天的补铁剂量。

❷ 注意选择易吸收的补铁剂。建议准妈妈选择硫酸亚铁、碳酸亚铁、富马酸铁、葡萄糖酸亚铁，这些铁属二价铁，容易被人体吸收。

❸ 准妈妈补铁量特别大时，可能会导致胃肠不舒服，通常还容易引起便秘，而便秘本来就是一个困扰许多准妈妈的问题。如果补铁带来的这些副作用一直存在，那么就一定要去看医生了。

❹ 补铁剂服用过量的话容易导致铁中毒。铁作为金属物质，轻度的中毒会造成恶心，严重的会在一些重要的脏器中沉淀，造成脏器的器质性病变。补铁剂不属于处方药，准妈妈用药一定在医生指导下使用。

❺ 维生素 C 可以促进铁的吸收。准妈妈可以在服用补铁剂时，补充一些富含维生素 C 的食品或饮品，这能帮助准妈妈促进身体对铁的吸收，增强补铁效果。富含维生素 C 的食品有：橙汁或西红柿汁、草莓、青椒、柚子。

❻ 铁剂对胃肠道有刺激作用，常引起恶心、呕吐、腹痛等，应在饭后服用为宜。反应严重者可停服数天后，再由小量开始，直至所需剂量。若仍不能耐受，可改用注射剂。

贴心提示

如果在刚开始补铁的时候，大便发黑了，准妈妈不必担心，这是正常的副作用。补铁剂一定要放在小孩拿不到的地方，一份成年人的补铁剂量就足以使一个小孩中毒而死。

准妈妈如何判断自己是否缺钙

一般来讲准妈妈缺钙率还是很高的。据统计，有 80％的准妈妈可能缺钙。准妈妈是否缺钙可以从以下几个症状进行判断。

■ 准妈妈缺钙的症状

❶ 小腿抽筋。一般在怀孕 5 个月时就可出现，往往在夜间容易发生。但是，有些孕妇虽然体内缺钙，却没有表现为小腿抽筋，容易忽视补钙。

❷ 关节、骨盆疼痛。如果钙摄取不足，为了保证血液中的钙浓度维持在正常范围内，在激素的作用下，准妈妈骨骼中的钙会大量释放出来，从而引起关节、骨盆疼痛等。

❸ 牙齿松软感。钙是构成人体骨骼和牙齿硬组织的主要元素，缺钙能造成牙齿珐琅质发育异常，抗龋能力降低，硬组织结构疏松，如果准妈妈咀

嚼时有牙齿酸软的感觉，或甚至出现牙齿松动，可能是缺钙了。

❹ 妊娠期高血压综合征。缺钙与妊娠期高血压疾病的发生有一定的关系，如果准妈妈正被妊娠期高血压困扰，那么就该警惕自己是否缺钙了。

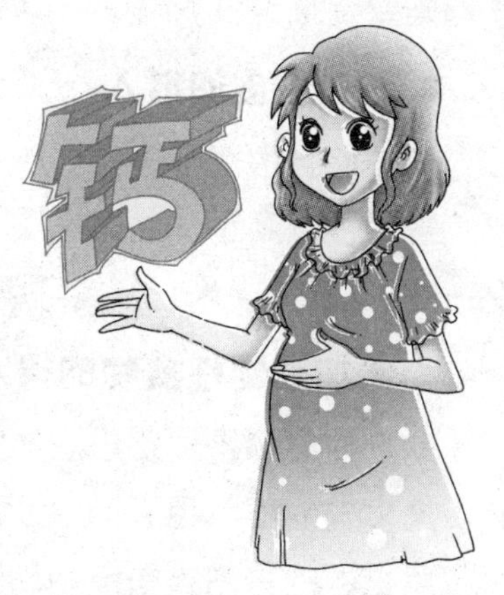

如果准妈妈发生了以上症状的一种或者几种，应及时求助产科医生，确认是否缺钙，以及治疗方案。

■ 准妈妈如何选择钙片

❶ 选择有批准文号、品牌好、信得过的优质钙产品。

❷ 查看产品的外包装，主要查看生产日期、有效期限以及生产批号等。

贴心提示

在两餐之间服用钙制剂可避免食物中不利因素的影响，有利于钙的利用，而且分次服用钙剂比集中服用的效果更好。

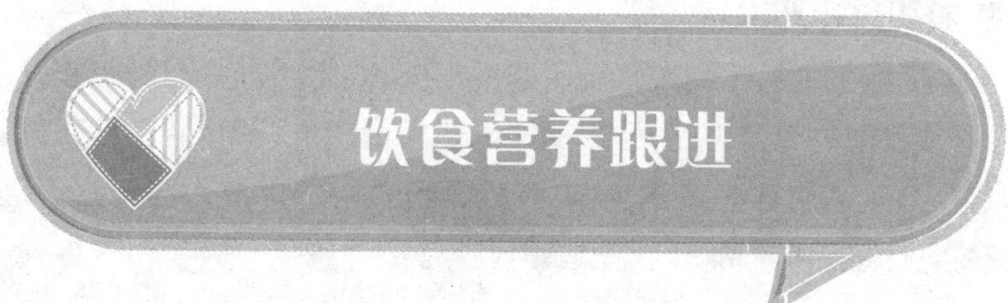

孕中期需要注意哪些饮食原则

孕中期是胎宝宝迅速发育的时期。这一时期，胎宝宝不仅身高、体重迅速增加，组织器官也在不断地生长发育，同时准妈妈的体重也会快速增加。

为了满足胎宝宝的迅速发育以及保证准妈妈营养素存储的需要，这一时期准妈妈要调整饮食，不失时机地补充营养。

■ 增加主食的摄入

孕中期胎宝宝迅速生长以及母体组织的生长需要大量热能，这均需由摄入主食予以满足。准妈妈适当增加米饭、馒头等主食的量，同时适当地搭配一些杂粮，如小米、玉米、红薯等。

■ 增加动物性食物的摄入

动物性食物是优质蛋白质的重要来源，也是胎宝宝生长发育的物质基础。素食妈妈可以用豆类以及豆制品来代替动物性食物，因为豆类以及豆制品所提供的蛋白质质量与动物性食品差不多。

贴心提示

孕中期准妈妈食欲大振，每餐摄食量可有所增加。但随着妊娠进展，子宫进入腹腔可能挤压胃，准妈妈餐后易出现胃部胀满感。对此，准妈妈适当减少每餐摄入量，做到以舒适为度，同时增加餐次，如每日4～5餐。

■ 多食动物内脏

孕中期，准妈妈对血红素铁、核黄素、叶酸、维生素A等营养素需要量明显增加，为此建议孕中期准妈妈至少每周一次选食一定量的动物内脏。

■ 增加植物油摄入

孕中期胎宝宝机体和大脑发育速度加快，对脂质及必需脂肪酸的需要增加，必须及时补充。因此，孕中期准妈妈应增加烹调所用植物油的量，即豆油、花生油、菜油等。此外，孕中期准妈妈还可选择摄入些花生仁、核桃仁、葵花籽仁、芝麻等油脂含量较高的食物。

怎样搭配食物能提高营养价值

进入孕中期，准妈妈的食欲逐渐好转，这时，不少准妈妈在家人的劝说及全力配合下，开始了大规模的营养补充计划。不仅要把前段时间的营养损失补回来，还要在孕晚期胃口变差之前，把营养储存个够。那么，准妈妈在补充营养的时候怎样怎样搭配食物能提高食物的营养价值呢？

❶ 谷物与豆类搭配。豆类蛋白质为优质蛋白质，营养价值较高；谷类中蛋白质营养价值较低。豆类与谷类混合食用，可起到蛋白质互补的作用。

❷ 一天内所吃食物的种属越远越好，比如鸡、鱼、猪搭配就比鸡、鸭、鹅或猪、牛、羊搭配要好。

❸ 注重主食与副食平衡搭配。小米、燕麦、高粱、玉米等杂粮中的矿物质营养丰富，人体不能合成，只能从外界摄取，因此不能只吃菜、肉，忽视主食。

❹ 酸性食物与碱性食物应平衡搭配。酸性食物包括含硫、磷、氯等非金属元素较多的食物，如肉、蛋、禽、鱼虾、米面等；碱性食物主要是含钙、钾、钠、镁等金属元素较多的食物，包括蔬菜、水果、豆类、牛奶、茶叶、菌类等。

❺ 干稀食物要平衡。只吃干食会影响肠胃吸收，容易形成便秘；而光吃稀的则容易造成维生素缺乏。

❻ 蔬菜五色搭配。“观菜色，知营养。”绿色、红色、黄色的蔬菜，所含的胡萝卜素、铁、钙等优于浅色蔬菜。浅色蔬菜可用于调剂口味，但菜篮子里要以深色菜为主。

贴心提示

准妈妈尽量多吃不同种类的食物，每天除了水以外，建议吃30～35种食物(调料种类也包括在内)。蔬菜、肉、粮食等不同种类的食物都要吃，让营养素共同发挥作用。

准妈妈吃什么能让宝宝更漂亮

准妈妈都希望自己的宝宝聪明、健康又漂亮，那么从孕育时期就开始准备吧！在怀孕期间如果能有意识地进食某些食物，会对腹中胎宝宝的生长发育起到意想不到的微妙作用，帮助准妈妈生出一个称心如意的漂亮宝宝。

■ 让宝宝肤质细腻

维生素 A 能保护皮肤上皮细胞，准妈妈如果经常食用富含维生素 A 的食物，如动物的肝脏、蛋黄、牛奶、胡萝卜、西红柿以及绿色蔬菜、水果、干果和植物油等。可以使日后宝宝的皮肤细腻有光泽。

■ 培育光泽油亮的乌发

准妈妈多吃些含有 B 族维生素的食物。比如瘦肉、鱼、动物肝脏、牛奶、面包、豆类、鸡蛋、紫菜、核桃、芝麻、玉米以及绿色蔬菜，这些食物可以使宝宝发质得到改善，不仅浓密、乌黑，而且光泽油亮。

■ 让宝宝更高大

准妈妈多吃些富含维生素 D 丰富的事食物，如虾皮、蛋黄、动物肝脏，以及蔬菜等。维生素 D 可以促进骨骼发育，促使人体增高，这种效果尤以作用于胎宝宝最为明显。

■ 让宝宝视力更好

视力不佳或患有近视的父母往往会有这样的忧虑，担心宝宝遗传上他们的眼疾。处在这种情况下的准妈妈也应该多吃些富含维生素 A 的食物，可以保护宝宝的视力。

贴心提示

准妈妈如果怀孕期间多吃些含碘丰富的食物，比如海带等海产品，用以补充胎宝宝对碘的需要，可以促进胎宝宝甲状腺的合成，有利于胎宝宝大脑的良好发育。

如何保证孕期饮食卫生

进入孕期，饮食卫生对准妈妈的影响也增大，若误食含有害物质的食物，会对胎宝宝产生较大的负面影响，这就要求准妈妈更加注意饮食卫生，保证饮食安全。

■ 养成良好的卫生习惯

❶在准备食物之前和过程中要洗手，这是防止导致食物中毒的细菌扩

散的最好方法之一。如果在准备食物之前没有洗手，细菌可能会从手上传播到食物上。在处理完生的食品之后洗干净手也非常重要，这样就可以避免把生食品上的细菌传播到其他食物上。

❷ 切生熟食、切肉与蔬果的案板和刀具分开，避免交叉感染。

❸ 蔬菜、水果应充分清洗干净，并用水冲洗干净残留的洗洁精，必要时可以放入清水中浸泡一下，取出表面的农药或者洗洁精残留物质。水果应去皮后再食用，以避免农药污染。

■ 养成良好的饮食习惯

❶ 吃完东西后要漱口，尤其是水果。因为有些水果含有多种发酵糖类物质，对牙齿有较强的腐蚀性，食用后若不漱口，口腔中的水果残渣易造成龋齿。

❷ 未经高温消毒的方便食品如热狗、生鸡蛋、生鱼片等要避免食用，以防止感染李斯特菌、弓形虫。

■ 食品储存方法要得当

❶ 从超市买的冷冻食品要尽快带回家，并直接放入冰箱。放入冰箱冷藏室的食品要遮盖好。把生食和熟食分开保存：生食在下，熟食在上。

❷ 冰箱冷藏室和冷冻室要保持适当的温度。冷藏室应在5℃以下，冷冻室应在−18℃以下。

贴心提示

家里的炊具中应尽量使用铁锅或不锈钢炊具，避免使用铝制品及彩色搪瓷制品，以防止铝元素、铅元素对人体细胞的伤害。

准妈妈为什么不要吃夜宵

宵夜对于现在的年轻人来说是很正常的事情，因为睡得比较晚，晚上6～12点已经开始感觉肚子饿了，所以这也就成了年轻人爱吃宵夜的习惯了。但是不少年轻人在成功“晋升”为准妈妈之后，还保持了吃宵夜的习惯，这到底是好还是坏呢？

■ 吃宵夜影响准妈妈睡眠

依照人体生理变化，夜晚是身体休息的时间，吃宵夜之后，容易增加肠胃道的负担，让肠胃道在夜间无法得到充分的休息。不少准妈妈都容易产生睡眠的问题，如果再吃宵夜，更加影响准妈妈的睡眠质量。

■ 吃宵夜容易导致准妈妈肥胖

夜间身体的代谢率会下降，热量消耗也最少，因此容易将多余的热量转化为脂肪堆积起来，造成体重过重的问题，导致产后恢复能力变差。如果准妈妈过胖，可能会导致产后恢复能力变差，无法回复到怀孕前的正常体重，而需要产后减重。

■ 不能解除夜宵习惯怎么办

❶ 控制吃夜宵的时间。吃夜宵的时间与睡眠之间一定要间隔一定的时间，最好在睡觉前 2 小时就将夜宵吃完。

❷ 控制吃夜宵的量。夜宵的量一定要小，不能超过全天进食份额的 1/5，品种可以多样一点。

❸ 夜宵最好喝粥。粥中的淀粉能够与水分充分地结合，不但能提供一定的热量，还能提供一定的水分，并且粥营养美味又容易消化，不会给肠胃造成负担，所以是夜宵的首选食物。鱼片粥、猪肝粥、八宝粥都是不错的选择。

孕期常吃反季蔬果好不好

准妈妈最好是吃时令蔬果，因为反季节蔬果是在违反蔬果自然生长规律的条件下栽培出来的，它虽然极大地丰富了我们的餐桌，但是营养远不如时令蔬果。特别是用人工催熟的反季节水果，食用后不但对人体没有任何益处，反而会对人体产生有害影响。

■ 反季蔬果里有害物质

由于大棚里通风不好，有害物质很难散发出去，蔬果中的有害物质就会超标。并且为了缩短蔬果的生产周期或者保鲜，种植者常常会给反季节蔬菜施加很多的农药、化肥，甚至是激素、保鲜剂等。反季节蔬菜多为大棚蔬菜，而大棚中的温度和湿度较高，不利于农药降解，容易使农药残留在蔬菜上。如果在体内长期积累微量农药，对人的肝肾容易造成损害，引起贫血、脱皮，甚至白血病。另外，大棚菜光照不足，硝酸盐含量较高，食用后对人体的伤害很大。

■ 反季蔬果营养差

大棚里栽种出来的蔬菜由于光合作用不足，叶绿素、维生素 C、糖分含量会大大下降。另外，由于大棚里通风不好，使得蔬菜的叶片表面水分蒸发变少，因此从土壤中吸收的矿物质也会变少，就使得蔬菜的矿物质含量下降。

■ 吃反季节蔬果有违养生规律

长期食用这些含太多激素的反季节蔬果，对人体有害无益。违背自然生长规律的蔬果，违背了春生夏长秋收冬藏的寒热消长规律，会导致食品寒热不调，气味混乱。

准妈妈吃调料品有什么讲究

有的准妈妈在孕期食欲不佳，靠多食一些调味品如糖精、味精、食盐、香料等来提高食欲，不少调味品吃多了对准妈妈和胎宝宝的健康是不利的，准妈妈在选择调味料的时候要慎重。

■ 这些调味品不宜吃

怀孕后吃小茴香、大茴香、花椒、桂皮、辣椒、五香粉等热性香料，以及油炸、炒等热性食品，容易消耗肠道水分，使胃肠腺体分泌减少，造成便秘。发生便秘后，孕妇用力排便，令腹压增大，压迫子宫内胎宝宝，易造成胎动不安、胎宝宝发育畸形、羊水早破、自然流产、早产等不良后果。

■ 这些调味品不宜多吃

❶ 食盐。食盐量与高血压发病率有一定关系，食盐摄入越多，发病率越高。孕期若过度咸食，容易并发妊娠高血压综合征，严重者可伴有头痛、眼花、胸闷、晕眩等自觉症状。准妈妈每日摄入食盐最多不能超过 8 克，酱油中含有 18%的盐，准妈妈在计算盐的摄入量时要把酱油计算在内。

❷ 味精。味精主要成分是谷氨酸钠，血液中的锌与其结合后便从尿中排出，味精摄入过多会消耗大量的锌，不利于胎宝宝神经系统的发育。

❸ 酱油。酱油中含有防腐剂，准妈妈不必忌食酱油，但饮食以清淡为好。

❹ 醋。过多食用醋和酸性食物是导致畸胎的元凶之一。尤其是怀孕最初半个月左右，准妈妈若大量摄入酸性食物，可使体内碱度下降，从而引起疲乏、无力。而长时间的酸性体质，不仅使母体罹患某些疾病，最重要的是会影响胎宝宝正常的生长发育，甚至可导致胎宝宝畸形。

准妈妈吃姜、蒜有哪些讲究

鲜生姜中的姜辣素能够刺激胃肠黏膜，令人开胃，使消化液分泌增多，有利于食物的消化和吸收。姜辣素对心脏和血管都有刺激作用，能使心跳及血液循环加快，汗毛孔张开，有利于体内的废物随汗液排泄。

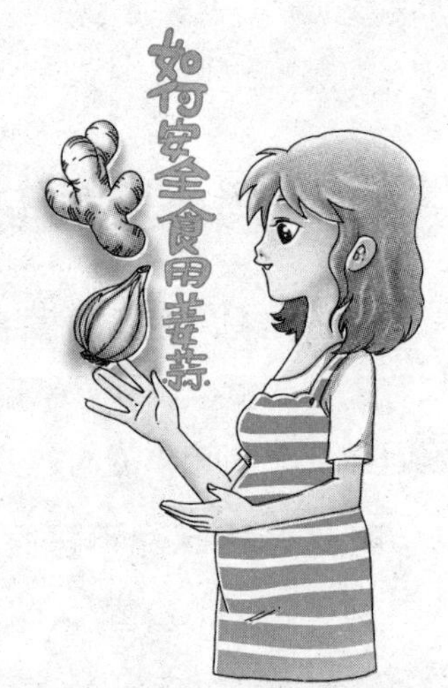

大蒜含有蛋白质、脂肪、糖以及多种矿物质和维生素。准妈妈吃大蒜能促进血液循环还能促进胎宝宝智力发育，大蒜对多种病毒、细菌有杀灭作用，还有抗真菌、抗原虫作用，有利于准妈妈对抗感冒。

虽然姜蒜的好处颇多，但均属于刺激性食品。准妈妈在整个妊娠期间不宜过多吃刺激性食品，所以对姜、蒜的吃法也有一定的讲究。

■ 准妈妈吃姜要注意什么

❶ 食量适度。生姜辛温，属于热性食物，多吃容易使准妈妈口干烦渴。

❷ 准妈妈如生痱子、疖疮、痔疮、肾炎、咽炎或者上呼吸道有感染时，不宜长时间食用，或应禁食生姜，以防病情加重。

❸ 生姜红糖水只适用于风寒感冒或淋雨后的畏寒发热，不能用于暑热感冒或风热感冒。

❹ 不要食用已经腐烂的生姜。腐烂的生姜会产生一种毒性很强的有机物——黄樟素，能损害肝细胞。

■ 准妈妈吃蒜要注意什么

❶ 吃大蒜不能过量。每天吃生蒜2～3瓣，或熟蒜4～5瓣即可，过多可能使肠道变硬，造成便秘。空腹最好不吃，否则可能引起急性胃炎。

❷ 把大蒜捣碎吃最有价值。在大蒜的鳞茎中含有蒜氨酸和蒜酸，这两种成分在鳞茎中各自存在，互不相干。只有把鳞茎捣碎使两者接触，蒜氨酸才能在蒜酸的作用下分解，生成有挥发性的大蒜辣素。

❸ 阴虚火旺的准妈妈不宜食用。经常有面红、午后低热、口干便秘、烦热等表现的准妈妈不要吃太多大蒜，因为大蒜会让阴虚的状况加剧。

准妈妈怎样防止食物过敏

有过敏体质的准妈妈食用过敏食物后，可能直接危害到胎宝宝的生长发育，或直接损害某些器官，如肺、支气管等，从而导致胎宝宝畸形或罹患疾病。因此，准妈妈学会预防食物过敏十分重要。

■ 如何确定自己属于过敏体质

准妈妈如果不确定自己是否属于过敏体质，可以去医院做相关的食物过敏诊断，如食物过敏病、皮肤针刺试验、排除性膳食实验、血清特异性IgE水平测定和食物激发试验。

过敏体质可以通过一定的治疗得到改善，如果准妈妈在孕前就发现了自己的过敏体质，可以去医院进行脱敏治疗，减轻过敏的程度。

■ 如何预防食物过敏

❶ 以往吃过某些食物发生过过敏现象，在怀孕期间应禁止食用。

❷ 不要吃过去从未吃过的食物，或霉变的食物。

❸ 在食用某些食物如发生全身发痒，出荨麻疹或心慌、气喘，或腹痛、腹泻等现象，应考虑到食物过敏，立即停止食用。

❹ 不吃易过敏的食物，即使怀孕之前不会过敏的食物，在怀孕期间也

可能会发生过敏，如生吃海产鱼、虾、蟹、贝壳类食物及辛辣刺激性食物。

❺ 食用异性蛋白类食物一定要注意烧熟煮透，如动物肉、肝、肾及蛋类、奶类、鱼类等。

贴心提示

如果准妈妈在食用某些食物后发生全身发痒、出荨麻疹或心慌、气喘，或腹痛、腹泻等现象，应考虑到食物过敏的可能。

准妈妈如何通过食物补充钙质

钙的补充要贯穿于整个孕期。但进入孕中期后，胎宝宝的骨骼和牙齿生长得特别快，是迅速钙化时期，对钙质的需求剧增，因此准妈妈尤其要注意补钙。

中国营养学会建议孕妇和乳母每日应摄入钙质 1000～1200 毫克。这些钙质准妈妈可以从以下食物中摄取。

食物	含钙量	食用原则
牛奶	500 毫升牛奶的含钙量是 300 毫克。	牛奶中的钙质很容易被人体吸收，所以，牛奶可以作为日常补钙的主要食品。需要注意的是，牛奶加热时不能搅拌，加热到 60℃～70℃就行。另外，其他奶制品如酸奶、奶酪、奶片，也是很好的补钙食品。
豆制品	豆类食品的含钙量也非常高，500 克豆浆里含钙 120 毫克，150 克豆腐的含钙量达到了 500 毫克。	豆腐不能和菠菜同吃，因为菠菜中含有草酸，它能与钙相结合生成草酸钙结合物，降低人体对钙的吸收率。
海产品	海产品	夏天将海带煮熟后凉拌，冬天用海带炖排骨，都是不错的补钙美食。
动物骨头	动物骨头 80%以上都是钙。	动物骨头里含大量的钙质，可是不溶于水，很难被人体吸收，所以在烹煮前要先敲碎它，加醋后用文火慢煮。

贴心提示

补钙的同时注意补充维生素D,以促进钙的吸收。每日的维生素D需要量为10毫克左右。建议准妈妈多进行户外活动,以保证有足够的阳光照射,以使自己的皮肤产生吸收钙所需的维生素D。

哪些食物会影响补钙效果

生活中很多食物都含有钙质的克星,如果在吃高钙食物时又吃了这些食物,补钙就会白忙一场。所以,要认清这些钙质克星,补钙的时候避开吃这些食物,补钙的目的才能达到。

类型	代表食物	影响补钙的原因	应对办法
含草酸的食物	菠菜	不少有涩味的蔬菜里都含有草酸,草酸会在人体的肠道里与钙结合成白色沉淀物——草酸钙结合物,使得人体很难吸收钙质。	在吃含钙食物时要避开吃这些蔬菜,如果同时吃,就要将这些蔬菜先在水里焯一下,去掉涩味后再烹制。
含植酸的食物	大米、白面、黄豆。	大米、白面、黄豆中所含的植酸,也会在肠道中与钙结合,形成无法被人体所吸收的植酸钙镁盐,使人体对钙的吸收大大下降。	煮饭前要先将大米用适量的温水浸泡一会,让大米中的植酸酶分解掉;面食则要选择发酵的面食,因为面粉在发酵过程中,酵母中所含的植酸酶,也能将大部分的植酸分解。
含碳酸的食物	碳酸饮料、可乐、咖啡、汉堡包。	人体内的钙、磷的正常比例应该是2∶1,可是,若准妈妈过多地摄入碳酸饮料、可乐、咖啡、汉堡包等含磷量很高的食物,就会使得钙、磷比例严重失衡,磷的含量大大超过钙,就会将体内的钙"赶"出去。	准妈妈最好不要吃这类食物。

续表

类型	代表食物	影响补钙的原因	应对办法
钠	盐	如果摄入含钠的食物过多，肾脏则要每天将多余的钠排出体外，每排出1000毫克的钠，就要损耗26毫克的钙。摄入的钠越多，损失的钙也就越多。	准妈妈的饮食应该保持清淡。

哪些食物可以防治便秘

进入孕中期之后，准妈妈由于体内的激素水平发生变化，黄体酮分泌增加，使肠道的蠕动减慢；同时，随着子宫的逐渐增大，会慢慢压迫到排便肌肉，这些都会造成准妈妈容易出现便秘的现象。

要想改善孕期便秘的症状，准妈妈可以多吃以下食物：

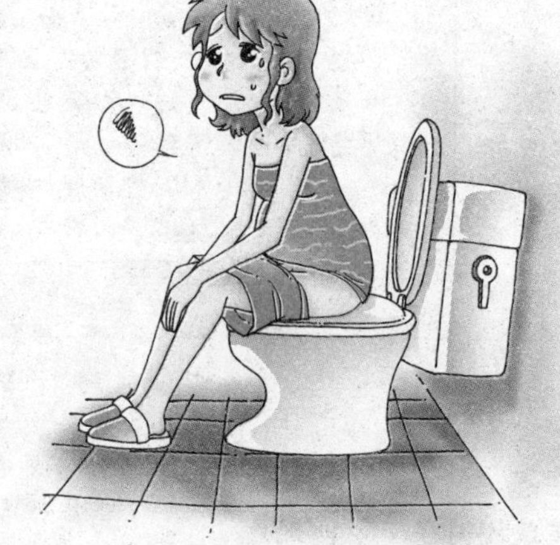

❶ 含粗纤维较多的食物。粗纤维经过肠道的消化和吸收，仍有较大部分留存于肠道内，这些纤维一方面可以增加粪便的容量，另一方面刺激肠壁，促进肠蠕动，有利于粪便的排出。这类食物主要有各种粗粮、蔬菜、水果等，如番薯、小麦、玉米、大豆、竹笋、青菜、菠菜、芹菜、茭白等。

❷ 含有丰富脂肪的食物。脂肪丰富的食物有显着的润肠通便的作用，主要有核桃仁、黑芝麻、花生仁、芝麻油等。

❸ 含蛋白质的食物。充足的蛋白质能给胃肠以动力，使胃肠蠕动有力

量，促进肠蠕动。准妈妈可以适当摄入优质高蛋白质的食物（如牛肉、猪瘦肉、蛋白粉、酸奶等），尤其是富含双歧杆菌等益生菌的酸奶，可改善胃肠内菌群，抑止腐败细菌的繁殖，使肠内环境干净。

❹ 含有大量水分的食物。如：黄瓜、西红柿、鸭梨等，这些食物可补充肠道内的水分，提高粪便的含水量，增加其柔软程度，有利于粪便的顺利排出。

贴心提示

有便秘问题的准妈妈要养成定时排便的习惯，保证每天排便一次。每天早上和每次进餐后最容易有便意，肠蠕动较快，一有便意就要及时入厕。千万不要随便用泻药、蓖麻油、番泻叶等有刺激性的药物，这些药物可能会引起腹部绞痛，容易引起子宫收缩，严重时甚至可导致流产。

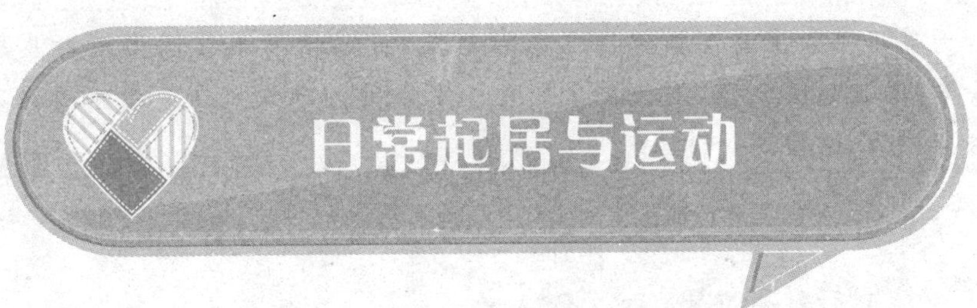

日常起居与运动

如何预防妊娠纹的形成

怀孕超过3个月后，准妈妈的腹部皮肤会出现一些宽窄不同、长短不一的粉红色或紫红色的波浪状花纹。分娩后，这些花纹会逐渐消失，留下白色或银白色的有光泽的疤痕线纹，即妊娠纹。妊娠纹一旦形成，就难以恢复到以前的状态，它的痕迹是很难完全消失的。所以，对待妊娠纹，预防重于治疗。

■ 准妈妈怎么预防妊娠纹

❶ 控制孕期体重增长速度，避免脂肪过度堆积是减轻妊娠纹的有效方法。

❷摄取均衡的营养，避免摄取过多的甜食及油炸物，改善皮肤的肤质，让皮肤保持弹性，减少妊娠纹的发生。

❸多吃可以增加皮肤弹性的食物。要多吃富含蛋白质、维生素的食物，可以改善皮肤的肤质，增加皮肤的弹性。

❹适度的按摩，增加皮肤弹性，减轻妊娠纹。建议从怀孕3个月(孕早期不宜按摩腹部)开始到生完后的3个月内坚持腹部按摩，可以有效预防妊娠纹生成或淡化已形成的细纹。可以配合使用准妈妈专用的除纹霜，产后还可以配合使用精油按摩。

❺使用托腹带及穿合身内衣。准妈妈怀孕4个月时，可以使用托腹带来减轻腹部和腰部的重力负担，减缓皮肤向外、向下过度延展拉扯，可以有效避免妊娠纹。此外，准妈妈还应该选用尺寸合适、支撑力够的孕妇内衣，可减少胸部下垂所造成的皮肤拉扯，以避免胸部、腋下妊娠纹的产生。

贴心提示

游泳对于恢复皮肤弹性也很有好处，可以借助水的阻力进行皮肤按摩，促进新陈代谢，消耗多余脂肪。有条件的准妈妈在产后体质恢复以后，可以适当游游泳。

如何去除妊娠斑

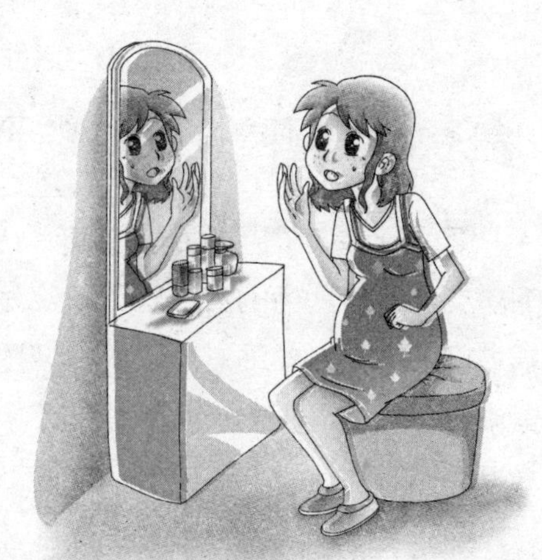

许多准妈妈在怀孕4个月后，脸上会长出茶褐色的斑，主要出现在鼻梁、双颊，有的生在前额部，多数呈蝴蝶形，这就是孕期妊娠斑，也叫蝴蝶斑。

■ 怎么去除妊娠斑

❶减少阳光照射。晒日光能加重妊娠斑，准妈妈夏日外出要做好防晒措施，比如戴遮阳帽、打防紫外

线遮阳伞、涂防晒霜等，避免阳光直射皮肤表层。

❷ 多吃富含维生素 C 的水果。维生素 C 能有效抑制皮肤内多巴醌的氧化作用，使皮肤中深色氧化型色素转化为还原型浅色素，干扰黑色素的形成，预防色素沉淀，保持皮肤白皙。如猕猴桃以及柑橘类水果。

❸ 冷热水交替冲洗。准妈妈可以用冷水和热水交替冲洗长斑的部位，促进患部的血液循环，加速黑色素分解。

❹ 少吃咸鱼、咸肉、火腿、香肠、虾皮、虾米等腌、腊、熏、炸的食品，少吃葱、姜、辣椒等刺激性食品。

❺ 勤去角质。尽管角质本是保护肌肤不受损伤的，可是角质层过厚，会大大减弱肌肤的通透性，影响皮肤的新陈代谢，导致长斑。

❻ 克服焦躁的心理。一旦发现长了雀斑，就背上沉重的思想包袱，时常叹息甚至焦虑。殊不知，过于担忧的心理，会消耗掉体内有淡化斑点作用的维生素 C，使斑点更为泛滥。

贴心提示

通常情况下，妊娠斑会在生产后 3～6 个月自动消失，只有部分特殊体质，以及内脏有特殊疾病的准妈妈可能不见消失，需要到医院做诊治。

准妈妈体型发生变化，如何选择内衣裤

选择舒适及合身的内衣裤，以符合怀孕期间全身的变化，这不但关系着准妈妈和胎宝宝的生理发展，对产后身材恢复也有帮助。

■ 选择内衣原则

怀孕阶段	身体变化	选择内衣原则
怀孕初期	乳房变得非常敏感，需要特别保护。	需要选择有足够承托力、弹性佳且质感柔软的内衣。

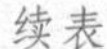

怀孕阶段	身体变化	选择内衣原则
怀孕3～5个月	胎宝宝的成长给准妈妈的脊椎带来负担，此时胸部的承托力增强了。	要选择一些特别剪裁的胸围，如全杯设计的乳罩。
怀孕5个月后	胸部明显增大，同时乳头之间的距离不断增大	应选择比胸部稍大的一些的文胸，如一些光面大杯文胸。
生产前	胸部增大程度反而减小，胸部很敏感，只要压迫可能就会不舒服，而且会有一些分泌物。	应选择没有钢丝的，就是像运动型那种。

选择内裤原则

怀孕阶段	身体变化	选择内裤原则
怀孕初期	怀孕1～3个月，准妈妈腹部没有明显的变化。	一般可以穿普通的内裤。
怀孕中期	当怀孕进入4～6个月时，准妈妈的腹部明显鼓起。	宜选择带橡筋、布料弹性佳的内裤，以加强承托胎宝宝及保护腰背部的作用，面料必须能吸汗透气，以保持干爽。
怀孕晚期至生产前后	准妈妈排出恶露，容易弄脏内裤，同时，这一时期需经常配合医生进行内科检查。	最好穿着特为孕妇而改的安检裤。

贴心提示

准妈妈选择内衣裤，以透气性好、不会刺激皮肤、穿着舒服的天然材质最佳。由于荷尔蒙的影响，准妈妈的体温较高，容易流汗，加上这时候肌肤较为敏感，选择吸汗力佳、透气的材质，不会引起皮肤过敏以及湿疹。

准妈妈如何泡脚对身体好

泡脚能够促进血液循环，有效防止静脉曲张，准妈妈泡脚是有益的，不过，准妈妈泡脚也是有很多讲究的。

■ 水温以35～39℃为宜

准妈妈可以用手肘测试一下水温，和手肘温度差不多即可。也可以借助温度计，并在泡脚的过程中随时注意温度计的温度为佳。因为高于39℃的水温只需要10～20分钟的时间就能够让准妈妈的体温上升至38.8℃甚至更高，由于准妈妈的血液循环有其自己的特点，如果在热水的过度刺激后，心脏和脑部可能会负荷不了其刺激，出现晕眩和虚脱等情况。

■ 时间不能太长

时间要掌握好，不能太长，泡的时间太长，会引起出汗、心慌等症状，应该以20分钟为最好，最长也不能超过半个小时。

■ 不要随意进行按摩

泡脚时不要随意进行按摩，因为脚底是身体的很多部位的反射区，如果随意按摩，可以能引起宫缩，导致流产。按摩型的洗脚盆，怀孕期间也不宜使用了。

■ 不要随意用药水泡脚

除非有专业人士的指导，否则泡脚时不要随意在水中添加药材。因为中药泡脚可能会刺激到准妈妈的性腺反射区，对准妈妈与胎宝宝的健康造成不良影响。不仅是中药，其他药物也要避免，最好用清水泡。

贴心提示

患有脚气的准妈妈，病情严重到起泡时，不宜热水泡脚，因为这样很容易造成伤口感染。

准妈妈为什么不能随便用清凉油、风油精

清凉油或风油精具有爽神止痒和轻度的消炎退肿作用，可用于防治头

痛、头昏、蚊虫叮咬、皮肤瘙痒和轻度的烧伤、烫伤等。因此，在日常生活中特别是夏秋季节，清凉油成为家庭必备之药。

不少准妈妈在蚊叮虫咬后，也习惯性地在痒处涂抹一点，她们觉得，风油精之类的外用药使用简便，既实用又安全，且用量很少，不会对胎宝宝造成损害，这是绝对错误的。

■ 准妈妈用清凉油、风油精的危害

准妈妈不能随随便便地经常涂抹风油精类药油，更不能滴入口中服用，否则容易对胎宝宝造成损害。

无论是风油精、清凉油还是万金油、驱风油、白花油等，同属芳香疗法，樟脑、薄荷脑、桉叶油、冰片、丁香油是其主要成分。以樟脑为例，樟脑进入人体能和体内的一种物质（葡萄糖磷酸脱氢酶）结合成无毒物质排出体外，但准妈妈体内这种物质含量很少，以至于不能顺利将樟脑排出体外。除了准妈妈的皮肤吸收外，樟脑还可穿过胎盘屏障，影响胎宝宝的正常发育，严重的还可导致畸胎、死胎或流产。药油中的其他成分，如冰片，也可对准妈妈造成刺激而引起早产。

贴心提示

防止蚊虫叮咬，准妈妈晚上睡觉最好挂蚊帐，出去散步穿长衣长裤；被蚊子叮咬后，可抹一点苯海拉明药膏或炉甘石药膏，一般次日即可消肿。

准妈妈外出购物要注意什么

逛街走路等同于散步，也是一种很好的锻炼。进入到孕 4 月之后，准妈妈的身心日渐稳定，只要一切健康，出门购物是没有问题的。但在出门和逛街的时候，准妈妈要注意：

❶ 不要选择人流高峰期逛街。准妈妈对拥挤环境的适应性差，外出时要尽可能避开人流高峰，免受拥挤之累。上街购物要有计划，减少在一些拥挤场所的逗留时间。在逛街途中可选择一些街心花园或人静处休息一会儿。

❷ 最好有家人陪伴。平时出行逛街最好也有家人陪同，那样不仅可以

帮忙提重物，还可以保护准妈妈的安全。

❸ 购物时间不宜过久。每次逛街最好不要超过 2 个小时。尤其是在一些密闭的商场或娱乐场所不要久留，要注意呼吸新鲜空气，及时补充身体所需的氧气。逛街购物要有计划，预先列好清单，买齐所需物品之后就离开人多的场所，减少在一些拥挤场所的逗留时间。

❹ 在气候恶劣（寒潮、大风、大雨、大雾）时，不要上街购物，以免因身体笨重及不便而发生摔伤或扭伤，或因被滑倒而引起流产或早产。在流感和其他传染病流行时，也不要到人群过于拥挤的地方去。

❺ 购物归来及时换洗。逛完商场后回到家里应当及时洗手、洗脸，换下外衣。购回的物品要合理存放，外包装要妥善处理。也可坐定后闭目养神或听听优雅音乐，以消除躯体疲劳，缓解紧张情绪。

贴心提示

准妈妈最好不要去刚装修完毕的商场或商店，以免接触装修材料产生的化学污染物。

准妈妈外出旅行需要注意什么

随着交通的日益方便、旅游业的蓬勃发展、旅游方式的多元化，当今休闲旅游已经成为现代人的一项重要生活，甚至成为一种时尚。但是准妈妈也可以享受它吗？答案是肯定的，只要准妈妈掌握一些技巧，事先做好准备，旅游对于健康的准妈妈并不会产生伤害。

❶ 孕中期较适宜计划旅行。将旅行时间安排在怀孕的第 4～6 个月之间，最为安全妥当，因为此时怀孕初期的不适已渐渐消失，而末期的沉重、肿胀等现象尚未开始。此外，也避免了怀孕初期的易于流产以及末期的可能早产。

❷ 避免前往医疗落后的地区。地点的选择，应在确保任何紧急意外状况发生时，准妈妈都可获得妥善现代化的医疗服务。

❸ 充分准备行李。除了宽松舒适的衣鞋之外，最好携带一个枕头或软垫，搭乘飞机或巴士时很管用。

❹ 长途旅行，最好乘坐飞机，尽量减少长时间的颠簸，短途有条件的可以自驾车出游，避免拥挤碰撞准妈妈的腹部。不论在火车、汽车，还是在飞

机上,最好能每15分钟站起来走动走动,以促进血液循环。

❺ 外出旅行途中,要多吃蔬菜、水果,保证充足的纤维。还要让多喝水,防止出现脱水、便秘以及消化不良等现象。同时要注意饮食卫生,应做到饭前便后洗手,不吃生冷不洁的食物,不喝生水,尤其不要乱吃车站、码头上那些小商贩的食物。

贴心提示

准妈妈容易疲倦,因此在安排行程时,不要过于紧凑,应有充分的休息,并且避免不当的压力及焦虑。

孕中期可以进行性生活吗

孕3个月之后,胎盘逐渐形成,胎盘和羊水像两道屏障,阻挡外界的刺激,使胎宝宝能够获得有效的保护,妊娠因此进入了稳定期,准爸爸和准妈妈可以适度地进行性生活了。

■ 适度性生活是有益的

这一时期,准妈妈的早孕反应已经消失,阴道也比较容易润滑,性唤起会更容易,因此,性生活会更加和谐,更容易达到高潮。适度的性生活有利于增进夫妻间的感情,也有利于胎宝宝的健康发育。有研究表明,夫妻在孕期性生活和谐,生下来的宝宝不但身体健康,而且反应灵敏,语言发育早。

■ 掌握性生活频率

不过,这一时期性生活要适度,一星期1～2次为宜,不能太频繁,动作也要轻柔,不能太激烈。

■ 选择合适的性生活体位

孕中期性交宜采用女方在上的体位,女方跨坐在男方的身上,这样女方可以掌握性交的深度和角度,也不会挤压到自己的腹部。也可以采用侧卧位,男方躺在女方的体侧,从后面进入。总之,不管采用哪种体位,都不能压迫到准妈妈的腹部。

■ 使用安全套

孕期过性生活虽然不用担心怀孕,但也要用避孕套。一是避免精液刺激子宫发生收缩,引起早产,二是防止准爸爸生殖器上的细菌感染准妈妈的阴道。

贴心提示

也有准妈妈过于担忧胎宝宝的安危,变得性欲低下。这时作为准爸爸,一定不能显得气恼或沮丧,应该理解准妈妈,并多给予准妈妈一些感情上的支持和身体上的爱抚,千万不可因孕期性生活的减少而影响夫妻感情。

孕中期如何增加肌肉力量

孕中期,准妈妈的体形发生很大变化,不断增大的腹部会给身体带来沉重的负担,因此需要增加肌肉力量来承受这些负担。另外,此时离分娩的日子又近了一些,若是能早点进行有针对性的肌肉力量训练,对分娩时顺产和以后抱宝宝都有很大的帮助。

■ 加强臂腿肌肉力量的运动

❶ 选择一个让自己感到舒服的姿势坐在地上,两只手臂轻松地放在身体两边,两只手掌与地面接触,脸则向前平伸并且向腿部靠近。

❷ 膝盖稍微弯曲,腿略弓,脚跟触地,脚趾使劲向上翘,上身保持放松,而下半身的小腿、脚踝、脚趾用力。保持 10 秒钟,之后深吸一口气再呼气。

❸ 上半身依然保持放松,两腿平伸,脚跟触地,脚面则往前伸,脚指头向里伸。依然是坚持 10 秒钟,深吸一口气再呼气,之后放松整个身体。

■ 加强腰背肌肉力量的运动

❶ 选择一个让自己感到舒服的姿势朝左侧卧在地上,右手臂随意地搭在身上,左手臂朝头部弯曲。

❷ 将左小臂枕在头下,左腿伸直,右腿弯曲着放在一个枕头上。

❸ 保持这个 10 秒钟,之后深吸一口气再呼气。之后朝右侧卧在地上,做同样的动作。

贴心提示

下午3点到5点是最佳锻炼时间，这个时段，肌肉的速度、力量和耐力都处于相对的最佳状态，体力充沛、心率平稳、血压较低。在这个时间段里进行锻炼和运动，将会收到很好的效果。避免在中午12点到下午2点进行锻炼，否则容易出现疲劳和消化不良。

如何练习有助于自然分娩的孕妇操

孕妇操可以增强准妈妈骨骼和肌肉的强度与柔韧性，防止由于体重的增加而引起得腰腿痛，还可以放松腰部、骨盆部与肌肉，还能够使准妈妈心情舒畅，情绪受到鼓舞，为胎宝宝的顺利分娩做好身体和心理上的双重准备。

■ 腿部运动

❶ 坐在椅子上，双腿与地面垂直，双脚并拢平放在地面上。

❷ 脚尖用力往上翘，之后深呼一口气再吸气，脚尖放下。

❸ 把右腿放在左腿上面，然后慢慢地上下活动右腿和右脚尖，5～6次之后换腿进行。

■ 骨盆运动

❶ 平躺在床上，双腿与床面成45度。

❷ 两个膝盖并拢并带动大小腿慢慢地、有节奏地向左右摆动，摆动时两个膝盖就像在画一个椭圆形，肩膀与脚掌则紧贴床面。反复做10次左右。

❸ 之后伸直左腿，右腿保持原来的姿势，右腿膝盖缓缓地向左倾斜。

❹ 倾斜到最大限度时恢复原位，之后再向右侧倾斜。如此反复5～6次以后，换腿进行。

■ 大腿外展

❶ 右腿向前伸直在地上，左腿架在右腿上。

❷ 在左腿下置一靠垫，将左腿放松，重量完全由靠垫支撑，保持半分钟左右。

❸ 换另一侧重复。

贴心提示

习惯性流产史、胎盘低置、宫颈口松懈、严重心脏病史、严重高血压史的准妈妈不适合做孕妇操。

准妈妈可以游泳吗

游泳能改善心肺功能，增加身体的柔韧性，促进血液循环，增强体力，对于准妈妈来说，游泳还有利于为胎宝宝输送营养物质，有助于排出胎宝宝所产生的废物。不过准妈妈最好根据自己的身体状况，在咨询产科医生意见之后，再决定是否去游泳。

■ 准妈妈游泳前的准备

❶ 选择卫生条件好、人少的游泳池，场边应有专职的医务人员或救生人员，一旦发生意外，能够得到及时的救助。最好能选择室内恒温的，水温在 29℃～31℃之间为宜，并能避开阳光的直射。水温若是低于28℃，就会使子宫收缩，容易引起早产或者流产。游泳的时间应选择在子宫不容易紧张的时候，也就是上午 10 点到下午 2 点之间。

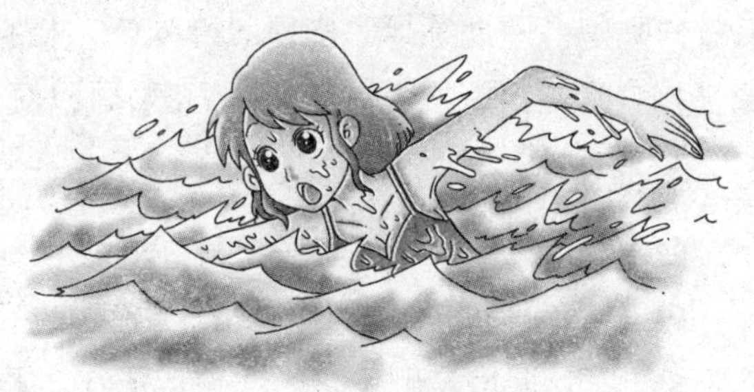

❷ 换上适宜的泳衣、泳裤，戴好泳帽，最好还戴上游泳镜。应选择防滑拖鞋，到了池边再脱掉。

❸ 游泳之前，要先量血压和脉搏，做各种检查，合格的话才能下水游泳。

■ 准妈妈游泳时要注意什么

❶ 游泳时动作不宜剧烈，时间也不要过长，一般不宜超过 1 小时，大致游 300～400 米即可。

❷ 不要过度伸展关节，也不能潜水、跳水，不要仰泳，以免发生溺水

危险。

■ 游泳后的注意事项

准妈妈游泳后应该将身体冲洗干净，并马上解小便，防止阴道炎和皮肤病的发生。游泳后体温略微下降，要注意保暖，还要及时补充水分。

贴心提示

准妈妈游泳的最佳时间是在孕5～7月，此时已经进入妊娠的稳定期，胎宝宝的各个器官已经生长到位，可以适当进行游泳运动了。有过流产、早产史、阴道出血、腹痛者、高血压综合征、心脏病的准妈妈，在孕期要避免游泳。

适合准妈妈孕4月做的几个瑜伽动作

准妈妈合理地练习瑜伽可以增强体力和肌肉张力，增强身体的平衡感，提高整个肌肉组织的柔韧度和灵活度，可以使分娩更加顺利。

■ 战士式

❶ 坐于椅子上，两膝向旁打开，两手合十在胸前。

❷ 右腿向旁伸展，脚尖内扣，左腿的重量在椅上，伸展两臂，眼看左手。

❸ 呼气，上身左侧下落。左臂放于左大腿上方，右臂向上伸展，眼睛向上看。

❹ 向左侧转身，两臂向上伸展，两手合十。反面相同。

■ 仰卧靠墙

❶ 躺地，两腿向上伸展靠墙，两臂向后落地，十指相交。

❷ 打开两腿，手放大腿内侧。

❸ 脚心相对，膝向旁打开，两臂放于体侧，手心向上。

❹ 向左侧翻转，放松。

■ 头碰膝侧伸展坐式

❶ 坐地，右腿向旁伸展，勾脚。左腿弯曲，左脚跟内收。右臂弯曲落于腿上或落地。

❷ 吸气，伸展左臂向上。

❸ 呼气，向旁伸展，大臂贴靠在耳旁。保持几次呼吸后，吸气后起身。反面相同。

■ 骆驼式

❶ 跪地，两腿与肩宽，椅子放于身后。

❷ 两手向后扶椅子。吸气，伸展身体的前侧，扩胸，头向后。

❸ 吸气，起身，转身，靠在椅子上。

贴心提示

瑜伽的练习因人而异，必须与人的身体状况协调。准妈妈可以在专业孕妇瑜伽教练的指导下练习不同的瑜伽姿势，但必须以个人的需要和舒适度为准，练习时如有不适感，可以改用更适合自己的练习姿势。

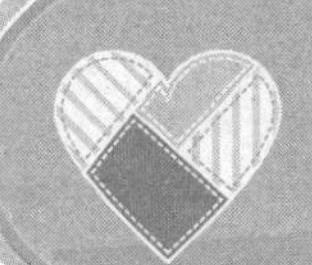

成功胎教与情绪调节

怎么进行环境胎教

当准妈妈置身于舒适优美的环境中时，就会感受到美和欢快，心情自然就会变得轻松愉快，能使胎宝宝受到良好的感应，促进胎宝宝的健康发育。这就是我们说的环境胎教。

■ 美化居室环境

居室环境对于准妈妈来说意义非凡，因为准妈妈大部分时间都是待在屋里的。

❶ 在居室的墙壁上悬挂一些活泼可爱的婴幼儿画片或照片，他们可爱的形象会使准妈妈产生许多美好的遐想，形成良好的心理状态。也可以挂

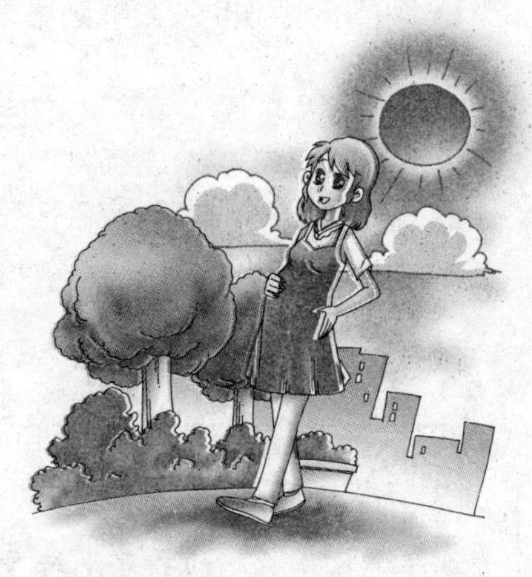

一些书法作品，书法作品不但字体优美，而且内容多为古诗词或发人深思的名言警句，能够陶冶情操，给人以鼓舞和力量。

❷ 对居室进行绿化装饰，而且应以轻松、温柔的格调为主。无论盆花、插花装饰，均以小型为佳，不宜大红大紫，花香也不宜太浓。准妈妈处在被花朵装饰得温柔雅致的房屋里，一定会有舒适轻松的感觉，这有利于消除孕妇的疲劳，增添情趣。

■ 感受大自然的美好风光

准妈妈如果一味地在屋里闷着，对自身的身心和胎宝宝的生长都是不利的。所以，准妈妈要经常到空气清新、风景秀丽的地方游览，多看看美丽的花草，以调节情趣，这样可使准妈妈心情舒畅，体内各系统功能处于最佳，使胎宝宝处于最佳的生长环境。

贴心提示

孕12～16孕周时，胎宝宝出现第一次胎动，这说明胎宝宝的中枢神经系统已经完成了分化。此时胎宝宝的听觉、视觉也开始迅速发育，对于外界的声音、光线、触动等刺激反应变得更加敏感，也会做出相应的反应了。此时积极地进行胎教，往往能收到良好的效果。

如何进行对话胎教

进行过对话胎教的宝宝，出生后情绪稳定、视听能力强、容易被安抚。如果将这种有益的教育延续到出生之后，将来宝宝在语言、认知、情绪和行为能力等方面的发展，将远远超过那些没有进行过对话胎教的宝宝。

■ 和宝宝聊天

对宝宝进行对话胎教，准妈妈或准爸爸不必为谈话内容绞尽脑汁，完全可以就地取材，把生活琐事、工作、学习、娱乐乃至天文地理等作为聊天内容，随时跟胎宝宝聊一聊。当然，聊天内容也可以是对宝宝的问候或祝福。

例如，早晨起床后，可以轻抚腹部对胎宝宝说："宝宝，咱们起床了，和妈妈一起去散步吧。"出去散步时，讲一讲路边的漂亮植物，和其他人打打招呼等。

■ 给宝宝讲故事唱儿歌

准妈妈或准爸爸应该经常给宝宝讲讲故事、唱唱儿歌。

给胎宝宝讲故事时，准妈妈或准爸爸要充满感情，并且尽量地发挥自己的想象，让故事内容在自己的脑海里呈现出一个个具体生动的形象，这种专注和投入也是一种非常好的胎教。

除了喜欢听故事，胎宝宝也很喜欢听韵律感极强的儿歌，并且喜欢不断重复，这个特点会一直持续到幼儿期。所以，准妈妈或者准爸爸可以经常声情并茂地念一些优美、悦耳的歌谣给宝宝听，一首歌谣可以反复地念，宝宝不但不会感到厌烦，反而会很喜欢呢。

贴心提示

夫妻间的高声喧哗、吵闹声、爽朗的欢笑声或充满爱意的窃窃私语等都会被胎宝宝听到，准父母切不可认为宝宝什么都不懂，从而不顾言行。

准妈妈如何避免孤独感

如果准爸爸忽视准妈妈的心理需求，容易让准妈妈产生孤独感，导致准妈妈产生心理压力，影响心情和身体健康。所以准爸爸需要多关心自己的爱人，多交流沟通，调节准妈妈的孕期心理，避免准妈妈出现孤独的感觉。

■ 准爸爸多陪伴准妈妈

❶ 陪妻子产检。准爸爸尽量抽时间陪妻子去做每一次产检。其他家人的陪同与丈夫相比，意义是不一样的。这一行为体现了对妻子和胎宝宝的重视和爱护。

❷ 陪妻子散步。怀孕后妻子会经常觉得腰酸背痛，到了妊娠的中、晚

期，妻子的腿或脚还可能肿。准爸爸哪怕工作再忙，也要争取每天抽出时间陪妻子散散步，每天花几分钟为她擦擦背或者做做足底按摩，这些亲密小举动将会永远保存在准妈妈的甜蜜回忆里。

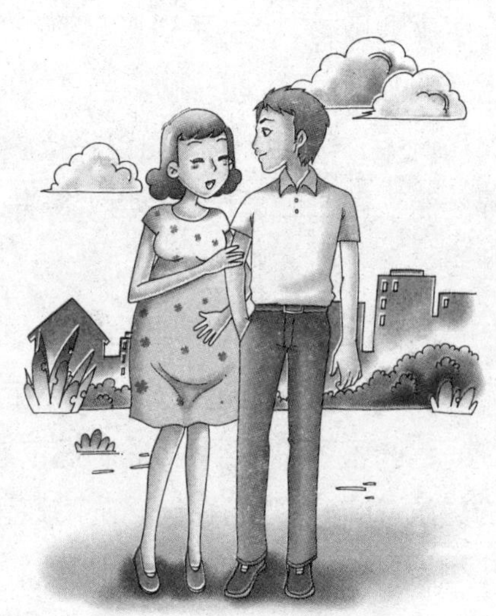

❸ 陪妻子一起去“听课”。目前很多医院的产前检查服务中都有孕妇课堂。准爸爸最好能于百忙之中抽出时间和准妈妈一起去听课，一来可以学到知识，二来这也是体现自己对准妈妈心理支持的有力行动。

■ 准妈妈学会自我调节

有些准妈妈怀孕后就喜欢窝在家里，时间长了就会觉得闷，还容易东想西想，情绪自然也会受到影响。而如果能经常出去做些户外运动，晒晒太阳，呼吸一下新鲜空气，心情会好很多。

贴心提示

与好朋友聊天，分享一些感受和体会，让朋友帮忙一起分担一些不良的情绪，有助于准妈妈摆脱孤独感。

夫妻感情会影响胎教效果吗

夫妻感情融洽不但会让家庭幸福，同时也是一种良好的胎教。在幸福和谐的家庭中，胎宝宝会得到良好的生长环境，健康顺利地成长，生下的宝宝往往更加健康聪明。

■ 夫妻感情不好会严重影响到胎宝宝的发育

夫妻激烈争吵时，准妈妈受刺激后内分泌发生变化，随之分泌出一些有害激素，通过生理信息传递途径为胎宝宝所接受，同时，准妈妈的盛怒可以导致血管收缩，血流加快、加强，其物理振动传到子宫也会殃及胎宝宝。

在孕早期，夫妻之间经常争吵，准妈妈情绪极度不安，可引起胎宝宝兔唇、腭裂等畸形。在孕晚期，如果夫妻感情不和，准妈妈精神状态不好，则可增加胎动次数，影响胎宝宝的身心发育，而且出生后往往烦躁不安、发育缓慢、胆小怯弱、生活能力差，严重时甚至危及宝宝的生命。

■ 如何让夫妻感情更融洽

❶ 在准妈妈怀孕期间，准爸爸应体贴照顾好准妈妈，处理好夫妻之间的一些矛盾，与准妈妈共同分担所承受的压力。

❷ 夫妻双方应互相尊重，互相理解，耐心倾听对方的意见，理智地、心平气和地对待彼此间的分歧。

❸ 不妨偶尔送彼此一些贴心的小礼物，既能让对方感受到你浓浓的爱意，还能增进生活的情趣，给对方一个大大的惊喜。

❹ 结婚纪念日、对方生日、定情纪念日等，是夫妻爱情史上的重要日子，应采取适当形式予以纪念，让双方都感受到深深的爱意。

如何用闪光卡片进行胎教

“闪光卡片”就是用色彩笔在白纸上写上语言、文字、数字的卡片，其内容包括：图形、英文字母、汉字、数字以及用这些数字进行加法、减法、乘法、除法时的算式。

■ 如何制作“闪光卡片”

准备一些白纸和彩笔，用彩笔在白纸上画上各种图案。要考虑图案相互间的色彩搭配，要用鲜艳的色彩勾画，并用黑色勾边，使卡片的边缘具有醒目和有利于区别的作用。这就是为了在进行胎教的过程中强化母亲的意念和集中注意力，并促使准妈妈获得明确的视觉感。

■ 如何利用“闪光卡片”进行胎教

在教数字时，准妈妈集中注意力凝视其形状和颜色，但这还不够，比如“1”这个数字，即使视觉化了，对于胎宝宝来说，也是一个极为枯燥的形象。为了学习起来有兴趣，窍门在于加上由“1”联想起来的事物。这可以以“竖起来的铅笔”、“一根电线杆”、“食指”等实物做联想游戏。

此外，还可以将实物与闪光卡片对照起来运用。例如，在一个苹果旁边再放一个苹果，就变成两个苹果，用算式表示就得出“1+1=2”这个式子，再通过准妈妈的视觉将其印在脑子里，同时出声地对胎宝宝讲：“这里有一个苹果，妈妈再从筐子里拿一个摆在这，现在变成几个了？”准妈妈要把注意力集中在眼前的苹果和算式上，要和胎宝宝一起思考，代替胎宝宝回答“两个”并传递给他。

贴心提示

准妈妈只有保持平静的心情和集中注意力才能使自己的感觉和思考的内容与胎宝宝吻合。在学习开始前，准妈妈最好把呼吸调整得深沉而平静，然后将要教的内容在头脑中描绘出来。

和胎宝宝一起分享大自然

走进大自然，准妈妈可以欣赏到飞流直下的瀑布的美丽，欣赏到幽静的峡谷、潺潺的泉水。在赏心悦目的感受中，可以将这些盛景不断地在大脑中汇集、组合，然后经准妈妈的情感通路，将这些信息传递给胎宝宝，使他受到大自然的陶冶。

■ 和宝宝一起感受阳光

大自然是生命的绿地，它不仅能够给人以温馨，而且能够给人以希望，在大自然中感受阳光，是一种温暖的感动。我们的生命离不开阳光，它不仅仅给了我们温暖，还可以促进血液循环，杀灭传染病的细菌和病毒，还能促使母体内钙的吸收，促进胎宝宝骨骼的生长发育。

■ 和宝宝一起感受清新的空气

准妈妈在早上起床之后，到有树林或者草地的地方去做操或散步，呼吸那里的清新空气，再者，树林多的地方以及有较大面积草坪的地方，尘土和噪声都比较少。那些在一定的温度下工作的准妈妈，除早晨外，在工作休息时也应到树木、草坪或喷水池边走走。准妈妈可以边走边为胎宝宝描述眼前的景象，例如准妈妈可以向胎宝宝介绍周围人们生活的情况、居住的环境、维持社会的机关和设备、不同季节里自然界的变化、动植物的生态情况等。当然，最好能发现一些新鲜和感兴趣的东西，讲给胎宝宝听。

贴心提示

俗话说："一日之计在于晨。"对于准妈妈来说就更是如此。每一位即将做妈妈的孕妇都应该克服自己的懒惰情绪，争取每日按时起床，然后去欣赏大自然清晨的美景，也使腹中的胎宝宝受到熏陶。

如何对胎宝宝进行呼唤训练

父母通过声音和动作对腹中的胎宝宝进行呼唤训练是一种积极有益的胎教手段。在对话过程中，胎宝宝能够通过听觉和触觉感受到来自父母的亲切呼唤，增进彼此生理上的沟通和感情上的联系，这对胎宝宝的身心发育是很有益的。

■ 准爸爸扮演重要角色

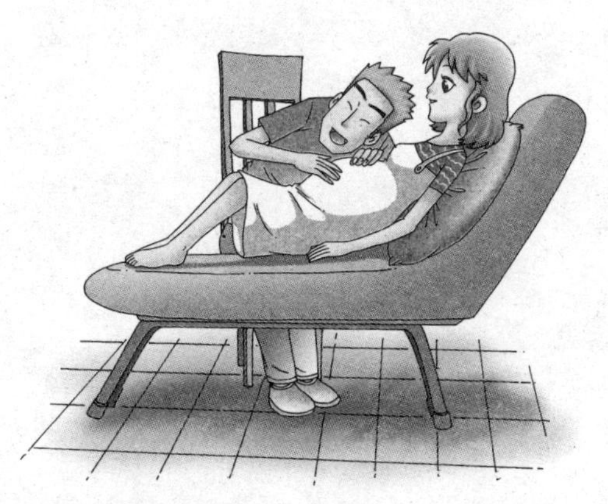

生活中我们会看到这样的现象，一些婴儿，即使不熟悉的女性逗他，他也会微笑，而父亲逗他则反而会哭，别说其他的男性了。这正是宝宝从胎宝宝期到出生后的一段时间里，对男性的声音不熟悉造成的。为了消除宝宝对男性包括对父亲的不信任感，所以，在呼唤胎教中准爸爸应该扮演一个非常重要的角色。

■ 呼唤胎教的具体方法

准爸爸可以让准妈妈坐在宽大舒适的椅子上，然后由准妈妈对胎宝宝说："乖宝宝，爸爸就在旁边，你想听他对你说什么吗？"这时，准爸爸应该坐在距离准妈妈 50 厘米的位置上，用平静的语调开始说话，随着说话内容的展开再逐渐提高声音，不能一下子发出高音而惊吓了胎宝宝。

说话的内容最好事先构思好，先拟定一篇小小的讲话稿，稿子的内容可以是一段优美动人的小故事、一首纯真的儿歌、一首内容浅显的古诗，也可以谈自己的工作及对周围事物的认识。用诗一般的语言，童话一般的意境，告诉宝宝外面的这个美丽新世界。

贴心提示

准妈妈最好给宝宝取个好听的乳名，这对进行呼唤胎教很有好处。

第五章

孕5月指导

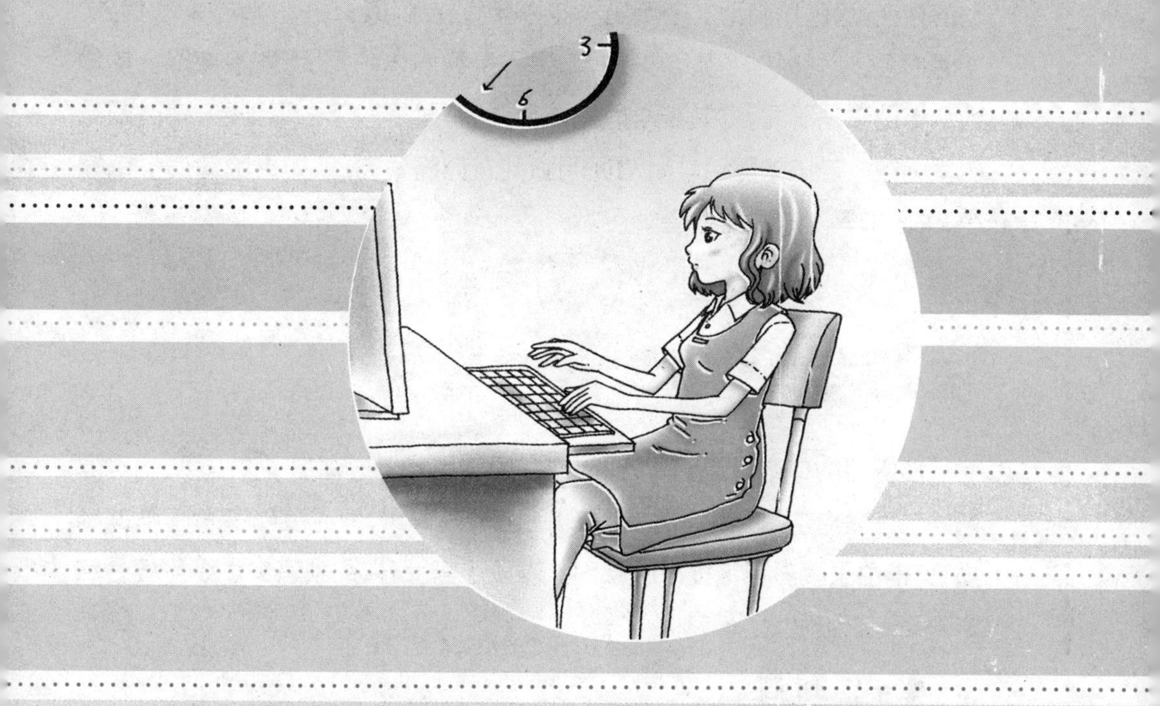

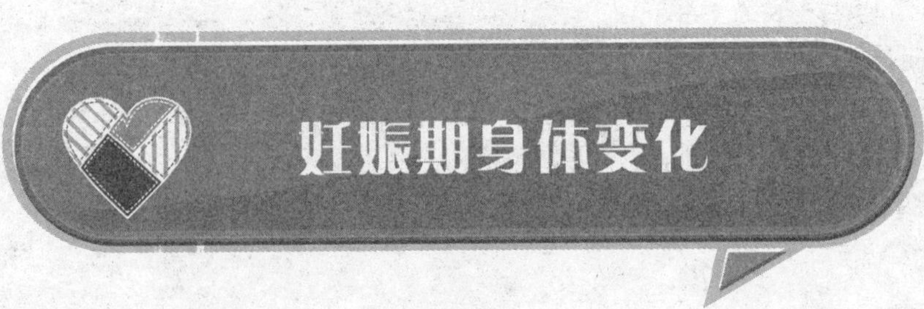

妊娠期身体变化

第五孕月（17～20周）

可能是由于胖瘦、高矮、体形不同的原因，准妈妈的身体外观有明显差异，有的准妈妈肚子开始显形，有的似乎和孕前没有多大变化。但是触摸其腹部时，发现子宫的轮廓已经很清晰，在耻骨联合往上至肚脐下3厘米左右处，有一隆起的半球。准妈妈会感觉胎儿在踢你了，这是小宝宝在向你介绍他的存在，这就是胎动。经产妇早些，初产妇要到第18～20周才能感觉到。初时很轻微，就像肠子动了一动，如果不是细心体会，很可能被忽略。慢慢地动作越来越明显，尤其在准妈妈休息时，有时是一下一下地动，有时却是叽里咕噜一连串的翻动。胎动证明胎儿是充满活力的，如果胎动消失或减少，就必须马上找医生检查。

怀孕第17周

准妈妈的体重增加明显，此时准妈妈体重最少已增加了2千克，有些准妈妈也许会增加5千克。准妈妈的子宫长得很大，有时腹部会有阵阵的剧痛，这是由于腹部韧带拉伸的原因。由于子宫上升，尿频消失。经产妇会感觉到第一次胎动。

■ **宝宝**15周

可以握拳、挤眼、皱眉、吮手。

皮肤表层覆盖了一层薄薄的细绒毛。

味觉已初步发育成熟。

眉毛开始长出来了,头发也在生长。

胎儿 13 厘米左右,体重约为 80 克。

怀孕第 18 周

准妈妈的子宫不断地长大,身体的重心也在发生变化,准妈妈可能感觉行动有些不便,此时应注意不可穿高跟鞋。由于胃口大开,精神高涨,精力恢复,不少准妈妈出现性欲增强的现象。这是由于体内雌激素大量增加,导致盆腔内血流量增多,使性欲提高,并更易达到高潮。

■ 宝宝 16 周

胎盘形成,母亲和胎儿已紧密连成一体。

胎盘成为半圆形,占宫腔一半。

羊水量 200 毫升左右。胎儿在羊水中不受重力影响,行动如太空人一样自由。

皮肤增厚,变得红润有光泽。

触觉和味觉非常发达,听觉日渐发达。

强烈的阳光照射腹部,胎儿会用手挡。

内脏器官越来越接近完成阶段。

可用超声波装置听到胎心音,心脏的搏动更加活跃。

手指甲完整地形成了,关节也开始运动了。

腿长超过了胳膊的长度。

头部偏大。

外表和构造逐渐呈人形。

胎儿身长 16 厘米左右,体重约 105 克。

怀孕第19周

新陈代谢加快，血流量明显增加。腰身变粗，动作开始显得笨拙。如果注意自己的乳房，会发现乳晕和乳头的颜色加深了，而且乳房越来越大，这很正常，是在为哺育宝宝做准备。现在应注意乳头和乳房的保养，乳房增大后，乳腺也发达起来。如果忽略乳房保养，乳房组织就会松弛，乳腺管的发育也会异常，有可能生产后缺乏母乳。进行乳房保养包括选用合适的胸衣，一些扁平乳头、凹陷乳头的准妈妈，可以使用乳头纠正工具进行矫治。另外还需要做乳房保健按摩操，从乳房的四周向中心轻轻按摩，适时地开始乳房、乳头的保养按摩，可使乳头坚韧、挺起，利于将来宝宝吸吮。

■ 宝宝17周

宝宝的循环系统和尿道进入了工作状态。

肺已开始工作了。

胎儿开始在妈妈的肚子里顽皮地抓拉脐带，不过不会做得太过分，他懂得小心地保护自己。

胎儿身长约为13厘米，体重约170克。

怀孕第20周

本周做一次产前检查。准妈妈的腹部已经适应了不断增大的子宫，孕产妇可能在本周感觉第一次胎动。

■ 宝宝18周

18周后使用听诊器在腹壁可听到胎心音。

胎儿已能听到外界较强的声音。

胎儿的骨骼变得越来越硬，开始骨化，此时需要较多的钙、磷和维生素D。胎儿大约为14厘米长，体重约200克。

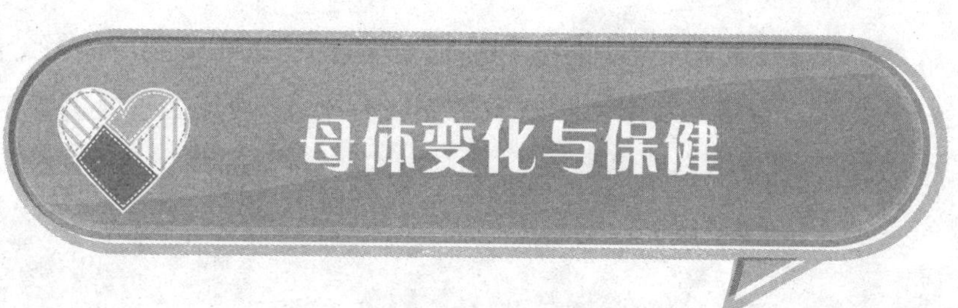

准妈妈身体有哪些微妙变化

下腹突出，臀部丰满

到这个月末，也就是怀孕 20 周的时候，准妈妈已经度过了孕期的一半，此时肚子将明显地鼓胀起来，因为子宫的大小已经差不多相当于一个成年人的脑袋大了。臀部也因脂肪的增多而显得浑圆，从外形上开始显现出较从前丰满的样子。

发质改变

怀孕后，由于激素的变化，准妈妈头发的生长速度一般会加快，显得比以前多且有光泽。但另一种可能是油性的发质变得更油，干性的发质变得更干、更脆，而且头发也掉得很多。

皮肤发生变化

由于孕激素和雌激素分泌的变化很大，准妈妈的皮肤也会有很大的改变。有的准妈妈皮肤滋润光泽，有的则越发油腻，甚至发出小痘痘，干性皮肤则更加干燥以致有皮屑脱落。

乳房形状变化

伴随着乳房的胀大，左、右乳头之间的距离开始逐渐变宽，双乳开始向腋下扩展并下垂。乳头很干燥，有时会内陷。有些准妈妈妈妈还能挤出黏稠、颜色微白的液体。

关节韧带变得松弛

准妈妈会感到你的手指、脚指和全身关节韧带会变得松弛，这是因体内孕激素改变所引起的。

偶尔呼吸急促

怀孕不仅会让准妈妈看到自己身材的变化，你也会感受到身体各个器官的一些不适。比如有时会觉得呼吸变得急促起来，特别是上楼梯的时候，准妈妈不用担心，这是因为血容量增加，日益增大的子宫使膈肌上抬造成的。

第三次产检要注意什么

准妈妈已经进行了两次产检，跟自己的妇科医生应该也逐渐熟悉起来，以后产检会更加轻车熟路，但是，随着宝宝的成长，准妈妈的负担日渐沉重，所以产检时最好有准爸爸陪伴，而且事先要做好充分的准备。

第三次产检内容

第三次产检时，除了体重、血压、宫高与腹围、浮肿情况、尿常规等每次产检都要检查的项目外，还有可能进行血常规检查。

另外，准妈妈还要做产前筛查。通过产前筛查可以查出怀有患先天愚型、神经管畸形、18——三体综合征胎儿的可能性。

第三次产检要注意什么

❶ 出门之前准备好零钱、卫生纸、围产保健本等。

❷ 检查时要把这一段时间以来，自己身体有无任何不适告诉医生，特别是还有没有呕吐的现象，有无头痛、眼花、浮肿、阴道流血或腹痛等症状，准妈妈可以事先仔细回忆并做好记录。

❸ 在进行产前检查的同时，准妈妈或家人还应进行自我监测，以便随时了解胎宝宝的生长情况，保证胎宝宝的正常发育。孕期自我监测的方法很多，常用的方法有：测胎动、听胎心及检查子宫底的高度等，如果发现异常，准妈妈可以及时到医院做进一步的检查。

贴心提示

产前检查如果发现怀有不健康的胎宝宝迹象，就需要进一步确诊。如B超检查或羊水细胞染色体核型分析确诊。如果经过医生仔细诊断，或经多位专家会诊，明确怀有先天愚型胎儿，应该考虑终止妊娠，从而避免生下残疾孩子，给家庭造成重大悲剧。

需要进行唐氏儿筛查吗

唐氏儿筛查是一种通过抽取准妈妈血清，检测母体血清中甲胎蛋白和绒毛膜促性腺激素的浓度，并结合准妈妈的预产期、年龄、体重和采血时的孕周等，计算生出唐氏儿的危险系数的检测方法。

唐氏综合征的表现

患有此症的宝宝俗称痴呆儿。通常表现为智力低下、发育迟缓。患儿眼距增宽、眼裂狭小，双眼外侧往上斜，鼻梁扁平，外耳及头围比正常儿童小，运动和语言能力发育明显落后，很晚才学会坐、站、走和讲话等。

唐氏儿筛查意义重大

随着环境污染及不良生活习惯的影响，即使没有任何异常家族史的正常准妈妈仍有可能生出唐氏儿。据统计，按目前的出生率，我国平均每20分钟就有一例唐氏儿出生，这种疾病目前仍缺乏有效的治疗手段，这无疑给家庭和社会造成了沉重的负担。因此重视产前筛查的意义重大。

哪些夫妻生育“唐氏儿”的潜在危险高

❶ 准妈妈妊娠前患过流感、风疹或服用致畸药物，如四环素等。

❷ 受孕时夫妻一方染色体异常，或一方长期在放射性、污染环境下工作。

❸ 准妈妈有习惯性流产史，以及出现过早产或死胎现象。

把握检查时间

唐氏综合征检查时间控制非常严格，一般是在孕期的16～18周之间，无论是提前或是错后，都会影响检查结果的准确性。如果错过了时间段，无法再补检，只能进行羊膜穿刺检查。

贴心提示

唐氏筛查得到的不是绝对值而是可能性，即生育唐氏儿的危险性大小，因此经过筛查定为低危也不是说绝对保证胎宝宝百分之百健康。

哪些准妈妈需要做羊膜腔穿刺

羊膜腔穿刺是在腹部超声波的导引下，利用特殊长针，经过准妈妈腹部进入羊膜腔，抽取少量的羊水来作为检查标本，进行羊水细胞和生物化学方面的检查。

羊膜腔穿刺可以确诊胎宝宝是否有染色体异常、神经管缺陷以及某些能在羊水中反映出来的遗传性代谢疾病。

■ 哪些准妈妈需做羊膜腔穿刺

❶ 准妈妈年龄在 35 岁以上。

❷ 唐氏儿筛查高危的准妈妈。

❸ 曾生育过先天性缺陷儿尤其是生育过染色体异常患儿的准妈妈。

❹ 准父母一方是染色体异常者或平衡异位的携带者。

❺ 孕期血清甲胎蛋白值明显高于正常妊娠者的准妈妈。

■ 做羊膜腔穿刺注意事项

❶ 掌握时机。怀孕 16～18 周是羊水抽取的最好时机。

❷ 做完羊膜腔穿刺后，应避免从事粗重或会增加腹压的活动。

❸ 约有 2%～3%的准妈妈在穿刺后会出现轻微的子宫收缩及阴道流血，通常不须要特别治疗，对于怀孕过程没有不良影响，在休息或安胎治疗后可以得到缓解。

贴心提示

准妈妈需做羊膜腔穿刺检查时，应到条件相对好的大医院进行。严格掌握适应症，并且配合超声波检查，在严密消毒下有经验的医生操作，这些都是很有必要的。

如何判断羊水指标是否正常

羊水是维系胎宝宝生存的要素之一。准妈妈羊水出现异常会对胎宝宝造成影响，因此要学会判断并且防治养水异常的出现。

■ 羊水的形成

羊水的98%是水，另外含有少量无机盐类、有机物和脱落的胎宝宝细胞。

在宝宝的不同发育阶段，羊水的来源也各不相同。在妊娠的头3个月，羊水主要来自胚胎的血浆成分。之后，随着胚胎的器官开始成熟发育，其他诸如宝宝的尿液、呼吸系统、胃肠道、脐带、胎盘表面等，也都成为了羊水的来源。

■ 羊水的正常指标

羊水量的多少因人而异，通常随着妊娠周数增长而逐渐增加，12周时有50毫升，怀孕中期大约400毫升，直到妊娠36～38周达到最大量1000毫升左右，过了预产期则显著减少。

临床上以"羊水指数"作为参考值。肚脐为中心画一个十字，将准妈妈的肚子分成四个象限，分别测量其中羊水的深度，四个数字加起来即为羊水指数。

一般定义羊水指数在8～18厘米的范围之内属于正常状态，超过24厘米为羊水过多，低于6厘米则属羊水过少。羊水过多过少都不好，应积极找到原因，配合医生对症治疗。

■ 羊水过多或过少的预防

❶ 羊水过多时，要注意休息，少吃盐，并在医生的指导下服用健脾利水、温阳化气的中药。

❷ 羊水过少的准妈妈要加强产检，孕37周后至孕40周前计划分娩，降低羊水过少的发生率。

孕期视力不稳定，如何保护眼睛

怀孕期间准妈妈眼球出现以下变化：角膜厚度增加，越到怀孕末期，角膜厚度增加越明显；角膜敏感度降低，会影响角膜反射及保护眼球的功能。如果准妈妈在孕期注意保护眼睛，这种现象在产后6～8周就可以恢复，否则就有可能造成不可逆的视力下降。

■ 准妈妈注意科学用眼

❶连续近距离用眼时间不能太长，看书或者看电视、看电脑 40～50 分钟后，要停下来闭目休息或看远处 3～5 分钟，防止眼肌过度疲劳。

❷近视的准妈妈要定期到专业的眼镜公司去检查视力，一旦发现视力减退要及时更换眼镜，防止近视的进一步加深。但是不能配戴隐形眼镜，准妈妈由于内分泌系统发生改变，角膜组织会出现轻度水肿，使得角膜的厚度增加。而隐形眼镜会阻隔角膜与空气的接触，使得角膜缺氧，敏感度降低，导致视力减退和无故流泪等。

❸室内灯光不能太强，也不能太弱，尽量减少对眼睛的刺激。

■ 按摩缓解眼疲劳

❶先将手指放在眼睛上方，从眼角向眼尾慢慢移动。

❷用大拇指的指腹轻轻按摩太阳穴，同时做深呼吸。之后，把中指放在眼尾处，朝眼角处轻轻地提拉。

❸把手指放在眼睛下方，从眼尾处向眼角缓缓移动，用食指和中指的指腹轻压压眼睑。

■ 多吃对视力有帮助的食物

多吃胡萝卜、豆芽、橘子、红枣等对预防近视有帮助的食物。

贴心提示

准妈妈如果视力下降的同时伴有水肿、高血压和蛋白尿等症状，就很有可能是妊娠高血压综合征，应及时到医院检查。

准妈妈乳头内陷怎么办

准妈妈乳头凹陷入乳晕皮面之下，不凸出于乳晕平面，致局部呈大小口状时，称为乳头内陷。对于准妈妈来说，乳头内陷妨碍哺乳功能，且局部难以清洗，下陷的部位易藏污纳垢，常引起局部感染，乳腺导管又与凹陷处相通，炎症可向乳腺内扩散而引起乳腺炎，所以准妈妈应该予以纠正。

如何纠正乳头内陷

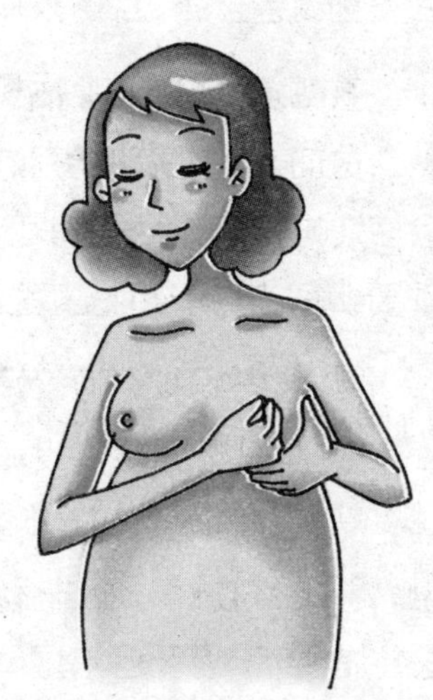

❶ 牵拉法。用一手托住乳房，另一手的拇指和中、食指抓住乳头向外牵拉，每日 2 次，每次重复10～20次。经常牵拉乳头，可以使双乳突出、周围皮肤支撑力增大，起到“定型”作用。

❷ 挤压法。将两拇指相对地放在乳头左右两侧，缓缓下压并由乳头向两侧拉开，牵拉乳晕皮肤及皮下组织，使乳头向外突出，重复多次。随后将两拇指分别在乳头上下侧，由乳头向上下纵形拉开。每日 2 次，每次 5 分钟。

❸ 负压吸引法。每日应用吸奶器吸引乳头数次，利用其负压促使乳头膨出。

乳头内陷的准妈妈要注意哪些问题

❶ 内衣、乳罩适当，不可过紧，特别是对于乳房较大的准妈妈，以免加重乳头内陷的程度。

❷ 贴身内衣应为棉制品，并经常换洗、日光照射。乳头如有发红、裂口的迹象时，应及时就医。

❸ 罹患乳头内陷的准妈妈分娩后，应特别关照乳头的保健和卫生。乳头有轻度凹陷者，适当增加婴儿的吸吮次数，同时注重保护乳头，注意哺乳后清洗，谨防感染。一旦发生乳头红肿，应及时去医院诊治，防止形成乳腺炎。

贴心提示

乳头内陷的准妈妈，应该于怀孕 5～6 个月时就开始纠正。

准妈妈耳鸣严重怎么办

在怀孕期间，准妈妈由于黄体酮分泌量增加，容易造成黏膜肿胀而导致耳鸣的症状，如果耳鸣现象不影响日常生活就不必太担心，一般分娩后症状会得到改善。不过，如果症状严重，就要到耳鼻喉科做专业检查。

■ 哪些疾病可以引起耳鸣

贫血、甲状腺功能亢进、糖尿病、各种感染引起的发热等，这些疾病不仅会使准妈妈身体处于消耗状态而出现耳鸣和头疼，还会影响准妈妈的全身重要器官的功能和胎宝宝的发育，要及早诊断并积极治疗。

■ 准妈妈如何防治耳鸣

❶准妈妈需要接受专科检查，要有乐观豁达的生活态度。一旦有耳鸣，不要过度紧张，应及时接受医生的诊治。如耳鼻喉科检查，排除耳道异常，如果没有异常，应进行神经科检查，排除脑部病变。在诊治过程中，听从医生指导，积极配合治疗。

❷过度疲劳、睡眠不足、情绪过于紧张也可导致耳鸣的发生。准妈妈应注意休息，保证足够睡眠；情绪紧张焦虑时要使思想放松。

❸有些准妈妈耳鸣，有可能是缺铁性贫血引起的。由于红细胞减少，血液运载氧气的能力减弱，母体组织细胞缺氧，准妈妈会出现头晕、耳鸣等症状。因此准妈妈预防缺铁性贫血，可以防止耳鸣。

❹避免在强噪音环境下长时间逗留或过多地接触噪音。

贴心提示

耳鸣起因较慢，病程都非短期内发生，故治疗一般也需要较长时间，如耳鸣掩蔽疗法、松弛疗法等至少要完成为期一个月的疗程，才能评估治疗效果。因此，准妈妈在配合治疗过程中要有恒心，不要轻易放弃。

什么是妊娠瘙痒症

妊娠瘙痒症又叫妊娠期肝内胆汁淤积症，是由于准妈妈体内雌激素水平升高，使肝细胞内酶出现异常，导致胆盐代谢能力的改变，造成胆汁淤积，淤积在末梢血管的胆汁刺激神经末梢，因此引起痒感。

■ 妊娠瘙痒的危害

妊娠瘙痒不但引起皮肤发痒，它对胎宝宝有严重的潜在危险。胆汁淤积在胎盘，使胎盘的绒毛间隙变窄，胎盘血流量减少，准妈妈与胎宝宝之间的物质交换和氧的供应受到影响，还可能引发早产、胎儿宫内发育迟缓、胎儿窘迫甚至胎儿死亡。

如何识别妊娠瘙痒

❶ 瘙痒持续3天以上，在没有治疗的情况下，妊娠期瘙痒症通常将持续到分娩。所以当瘙痒持续3天仍没有消失时，必须去医院检查确诊。

❷ 除了瘙痒，发痒处一般没有皮肤的损害。皮肤病一般局部有小疹子出现，而妊娠期瘙痒症没有。

❸ 角膜有轻微的黄染，或者小便有点黄，妊娠期瘙痒症引起肝功能轻微损害，产生黄疸。不过一般黄疸的程度很轻，所以不容易觉察。

❹ 妊娠瘙痒严重时不但会出现黄疸，还会出现红色丘疹、风团块、红斑和水泡等，少数患者还会乏力、腹泻、腹胀。

贴心提示

妊娠瘙痒症具有一定的家族遗传性。而且如果上次怀孕时发生了妊娠瘙痒症，今后怀孕再发生的概率很大。

胎动有怎样的规律

胎动是宝宝正常的生理活动，妊娠18～20周的准妈妈便可以感知宝宝的胎动。

不同孕期胎动的规律

孕期	胎动位置	胎动感觉
16～20周	下腹中央，比较靠近肚脐眼。	孕16～20周是刚刚开始能够感知到胎动的时期。这个时候的宝宝运动量不是很大，动作也不激烈，准妈妈通常觉得这个时候的胎动像鱼在游泳，或是“咕噜咕噜”吐泡泡，跟胀气、肠胃蠕动或饿肚子的感觉有点像，没有经验的准妈妈常常会分不清。

续表

孕期	胎动位置	胎动感觉
20～35 周	靠近胃部，向两侧扩大。	这个时候的宝宝正处于活泼的时期，而且因为长得还不是很大，子宫内可供活动的空间比较大，所以这是宝宝胎动最激烈的一段时间。准妈妈可以感觉到宝宝拳打脚踢、翻滚等各种大动作，甚至还可以看到肚皮上突出小手小脚。
临近分娩	遍布整个腹部。	临近分娩，宝宝几乎撑满整个子宫，所以宫内可供活动的空间越来越少，施展不开，而且胎头下降，准妈妈会感觉胎动减少了一些，没有以前那么频繁、激烈。

■ 不同时间及状况的胎动规律

每个胎宝宝都有自己的“生物钟”，昼夜之间胎动次数也不尽相同，一般早晨活动最少，中午以后逐渐增加。晚上 6～10 点胎动活跃。大多数胎宝宝是在妈妈吃完饭后胎动比较频繁，因为那时妈妈体内血糖含量增加，宝宝也“吃饱喝足”有力气了，于是就开始伸展拳脚了。

而当准妈妈饿了的时候，体内血糖含量下降，宝宝没劲了，也就比较老实，这也是胎宝宝的一种自我保护行为。

准妈妈如何在家监测胎动

胎动反映了胎宝宝在妈妈子宫内的安危状态。如果胎动出现异常，则很可能是出现胎宝宝宫内缺氧。因此，依靠妈妈的自我监控，每天掌握胎动变化的情况，可以随时了解宝宝在子宫内是否安然无恙。

■ 监测胎动的方法

每个胎宝宝的活动量不同，有的好动，有的喜静。不同的准妈妈可能自觉胎动数和时间会有所不同。细心的准妈妈经过一段时间，就会掌握胎宝宝的运动规律，然后可以根据胎宝宝的胎动规律来监测胎动。

⊕ 每日测量胎动次数。准妈妈自怀孕的第 28 周起，每天可以监测胎动，选择宝宝胎动最频繁的时间段，采左侧卧姿势，记录 10 次胎动所需的时间，若小于120分钟，表示胎动次数没有异常。但如果没有感觉到胎动，或10次胎动的所需时间大于2小时，就应该尽快找医师做进一步的检查。

❷ 计算平均时间内的胎动次数。准妈妈每天分别在早上、中午、晚上各利用一个小时的时间测量胎动。然后将3个小时的胎动次数相加乘以4，即为12小时胎动次数。如果12小时胎动次数大于12次，为正常；如果12小时胎动次数少于10次，属于胎动减少，就应该仔细查找原因，必要时到医院进行胎心监测。

发现胎动异常怎么办

一般医生建议，准妈妈应该以24小时作为一个周期，来观察宝宝的胎动是否正常。因此，如果一天内发现宝宝的胎动规律明显异于平时，就应该查找原因，及时到医院就诊。

■ 几种胎动异常的原因及处理办法

异常现象	可能原因	处理办法
胎动减少	准妈妈血糖过低、发烧。	1.注意休息，注意随气温变化增减衣物，避免感冒。 2.尽量避免到人多的地方去。 3.经常开窗通风，保持室内的空气流通，适当进行锻炼。 4.多喝水、多吃新鲜的蔬菜和水果。
胎动突然加剧，随后慢慢减少	缺氧、受到外界刺激、高血压、受到外界撞击，以及外界噪音的刺激。	1.有妊高征的准妈妈，应该定时到医院做检查，并注意休息，不要过度劳累。 2.无论是走路还是乘公共汽车，尽量和他人保持距离，不到嘈杂的环境中去，防止外力冲撞和刺激。 3.保持良好的心态，放松心情，控制情绪。
急促胎动后，突然停止	脐带绕颈。	1.一旦出现异常胎动的情况，要立即就诊。 2.坚持每天数胎动，有不良感觉时，马上去医院检查。
胎动突然加快	准妈妈受剧烈的外伤所致。	准妈妈应少去人多的地方，以免被撞到，还要减少大运动量的活动。

贴心提示

胎动不能完全作为监护胎宝宝的可靠指标，除非有非常显著的变化。所以准妈妈千万不可因为胎动的细微异常就惊慌失措。

如何进行胎心监护

胎心听诊是最传统，也是最简单、实用的胎儿监护方法。孕 20 周以后，非专业人员使用听诊器就能听到胎心音。

■ 正常胎心音的特点

胎心音是双音，第一音和第二音很相近，就像钟表的“滴答”声。胎心音具有一定的规律，一般情况下，在怀孕 20 周时便可测听到胎心音了，它比胎动的出现要晚一些，正常的胎心率比较快且强而有力，每分钟 120～160 次，怀孕中期，胎心率可达每分钟 160 次。

■ 如何进行胎心监护

❶ 胎心位置因胎位而异。如是头位，胎宝宝头朝下，在准妈妈脐孔的右下方或左下方听。若为臀位，胎宝宝臀在下，那就在准妈妈脐孔的右上方或左上方听。要是横位，在准妈妈的脐部听。家属当然不会摸胎位，不过没关系，只要准妈妈记得医生检查时所说的胎位，是在哪个部位听取胎心的，依照做即可。

❷ 听胎心音虽然没有什么特殊的技巧，一般人都可以掌握，但必须与准妈妈腹内的几种杂音准确地区分开。(1)宫杂音，即血流通过发出的声音，这是和脉搏频率相同的吹风样杂音，一般在腹部左侧较明显；(2)腹主动脉音，即腹主动脉的跳动声，其速率与脉搏一致；(3)胎动音，即胎宝宝肢体碰撞子宫壁发出的声音，它是一种没有节律的杂音。

❸ 在孕 28 周后应每日听一次，每次一分钟，以便监测胎宝宝的健康状况。

■ 胎心音的危险信号

如果胎心率低于 120 次/分钟或大于 160 次/分钟，或节律不规则，很可能是胎宝宝宫内窘迫的信号，就要密切观察胎动和胎心的变化，如果仍不正常就必须从速去医院就诊。

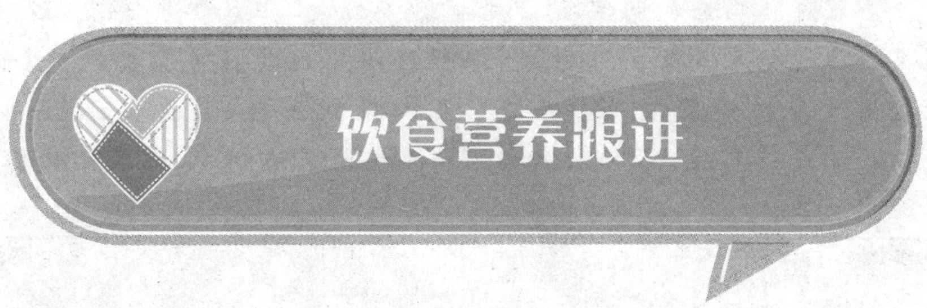

准妈妈最适合吃哪些坚果

坚果中富含蛋白质、脂肪、碳水化合物以及维生素、各种矿物质、膳食纤维等营养成分。吃坚果对改善脑部营养很有益处，对胎宝宝也能起到补脑作用，特别适合准妈妈食用。

最适合准妈妈吃的坚果

❶ 花生。花生富含蛋白质，而且易被人体吸收。花生仁的红皮还有补血的功效。花生可以与红枣莲子等一起做成粥或甜汤，也可以作成菜肴，比如宫保鸡丁。为了补血，不要把花生仁的红色种皮剥掉。

❷ 核桃。补脑、健脑是核桃的第一大功效，另外其含有的磷脂具有增长细胞活力的作用，能增强机体抵抗力，并可促进造血和伤口愈合。另外，核桃仁还有镇咳平喘的作用。尤其是经历冬季的准妈妈，可以把核桃作为首选的零食。

❸ 杏仁。杏仁有降气、止咳、平喘、润肠通便的功效，对于预防孕期便秘很有好处。但是杏仁有小毒，一次不宜多食。

❹ 瓜子。准妈妈多吃南瓜子可以防治肾结石病；多吃西瓜子润肠、健胃；而多吃葵花子能起到降低胆固醇的作用。

❺ 松子。松子含有丰富的维生素 A 和维生素 E，以及人体必须的脂肪酸、油酸、亚油酸和亚麻酸，还含有其他植物所没有的皮诺敛酸。它不但具有益寿养颜、祛病强身之功效，还具有防癌、抗癌之作用。准妈妈可以直接生吃，或者做成美味的松仁玉米来吃。

贴心提示

坚果对准妈妈和胎宝宝虽然有诸多好处，但凡事要有度，过犹不及。由于坚果类食物油性大，准妈妈消化功能在孕期会减弱，如果食用过多的坚果，就会“败胃”，引起消化不良，甚至出现“脂肪泻”，反而适得其反。因此，准妈妈每天吃坚果达到50克就可以了，不要吃太多。

准妈妈需要服用鱼肝油吗

准妈妈怀孕后都会担心缺乏营养元素，一般都特别紧张，尤其是家里人，总会给补这补那。但是准妈妈想要补什么营养元素最好先去征求医生的意见，不要自己乱补。比如鱼肝油，就不是可以随便补的。

滥服鱼肝油的危害

鱼肝油含维生素A和维生素D，因此常用来防治维生素A和维生素D缺乏症。对于一个正常人来说，人体需要维生素A的量极微，日常的饮食已足够生理需要。准妈妈是否需要服用鱼肝油应在医生指导下进行，如果滥服鱼肝油，积蓄过多则会引起胎宝宝主动脉硬化，影响其智力发育。而且长期大量食用鱼肝油，会引起食欲减退、皮肤发痒、毛发脱落、感觉过敏、眼球突出、血中凝血酶原不足及维生素C代谢障碍等。

同时，血中钙浓度过高，会出现肌肉软弱无力、呕吐和心律失常等，这些对胎宝宝生长都是没有好处的。

食补比服用鱼肝油有利

最好的补充营养的方法就是通过饮食调节，准妈妈应该牢记这个原则，多吃自然食品，而不要迷信各种补药。胎宝宝在母体内长到5个月时，牙齿开始钙化，骨骼迅速发育，这时为补充钙质可以多吃些肉类、蛋类、骨头汤等富含矿物质的食物。此外，准妈妈还应常到户外活动，接触阳光，这样在紫外线的照射下，可以自身制造出维生素D，不必长期服用鱼肝油，也可保证胎宝宝正常发育。

贴心提示

准妈妈如果因治病需要,服用鱼肝油,应按医嘱服用。市面上鱼肝油的种类颇多,准妈妈可以找可信的医院或医生推荐。

体重增加过快的准妈妈怎样控制饮食

孕中晚期需要大量营养来满足日渐长大的胎宝宝所需,还要为分娩及产后哺乳的消耗做准备。但并不是营养摄入越多,胎宝宝的发育越好。这个阶段控制体重在正常范围增长是非常重要的。

如果吃过多高能量的食物,会导致剩余的热量转化为脂肪堆积在体内,造成准妈妈肥胖,胎宝宝体重过大。所以如果准妈妈体重增加过快,就要学会控制饮食。

■ 准妈妈体重增长正常值

❶ 怀孕的前 3 个月:每月体重增加 0.5 千克左右。

❷ 怀孕 4～7 个月:体重每月增加 1.5～1.8 千克。

❸ 怀孕 8～10 个月:每周增加 0.5 千克以内,应该是逐渐稳步增加,而不是突然猛增。

■ 体重增长过快这样控制饮食

❶ 多吃一些蔬菜。蔬菜的主要成分是维生素和膳食纤维,能量很低,多吃蔬菜可以让准妈妈产生饱足感,而且还不会发胖。

❷ 少吃高脂肪、高热量食品。体重增加过快的准妈妈要尽量少吃高脂肪、高热量的的食物。

❸ 注意食物合理搭配,提高营养价值及蛋白质的利用率。如燕麦和牛奶搭配,蛋白质的利用率就会明显提高。

❹ 主食不但吃细粮,还有搭配粗粮。如玉米、小米、紫米、燕麦等,这些食物能量低,常吃不但能预防肥胖,还有通便的效果,对孕期准妈妈常发生的便秘很有帮助。

❺ 进餐规律。没有规律的进餐习惯会导致肥胖和免疫力下降,而且还会造成准妈妈体内血糖水平不稳定。

贴心提示

有些准妈妈产检时胎宝宝并不大，本身也不太胖，可是一段时间内体重骤增。还感觉穿鞋越来越紧，早晨起来双手胀得不能握拳，晚上下肢沉重，这可能是发生了妊娠水肿，也就是过多的液体潴留在体内造成的，应该及时就医。

准妈妈可以吃冷饮吗

炎炎夏日，来上一杯冷饮或者一根冰激凌，是再美不过的事情了。可是，对于有着孕育责任的准妈妈来说，不管你多么爱吃这些东西，也要忍痛戒掉了。

■ 准妈妈多吃冷饮的危害

❶ 准妈妈在怀孕期，胃肠对冷热的刺激非常敏感，多吃冷饮会使胃肠血管突然收缩，胃液分泌减少，消化功能降低，从而引起食欲不振、消化不良、腹泻，甚至引起胃部痉挛，出现剧烈腹痛现象。影响准妈妈对营养的吸收，从而导致营养跟不上，影响胎宝宝的生长发育。

❷ 准妈妈的鼻、咽、气管等呼吸道黏膜往往充血并有水肿，如果贪食冷饮，充血的血管突然收缩，血流减少，可致局部抵抗力降低，使潜伏在咽喉、气管、鼻腔、口腔里的细菌与病毒乘机而人，引起咽喉痛哑、咳嗽、头痛等，严重时还能引起上呼吸道感染或诱发扁桃体发炎等。

❸ 冷饮通常脂肪含量偏高，准妈妈在怀孕期间，激素水平发生改变，代谢异常，再去吃脂肪含量高的冷饮，极易引发高血脂、脂肪肝等疾病。

贴心提示

在闷热的季节里，准妈妈可以适当吃一些瓜果，既可以解渴又能解暑，冬瓜、菜瓜、香瓜、黄瓜等均可食用。对于夏季胃口不好的准妈妈来说，不妨将一些水果入菜来增强食欲，除了西红柿，菠萝、柠檬、柳橙都适合作为烹煮食物的原料。

爱吃甜食的准妈妈需要注意什么

不少准妈妈喜欢吃甜食，甜食确实有其诱人之处，但准妈妈不宜吃得过多。

■ 准妈妈吃过多甜食的危害

❶ 增大患妊娠糖尿病的风险。吃进去的糖分，主要靠胰腺中胰岛分泌的胰岛素分解，准妈妈在孕期如果吃进去的糖分过多，分泌胰岛素不足以分解糖分的话，多余的糖就会积蓄在体内，久而久之就会患糖尿病。所以说，孕期准妈妈若吃了过多甜食，会增大患妊娠糖尿病的风险。

❷ 导致准妈妈肥胖和巨大儿。甜食的热量也比较高，过量摄取会造成准妈妈肥胖，还会导致腹中胎宝宝过于肥大。

❸ 引起体内血糖浓度增加。甜食中的蔗糖经胃肠道消化分解后，可以引起体内血糖浓度增加。吃甜食越多，血液中葡萄糖浓度就越高。血糖超过正常值时，会促进金黄色葡萄球菌等化脓性细菌的生长繁殖，从而诱发疥疮或痈肿，一旦病菌侵入毛囊底部，又成为菌血症之根源，严重威胁胎宝宝生存的内环境。当糖在身体内分解产热时，会产生大量的丙酮酸、乳酸等酸性代谢废物，使血液从正常的弱碱性变成酸性并且形成酸性体质。这种体质是导致胎宝宝畸形的原因之一。

■ 准妈妈要少吃甜食

准妈妈不能多吃糖，并不是说就不要吃糖，糖类作为供给能量的最主要来源，对于准妈妈的身体和胎宝宝的发育都是非常重要的。酷爱吃甜食的准妈妈要适当地减少吃甜食的量和次数，注意均衡营养分配。

贴心提示

如果准妈妈血糖比较高，主食，包括米饭、面食等也都要少吃一点，尽量吃营养丰富的蔬菜。

孕期可以吃辣味食物吗

虽然目前还没有科学依据证明吃辣味食物对准妈妈及胎宝宝有不良影

响，但这并不是说准妈妈就可以肆无忌惮地吃辣味食物了，准妈妈吃过多辣味食物是有害无益的。

■ 准妈妈吃太多辣味食物的危害

❶ 辣椒素可以促进血液循环，但是对于准妈妈而言容易造成心跳加速、血压增高，对胎宝宝的发育和自身健康不利。

❷ 辣椒过量容易加重便秘和痔疮，孕妇本来就容易患便秘和痔疮。

❸ 一些辣制品含有高盐分，盐分摄取过多容易造成准妈妈水肿。

❹ 过辣的食物容易破坏胃肠黏膜，引起腹痛、腹泻等，造成消化功能紊乱，影响正常的孕期营养吸收。

■ 准妈妈吃辣味食物要注意的问题

❶ 肠胃不好的准妈妈不宜吃过多辣椒。如果准妈妈间吃辣有肠胃不适的现象，要尽量避免吃辣味食物。

❷ 如果有流产病史或是有早产病史的准妈妈，则整个孕期都不建议食用过辣食物。

❸ 准妈妈如果有高血压、便秘、痔疮、流产等症状，就最好不要吃辣。

❹ 最好少吃辣椒酱，因为辣椒酱中含盐量很高，不利于健康，制作过程中也可能添加防腐剂等成分。

贴心提示

不少准妈妈认为辣椒开胃，在食欲不好的时候不论什么菜都佐以辣椒。其实，过度吃辣，只会破坏神经末稍的感觉，久而久之，使胃肠黏膜损伤，引起慢性炎症，出现呕吐、痉挛、疼痛及腹泻等。

哪些食品不利于胎宝宝脑发育

妊娠 5 个月后，胎宝宝的脑开始逐渐形成，准妈妈应该少吃以下不利脑发育的食品。

❶ 肉类。肉类不宜多吃，人体呈微碱性状态是最适宜的，若偏食肉类，

则使体内偏于酸性，致使胎宝宝大脑迟钝、不灵活。

❷ 白糖。准妈妈不宜大量食用白糖，糖能够直接进入血液中，使血液不能畅通。糖进入脑细胞，可带进水分，使脑细胞呈“泥泞”状态，不仅有损大脑，还可导致脑溢血、脑血栓。准妈妈吃白糖多，对胎宝宝大脑细胞的发育不利。

❸ 含脂肪过高的食物。脂肪容易滞留在血管道上，防碍血液流动。脑中为数众多的毛细血管是输送脑细胞所需营养的，若是脂肪使毛细血管不畅，则会引起大脑缺乏营养，导致大脑正常发育受阻。

❹ 过咸食物。过咸食物会影响脑组织的血液供应，造成脑细胞的缺血缺氧，导致记忆力下降、智力迟钝。

❺ 含过氧化脂质的食物。过氧化脂质会导致大脑早衰或痴呆，直接有损于大脑的发育。腊肉、熏鱼等曾在油温 200℃ 以上煎炸或长时间曝晒的食物中含有较多的过氧化脂质，准妈妈应当少吃。

贴心提示

光吃精米、精面不利脑发育。米、面在精制过程中，会使很多有益于大脑中的成分丧失很多，而大脑所需要的是多种营养成分。所以，准妈妈不可光吃精米精面，要吃粗米、杂粮、标准面粉。

如何吃能帮准妈妈消除妊娠水肿

准妈妈在妊娠中晚期常会出现下肢水肿，用手指按压下肢皮肤时可出现凹陷。轻度的下肢水肿多属于生理性妊娠水肿。如果准妈妈注意饮食，就有助于水肿消除。

■ 妊娠水肿不宜吃的食物

❶ 过咸的食物。发生水肿时要吃清淡的食物，不要吃过咸的食物，尤其是咸菜。

❷ 难消化和易胀气的食物。吃油炸的糯米糕、白薯、洋葱、土豆等难消化和易胀气的食物，会引起腹胀，使血液回流不畅，加重水肿。

■ 妊娠水肿宜多吃的食物

❶ 含蛋白质高的食物。增加饮食中蛋白质的摄入，可以提高血浆中白

蛋白含量，改变胶体渗透压，能将组织里的水分带回到血液中。准妈妈每天一定要保证食入肉、鱼、蛋、奶等食物，特别是鲤鱼和鲫鱼，准妈妈可以多吃，不但消除水肿效果好，还有利宝宝大脑发育。

❷ 水果。水果中含有人体必需的多种维生素和微量元素，它们可以提高肌体的抵抗力，加强新陈代谢，还具有解毒利尿等作用。

❸ 冬瓜。冬瓜具有清热泻火、利水渗湿、清热解暑的功效，可提供丰富的营养素和无机盐，既可养胎排毒，又可利水消肿，准妈妈可以常吃。

贴心提示

准妈妈如果单纯只是脚部轻度浮肿，没有高血压、蛋白尿等其他不适现象，可不必作特殊治疗，一般在宝宝出生后水肿会自行消失。但是，准妈妈如果除四肢和面部浮肿，还出现少气懒言、食欲不振、腰痛、大便溏薄、舌质淡、苔白等症状，多为病态浮肿，需要及时治疗。

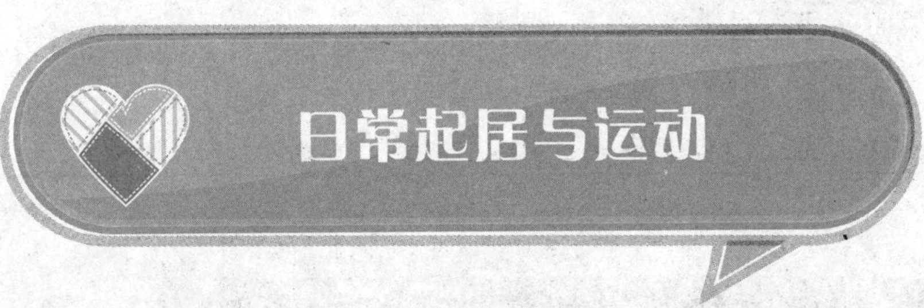

准妈妈身材变丰满，如何选择孕妇装

大部分的准妈妈在怀孕4～5个月时，就要开始选购孕妇装了，选购孕妇装的应以不妨碍胎儿的生长发育为前提，以宽大舒适、透气性良好、吸汗力强、防暑保暖与穿脱方便的原则，结合个人喜好选择衣服的颜色与款式。

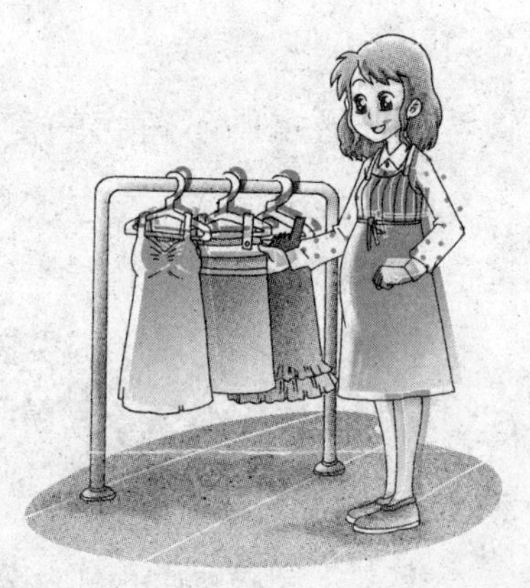

款式要宽松

准妈妈选择孕妇装时要选择宽松的款式，千万不要选择修身式的。宽松的胸腹部、袖口会让准妈妈感到舒适。衣服最好是开前襟或者是肩部开扣的，便于穿脱。在宽松的原则上准妈妈可以根据个人爱好选择不同款式。

■ 以天然面料为佳

选择质地柔软、透气性强、易吸汗、性能好的衣料，因为怀孕期间皮肤非常敏感，如果经常接触人造纤维的面料，容易引起过敏。纯棉面料的吸湿性、透气性都比较好，穿着也舒服，是孕妇装的首选，亚麻面料也是不错的选择。夏天的时候还可以选择泡泡纱面料的，这种面料不但有很好的透气性，还能巧妙地掩盖住身体的臃肿。

■ 颜色鲜艳柔和

色彩鲜艳的衣服穿起来能调节孕妇的情绪、显得精神好，有利于准妈妈和胎宝宝的身心健康，孕妇装多以赏心悦目的柔和性色彩为主，米白色、浅灰色、粉红、苹果绿等。

贴心提示

准妈妈也可选择调节式的孕妇装。因为在以后的几个月内，准妈妈的体型还会发生较大的变化，所以最好选择可调节性的衣裤，这样就不需要准备很多孕妇装，节省开支。

体型脚型变化，如何选择舒适合脚的鞋子

准妈妈身体变化很大，体型越来越笨重，脚部负担也越来越重。这时，一双舒适合脚的鞋子对准妈妈来说非常重要。

■ 鞋跟不宜高

准妈妈选购鞋子要注意鞋跟高度，理想的鞋跟高度为 15～30 毫米，鞋后跟高度比前掌高大约一寸，应避免穿平底鞋。平跟的鞋子虽然可以接受，但是随着准妈妈体重的增加，穿平底鞋时脚跟先着地，脚跟后着地，不能维持足弓吸收震荡，容易引起肌肉及韧带的疲劳和损伤。

■ 面料柔软舒适

准妈妈站立过久或行走较远时，双脚常有不同程度的浮肿，鞋底、鞋帮若太硬，不利于下肢血液循环。春秋季节可以选择布料鞋，因为布料的透气

性、吸汗性比较好，也更为柔软，可弯曲性更高，行走起来比较省力。冬天穿保暖性好的鞋子，皮革鞋为首选，最好选择柔软轻薄的牛皮、羊皮鞋。这些鞋有一定的弹性，可随脚的形状进行变化，穿着舒适，可减轻准妈妈的身体负担。

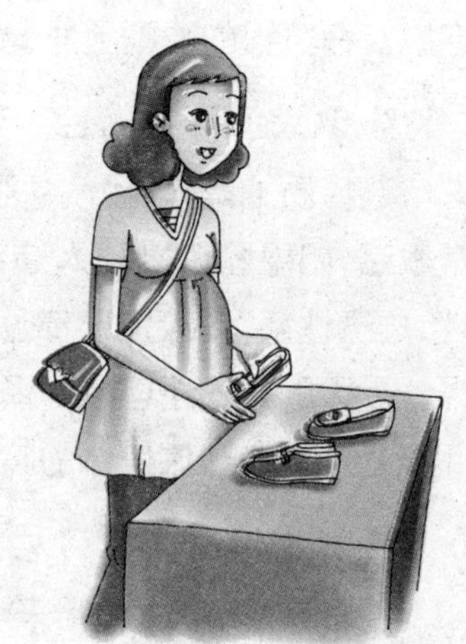

■ 鞋子要宽松

最好选择圆头的鞋子，鞋的尺码需依脚长而定，并且略比脚大 1 厘米左右，为脚的胀大留出空间。

贴心提示

准妈妈本身末梢血液循环较差，而长靴又是包裹小腿和脚部的设计，一般比较紧，透气性也不好，这会更加阻碍脚部血液循环，引发冻疮。如果要穿，最好选择踝部和腿部比较宽松的长靴。

准妈妈眼睛干涩时怎么办

怀孕期间，准妈妈的泪液分泌会减少，同时泪液中的黏液成分增多，这些变化会让准妈妈经常性地感觉到眼睛干干的，不舒服。

感到眼睛干涩的时候，准妈妈可用适量的舒润型眼药水，缓解这些症状。但在眼药水的选择上要谨慎。

■ 准妈妈如何选择眼药水

❶ 不要选含氯霉素的眼药水，因为氯霉素具有严重的骨髓抑制作用，使用后可能导致胎宝宝产生严重的不良反应。

❷ 不要选含四环素的眼药水，四环素也容易导致胎宝宝畸形。

❸ 可以在医生指导下选择红霉素类眼药水，这类眼药水相对比较安全。

■ 缓解眼睛干涩的其他方法

❶ 注意保护眼睛，避免用眼过度引起眼睛疲劳，避免强光、高温刺激，

眼疲劳者要注意饮食和营养的平衡，平时多吃些粗粮、杂粮、红绿蔬菜、薯类、豆类、水果等含有维生素、蛋白质和纤维素的食物；不要长时间用眼，看书、看电视或电脑屏幕不可时间过长。

❷ 多吃一些维生素 A 丰富的食物，如胡萝卜及绿色或黄色蔬菜、红枣等，这是预防眼干的食补良方。

❸ B 族维生素是视觉神经的营养来源之一，维生素 B_1 不足，眼睛容易疲劳；维生素 B_2 不足，容易引起角膜炎。可以多吃些芝麻、大豆、鲜奶、小麦胚芽等食物。

贴心提示

孕期准妈妈最好不要佩戴隐形眼镜，改用普通眼镜，以免增加眼部的干涩感和异物感。

准妈妈怎样护理乳房

准妈妈从妊娠中期开始，就应注意乳房护理，为产后哺喂婴儿做准备。孕期做好乳房护理是保证母乳喂养的关键。

清洁乳房

❶ 选择适当的胸罩，从怀孕到分娩，大部准妈妈的胸部可能会晋升2～3个罩杯、尺寸可能会增加 15～20 厘米，所以胸罩要随着胸部的改变适时地更换。要能完全包住乳房、不挤压乳头，过于压迫乳头会妨碍乳腺的发育。

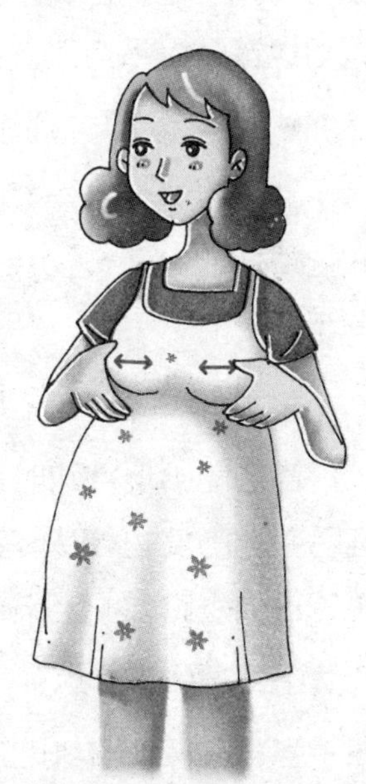

❷ 有乳汁溢出者，可于胸罩内垫个棉垫，并于洗澡时以温水轻轻地清洗乳头。

❸ 每天坚持用温皂水和清水清洗乳头和乳晕、除去乳痂，每次清洗后在乳头和乳晕表面涂上一层油脂，或经常用干毛巾擦洗乳头，增加皮肤表皮的坚韧性，使娇嫩的乳头经得起宝宝吸吮。

■ 孕9月后按摩乳房

由于刺激乳头可能会引起宫缩，因此一般在怀孕9个月以后进行乳房按摩会比较安全。按摩过程中可以软化乳房，使乳管腺畅通，有利于乳汁分泌。另外，刺激乳头和乳晕，还可使乳头的皮肤变得强韧，将来宝宝也比较容易吸吮。准妈妈可以用手掌侧面轻按乳房，露出乳头，并围绕乳房均匀按摩。

准妈妈每天睡前都坚持进行2～3分钟的按摩，对防止胸部下垂、促进产后乳汁分泌与恢复，都有很好的效果。

贴心提示

按摩的力度以不感觉疼痛为宜，在按摩过程中，如果子宫出现频繁收缩，要马上停止按摩。一旦出现异常症状，应及时就诊。

准妈妈口腔异味重，如何消除

怀孕后，内分泌会发生很大变化，雌激素和孕激素水平升高，加上准妈妈体温偏高，这就导致口腔容易产生比较浓重的特殊气味，不太好闻。这虽然对身体丝毫无害，但却会影响准妈妈的心情，如何去除口腔异味呢，准妈妈可以试试以下方法。

■ 时常漱口、喝水

准妈妈可以时常漱口，将口中的坏气味去除，也可以准备一些降火的饮料，或茶水、果汁等，以除去口腔中的异味，并且同时注意饮食前后的口腔卫生。

■ 清洁舌苔

当口腔出现怪味时，在刷牙后可以顺便清洁一下舌苔，并彻底清除残留在舌头上的食物，这样有助于消除口腔内的异味，并可恢复舌头味蕾对于味道的正确感觉，而不至于对食物口味越吃越重。

■ 定期检查牙齿

当准妈妈有牙肉出血、发炎的症状时，再加上少量多餐的关系，很容易造成牙周炎或龋齿。这些存在于牙齿与牙龈表面的细菌,会释放出某些不好闻的气味,引起口臭。而被卡在牙齿之间或舌头四周的食物腐败之后,有时也会引起一些不好闻的气味。因此准妈妈要定期检查牙齿,消除牙齿病变。

贴心提示

很多疾病也会引发味觉改变或口臭,如上呼吸道、喉咙、鼻孔、支气管、肺部发生感染的时候都会有此现象,而患有糖尿病、肝或肾有问题的准妈妈,也会有口味改变的问题。如果准妈妈有特殊疾病史,或发生口气及味觉显著改变的情形,应由医生诊治以做诊断鉴别。

准妈妈乘坐公交、地铁要注意什么

即使怀孕了也免不了要出门,尤其是职场准妈妈,更要每天跟公交、地铁打交道。但是公交地铁拥挤,而准妈妈身体又特殊,乘坐公交地铁要注意哪些问题呢?

❶ 避开上下班高峰期。早晨和下午是上下班的高峰时段,车上人多拥挤,路况也不好。准妈妈如果要出门,最好能够避开这两段时间。如果是职场准妈妈,必须按时上下班,那么早晨可以提前 20 分钟出门乘车上班,下班时可以往后拖延 20 分钟再回家。这样就能避开高峰期,相对来说会比较安全一点。

❷ 宜选择汽车靠前的位置,这样能减少颠簸,以免有意外发生。准妈妈可以大方地亮出自己的准妈妈身份,请求别人给自己让个座位;也可以让售票员帮助准妈妈找个座位。

❸ 准妈妈的衣服一般比较肥大,在乘公交车时要注意不要让车门夹住衣物,也注意不要让同车的乘客踩到,出现危险。

❹ 如果孕妈妈坐火车进行长途旅行,在座位上一坐几个小时对身体是有害的。因此在火车上也有必要站起来在车厢里走动走动,便于血液循环。在车上不要看书,以免晕车。

❺ 车进站或者到站后,准妈妈一定要等车完全停稳后再上下车。

❻ 在高峰期公车上会比较拥挤,准妈妈在车上要注意,不要挤到腹部,也不要站在车门口。

贴心提示

很多准妈妈，都觉得很难开口要求别人让座给自己。有时，自己真的很累，也为了宝宝着想，实在是很想有个位子。因此，准妈妈最好穿孕妇装出门，特别身子还不明显的时候，这样别人看到就会主动为准妈妈让座了。

准妈妈驾车要注意什么（一）

怀孕后反应一般都会变得迟钝，而驾驶汽车需要全神贯注，为了避免各种意外，准妈妈最好不要自己开车。必须自己驾车时一定要遵守以下安全守则。

■ 孕早期和孕晚期不要开车

孕早期由于早孕反应比较严重，准妈妈常会恶心、呕吐、疲倦，而开车需要高度集中注意力，这种情况显然是不适合开车的。而到了孕晚期，准妈妈的腹部已经变得很大，极易撞上方向盘或仪表板，造成损伤。当身体不适或者预产期临近时绝对不要驾车，以免途中突遇紧急分娩或因故流产。

■ 避免紧急刹车、转弯

准妈妈开车时要注意平稳操作，时速不要超过 60 码，加速、转弯和刹车时，都要保证车辆的平稳性。这样才能避免方向盘冲撞腹部，并保护胎宝宝不受激烈的摇摆和晃动，尽可能地避免事故的发生。

■ 要系安全带

有些准妈妈认为系安全带会压迫到胎宝宝，因此驾车时选择不系，其实这是不正确的。只要方法得当，系安全带对胎宝宝是没有影响的，而且这样才能真正保护胎宝宝。

准妈妈的身材特殊，系安全带的方法也必须适当。

❶ 安全带的肩带上部应置于肩胛骨的地方，而非紧贴脖子。

❷ 安全带的肩带中部以穿过胸部中央为宜，不要压迫到隆起的肚子。

❸ 安全带的腰带应置于腹部下方，不要压迫胎宝宝。

❹ 身体姿势要尽量坐正，以免安全带滑落压到胎宝宝。

贴心提示

准妈妈还应该慎开新车。因为新车里面可能会有一些气味,所以新车买回家后应该先开车门车窗,放掉一部分化学气味,然后可以放些竹炭吸收异味。

准妈妈驾车要注意什么(二)

■ 准妈妈避免长时间开车

准妈妈连续驾车不要超过1小时,每开一段时间车就要下车适当活动一下,以保持良好的血液循环。长时间驾驶会使得准妈妈腰部承受太大压力,导致腹压过大。

■ 空调温度别太低

车内空调一般以26℃为佳,准妈妈坐在里面最好不要低于这个温度。在不是太热的情况下,可以关掉空调,打开车窗吹自然风。

■ 仪表台上不要放硬物、利器、香水

不少车主都喜欢在车前方的仪表台上放很多东西,如香水瓶、纸巾盒子、钥匙等。这些东西不但使车内显得很凌乱,而且一旦紧急刹车,很容易伤害到坐在前排的人,而香水中的酒精成分也比较多,这种气味对孕妇也不是很好,所以尽量不要放在车里。

■ 除臭杀菌

准妈妈一定要定期去正规的汽车保养处或者4S店去做车子的除臭杀菌护理,尤其是夏天常用空调,要适时去更换空调滤心,这样才能保证准妈妈在驾驶或者乘坐汽车的时候有一个干净、整洁、清新的健康环境。

■ 穿合适的鞋子

准妈妈开车最好穿运动鞋或者布鞋,怀孕的时候准妈妈的脚可能会出现水肿现象,再穿上高跟鞋、拖鞋等不合适的鞋子,在遇到紧急情况的时候很容易因为鞋的不合适带来驾驶上的麻烦。

贴心提示

不少准妈妈都有一头乌黑亮丽的长发，开车的时候就应该把长发梳起来，尤其是在开着车窗的情况下，因为车窗外的风很容易把头发吹乱，导致头发挡住视线。

怎样计算预产期

由于每一位准妈妈都难以准确地判断受孕的时间，所以，医学上规定，以末次月经的第一天起计算预产期，整个孕期为 280 天，10 个妊娠月（每个妊娠月为 28 天）。计算预产期，主要的方法有以下几种：

■ 根据末次月经计算

将最后一次月经来潮的月份减掉 3（不足者加上 9）或月份直接加 9 也可，日数加上 7，即为预产期。例如：最后一次月经为 1 月 1 日开始，预产期则为当年 10 月 8 日。

■ 根据受精日计算

若知道受精日，从这天开始经过 38 周（266 天）即为预产期。使用基础体温者知道排卵日，则可计算出受精日。

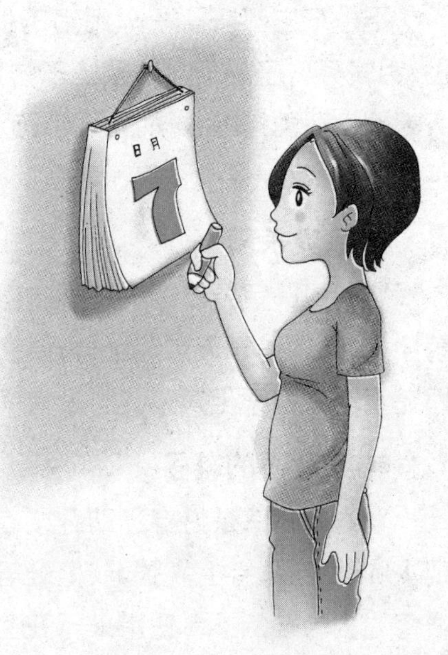

■ 根据 B 超检查推算

医生做 B 超时测得胎囊大小与胎宝宝头至臀部的长度，以及胎头两侧顶骨间径数值，据此值即可推算出怀孕周数与预产期。对于最后一次月经开始日不确定的准妈妈而言，这是较准确的方法。

■ 从孕吐开始的时间推算

反应孕吐一般出现在怀孕 6 周

末，就是末次月经后42天，由此向后推算至238天即为预产期。

贴心提示

由于每位准妈妈月经周期长短不一，所以推测的预产期与实际预产期有1～2周的出入也是正常的，而且，预产期不是精确的分娩日期，据统计，只有53%左右的准妈妈在预产期那一天分娩。但是预产期可以提醒准妈妈胎宝宝安全出生的时间范围，以便提前做好分娩的准备。

准妈妈迷恋麻将怎么戒除

不少准妈妈孕前就喜欢打麻将，而到了孕期，闲暇时间多，麻将瘾愈来愈大。准妈妈迷恋麻将不仅对自身健康不利，而且有害于胎宝宝的身心健康，要学会克制。

■ 准妈妈迷恋麻将的危害

❶ 有的准妈妈，一上麻将桌就十几个小时甚至昼夜不分地连续“作战”，长时间的坐姿，增加了子宫对下腔静脉的压迫，引起血液回流受阻，子宫胎盘的血流量减少，影响胎盘功能，使胎宝宝缺氧。

❷ 打麻将的环境通常是烟雾弥漫，酒气扑鼻，尽管准妈妈本人不吸烟，而被动吸烟也可造成对母体和胎宝宝的严重危害。

❸ 牌桌战役，十分紧张，可引起脑血管痉挛而导致血压升高。

■ 如何戒除麻将瘾

❶ 如果准妈妈打麻将的目的是为了追求金钱的刺激，那么就采用减小赌注的办法，每次对半减少，也就是减小刺激，直到最后自己完全没有兴趣为止。

❷ 不去打麻将的场合，防止别人喊麻将伴而受不住诱惑或者难于推脱。

❸ 培养其他兴趣爱好。准妈妈可以学做一些手工活，例如，可以帮宝宝制作一件小衣服，一双小鞋子，乐在其中，而且准妈妈和胎宝宝都有好处。

❹ 准妈妈如果闲来无事，可以看看孕产方面的书籍，一方面可以了解

孕期产后的注意事项，又可以时刻关注自己的宝宝的健康，一举两得。

贴心提示

帮助准妈妈戒除麻将瘾，准爸爸也有责任，准爸爸尽量多陪伴准妈妈，天气好的时候可以和准妈妈一起去公园散步，做一些安全的运动。如果准爸爸也是个麻将迷，这时候千万要注意忍一忍，别让准妈妈觉得心理不平衡。

准妈妈外出散步需要注意什么

散步是准妈妈最适宜的运动，因为散步可以提高神经系统和心肺的功能，促进新陈代谢。有节律的平静的步行，不仅可加强肌肉锻炼，也是陶冶性情、调节身心疲劳的有效手段，对母儿都有利。为提高散步的效果，准妈妈散步时要注意以下几点。

■ 选择环境好的地方

住在乡村的准妈妈，可以选择绿树成荫的乡间小路；住在城镇的准妈妈，则可选择一些较为清洁僻静的公园、街道。这些地方空气清新、尘土少、噪音小、污染轻，置身于这样宁静恬淡的环境中散步，是一次良好的身心调节。

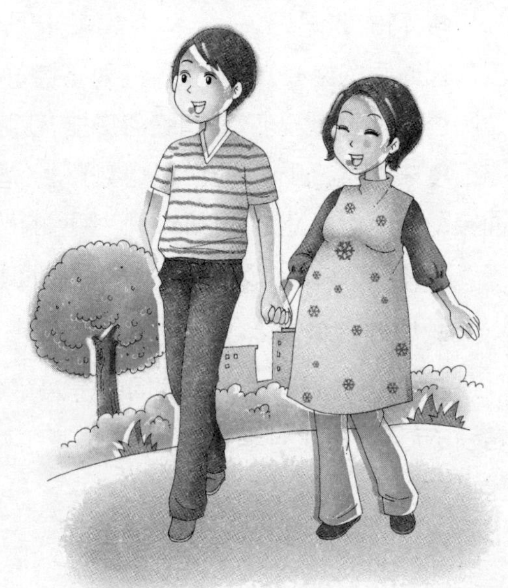

■ 注意散步的时间

散步时间以每天早上起床后和晚饭后为最佳，城市里下午 4～7 时之间空气污染相对严重，不适宜散步。准妈妈每天散步时间的总和在 1～2 个小时之间比较好。当然，准妈妈也可根据自己的感觉来调整，以不疲劳为宜。

■ 散步最好有家人陪同

散步时最好由准爸爸或者家人陪同。观看大自然景色、聊天、谈心，对准妈妈无疑是一种美的精神享受。愉悦的情绪可促使大脑皮层兴奋，使准妈妈血压、脉搏、呼吸、消化液的分泌均处于相互平稳、相互协调状态，有利于准妈妈身心健康。同时改善胎盘供血量，促进胎宝宝健康发育。

■ 散步速度以不感觉累为宜

散步的速度、距离和时间因人而异，准妈妈可根据体力以不感觉劳累为宜。

贴心提示

散步一定要避开空气污浊的地方，如闹市区、集市以及交通要道，因为在这种地方散步，不仅起不到应有的作用，反而对准妈妈和胎宝宝的健康有害。

大腹便便的准妈妈也能跳舞吗

妊娠期间，准妈妈虽然身材显得日渐臃肿，可是由于雌激素的作用，会使身体令人意外的自由和柔软，如果能很愉快地跳舞，身体内就会分泌快乐激素，就会通过胎盘让宝宝感受到，使得胎宝宝身心健康成长，也可以促进生产的顺利进行。

■ 向产科专家咨询自己是否适宜跳舞

患有糖尿病的准妈妈可适当加大运动量以控制血糖，患有高血压的准妈妈则要限制运动量，有习惯性流产史的准妈妈在妊娠早期不适宜跳舞，对于自己是否适合跳舞锻炼，准妈妈要咨询产科专家。

■ 请有专业经验的舞蹈老师指导

有这方面专业经验的老师，能够了解怀孕的生理变化，并知道准妈妈如何舞蹈才是最安全的，还会在训练前咨询你的身体情况，根据身体情况来调整当天的训练活动。

■ 根据身体调整运动量

准妈妈应该根据自己的感觉来调整自己的运动强度。如果感觉到头晕、呼吸急促、疼痛或者阴道出血的话，就应该立刻停止活动并且通知医生。

■ 跳舞前喝适量的水

为了要避免身体过热，在进行孕妇舞蹈之前准妈妈应该在训练之前、期间和之后喝充足的水，避免在炎热潮湿的地方跳舞。

贴心提示

如果准妈妈从来没有跳过舞，妊娠期也不必特意去学跳舞。选择自己最喜欢的运动，持之以恒，也就可以了。

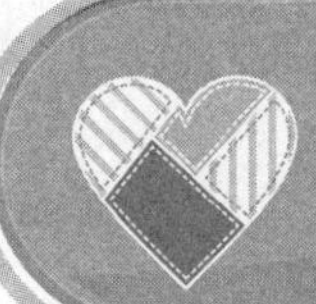

成功胎教与情绪调节

如何为宝宝取个可爱的昵称

怀孕5～6个月时，胎宝宝就有了听觉，准父母可以给腹中的胎宝宝取个可爱的乳名，就方便与胎宝宝交流。

■ 如何给宝宝取昵称

❶ 表达自己对宝宝未来人生的祝福。比如有的准父母给宝宝取名叫“壮壮”，希望宝宝出生后身体健康。有的给宝宝取名叫“乐乐”，希望宝宝一生快乐少烦恼等。希望宝宝健康美丽，就给宝宝取“婷婷”、“媛媛”、“丽丽”、“沛沛”、“佳佳”之类的名字。

❷ 取个有纪念意义的昵称。比如准父母为了纪念夫妻的爱情才有了爱情的结晶，就给宝宝取名叫“晶晶”。或者怀宝宝的时候，妈妈做了一个什么样的梦，都可以用来给宝宝命名，把自己的美好意愿和人生纪念都投入进去。

❸ 忌讳生冷字。名字是供交际使用的，否则，名字就失去了存在的价

值。虽然宝宝的这个昵称是暂时使用，但是也有相当一部分家庭会将宝宝的昵称沿用到宝宝上户口。如果起名时，使用一些生僻字，一般人不知道，会影响宝宝将来的社交关系。

❹ 取名的时候主要避开不雅的字眼和谐音字。汉字谐音字是非常多的，给宝宝取名，应该避开诸如“杨伟”、“吴用”之类的名字，以免给宝宝日后的生活造成困扰。

贴心提示

准父母要经常叫胎宝宝的乳名，呼唤他，告诉胎宝宝父母对他的爱，胎宝宝会记忆深刻。宝宝出生后，当爸爸妈妈叫宝宝的乳名时，他听到曾经熟悉的名字时，就有一种特殊的安全感，宝宝的烦躁、哭闹会明显减少。

抚摸胎教如何做

抚摸胎教通过轻轻抚摸、触压准妈妈的腹部，让腹中的胎宝宝感觉到父母的存在并做出反应。把父母对宝宝的关爱传达给他，在宝宝出生前就建立良好的亲子关系。

抚摸胎教的好处

抚摸胎教可以锻炼胎宝宝皮肤的触觉，促进胎宝宝的智力发育和运动神经的发育。经常受到抚摸的胎宝宝，对外界环境的反应也比较机敏，出生后翻身、抓握、爬行、坐立、行走运动方面的能力，要比一般婴儿超前发育。

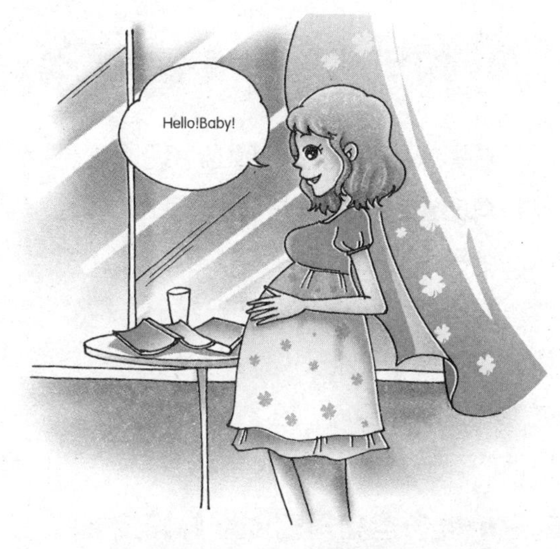

孕5月抚摸胎教方法

触压拍打式抚摸胎教可

以从孕4个月后，在抚摸的基础上进行。具体做法如下：

❶ 准妈妈平卧，放松腹部。

❷ 用手在腹部从上至下、从左至右来回抚摸，并用手指轻轻按下再抬起。

❸ 轻轻地做一些按压和拍打的动作，给胎宝宝以触觉的刺激。

抚摸胎教要注意的问题

❶ 进行抚摸胎教时，动作宜轻，时间不宜过长。开始时每次5分钟，等胎宝宝做出反应后，每次5～10分钟。

❷ 在按压拍打胎宝宝时，动作一定要轻柔，准妈妈还应随时注意胎宝宝的反应，如果感觉到胎宝宝用力挣扎或蹬腿，表明他不喜欢，应立即停止。

❸ 有不规则子宫收缩、腹痛、先兆流产、先兆早产或曾有过流产、早产、产前出血等不良产史的准妈妈，不宜进行抚摸胎教，可用其他胎教方法替代。

贴心提示

刚开始时，胎宝宝一般不会做出反应，准妈妈不要灰心，一定要坚持长久地有规律地去做。一般需要几个星期的时间，胎宝宝会有所反应，如身体轻轻蠕动、手脚转动等。

如何利用按摩缓解情绪

准妈妈因为生理引起的心理因素，情绪波动很大，很容易紧张、焦躁不安。有的准妈妈会乱发脾气，有的易怒，有些人则郁郁寡欢，这些情绪对腹内的胎宝宝都会产生不良影响。

准爸爸除了要了解准妈妈的多种变化之外，还应该把理解付诸于行动，身体力行地帮助准妈妈对付这些不良妊娠反应，让准妈妈觉得，怀孕真的不是她一个人在奋斗。在对于妊娠纹、下肢水肿等不良妊娠反应时，准爸爸可以做的有很多，按摩就是帮助准妈妈缓解这些症状的好方法之一。

准爸爸如何帮助准妈妈按摩

❶ 头部按摩。用双手轻轻按摩头和脑后3～5次。用手掌轻按太阳穴

3～5 次，可缓解头痛，松弛神经。

❷ 腿部按摩：把双手放在大腿的内外侧，一边按压一边从臀部向脚踝处进行按摩，将手掌紧贴在小腿上，从跟腱起沿着小腿后侧按摩，直到膝盖以上 10 厘米处，反复多次，可消除浮肿，预防小腿抽筋。

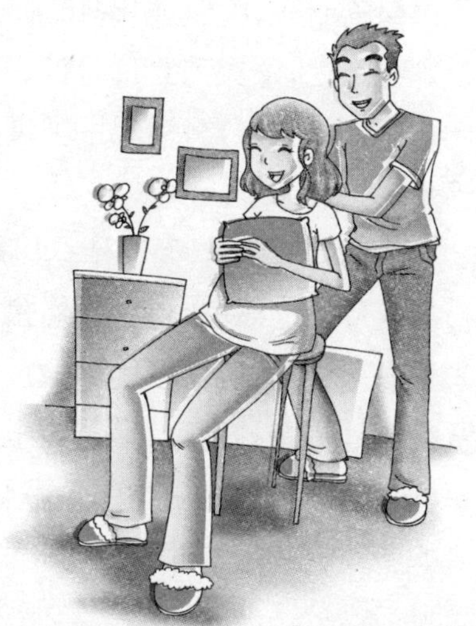

■ 按摩的注意事项

❶ 在开始按摩前，准爸爸应先去掉戒指、手镯或手表，并搓暖双手。

❷ 各个部位一般按摩 15 分钟就行了，按摩的力度要稳定，不要时重时轻。

❸ 按摩要选择舒适的、能躺开的地方，比如床上。

❺ 在开始时，要轻轻按摩，逐渐增加力量，但要保证让准妈妈感到舒服，而且动作一直要慢。

❻ 准妈妈处于饥饿或吃饱的状态时不要按摩。

❼ 如果准妈妈出现妊娠并发症或者其他疾病时都不宜进行按摩。

贴心提示

准爸爸在按摩时可以在手上涂些润肤油，减轻皮肤的粗糙感，让准妈妈感到更舒适。

准妈妈如何进行自我暗示

在心理学上，自我暗示指通过主观想象某种特殊的人与事物的存在来进行自我刺激，达到改变行为和主观经验的目的。

积极的暗示可帮助被暗示者稳定情绪、建立自信心及战胜困难和挫折的勇气。当准妈妈情绪低落时，不妨运用积极的自我暗示帮助准妈妈驱散忧郁、克服怯懦、恢复自信、激发兴奋点，把自己的心态、情绪调整到最佳状态。

■ 准妈妈积极的自我暗示

❶ 选择最佳时间。我们的头脑处于半意识状态时，是潜意识最愿意接受意愿的时刻，所以，早晚睡前醒后的时间最适合进行自我暗示。准妈妈可以躺在床上，每次花上几分钟，身体放松，进行一下自我心理谈话——描述自己的天赋和能力，想想宝宝漂亮的样子，用简短的语言给自己积极有力的暗示。

❷ 反复运用。无论什么见解、计划、目的，只要以强烈的信念和期待进行多次反复地思考，那它必然会置于潜意识中，成为积极行动的源泉。准妈妈可以用语言，也可以用想象反复默念：我很幸福，十月怀胎是妈妈跟宝宝紧密相处的特殊时期，我要快乐地跟宝宝度过这段美丽时光。这样一来，艰辛的十月怀胎就会变得温情脉脉，充满了温馨和亲情，更充满了一个准备当妈妈的女性的自信和奉献。

贴心提示

消极的暗示却能对被暗示者造成不良的影响。例如：有的准妈妈形成习惯性流产后，再次怀孕，心里就会存在顾虑，担心再次流产。这种自我暗示，会成为习惯性流产重要的触发因素。

如何根据胎动规律进行母婴互动

准妈妈怀孕 5 个月以后，就能明显地感到胎动了。如果用手触摸腹部，胎宝宝就会在抚摸的地方踢几下。这时准妈妈就可以跟胎宝宝做亲子游戏，积极互动了。

■ 准妈妈和胎宝宝的游戏互动方法

❶ 准妈妈仰躺在床上，全身尽量放松，在腹部松弛的情况下来回抚摸胎宝宝，具体做法是用一个手指轻轻按一下再抬起。有的胎宝宝能立即作出反应，有的则要过一阵，甚至几天再做时才有反应。

❷ 当胎宝宝有了反应，用小手或小脚给予还击时，准妈妈可在被踢或被推的部位轻轻地拍两下，一会儿胎宝宝就会在里面再次还击，这时准妈妈应改变一下拍的位置，改拍的位置距离原拍打的位置不要太远，胎宝宝会很

快向改变的位置再作还击。

❸ 准爸爸可以用手轻抚准妈妈的腹部同宝宝细语，告诉宝宝这是爸爸在抚摸，并同准妈妈交换感受，这样能使准爸爸更早地与未见面的胎宝宝建立联系，加深全家人的感情。

❸ 与胎宝宝“玩耍”时，如果能够和着轻快的乐曲，效果会更好。

❹ 与胎宝宝做游戏应该定时，比较理想的时间是在傍晚胎动频繁时，也可以在夜晚10点左右。但不可太晚，以免胎宝宝兴奋起来，手舞足蹈，使准妈妈久久不能入睡。每次的时间也不可过长，5～10分钟为宜。

贴心提示

很多准妈妈在摸胎宝宝时，是很自然地用顺时针或者逆时针的手势转圈抚摸。如果一直这样打圈的话就可能造成宝宝被引导得脐带绕颈，尤其在孕晚期更要注意。

进行音乐胎教要注意什么

高雅、优美悦耳的音乐能促进胎宝宝神经系统和感觉器官的发育，刺激胎宝宝的大脑，更好地开发智力。优美动听的音乐，还能够促进准妈妈分泌出一系列有益健康的激素，以此促进胎宝宝的生长发育。

进行音乐胎教方法

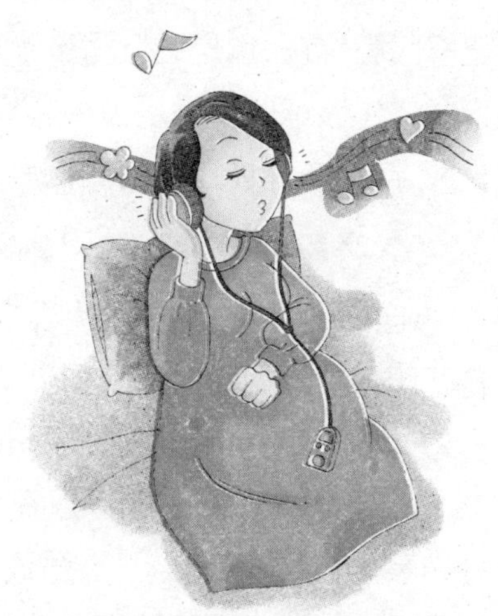

❶ 欣赏胎教音乐。选择胎教音乐，在距离准妈妈1～2米的地方播放。准妈妈在每天多次的音乐欣赏中，会产生许多美好的联想，如同进入美妙无比的境界，而这种感受可通过准妈妈的神经体液传导给胎宝宝。

❷ 哼抒情歌曲：准妈妈每天哼唱几首歌，最好是抒情歌曲，也可以是摇篮曲。唱时应心情愉快，富于感情，通过歌声的和谐振动，使胎宝宝有一种“世界是美好的”感觉，准妈妈自身也能获得感情、感

觉上的满足。

■ 如何选择胎教音乐

❶作为胎教音乐，要求在频率、节奏、力度和频响范围等方面，应尽可能与宫内胎音合拍，不是准妈妈自己听一听音乐是否好听，而是看它是否经过了医学、声学的测试。准妈妈在选购胎教音乐时应慎重，最好请专业人员帮助选购。

❷贝多芬的《田园》、约翰·施特劳斯的《维也纳森林的故事》、约纳森的《杜鹃圆舞曲》、罗伯特·舒曼的《梦幻曲》、瓦尔第的小提琴协奏曲《四季》、勃拉姆斯的《摇篮曲》、柴可夫斯基的《B小调第一钢琴协奏曲》这些世界名曲，都是不错的胎教音乐。

贴心提示

准妈妈在胎动时进行音乐胎教效果更好。胎动时，说明宝宝是意识清醒的，此时跟宝宝进行各种互动和胎教，都是最好时机，能取得更好的效果。

怎样进行体操胎教

准妈妈做操，适当地进行锻炼，不仅有利于保持准妈妈健康的身体，使自己舒服和愉快，也是进行间接胎教的手段之一，有利于胎宝宝身心良好的发育。体操锻炼的项目是多种多样的，准妈妈可根据自己的环境条件与身体状况，自行选择体操项目进行锻炼。

■ 怎样帮助胎宝宝做“体操”

❶自然地坐在床上，两腿前伸成V字形，双手放在膝盖上，上身右转。保持两腿伸直，足趾向上，腰部要直，目视右脚，慢慢数10个数。然后再转至左边，同样数10个数，恢复原来的正面姿势。

❷仰卧，双膝屈起，手臂放在身旁，肩下离床，滚向左侧，用左臀着床，头向右看，恢复原来姿势。然后滚向以右臀着床，头向左看，动作可以反复做上几次，以活动颈部和腰部。

❸跪床，双手双膝平均承担体重。背直，头与脊柱成一直线，慢慢将右

膝抬起靠近胸部，抬头，并伸直右腿。然后改用左腿做这一动作。

❹ 骨盆运动。平卧在床上，屈膝、抬起臀部，尽量抬高一些，然后徐徐下落。

❺ 腹肌运动。半仰卧起坐，平卧屈膝，从平仰到半坐，不完全坐起，这节运动最好视本人的体力情况而定。

❻ 盆腔肌练习。收缩肛门、阴道，再放松。

❼ 四肢运动。站立，双臂向两侧平伸，肢体与肩平，用整个上肢前后摇晃画圈，大小幅度交替进行。

贴心提示

在做这些动作时，要注意做好防护，运动前先喝杯水，如果动作做不到位，不可勉强，要知道，慢慢地锻炼，带着愉悦的情绪去做，这比严格按规范动作去做，要有意义得多。

如何培养胎宝宝的文学细胞

读一本好书，就像是与一位精神高尚的人在谈话。书中精辟的见解和分析，丰富的哲理，风趣幽默的谈吐，都会使人精神振奋，耳目一新。准妈妈相对休息时间较多，闲暇欣赏一些好的文学作品，不但自己长进了知识，而且能培养胎宝宝的文学细胞。

适合准妈妈的文学作品

❶ 轻松、幽默、使人精神振奋、积极向上的作品。如《居里夫人传》、《木偶奇遇记》、《克雷诺夫寓言诗》、《三毛流浪记》、《塞外风情》、《长江三日》、《伊索寓言》、《西游记》、《儒林外史》、《钢铁是怎样炼的》，以及《安徒生童话》、《格林童话》等。

❷ 儿童文学作品。如《伊索寓言》、《克雷诺夫寓言》等，欣赏过程中会使自己回到童年时代，产生童心和童趣，无形之中培植了孕妇的爱子之心。《木偶奇遇记》等写得生动有趣，即幽默又富于感情色彩，不仅能化解孕期的烦乱心绪，而且有助于领悟儿童的心理特征，使自己成为一位称职的母亲。

❸ 优美的散文。如朱自清、冰心、余秋雨等作家的散文作品，优美隽

永,耐人寻味,适合准妈妈欣赏。

④ 古典诗词。如李白、杜甫、白居易、苏轼等诗人的诗词,美不胜收。

准妈妈在欣赏这些作品的时候,遇到优美精彩的段落,可以为宝宝朗诵一段。这可以让胎宝宝有一种安全与温暖的感觉,准妈妈可以反复念同一段给胎宝宝听,会令其神经系统变得对语言更加敏锐。

贴心提示

为了使得准妈妈心境宁静、情绪稳定,不宜看那些低级、打斗、杀戳的作品。此外,世俗人情写得过分悲惨凄厉的文学作品也不宜看。

怎样进行形象意念胎教法

意念是胎教的一种重要手段。意念从某种意义上来说就是想象力,想象力每个人都有,准妈妈可以运用这种力量,将美好的愿望、祝愿传递给胎宝宝,在胎宝宝过程中起作用。

准妈妈如果经常想象胎宝宝的形象,那么未来宝宝的相貌就会和妈妈想象中的样子比较像。因为准妈妈与胎宝宝有心理和生理上的联系,准妈妈的想象通过意念构成胎教的重要部分,并转化、渗透到胎宝宝的身心之中。另外,准妈妈在做构想时,情绪达到最佳状态,能促进良性激素的分泌,使胎宝宝面部结构及皮肤发育良好。

■ 形象意念胎教的方法

❶ 准妈妈以舒服的姿势让整个身体放松下来,自由地深呼吸,想象自己的整个身体都是新鲜的。慢慢地呼气,把紧张、压力与不快统统吐出去,准妈妈会进入更放松的状态。

❷ 待自己纷繁的思绪完全沉静下来后,准妈妈开始想象胎宝宝,想如是男孩子定是体魄伟岸、气宇轩昂、高高大大;如是女孩子,身材苗条、体形标准、有一张天使般的脸庞……尽可能想象一切美好、健康、积极的因素。

这种想象能够提高准妈妈的自信心,并最大限度地激发宝宝的潜能,对克服妊娠抑郁症也很有效果。

第六章

孕6月指导

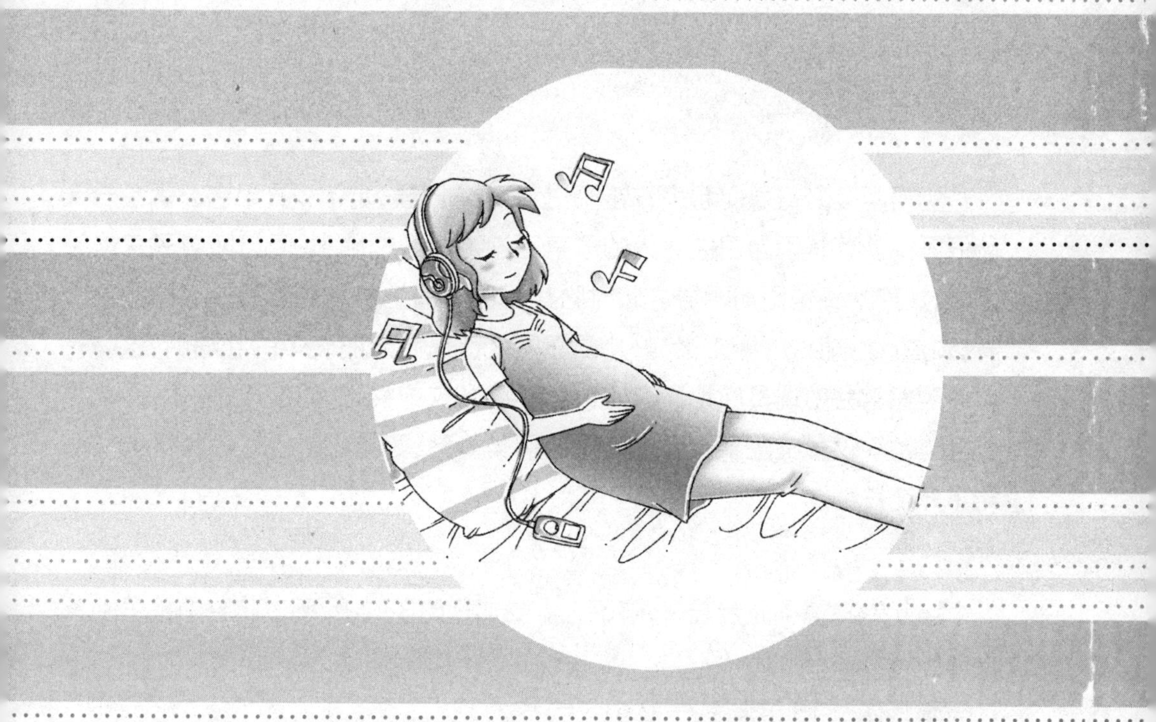

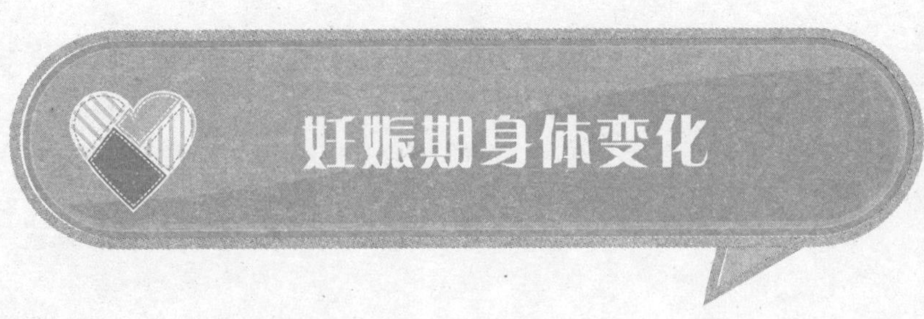

妊娠期身体变化

第六孕月（21～24 周）

子宫底的高度已达到 18～21 厘米，体重增长比前几个月要稍快，孕妇的体态暴露无遗，是开始穿孕妇装或其他宽松式样服装的时候了。孕妇常会感到热、爱出汗，所以要多喝水，勤换内衣，勤洗澡。

怀孕第 21 周

觉得呼吸变得急促起来，特别是上楼梯的时候，走不了几级台阶就会气喘吁吁的。这是因为日益增大的子宫压迫了孕妇的肺部，而且随着子宫的增大，这种状况也更加明显。此时胎儿和母体的生长发育都需要更多的营养，要注意增加铁的摄入量，胎儿要靠吸收铁来制造血液中的红细胞，这一阶段孕妇常会出现贫血现象。应该多吃富含铁的食物，如瘦肉、鸡蛋、动物肝、鱼、含铁较多的蔬菜及强化铁质的谷类食品，如有必要也可在医生的指导下补充铁剂。

■ 宝宝 19 周

胎儿的胸脯不时鼓起来，陷下去。胎儿开始了呼吸，不过口腔中是羊水而非空气。

胎儿体长 15 厘米左右，体重大约为 230 克。

怀孕第 22 周

这一时期是孕期最为轻松的时刻。孕妇的肚子还不是很大，早孕阶段的恶心、呕吐、疲乏等妊娠反应已经逐渐消失。孕妇可以充分享受这个时期的轻松，因为进入孕晚期后身体会越来越笨重，行动也会越来越不方便。如果必须安排一次外出旅行，此时是比较好的时期。孕妇的乳房开始分泌初乳，乳晕小结开始分泌以使乳头保持湿润，保护哺乳时的乳头。

■ 宝宝 20 周

胎儿可以吞咽羊水，肾脏能制造尿液。

感觉器官开始按区域迅速发育。

给胎儿听很大的声音，胎儿会用手捂住耳朵。

每天胎动 200 次左右。

全身长满细柔的胎毛。

开始长出头发指甲。

胎儿长约 18 厘米，体重大约为 250 克。

怀孕第 23 周

此期孕妇体重每周大约增重 300 克，体重稳定增加。由于增大的腹部影响到消化系统，某些孕妇可能会有消化不良或胃部灼热感，少吃多餐可能有助于减轻胃部灼热感，饭后散步有助于消化。孕妇还会发现分泌物增多，这是正常现象，不用担心。

■ 宝宝 21 周

胎儿全身开始变得滑溜溜的，身上有了一层胎脂，可以保护胎儿的皮肤，以免在羊水的长期浸泡下受到损害。

胎儿的体重在不断增加。

怀孕第24周

孕妇会觉得自己变得笨拙起来，身体重心前移，可能还会发现原来凹进去的肚脐开始变得向外突出，不要紧，这是正常的，等分娩之后它自然会恢复原样。很多孕妇这个时期还会出现牙龈出血的现象，这种现象很普遍。这是因为孕激素使牙龈变得肿胀，即使刷牙时动作很轻，也有可能导致出血。不过尽管如此，还是要坚持刷牙，为了避免发生更严重的蛀牙，必须采取措施加以预防，这一点至关重要。还有一些孕妇此时会出现便秘现象，由于子宫增大，压迫周围血管，会导致痔疮的发生，要注意饮食调节，多吃一些润肠通便的食品，如各种粗粮、蔬菜、黑芝麻、香蕉、蜂蜜等；也应该注意适当运动，促进肠蠕动，利于消化。

■ 宝宝22周

胎儿已具备了一定的听力，可以听到说话声和一些音响声。

小手指上长出了娇嫩的指甲。

眉毛和眼睑已清晰可辨。胎儿身长约21厘米，体重约400克。

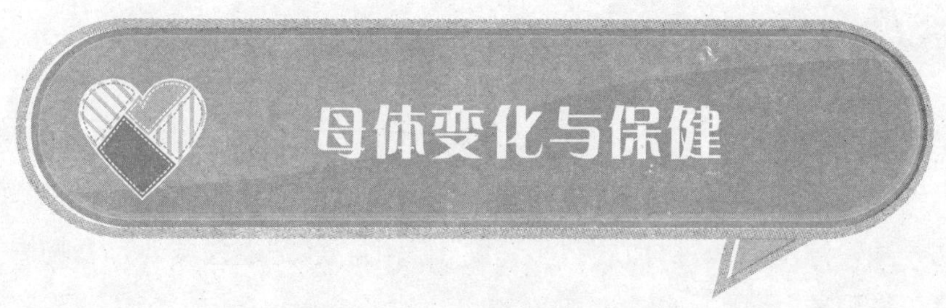

母体变化与保健

准妈妈身体有哪些微妙变化

现在已经进入怀孕的第六个月，到现在，准妈妈无论是身体、生理还是心理都发生了一些变化，一起来看看吧。

■ 腹部增大

准妈妈身形最明显的变化就是腹部越来越大，下腹部隆起更为突出，腰部增粗开始明显，已接近典型孕妇的体形。宫高接近 20 厘米，子宫底已高达脐部，准妈妈自己用手就能明确地判断出子宫的位置。

■ 静脉曲张

由于增大的子宫压迫，腹腔大静脉回流受到影响，大约有 50% 的准妈妈会发生腿部静脉曲张。准妈妈下肢静脉血液回流不畅，可引起双腿水肿，足背及内、外踝部水肿，下午和晚上水肿会加重，晨起后减轻。这时准妈妈不要穿紧身衣裤，休息时注意把腿搭在椅子和靠垫上。

■ 胎心音和胎动更加清楚

胎心音和胎动更加清楚，胎动次数增加，胎儿的心跳十分有力，几乎所有的准妈妈都会感觉到。

■ 腰背酸痛

增大的子宫使腰部负荷增加，加之腰部和腹部肌肉松弛，致使腰椎负担加重。准妈妈在坐下或站起时常感到有些吃力，腰部和背部容易疲劳，时常觉得腰酸背痛、下半身很累。同时，由于孕激素的作用，准妈妈的手指、脚趾和全身关节韧带变得松弛。

■ 呼吸困难

由于子宫日益增高压迫肺，准妈妈会在上楼时感到吃力，呼吸相对困难。

第四次产检要注意什么

这次产检与前几次的内容差不多，检查的内容包括：体重的测量、腹围、子宫底的测量、血压的测量及尿常规化验等。医生会根据准妈妈身体各项指标的变化，来判断准妈妈的身体是否健康、胎宝宝的生长发育是否正常。

■ 特别检查项目

❶ 超声波全面检查。此阶段，胎宝宝的发育已经完成，身体不大不小，正适合对胎宝宝进行一次全面的检查。过了这个阶段以后，胎宝宝将会占据整个子宫，不太容易看到他的全貌，并且即便发现畸形，也不太可能终止

妊娠。

❷ 胎儿心脏共鸣检查。如果准爸爸、准妈妈的直系亲属中有人患有心脏病，或者以前妊娠的胎儿心脏有异常，或者由于用药而担心的话，就应该进行此项检查。

■ 本月产检注意事项

❶ 在用餐完2小时之后再接受检查，以保证各项指标不受胃内食物的影响。

❷ 在检查时，准妈妈应该告诉医生这一段时间以来，身体是否出现不适，如水肿、体重突然增加、头痛、胃痛、恶心、尿量及次数减少等。如果有龋齿，医生会建议准妈妈在这个时期治疗最为合适。

❸ 这一阶段的准妈妈，子宫底高度为18～21厘米，或脐上一横指，子宫底长度为22～25厘米。在尿常规的化验中，如果蛋白的排出量超过0.5克，则属异常。如果超过5克，则提示有重度妊娠高血压综合征。

准妈妈如何防治小腿抽筋

很多准妈妈都会有小腿抽筋的现象。据统计，大概有50%的准妈妈偶尔会突然出现小腿抽筋。

准妈妈小腿抽筋一般都是由孕期缺钙导致的。整个孕期，准妈妈对钙的需求量增加，并且会随着胎儿的生长发育不断增加，因此，不少准妈妈孕早期，小腿抽筋通常不明显，可到了孕中期和孕晚期，则会不断地加重。

此外，如果准妈妈受寒了或者休息不好，也会出现小腿抽筋的现象。

■ 防治小腿抽筋的方法

❶ 在饮食上多吃含钙食物如牛奶、孕妇奶粉、鱼骨；五谷类、果蔬类、奶类、肉类食物都要吃，并合理搭配；适当进行户外活动，接受日光照射；必要时可在医生的指导下加服钙剂和维生素D。

贴心提示

一旦抽筋发生，准妈妈应该立即站在地面上蹬直患肢；或是坐着，将患肢蹬在地上，蹬直；或请身边亲友将患肢拉直。总之，使小腿蹬直、肌肉绷紧，再加上局部按摩小腿肌肉，即可以缓解疼痛甚至使疼痛立即消失。

❷ 若天气较冷则要注意腿部的保暖，临睡前可以用温水泡脚，睡觉时可以用热水袋来暖被褥，将腿部垫高可以防止抽筋的发生。

❸ 避免长时间的站立和走路，每走或者站一会儿要坐下休息一下，以减低双脚的负担，避免双脚过度劳累。平时走路可以有意识地让脚后跟先着地，小腿伸直时脚趾弯曲些不往前伸，能够减少抽筋的发作。

准妈妈肥胖对母子有何不利影响

不少人认为，准妈妈是应该肥胖的，因为"一人吃，两人补"，准妈妈越胖胎宝宝就会长得越好。但这种传统观念是错误的，准妈妈肥胖不仅影响自己的健康，也对胎宝宝不利。

■ 准妈妈肥胖带来的危害

❶ 肥胖使准妈妈并发妊娠高血压综合征的可能性大大增加，严重的妊娠高血压综合征可能会导致妊娠中止。

❷ 肥胖的准妈妈患妊娠期糖尿病的概率比一般孕妇增加 4 倍。妊娠期糖尿病可增加产褥感染、产后出血、早产、巨大儿、胎儿畸形的发生率，死胎及新生儿死亡率亦较高，约有 30％的患者于 5～10 年后转为真性糖尿病。另外，巨大儿通过阴道分娩时可出现胎儿臂丛神经损伤、锁骨骨折、颅内出血等，而产妇则会有严重的产道撕裂伤甚至骨折等。

❸ 肥胖使准妈妈发生流产、难产和死胎的可能性大大增加，新生儿的死亡率也明显高于正常体重的新生儿。

❹ 肥胖造成的腹肌无力，容易引起孕妇宫缩无力，分娩困难，准妈妈常常需要施行剖宫产。肥胖同样给剖宫产手术带来许多不便，增加了准妈妈承担手术意外、麻醉意外所带来的风险。

■ 准妈妈要控制饮食

准妈妈是因为暴饮暴食或运动不足等导致的体重增加，这只是准妈妈自己的皮下脂肪增多而已，与胎宝宝体重的增加并没有直接的联系。所以，准妈妈要学会控制饮食，在食物的选择方面，应尽量选择健康、天然的食品，如蛋、新鲜蔬菜、鲜奶、鱼、瘦肉等，而不是选一些热量高的垃圾食品。此外，还要坚持做些适当的运动。

胎宝宝宫内发育迟缓的原因与诊断

胎宝宝宫内发育迟缓，也叫做胎盘功能不良综合征，是指孕 37 周后，胎宝宝出生体重小于 2500 克，或低于同孕期平均体重的两个标准差。胎宝宝宫内发育迟缓不仅影响胎宝宝的正常发育，还影响儿童期及青春期的体能与智能发育。

■ 胎宝宝宫内发育迟缓的主要原因

❶ 遗传因素。40％的胎宝宝宫内发育迟缓来自双亲遗传因素，尤以母亲遗传影响较大。

❷ 妊娠并发症。严重贫血、多胎妊娠、严重心脏病、产前出血等并发症可导致胎儿宫内发育迟缓。

❸ 准妈妈孕期接触有害化学物质、X 线照射、生活及工作周围环境污染等，也有一定的影响。

❹ 慢性血管疾病。如妊高征，可影响子宫胎盘血流及其功能，胎宝宝因长期缺血和营养不良，造成宫内发育迟缓。

❺ 营养因素。准妈妈营养不良，尤其是蛋白质和能量不足，或缺乏微量元素等等。

❻ 胎盘因素。如胎盘发育不良、胎盘功能下降、脐带过长或扭转打结等。

■ 胎宝宝宫内发育迟缓诊断检查

❶ 产前检查。在孕 28 周后每周测量宫高，连续 2 次小于正常的 10％，或准妈妈体重连续 3 次不增长者，应怀疑胎宝宝宫内发育迟缓。

❷ B超检测胎宝宝的双顶径、胸围、腹围、股骨长度等指标，小于正常值则应该怀疑胎宝宝宫内发育迟缓。

贴心提示

孕期有营养不良，合并有妊娠高血压综合征、多胎、羊水过多、孕期出血、肾病、心肺疾病、糖尿病或感染等，过去有先天畸形或胎儿宫内发育迟缓史的准妈妈，发现异常就应该及早去检查。

怎样预防胎宝宝宫内发育迟缓

预防胎儿宫内发育迟缓，应从怀孕之前开始。

■ 特殊人群及早诊断染色体病及先天畸形胎儿

❶ 准妈妈年龄大于35岁，或准爸爸年龄大于45岁。

❷ 准父母有染色体异常或已生过一个染色体异常儿。

❸ 近亲中有先天愚型或其他染色体病者。

❹ 有性连锁遗传病家族史，或已生育过一个性连锁遗传病儿的准妈妈。

❺ 有反复流产、死胎、死产的准妈妈。

❻ 已生过神经管缺陷、代谢异常病及血液病儿的准妈妈。

■ 早期诊断胎儿宫内感染

做风疹病毒、巨细胞病毒及弓形虫感染等检查，若为阳性，须注意有无胎儿宫内发育迟缓。

■ 注意营养

加强营养不偏食，多食富含蛋白质、维生素的食物，如豆类、肉类、鱼、贝类以及新鲜的蔬菜水果等。准妈妈还尤其需注意补充叶酸和氨基酸，多吃西红柿、胡萝卜、花椰菜、油菜、小白菜、扁豆、豆荚、蘑菇、小麦胚芽、糙米等食物。

■ 酌情补充微量元素

微量元素的缺乏与胎儿宫内发育迟缓关系密切，准妈妈缺铜也可引起胎儿宫内发育迟缓。早期检查头发或血中微量元素的含量很有必要。动物的瘦肉、干坚果及海洋性食品中含微量元素丰富，准妈妈注意补充，往往有事半功倍之效。有条件的准妈妈可服用维生素及微量元素制剂。

贴心提示

有内科疾病及水肿的准妈妈，应该增加侧位卧床休息的时间，以增加胎盘血流量，使胎儿发育良好。

怀双胞胎准妈妈怎样防治合并症

双胎妊娠的妊娠期及分娩期并发症与合并症较单胎妊娠明显增多，如处理不当则严重影响准妈妈及胎宝宝的健康，甚至发生生命危险。因此确诊为双胎妊娠的孕妇更应加强围产期保健，使准妈妈和胎宝宝安全地度过妊娠与分娩这一特殊时期。具体措施有以下几个方面：

■ 加强营养

两个胎宝宝生长所需营养量较大，如准妈妈营养摄入不足，会影响胎宝宝生长发育和母体健康。因此准妈妈应增加营养的量与质，还要注意基本营养素搭配合理。

■ 预防贫血

双胎妊娠合并贫血发病率约为 40%，应常规补充铁剂及叶酸。严重者在医生指导下治疗。

■ 预防流产与早产

双胎妊娠由于子宫腔相对狭窄致胎盘血液循环障碍，其流产发生率较单胎妊娠高 2～3 倍，因此应加强孕期保护与监护。因双胎妊娠子宫过度膨胀，易发生早产，故应于中期妊娠后注意休息，避免房事，并提前 4 周做好分娩前的准备工作。

■ 预防产后出血

因双胎妊娠子宫过于膨胀，易发生宫缩乏力，造成产后出血而危及母体生命安全。故双胎妊娠的孕妇，一定要住院分娩，并注意预防和及时治疗产后出血。

■ 加强孕期检查

妊娠高血压综合征较单胎妊娠的发病率高3倍，子痫则高5倍，因此应加强孕期检查，及早发现，及时治疗。

贴心提示

双胎妊娠胎宝宝发育较单胎妊娠相对差些，如体重大多低于2500克，因此应注意预防呼吸窘迫综合征、新生儿硬肿症、吸入性肺炎等新生儿疾病，并应为新生儿喂养做好充分的思想和物质准备。

准妈妈心悸和呼吸困难怎么办

孕中期时，不少准妈妈会感觉平时毫不费力的动作，这时做起来累得心咚咚地跳，呼吸急促，大口喘气，有时还会出现脉律不整。

■ 准妈妈出现心悸和呼吸困难的原因

怀孕后准妈妈的血容量比怀孕前增加约1500mL，其中血浆增加大于红细胞的增多，由此可出现因血液稀释而造成的生理性贫血，这类贫血可以使血液携带运送氧气的能力降低。

此外，怀孕后准妈妈的新陈代谢加快，在孕中期后。机体耗氧量增加约1%～2%，因此必须通过加快与加深呼吸而得到保障(肺的通气量增加约4%)。

另外，妊娠后期增大的子宫迫使心脏向左上移位，膈肌活动幅度也减少，因此使心肺负荷加重。所以，在妊娠中晚期，准妈妈偶在活动量增加时，易于出现心悸、气急等情况。

■ 准妈妈心悸和呼吸困难怎么办

❶ 特别注意不要勉强去做什么事情，上下楼梯要慢慢地走，不要急匆匆地迈步。如果发生心悸和呼吸困难，要停下来休息，有条件时可卧床(不要仰卧)休息一会儿。

❷ 保持良好的心态，适时排解压力，做到劳逸结合。

❸ 要注意呼吸新鲜的空气，平时进食清淡的饮食，多吃蔬菜及水果。

❹ 保证充足的睡眠。睡眠中人体肌肉细胞彻底松弛，减少了不必要的能量的消耗，使身心得到全方面的放松。

贴心提示

准妈妈假如常常出现这些症状，尤其是症状持续时间长并且程度重，并且伴有眩晕和水肿时，则要加以重视，要及时到医院进行检查。

准妈妈容易发生昏厥怎么办

不少准妈妈在睡醒、久坐、久蹲之后要起身站立时，会突然一阵晕眩，状况轻微者可能只会短暂地晕个几秒钟就恢复了，但严重者则可能会严重晕眩而失去知觉，导致摔倒可能造成脑部或身体受伤。

■ 准妈妈容易发生昏厥的原因和应对办法

准妈妈容易发生昏厥的原因	表现症状	应对办法
供血不足，血压偏低。准妈妈常常会发生供血不足、大脑缺血的情况。妊娠的早中期，由于胎盘形成，血压会有一定程度的下降。血压下降，流至大脑的血流量就会减少，造成脑血供应不足，使脑缺血、缺氧，从而引起头晕。	一般在突然站立或乘坐电梯时会晕倒。	准妈妈要避免久蹲久坐后突然站立。这种一时性的脑供血不足，一般孕7月时即可恢复正常。
进食过少，血糖偏低。运输到脑组织的糖就相对减少，而脑组织不能进行无氧糖酵解，随之发生缺血反应，导致脑活动受影响，出现低血糖性昏厥。	有时发作性头晕，伴有心悸、乏力、冷汗，一般多在进食少的情况下发生。	早餐应多吃牛奶、鸡蛋等食物，随身带些奶糖，一旦头晕发作时，马上吃糖，可使头晕得以缓解。
体位不妥，压迫血管。这类准妈妈的头晕属于仰卧综合征，是妊娠晚期由于子宫增大压迫下腔静脉导致心脑供血减少引起的。	一般在仰卧或躺坐于沙发中看电视时容易头晕、昏厥。	避免仰卧或半躺卧位，即可防止头晕发生。如发生头晕，应马上侧卧。

准妈妈应如何预防尿路感染

由于女性特殊的生理特点和怀孕期间的身体变化，孕期很容易发生尿路感染，发生率高达7%～10%。严重的尿路感染对准妈妈和胎宝宝的危害很大，准妈妈要注意预防尿路感染。

■ 预防尿路感染方法

❶ 准妈妈要养成多饮水的习惯，饮水多、排尿多，尿液可以不断冲刷泌尿道，使细菌不易生长繁殖。

❷ 要特别注意外阴部的清洁，每次排尿后必须吸干外阴部残留的尿液，否则细菌很容易繁殖。

❸ 饮食宜清淡，可吃冬瓜、西瓜、青菜等清热利湿的食物，也可用莲子肉、赤豆、绿豆等煮汤喝，既有利于减少尿路感染的发生，还可以保胎养胎。

❹ 裤子要宽松，太紧的裤子会束压外阴部，使得细菌容易侵入尿道。最好每天换一次内裤，内裤要用纯棉制品，煮沸消毒，并经日晒最好。

❺ 保持大便通畅，以减少对输尿管的压迫。无论大小便，都要用流动水（最好是温开水）从前向后冲洗阴部，然后用煮沸过的干净毛巾从前向后擦干净。

❻ 睡觉时应采取侧卧位，以减轻对输尿管的压迫，使尿路通畅。

贴心提示

准妈妈最好每月都去医院做一次尿液检查，如果确诊患了尿路感染，一定要尽量在早期彻底治愈，不要任病情继续发展。治疗时准妈妈一定要向医生说明怀孕的情况，以便医生选择对胎宝宝无害的药物。

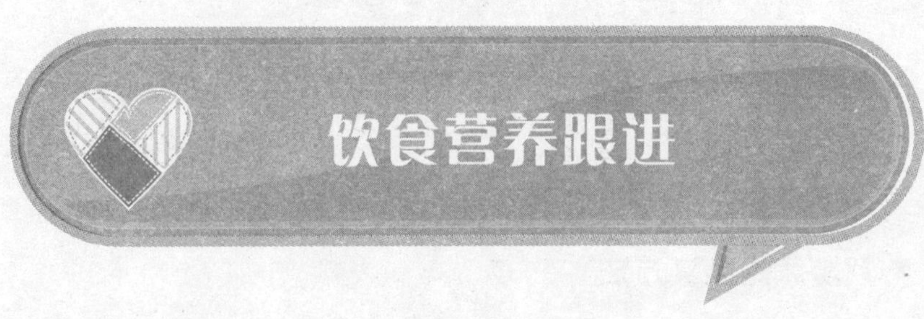

不同季节如何保证饮食健康

季节的变化导致自然界气象万千，时时影响着人体的生理、病理，准妈妈更容易受到影响。准妈妈要随季节的变化，适时调节饮食，以适应准妈妈、胎宝宝生理性、代谢性的需要。

■ 春季

中医认为，春季对应着肝脏，此时肝气旺盛，而酸味入肝。酸味食物能增强肝脏的功能，会让本来就偏旺的肝气更旺。肝旺就会损伤脾脏的功能，因此，春季要少吃一些酸性的食物。

由于甘味入脾，因此甜味的食物就可以补脾脏，可多吃一些大枣、山药等补脾食物，补充气血、解除肌肉的紧张。

■ 夏季

夏天，暑湿之气使人食欲降低，消化减弱。因此，在膳食调配上，准妈妈宜少食辛甘燥烈食品，以免过分伤阴；多食甘酸清润之品，如绿豆、西瓜等，多吃豆制品。此外，准妈妈在饮食上经常要变换花样，改变传统的、常规的做法，以增进食欲。

■ 秋季

秋季干燥，养生重在润肺，适合平补。准妈妈可以多吃芝麻、核桃、糯米、蜂蜜、甘蔗等，起到滋阴润肺养血的作用，还要适当多吃些酸味的水果，如石榴、葡萄等。

■ 冬季

冬天，气候寒冷，准妈妈可热食，但不宜过量食用燥热之物，以免导致内伏的阳气郁而化热。此时，准妈妈口味可稍重些，多食一些脂肪，如鱼、火锅、炖肉。由于此季节绿叶蔬菜较少，准妈妈应注意摄取一定量的蔬菜，如胡萝卜、油菜、菠菜、绿豆芽等，避免发生维生素的缺乏。

夏季，准妈妈如何吃西瓜

夏季最解渴的水果当属西瓜。准妈妈也是可以时常吃些西瓜的，不仅可以补充体内的营养消耗，还可以更好地满足宝宝营养摄取的需要。但是为了自身和胎宝宝的健康，一定要有讲究地吃西瓜。

■ 准妈妈吃西瓜要适量

准妈妈每天吃西瓜最多不超过 200 克。因为如果吃西瓜太多，就会摄入过量的糖分。由于孕期女性内分泌发生了生理性变化，体内胰岛素相对不足，对血糖的稳定作用下降，造成糖在血液中的浓度增高，会发生妊娠糖尿病，而妊娠糖尿病是引发孕妇流产和早产的一个重要原因。

■ 准妈妈不要吃“冰西瓜”

在冰箱内冷藏的西瓜由于温度过低，吃了可能会引起肠胃疾病，严重的甚至会引发宫缩，导致早产。

■ 饭前或饭后别吃瓜

西瓜中大量的水分会冲淡胃液，在饭前及饭后吃都会影响食物的消化吸收，而且饭前吃大量西瓜又会占据胃的容积，使就餐中摄入的多种营养素大打折扣。

■ 糖尿病患者少吃西瓜

患有感冒或肾病尤其是糖尿病的准妈妈最好少吃西瓜，因为这样会加重病情。尤其是患糖尿病的准妈妈，吃西瓜一定要在医生指导下进行，切不可随心所欲，以免病情加重，影响准妈妈及胎宝宝的身体健康。

贴心提示

分娩过程中，许多准妈妈有精神紧张、周身疲劳、胃肠蠕动减弱、食欲不振、大便秘结等现象，这时吃些西瓜不但可以补充营养的摄入量，刺激肠蠕动，促进大便通畅，还可以增加乳汁分泌，并有助于术后产妇的伤口愈合。

准妈妈如何健康食用动物肝脏

准妈妈的饮食中最好包括动物肝脏，因肝脏含有丰富的维生素和微量元素，是孕妇食谱中必不可少的食品。但是，食用动物肝脏要有讲究，否则也会导致副作用。

■ 准妈妈食用动物肝脏要适量

由于现在饲料中过多添加催肥剂，造成维生素 A 在动物肝脏中大量蓄积。过多食用动物肝脏，容易造成孕妇体内维生素 A 超标。维生素 A 虽然对孕妇也很重要，但超标的危害同样很大，可能危及胎宝宝发育，严重的会导致胎宝宝致畸。因此，准妈妈食用动物肝脏一般一周最好不要超过一次，一次不宜过多，不要超过 50 克，仅仅将其作为一个配菜为宜。

■ 要选择健康肝脏

准妈妈在选择猪肝时要注意观其颜色、闻其气味。正常猪肝应新鲜、清洁、无异味，呈红褐色或淡棕色，无胆汁，无水泡，表面光洁润滑，略带血腥味。

■ 烹调时要煮熟炒透

烹调时切忌“快炒急渗”，更不可为求鲜嫩而“下锅即起”。要做到煮熟炒透（使猪肝完全变成灰褐色，看不到血丝才好），以确保食用安全。

■ 注意食物搭配

动物肝脏内含有丰富的锌、锰、铜等微量元素，若与维生素 C 片同食，会发生化学反应，导致维生素 C 被氧化生成脱氢抗坏血酸而失去正常功效。吃动物肝脏特别是猪肝时，应少吃含饱和脂肪酸高的其他食物，如荤油、肥肉、奶油、黄油、全脂奶等，以避免这些食物中的饱和脂肪酸促进人体对猪肝中胆固醇的吸收。

贴心提示

动物肝脏切成片以后，要放在清水中浸泡，反复换水。也可以切开后，在开水里焯一遍，然后再烹调。

不能混着吃的食物有哪些

准妈妈在丰富餐桌的同时，还要了解某些食物搭配的禁忌，以免食用后引起不舒服。下面就为准妈妈列举一些不能混着吃的食物：

❶ 虾蟹类和维生素。虾、蟹等食物中含有五价砷化合物，如果与含有维生素 C 的生果同食，会令砷发生变化，转化成三价砷，也就是剧毒的“砒霜”，危害甚大。长期食用，会导致人体中毒，免疫力下降。

❷ 菠菜和豆腐。菠菜中的叶酸会和豆腐中的氯化镁、硫酸钙结合形成难以被人体吸收的叶酸镁和叶酸钙，容易引起结石。

❸ 牛奶和巧克力。牛奶中的钙会和巧克力中的叶酸结合成叶酸钙，易导致腹泻。

❹ 鸡蛋和豆浆。鸡蛋和豆浆同吃，会降低蛋白质在人体的吸收率。

❺ 白萝卜和胡萝卜。胡萝卜中所含的分解酵素会破坏白萝卜中的维生素 C。

❻ 牛肉和栗子。牛肉和栗子混着吃不易消化，而且还会降低栗子的营养价值。

❼ 白萝卜和橘子。这两种食物混着吃容易诱发甲状腺肿大。

❽ 西瓜和羊肉。两者同吃会使脾胃功能失调，伤元气。

❾ 甘薯和柿子。二者同食会形成难溶性的硬块，即胃柿石，引起胃胀、腹痛、呕吐，严重时可导致胃出血等，甚至危及生命。甘薯还不宜与香蕉同食。

❿韭菜和菠菜。二者同食有滑肠作用，易引起腹泻。

贴心提示

鲜牛奶在煮沸时不要加糖，牛奶中含有的赖氨酸在加热条件下能与果糖发生反应，生成有毒的果糖基赖氨酸，有害于人体。所以，应该煮好牛奶后，等牛奶稍凉再加糖。

准妈妈能不能吃火锅

火锅做为一种大众菜深受人们的青睐，特别是在寒冷的冬天，一家人围坐在一起，边吃边交流，热气腾腾，其乐融融。但是，如果准妈妈也想加入其中的话，那就要讲究吃火锅的方法了。

■ 最好在自己家吃

准妈妈喜爱吃火锅，最好自己在家准备，汤底及材料可以自己安排，食物卫生营养更有保证。

■ 食物要充分煮熟后再吃

火锅原料多是羊肉、牛肉、猪肉等，还有海鲜、鱼类。这些生肉片中都可能含有弓形虫的幼虫以及畜禽的寄生虫。它们虫体极小，寄生在畜禽的细胞中，肉眼是看不见的。而吃火锅时，人们习惯把肉片放到煮开的汤料中烫一下即吃，这短暂的加热不能杀死幼虫，进食后可能造成感染。孕妇受感染后可能会累及胎宝宝，严重者发生流产、死胎、脑积水、无脑儿等。因此，准妈妈吃火锅，一定要把肉煮透后才能吃。

■ 避免吃烫食

人的口腔、食管和胃粘膜比较柔嫩，一般只能耐受50℃～60℃温度，超过这一温度时容易引起黏膜烫伤。而火锅的温度一般接近于100℃，刚从火锅中取出的鲜烫食物，容易造成消化道黏膜的烫伤，准妈妈要注意避免。

■ 火锅太远勿强伸手

假如火锅的位置距自己太远，不要勉强伸手灼食物，以免加重腰背压力，导致腰背疲倦及酸痛，最好请丈夫或朋友代劳。

贴心提示

吃火锅时避免用同一双筷子取生食物及进食，这样容易将生食上沾染的细菌带进肚里，造成腹泻及其他疾病。

节假日准妈妈应注意哪些饮食问题

准妈妈在节假日里不能像其他人那样狂欢，在饮食上尤其要多加注意。

■ 不要暴饮暴食

人们日常的作息规律常被打乱，有时候起床晚了连早餐也不吃了。睡醒后，处于十几个小时的空腹状态，紧接着就是集中在午餐吃，甚至暴饮暴食，这样会增加肠胃负担。过饱可导致急性胃肠炎、急性胰腺炎、胆囊炎等多种消化系统疾病的发生。节假日的时候食物往往有油腻、过咸或不易消化的特点。如果平时患有糖尿病、高血压、消化不良等病症的准妈妈，在节假日期间应保持平时之忌口。

■ 储存食物防变质

节前，不少家庭往往会大量采购食物，准妈妈一定要考虑冰箱的大小、就餐人数和室外气温变化，谨防食物变质。任何在室温下保存 2 小时以上的食物或长时间暴露在空气中的食物，食用前一定要慎重。如果怀疑生鲜水果和蔬菜农药洗不干净，一定要坚持煮食、烹调或者削皮后食用。

节假日期间家里食品的量会比较多，剩下的饭菜回锅时未能煮透，也容易引起食物中毒。以肉类为例，如果烹调温度达不到 100℃，就不能杀死其中的寄生虫和病菌。

贴心提示

如果在饭店就餐，剩余菜品带回家时也要注意生熟食品分开存放，对生鲜食品如鱼类、肉类应和其他加工过的熟食分开包装。回家后，食品应包装或妥善盖好后储存，不要将热食物放入冰箱，这样会使冰箱内温度升高。

如何通过调整饮食预防妊娠糖尿病

临床资料数据显示，有2%～3%的孕妇在怀孕期间会发生妊娠糖尿病，多发生于妊娠的中晚期，且多见于肥胖和高龄产妇。预防妊娠糖尿病，控制饮食是关键。

■ 避免摄入过多的糖

少吃含糖高的食物，包括饮料、蛋糕、冰激凌、巧克力和水果等。吃进去的糖分，主要靠胰腺中胰岛分泌的胰岛素分解。准妈妈在孕期如果吃进去的糖分过多，分泌的胰岛素不足以分解糖分的话，多余的糖就会积蓄在体内，久而久之就会患糖尿病。所以说，孕期准妈妈若吃了过多甜食，会增大患妊娠糖尿病的风险。

■ 少食多餐

一次进食大量食物会造成血糖快速上升，若准妈妈空腹太久时，容易产生酮体，所以建议少量多餐，将每天应摄取的食物分成5～6餐。特别要避免晚餐与隔天早餐的时间相距过长，所以睡前要补充点心。

■ 脂肪供给要适量

由于主食碳水化合物类食物供给减少，脂肪进食要适量增加，以维持每天的供热量。并可适量进食一些坚果，增加脂肪供给。

■ 补充维生素和矿物质

多吃一些蔬菜补充维生素，经常吃一些含铁和含钙高的食物，如牛奶、鱼、虾皮、蛋黄等以补充矿物质。

■ 多摄取高纤维食物

多摄取高纤维食物，如以糙米或五谷米饭取代白米饭，增加新鲜蔬菜水果的摄取量等，这些做法都可以帮助控制血糖。

贴心提示

要注意运动，准妈妈千万不要懒惰，每天最好的运动就是散步。饭后要走走，把多余的糖分变成能量释放出去，就不会存在血管中，这也是预防糖尿病的好方式。

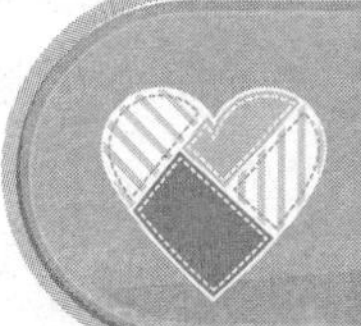

日常起居与运动

准妈妈身体逐渐变笨重，日常姿势有哪些要求

随着怀孕周数的增加，准妈妈肚子逐渐向前突出，身体重心发生变化。准妈妈必须保持正确的姿势，充分注意日常的动作，才能充分保证自己与宝宝的安全。

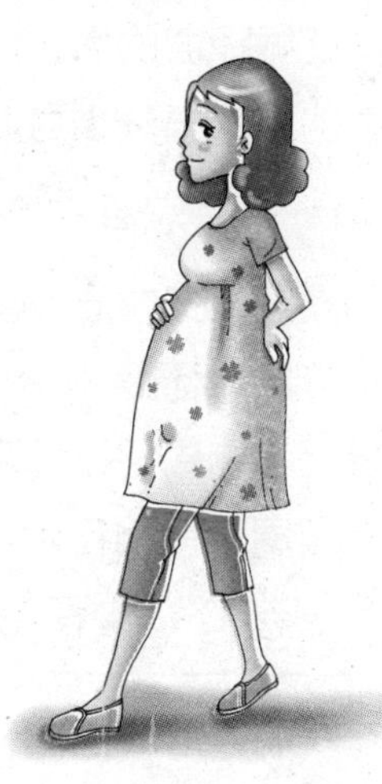

■ 站立的姿势

准妈妈站立时，两腿平行，两脚稍微分开，把重心压在脚心附近，不容易疲劳。

■ 行走的姿势

抬头，伸直脖子，挺直后背，绷紧臀部，使身体重心稍微前移，使较大的腹部抬起来，保持全身平衡行走。

■ 坐姿

保持背挺直，背紧贴靠背，椅子的靠背可以支撑腰背部，也可以放一个小靠垫在腰背部，双腿不要交叉，将两脚放在小凳子上，有利于血液循环。

■ 上下楼梯的姿势

准妈妈上下楼梯时，不要猫腰或是过于挺胸腆肚，只要伸直背就行。要手扶楼梯栏杆，不要被隆起的大肚子遮住视线，要让眼睛看清楚楼梯阶，将脚的全部放在楼梯阶上，一步一步地慢慢上下，不要使用脚尖踩楼梯阶，这样容易摔跤。

■ 下蹲拿放东西的姿势

将放在地上的东西拿起时，注意不要压迫肚子。不要采取不弯膝盖，只倾上身的姿势，那样容易造成腰疼。应该屈膝、安全下蹲、单腿跪下的姿势，把要拿的东西紧紧靠住身体，伸直双膝拿起。拿棉被等大件物品时，要蹲下身体压在一条腿上，然后再站起来。

■ 睡姿

在妊娠中期以后，由于肚子大起来，采取仰卧的姿势就会感到有点不舒服，这时候，侧卧位比较舒服。当腿脚疲劳或水肿，有静脉曲张时，把叠成两折的坐垫放在腿下，把腿垫高，这样的睡眠效果会更好。

准妈妈如何测量腹围与宫高（一）

妊娠子宫的增大有一定规律性，表现为宫底升高，腹围增加。因此，从宫高的增长情况也可以推断妊娠期限和胎宝宝发育情况。

■ 测量宫高的方法

准妈妈排尿后，平卧于床上，用软尺测量耻骨联合上缘中点至宫底的距离。一般从怀孕 20 周开始，每 4 周测量 1 次；怀孕 28～35 周每 2 周测量 1 次；怀孕 36 周后每周测量 1 次。测量结果画在妊娠图上，以观察胎宝宝发育与孕周是否相符。

■ 宫高正常值表

妊娠周数	手测宫高	尺测宫高
满 20 周	脐下一横指	18(15.3～21.4)厘米
满 24 周	脐上二横指	24(22～25.1)厘米
满 28 周	脐上三横指	26(22.4～29)厘米
满 32 周	脐和剑突之间	29(25.3～32)厘米
满 36 周	宫底最高，在剑突下 2 横指	32(29.8～34.5)厘米
满 40 周	剑脐之间，胎头下降入骨盆，宫底下降回复到 32 周末水平。	33 厘米

■ 宫高值偏高的可能原因

❶ 怀过孕的准妈妈，腹部肌肉可能会比大多数女性更松弛，会使宫高值偏高。

❷ 子宫平滑肌瘤。

❸ 双胞胎或多胞胎。

❹ 羊水过多。

❺ 胎宝宝的位置比较高，在准妈妈骨盆上方，这可能是由于臀位胎宝宝或者是前置胎盘造成的。

❻ 胎宝宝比一般的孩子大。

■ 宫高值偏低的可能原因

❶ 如果准妈妈的个子偏小或是有很健美的腹肌，那么最初的宫高测量值可能会偏低些。

❷ 胎宝宝个头比较小，但是非常健康。

❸ 胎宝宝发育不良。

贴心提示

如果准妈妈宫高比相应怀孕周数的平均值大或者是小 2 厘米以上，就需要进行一次超声波检查找出原因。

准妈妈如何测量腹围与宫高（二）

准妈妈的宫高、腹围与胎宝宝关系密切。做产前检查时每次都要测量宫高及腹围，以估计胎宝宝宫内发育情况，同时根据宫高妊娠图曲线以了解胎宝宝宫内发育情况，是否发育迟缓或巨大儿。

■ 腹围的测量方法

腹围测量应该从孕 16 周便开始，每周 1 次用皮尺(以厘米为单位)，取立位，以肚脐为准，围绕脐部水平一圈，测得数值即为腹围。

孕中期之后的腹围参考标准

孕期	腹围下限	腹围上限	标准
孕5月	76厘米	89厘米	82厘米
孕6月	80厘米	91厘米	85厘米
孕7月	82厘米	94厘米	87厘米
孕8月	84厘米	95厘米	89厘米
孕9月	86厘米	98厘米	92厘米
孕10月	89厘米	100厘米	94厘米

腹围过大的可能情况

❶ 多胎妊娠。怀孕中晚期准妈妈腹围增大的程度与妊娠的月份明显不符，但其增大的速度是循序渐进的，且腹部压迫的症状较轻，腹围超过100厘米；在腹部的不同部位听诊时，可听到不同速率的胎心音。这种情况就可能是双胎或多胎妊娠。

❷ 巨大儿。妊娠期腹围逐渐增大，到怀孕晚期，准妈妈腹围增大的程度超过正常范围，与妊娠月份明显不符，但孕妇压迫症状较轻，脐部的腹围大于100厘米，这时要警惕胎宝宝过大。

贴心提示

由于每位准妈妈的子宫位置可以向前倾、向后倾，再加上准妈妈高矮胖瘦各不相同，因此相同的妊娠月份肚子大小不会都是一样的。发现腹围、宫高数值不正常，应该请医生评估，不用过于担心。

准妈妈可以睡凉席吗

凉席通过传导的方式吸收了人体的部分热量。准妈妈的身体较常人虚弱，出汗较多，由于毛孔是张开的，睡凉席极易受风寒，所以，一般不建议准妈妈睡凉席，特别是体寒的准妈妈，最好不要睡凉席。

不过，如果准妈妈身体健康，而且睡凉席的时候采取适当的保护措施，例如，在凉席上铺一条薄的床单等，有利于防暑降温、保证睡眠质量。

选择藤、蔺草、亚麻面料的凉席

亚麻是一种有天然香气的香料植物，其香气对细菌的生长有抑制作用，对虫类有杀伤力。亚麻凉席就是采用天然亚麻纤维为原料，经高技术加工防缩精制而成。有凉爽透气，无静电，无化学成分，并且吸湿散热快，不沾皮肤，柔软舒适和凉血安神的优良作用。

藤席经久耐用，是最好的凉席之一。藤性暖，有吸汗、透气、防虫蛀的特点，对身体有利；同时质软耐磨、弹性好，感觉非常清凉舒适，特别适合准妈妈。

草席透气、吸湿、不发霉，不生虫。草席有除异味，除螨的作用，而且清洁方便、降温性一般，更适合准妈妈。

这几种材料的凉席都具有较好的吸湿性和透气性，凉度适宜，不仅对准妈妈皮肤的损伤小，还可最大限度地减少因使用凉席导致的腹泻。

贴心提示

选购凉席时，可以采用闻、看、摸三步法选购适合自己的凉席。一要闻凉席的气味是否清香，气味清香表明材质新鲜，是新编制的产品；二要看凉席整体颜色是否统一，是否有斑点、霉点、虫孔或者毛刺；三要摸，看手感是否平整均匀。

静电对准妈妈身体有哪些危害

生活中我们都有这样的体验，在脱衣服或触碰电器时，有时候会产生噼里啪啦的响声，甚至还会出现闪亮的小光点，这就是静电。我们的周围环境甚至我们的身上都会带有不同程度的静电，当静电积累到一定程度时就会发生放电，放电时不仅仅是使人难受一下，对身体健康也是有负面影响的，对准妈妈而言，影响更大。

导致体内孕激素水平下降

孕激素又称“女性激素”，它可以降低子宫肌肉兴奋度，防止早产、流产；

它还可以促进乳腺腺泡的生长，为泌乳作准备等。而静电可导致准妈妈体内孕激素水平下降。因此，当体内孕激素达不到正常水平时，就容易引发流产或早产，更会导致产后少乳或无乳。

■ 加剧体内钙的流失

持久的静电还可以使血清的 pH 值升高，血清中钙含量减少，使尿中钙排泄量增加。当准妈妈钙缺乏时，就会出现早产、胎盘早剥等现象。钙不足还会导致胎宝宝的骨骼与牙齿发育不良以及佝偻病（俗称“小儿软骨病”）的发生。另外，缺钙的新生儿免疫系统较差，体弱多病。

■ 影响人的中枢神经

中枢神经系统，包括脑和脊髓，是神经组织最集中的部位。静电会影响人的中枢神经，干扰细胞内的 DNA 合成，影响 RNA 转录，损伤染色体，致使遗传基因突变而畸形，导致准妈妈自然流产或胎宝宝畸形。

怎么预防静电对准妈妈身体的伤害

静电对准妈妈危害很大，不过准妈妈不用担心，只要采取相应的措施，就可以避免静电的危害。

■ 居室环境

居室内尽可能避免使用化纤地毯。要经常开窗，进行通风换气，以增加室内湿度。干燥季节使用加湿器或在房内放一盆冷水，增加空气湿度。卧室内尽量不放或少放家电，避免人体与电器在近距离产生电场而碰触引起静电。

■ 衣物穿着

化纤尼龙织物是人体静电产生和积聚的主要场所，所以要避免穿化纤类衣物，特别是在冬季。在洗涤衣物时也应当使用防静电的洗涤剂或加入适量柔软剂，来防止静电的产生。

■ 饮食营养

胡萝卜、卷心菜、西红柿等，可以提高血液的酸度，维持人体正常的电解质平衡；带鱼、甲鱼既可增加皮肤的弹性和保湿性，又能降低血液的黏稠度，具有良好的除静电和控制红细胞凝聚的功能；香蕉、苹果、猕猴桃等含有大量维生素C，有抗细胞氧化和保护细胞膜电位正常工作的功效。这些食物，准妈妈应该适当食用。

皮肤保湿

若皮肤表面异常干燥，电阻值增大，导致局部有大量电荷堆积。这种情况下人体与其它物体的接触容易产生正负电荷，造成静电。准妈妈洗澡后，要使用高效保湿的润肤霜以锁住水分，特别是容易干燥的部位，如手肘、膝盖等，要加大用量，多涂一些。

贴心提示

梳头的时候最容易产生静电，特别是使用塑料梳子，准妈妈最好选择不会产生静电的牛角梳或木梳。此外，经常洗头保持清洁，不仅能使头部的血液循环正常，也能防止静电的发生。

准妈妈如何注意嘴唇卫生

嘴唇卫生对孕育着宝宝的准妈妈而言，是非常重要的，而这里潜伏着看不见的危险。

空气中不仅有大量的尘埃，而且其中还混杂不少的有毒物质，如铅、氮、硫等元素。它们落在孕妇身上、脸上的同时，也会落在嘴唇上。如果准妈妈经常在没有清洁嘴唇的情况下喝水、吃东西，或时不时地总去舔嘴唇，它们一旦进入准妈妈的体内，要比其他人更为有害。因为身体里还有个对有害物质十分敏感的胎宝宝，会使胎宝宝因此而无辜受害，引起一些不应该发生的后果，如引起胎宝宝组织器官畸形等。

准妈妈如何做好“嘴唇卫生”

❶ 出门前先涂上能阻挡有害物质的护唇膏。如果要喝水或吃东西，一定要记得先用清洁湿巾擦拭干净嘴唇。风沙天气时尽量不要出门，出门时一定要戴口罩，口罩要及时清洗，最好备用2个以上的口罩。

❷ 准妈妈在室内相对来说更安全些，不过空气里同样会有灰尘，因此勤洗手的同时别忘了给嘴唇做卫生。

❸ 在秋冬季节，不少准妈妈都嘴唇干裂，严重者还会感染、肿胀，造成危害。准妈妈要多吃新鲜蔬菜，如黄豆芽、油菜、小白菜、白萝卜等。出门尽可能戴口罩，以保持嘴唇的温度和湿度，预防嘴唇干燥。

贴心提示

感觉嘴唇干燥时，准妈妈要改掉不良的舔唇习惯。当用舌头舔嘴唇时，由于外界空气干燥，唾液带来的水分不仅会很快蒸发，还会带走唇部本来就很少的水分，造成越干越舔、越舔越干的恶性循环，严重的甚至会使嘴角处的皮肤出现色素沉着，留下一圈红色，十分难看。

如何打造利于睡眠的卧室环境

随着胎宝宝一天天长大，准妈妈的身体也变得越来越沉重，休息好对准妈妈来说也越来越重要。这时候，重新打造一个有利于准妈妈睡眠的卧室环境是很有必要的。

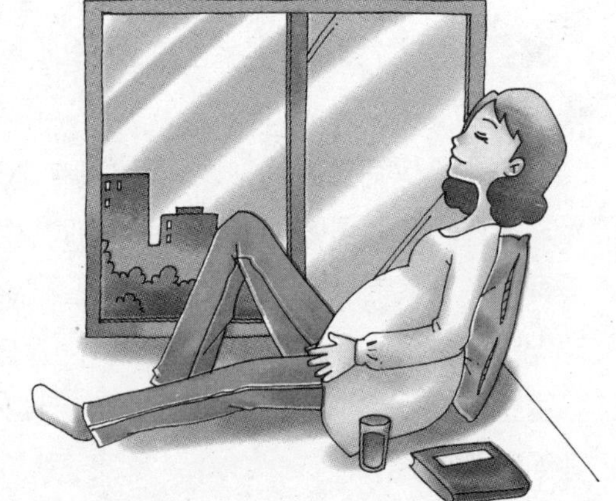

■ 温度

居室中最好保持一定的温度，即20℃～22℃。温度太高，使人头昏脑胀或烦躁不安；温度太低，则容易感冒。

■ 湿度

居室中最好保持一定的湿度。湿度太低，使人口干舌燥，鼻干流血；湿度太高，使被褥发潮，人体关节酸痛。所以，室内太干时，可在暖气上放水盆，在炉上放水壶或洒水；室内太湿，可以放置去除潮湿的木炭或打开门窗通风。

■ 声音

噪音不利于准妈妈的健康和胎宝宝的发育，它会使准妈妈心烦意乱，会使胎宝宝不安，甚至脑功能发育受挫。但是，过于寂静使准妈妈感到孤独、寂寞，使胎宝宝失去听觉刺激，所以，二者均不可取。家中可以经常播放一些有益的胎教音乐。

■ 灯光

灯光则应以柔和为原则。为了出入方便而又不影响睡觉气氛，床头最好安一盏起夜灯，这样既能满足照明的需要，又不会过于亮眼，刺激视觉，影响睡眠。

■ 颜色

卧室的色调要以宁静、和谐为主旋律。色彩宜淡雅一些，太浓的色彩也难以取得满意的效果，如果房间偏暗、光线不足，最好选用浅暖色调。

贴心提示

居室中的一切物品设施要便于准妈妈日常起居，消除不安全的因素。把日常用品、衣服、书籍放在准妈妈随手可得之处，不需爬高爬低。各样物品的摆放要整齐稳当，以免准妈妈碰着磕着，光滑地面要有防滑设备如铺上垫子，以免摔跤。

准妈妈宜进行日光浴吗

日光浴可以促进宝宝的发育，但是，日光浴要适度，过多地贪图享受日光浴是会影响准妈妈和胎宝宝的健康的。

■ 准妈妈日光浴的好处

❶ 晒太阳能促使皮肤在日光紫外线的照射下制造维生素D，进而促进钙质吸收和骨骼生长。怀孕时准妈妈适当地日光浴，有益于对钙的吸收。

❷ 降低胎宝宝罹患多发性硬化症的几率。多发性硬化症是一种神经系统疾病，患者自身免疫细胞会错误攻击神经元髓鞘，造成患者出现视觉障碍、肌肉无力等症状。

■ 准妈妈如何进行日光浴

准妈妈冬天晒太阳应选择阳光温和的地方，慢慢加长日晒时间，可由十几分钟逐渐增至半小时，每天不要超过半小时，最好晒一会儿就到阴凉处休息片刻，身体感觉暖和了就适可而止。夏天的时候，准妈妈最好选择早晨或者傍晚出来活动活动，晒一晒太阳，并要穿宽松的衣服。阳光强烈的时候不要进行日光浴。

■ 日光浴过度的危害

❶ 长斑、患皮肤癌风险增高。在怀孕时，体内刺激黑色素细胞的激素含量要比平时高，使色素更容易沉着。长期暴露于紫外线辐射不但会加剧皮肤的老化，还会增加患上一种名为“黑色素瘤”的皮肤癌的危险。日光浴可使孕妇脸上的色斑点加深或增多，出现妊娠蝴蝶斑或使之加重。假如准妈妈脸上已经出现黄褐斑，就表示皮肤已经对日晒有了强烈的反应，需要多加注意了。如果此时再进行日光浴，黄褐斑会更多。

❷ 日光对血管的扩张作用，长时间的日光浴会加重准妈妈的静脉曲张。因此准妈妈在烈日下外出活动时，还要注意防护，如戴草帽、太阳镜和用伞具等遮挡紫外线。

准妈妈怎样锻炼骨盆底肌肉

骨盆底肌肉承载着准妈妈的尿道、膀胱、子宫和直肠。增强骨盆底的肌肉力量，可以减轻压力性尿失禁，缩短第二产程的时间。

骨盆底肌肉练习还能促进准妈妈直肠和阴道区域的血液循环，预防痔疮，加快会阴侧切或会阴撕裂的愈合。如果准妈妈在产后经常坚持进行骨盆底肌肉练习，不仅有助于准妈妈对膀胱的控制，而且会增强准妈妈阴道的弹性，让准妈妈产后的性生活更加幸福。

■ 骨盆底肌肉练习方法

❶ 平躺，双膝弯曲。练习时，把手放在肚子上，可以帮助确认自己的腹部保持放松状态。

❷ 收缩臀部的肌肉向上提肛。

❸ 保持骨盆底肌肉收缩五秒钟，然后慢慢地放松，5～10 秒后，重复收缩。

❹ 每天做 3 次，每次练习 3～4 组，每组 10 次。

■ 骨盆底肌肉练习注意事项

❶ 在开始锻炼之前，要排空尿液。如果必要的话，可以垫上护垫接住遗漏的尿液。

❷ 运动的全程，照常呼吸，保持身体其他部位的放松。

❸ 准妈妈可以将洗干净的一个手指放入阴道，如果在练习的过程中，手指能感觉到受挤压的话，就表明锻炼的方法正确。

❹ 随着骨盆底肌肉的不断增强，准妈妈可以逐渐增加每天练习的次数，并延长每次收紧骨盆底肌肉的时间。

贴心提示

准妈妈最好在刚怀孕时，就开始盆底肌肉运动，产后也应该继续进行。如果准妈妈还没有开始做骨盆底肌肉练习，建议从现在就开始进行，并且要一直坚持下去，成为伴随准妈妈一生的好习惯。

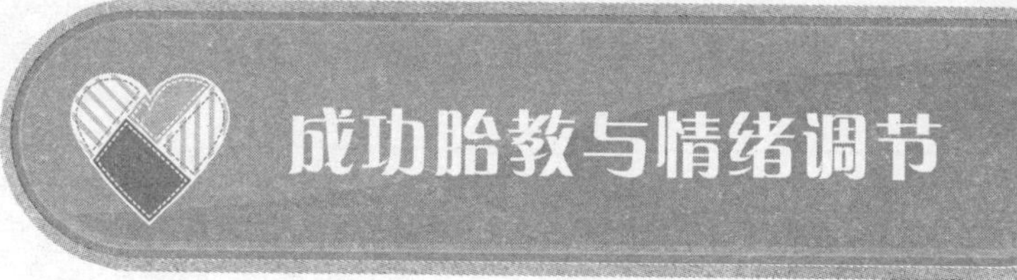

如何帮助胎宝宝做运动

在妊娠第 7 周时，胎宝宝便开始做眯眼、吞咽、握拳、抬手、伸腿、转身等动作，32 周时就已经能睁开眼睛、打哈欠，还能做用力蹬腿及把手放到嘴里的动作，这表明宝宝有了一定的运动能力。如果帮助胎宝宝在子宫里做运动训练，会有助于他出生后的运动能力的发展。

■ 帮宝宝做运动的方法

❶ 抚摸法。准妈妈仰卧在床上，头部不要太高，全身尽量放松，双手捧住肚子里的胎宝宝，从上到下、从左到右来回做抚摩的动作。以上动作反复

10 次后，用食指或中指轻轻点触宝宝，并注意观察宝宝的反应。刚开始，宝宝可能并不会出现明显的反应，但经过一段时间，待手法娴熟后，宝宝便能出现较明显的回应。不过，每个胎宝宝的反应速度和程度可能会有很大差别。

❷ 轻压、慢推法。准妈妈可用手指做轻压胎宝宝随后放松的动作，到妊娠后期，还可采用轻缓推动胎宝宝的动作。一开始或许胎宝宝因受压、受推不太习惯，一旦胎宝宝熟悉了准妈妈的手法后，也就会接受这种爱抚，主动地配合运动。这时，如果再加上准妈妈轻柔的说话声，效果会更好。

■ 帮宝宝做运动的注意事项

❶ 准妈妈手法要有规律，动作注意轻柔，时间不宜过长，每次以 5～10 分钟为宜。

❷ 最好在晚上 9～10 点时开始练习，这时胎宝宝的活动较为频繁。

❸ 运动练习要循序渐进，一开始以每周 3 次为宜，逐渐根据具体情况增加次数。

贴心提示

如果胎宝宝出现“拳打脚踢”的反应，表示不舒服了，应该立即停止。

如何录制宝宝胎心音

录制胎心音，不但可以和胎宝宝交流情感，而且准妈妈可以将录制的胎心音刻碟，作为永久的纪念，或作为宝宝长大后的礼物，很有意义。

■ 如何录制宝宝胎心音

❶ 准妈妈排空小便，仰卧在床上，两腿伸直。

❷ 准爸爸开启电脑，打开录音机：开始——附件——娱乐——录音机。

❸ 将对录线的一头插入声卡的 Line－in 口。如果没有 Line－in 口，使用麦克风的插口也可以。

❹ 准爸爸戴上耳机，启动胎心仪，将胎心仪的探头表面均匀涂上适量医用耦合剂紧贴在准妈妈肚脐右下方两指的腹壁上，静心地听。找到宝宝

胎心的位置后保持胎心仪位置不变，拔下耳机插头。

❺ 将对录线另一端插头接入胎心仪，然后启动电脑录音机程序的录音功能(点红色圆点开始录音，终止后点中间三角为播放，然后可以另存一下以便保存)。

❻ 录完音后，然后点“播放”，就可以即时听到录下来的胎心音了。

这时录制的声音效果一般不是很好，有很大的杂音。不过没有关系，点菜单中的“效果”——“滤波器”——“降噪”，即可去掉录音时的杂音。重新播放，即可听到纯净的胎宝宝的胎心音了。

如何选购胎心仪

❶ 选择通过国家质检的产品。胎心仪一般都是采用多普勒原理探测，如果辐射不是在安全范围以内，不利于宝宝的健康。

❷ 观察胎心仪的设计是否合理美观，是否节能环保、操作简单。

贴心提示

WindowsXP 系统的录音机最长录制长度为 60 秒，如果想录制超过 60 秒长度的声音，可以找其他录音软件，如 wavecn 等。也可以使用其他工具将胎音音频转换为 mp3、wma 格式，这样文件体积更小。

准妈妈如何做腹式呼吸消除紧张

妊娠 7 个月的准妈妈要学会腹式呼吸。这种呼吸法不仅能给胎宝宝输送新鲜的空气，使在子宫中越来越感到拥挤的胎宝宝正常地发育，而且可以镇静准妈妈的神经，消除紧张与不适，在分娩或阵痛时，还能缓解紧张心理。

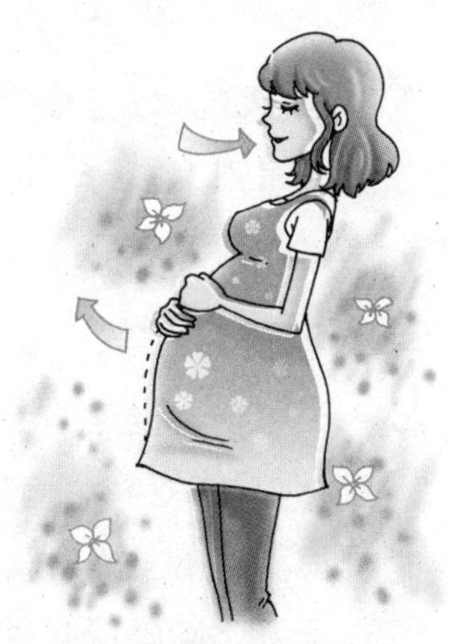

腹式呼吸的方法

准妈妈背部挺直，全身放松，双手轻放在腹部，想象胎宝宝正居住在一个宽广的空间，慢慢地用鼻子吸气。此时肺部及腹部会充满空气而鼓起，但还不能停止，仍然要使尽力气来持续吸气，不管有没有吸进空气，只管吸气再吸气。然后屏住气息 4 秒，再缓缓地将身体内的空气全部吐出来。

吐气的时候要比吸气的时候用力，宜慢且长而且不要中断。每天做 2～3次，每次 10～20 分钟。

■ 腹式呼吸的注意事项

❶ 呼吸最好用鼻子，不要用口。

❷ 保证呼气吸气的比例是 1∶1，不要憋气。

❸ 尽量拉长呼吸的周期，如果不会拉长呼吸，可以采用补吸和补呼的方式，也就是在吸满(或呼出)一口气之后再有意识地扩张(或收缩)腹部。这种方法可以补充气体的体积，帮助练习更有效。

❹ 呼吸过程中如有口津溢出，可徐徐下咽。

贴心提示

准妈妈也可以把腹式呼吸法介绍给身边的亲人或朋友。因为大多数人，特别是女性，大都采用胸式呼吸，只是肋骨上下运动及胸部微微扩张，许多肺底部的肺泡没有经过彻底的扩张与收缩，得不到很好的锻炼。这样氧气就不能充分地被输送到身体的各个部位，时间长了，身体的各个器官就会有不同程度的缺氧状况，很多慢性疾病就因此而产生。

准爸爸如何赞美准妈妈

很明显，人都喜欢听好话，赞美更加能激发人内心积极的情绪。生活我们要随时地对别人进行赞美，这是人际交往的良好互动。而对于准妈妈，赞美能够带给她良好的情绪，有利于母体的健康和胎宝宝的发育。

■ 准妈妈最需要准爸爸的赞美

女人天生都是爱美的动物，当准妈妈艰难地挺着肚子，不惜牺牲身材与容貌，孕育你们的爱情结晶的时候，准爸爸应该毫不吝惜地告诉准妈妈，她是全世界最美丽的女人！

准爸爸要让准妈妈知道，怀孕后她有一种别样的美，告诉她你喜欢她现在这个样子。给她一个拥抱，或者将耳朵安静地贴伏在准妈妈的肚子上，享受一下温馨的甜蜜，这都可以帮准妈妈找回自信。

■ 赞美准妈妈的方法

❶ 理解准妈妈情绪上的种种变化，并及时给准妈妈安慰。准妈妈心绪不佳时，准爸爸耐心劝慰，并多留一些时间陪伴准妈妈。

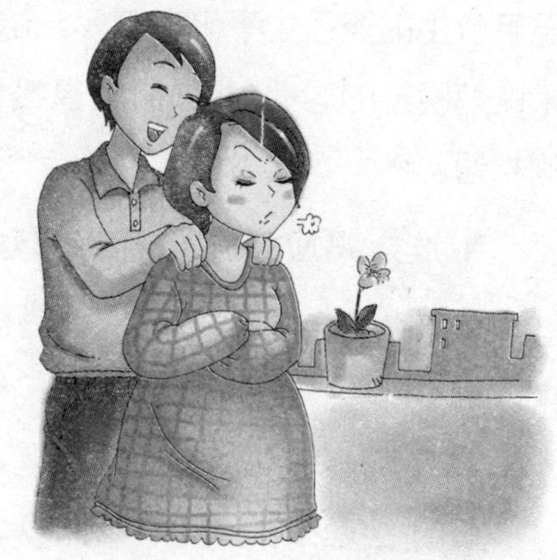

❷ 当准妈妈因体形容貌发生改变而郁郁不乐时，准爸爸要鼓励准妈妈，告诉准妈妈现在很漂亮，在自己眼中是最美的女人。

❸ 带准妈妈去逛逛商场，给她买件漂亮的孕妇装。准妈妈试衣服时，准爸爸要告诉准妈妈穿什么样的孕妇装最好看。

贴心提示

如果准妈妈怀孕后身材较胖，在准妈妈吃东西的时候，准爸爸一定不要当着她面表现出对她食量的担心，那样会让准妈妈以为自己嫌弃她太胖。如果觉得准妈妈吃得太多了，在提及此类问题的时候一定要注意时机和场合。

如何培养胎宝宝的好习惯

习惯对人们日常活动的影响随处可见。有些人经常因为某些好习惯而受益，而一些人又因为不良习惯而深受其害。正因为如此，人们赞扬好的行为习惯，而讨厌不良的习惯。

如果准妈妈想培养胎宝宝的好习惯，在孕期就应自觉养成各种良好的习惯，因为早在胎宝宝时期一个人的某些习惯就已经基本养成，胎宝宝的生活习惯会在母亲腹内就受到母亲本身习惯的影响，而潜移默化地继承下来。

这并不是凭空想象，而是经过实践证明的事实。

瑞士儿科医生苏蒂尔曼博士曾对新生儿的睡眠类型进行了实验，结果证明：新生儿的睡眠类型是在胎宝宝期由母亲所决定的。他将准妈妈分为早起和晚睡两种类型，然后分别对她们所生的孩子进行调查，结果是早起型母亲所生的孩子生下来就有早起的习惯，而晚睡型母亲所生的孩子，一生下来就有晚睡的习惯，此项研究直接表明了胎宝宝出生前母子之间就存在感觉相通。

■ 准妈妈应该注意养成哪些好的习惯

❶ 讲礼貌，尊老爱幼，待人热情，富有爱心。

❷ 讲卫生，爱护环境。

❸ 不挑食、不偏食，吃饭时坐姿端正，细嚼慢咽。

❹ 睡眠规律，不赖床、不熬夜。

❺ 多用脑，勤于思考。

贴心提示

俗话说："江山易改，本性难移"。也就是说，人一旦养成了一种习惯，想改变成另外一种习惯是很困难的。如果准妈妈本身生活无规律，习惯不好，那么从怀孕起就一定得努力保持一个良好的习惯，这样才能培养具有良好习惯的胎宝宝。

准妈妈的心理影响胎宝宝的性格

人的性格雏形来源于胎儿期，在整个怀孕的过程中，准妈妈的心理和情绪的变化，会直接影响胎宝宝性格的形成和发展。

■ 理想的优秀准妈妈

这些准妈妈的心理和情绪状况良好，对于宝宝的到来充满期待和深深的爱。这样，在整个怀孕过程中，这些准妈妈的感觉最好，分娩的过程也会比较顺利，而在这样情况下出生的宝宝的身心发展都很好。

有些矛盾的准妈妈

这些准妈妈可能在家人或朋友面前对于妊娠是喜欢的，但内心的潜意识则有着抗拒的成分，有些甚至连准妈妈自己也没有发现，但是胎宝宝可以察觉到母亲情绪细微的变化或是潜意识里的排斥情绪。这样的胎宝宝往往在出生后会有胃肠方面的健康问题，性格会变得自私、冷漠或是自卑。

比较淡漠的准妈妈

这些准妈妈并不想得到宝宝，但是在潜意识中对宝宝有着一定的渴望。这种复杂的心理会被胎宝宝敏感地察觉到，这样胎宝宝在出生后也会变得比较冷漠，喜欢睡眠，活动不积极。

不及格的准妈妈

这样的女性不想得到宝宝，整个情绪和潜意识都传达着这样的信息。一旦怀孕后，这样的准妈妈会出现各种状况，容易生病，并有着较高的流产和早产的几率。这样的胎宝宝出生后体重会比其他的宝宝轻，情绪也很不稳定，很可能会出现各种心理疾病。

贴心提示

吵架，特别是准妈妈发怒时的大声哭喊能引起胎宝宝不安和恐惧。准妈妈在此时会分泌大量的去甲肾上腺素，使血压上升，胎盘血管收缩，引起胎宝宝缺氧，影响胎宝宝的身心健康。

在情感上接受即将到来的胎宝宝

胎宝宝喜欢的是轻松、温馨、平和、愉快和幸福的内外环境，胎宝宝在准妈妈的肚子里如果感受到家人的疼爱和生活的美好，会让胎宝宝在潜意识中对生活充满希望和热爱，会体会到生活中的快乐，形成外向、乐观、积极、果断的性格。这对宝宝日后的身心成长是很重要的。

帮助宝宝创造这一环境，准父母首先要在情感上接受胎宝宝，并且为胎宝宝的即将到来感到欣喜。

准妈妈要常常告诉准爸爸，说："这一定是个漂亮、聪明的宝宝，眼睛会像你，嘴巴会像我，肯定会很漂亮。"因为胎宝宝是你们爱的结晶，是生命的延续。

准父母一起为胎宝宝美化环境、注意营养、加强锻炼，以爱关注胎宝宝的变化，迎接胎宝宝的到来。这是一种极好的胎教，胎宝宝通过感官会得到健康的、积极的、乐观的信息，胎宝宝会感受到温暖和安全，这样宝宝的心理发育也会变得温和、善良。

贴心提示

准妈妈如果遇到情绪不佳的时候，要向准爸爸或者朋友说出你的忧虑，明确地告诉他们你的感觉。准妈妈需要准爸爸和朋友的精神支持和安慰。准爸爸要保证每天有足够的时间和准妈妈在一起，并保持亲昵的交流。如果身体允许，可以考虑一起外出度假，尽力使你们的关系更加亲密。

准爸爸如何当好准妈妈的"开心果"

怀孕后，准妈妈随机体代谢的变化引起情绪波动，容易处于一种紧张、焦虑、不安的情绪中，所以孕期准妈妈更渴望得到无微不至的心理关怀。那么，准爸爸如何帮助准妈妈缓解孕期心理状况，做好准妈妈孕期的"开心果"呢。

■ 给准妈妈和胎宝宝讲故事

如果准爸爸在准妈妈睡觉之前能给她讲一个故事的话，可以分散、缓解准妈妈的不适感，同时还可以培养给孩子讲故事的能力。

■ 给家里来次清洁

给家里来次清洁，不是简单地将垃圾堆到一边，而是认真地将家里的每个角落都打扫一下，如清洁炉具、灶台、床底等。

■ 一起做运动

准爸爸可以空出一些时间来陪伴准妈妈运动，不要担心准妈妈不灵活，准妈妈的快乐只是在于准爸爸能够跟自己一起分享，所以准爸爸能够陪伴准妈妈时间越多就越好。

■ 继续献殷勤

给准妈妈写一封信，告诉她 20 项你爱她的原因等等。在信封写上你自己的特有地址然后附上一些小礼品等，浪漫和傻气两者的结合肯定能够给她带来无限的温暖。

■ 帮助准妈妈剪指甲

剪指甲不属于极具创意的方法。但事实上，这种方法也最能够给准妈妈提供一种安全感，即使多几次也不为过。准妈妈看到准爸爸能够为自己做这种女性才做的事情会很开心。

第七章

孕7月指导

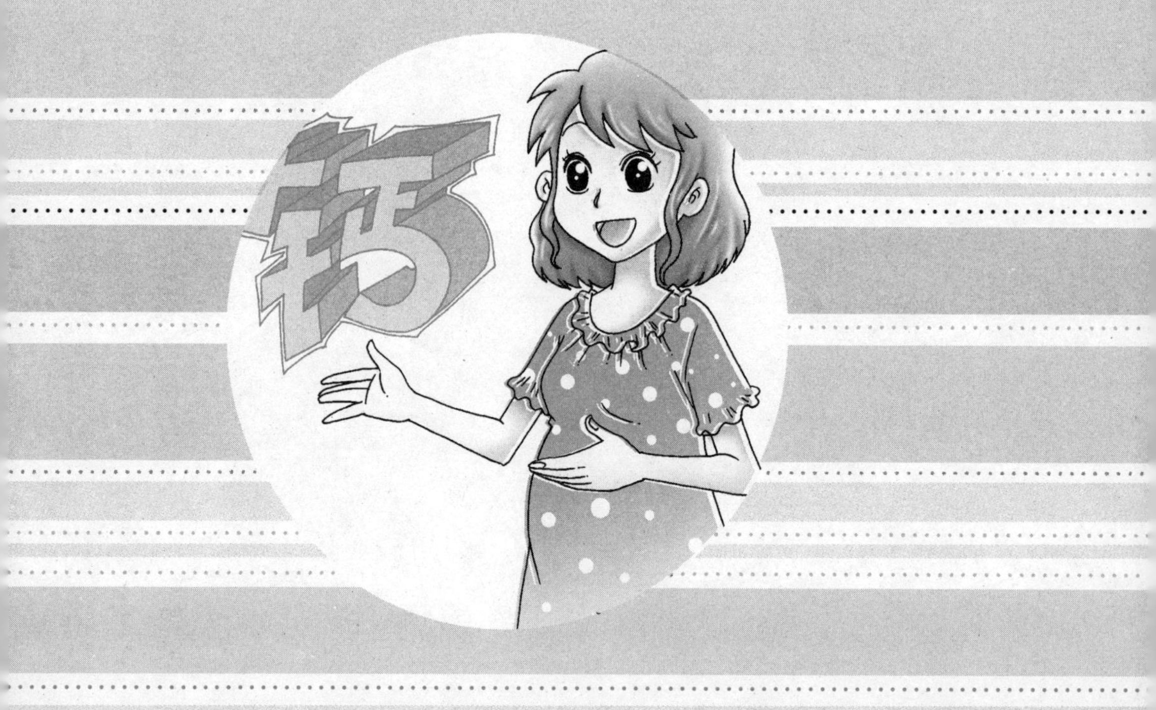

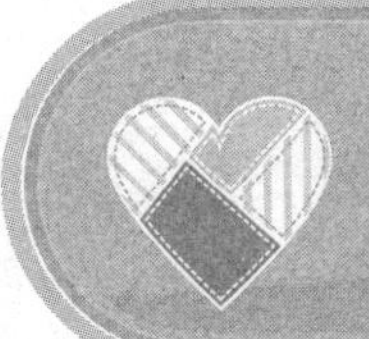

妊娠期身体变化

第七孕月（25～28周）

孕妇子宫底的高度已达到21～24厘米，高过肚脐，增大的子宫压迫盆腔，便秘、长痔疮的孕妇增加了，挺着大肚子走路常觉得腰酸背痛。由于腹部皮肤的伸展，导致皮下组织及弹性纤维断裂，出现妊娠纹。

怀孕第25周

此时孕妇会发现肚子上、乳房上出现了一些暗红色的细纹，好像皮肤被撑裂了似的，这就是妊娠纹。即使用护肤霜涂抹也不会使之消失，可以选用合适的乳罩来托护乳房，使乳房上的妊娠纹尽量减少。从肚脐到下腹部的竖向条纹也越加明显，不必担心，产后这些妊娠纹会逐渐变淡甚至消失。此时孕妇可能会感到有些疲惫，由于胎儿的增大，腹部越来越沉重，为保持平衡，需要腰部肌肉持续向后用力，腰腿痛因而更加明显。也有些孕妇这时会感到眼睛不适，怕光、发干、发涩，这是比较典型的孕期反应，可以使用一些消除眼部疲劳、保持眼睛湿润的保健眼药水，以缓解不适。

■ 宝宝23周

胎儿嘴唇、眉毛、眼睑已各就各位，视网膜已形成，具备了微弱的视觉。

胎儿长约23厘米，体重约500克。

怀孕第 26 周

这时孕妇可能会觉得心神不安、睡眠不好，经常做一些记忆清晰的噩梦，这是在怀孕阶段对即将承担的母亲的重任感到忧虑不安的反映。这是正常的，不必为此自责。关键是应该为了胎儿的健康发育保持良好的心境，可以向丈夫或亲友诉说内心感受，也许他们能够帮助孕妇放松下来。

这时还应该做一次血液检查，一些孕妇会在此时发生孕期糖尿病或贫血症状，应该根据医生的建议进行防治。

■ 宝宝 24 周

胎儿的呼吸系统也正在发育。

还在不断地吞咽羊水。他把含有杂质的羊水喝下去，经过肠胃，把杂质过滤掉，再到小小的肾里又一次过滤，干净后，通过尿排出体外，而将杂质贮存在肠子里，出生后，以第一次胎便的形式排出去。

已形成听力。

出现哭泣的脸。哭泣有助于肺部、脸部肌肉和声带的发育。

胎儿身长约 27 厘米，体重约 650 克。

怀孕第 27 周

由于肠蠕动减慢，直肠周围受压，不少孕妇出现便秘现象。有些孕妇在这时会发现乳房偶尔分泌出少量乳汁，这是正常的。这时应该开始做乳房的护理，佩戴合适的乳罩，每天坚持擦洗乳头，为今后的母乳喂养做好准备。

■ 宝宝 25 周

胎儿舌头上的味蕾正在形成。

大脑细胞迅速增殖分化，体积增大。

皮肤很薄，皮下脂肪很少，全身覆盖一层细细的绒毛，样子像个小老头。

身体比例较为均匀。

胎儿身长约 28 厘米，体重约 700 克。

怀孕第 28 周

这时胎儿的生长非常迅速，子宫底已上升到肋骨下缘，顶压膈肌，如果孕妇以前还感觉不明显，这时就会明显地觉得呼吸有些困难。因为腹部沉重，睡觉时平躺的姿势也会觉得有些不舒服了，最好侧卧。马上就要进入孕晚期了，由于这时腹部迅速增大，孕妇会很容易感到疲劳，脚肿、腿肿、痔疮、静脉曲张等都使孕妇感到不适。离分娩已经不是很遥远了，如果还没有参加分娩课，那么应该认真了解一下有关的知识了。

宝宝 26 周

胎儿皮下脂肪开始出现，有了呼吸动作。

大脑有了一定反应。

视觉也有了发展，已能够睁开眼睛，可以看到子宫里的环境。

胎儿身长约 30 厘米，体重约 800 克。

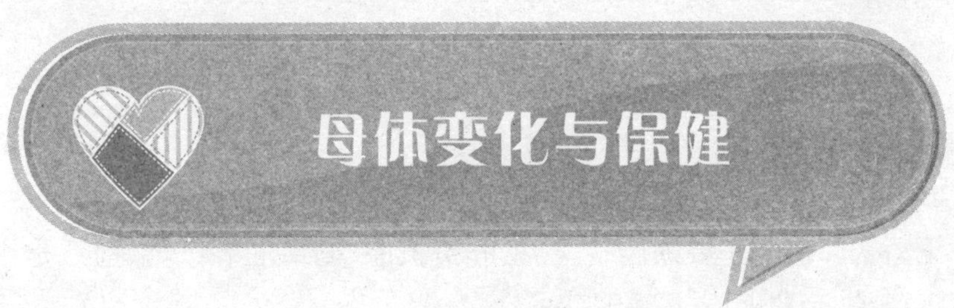

母体变化与保健

准妈妈身体有哪些微妙变化

腰部疼痛

进入妊娠的第 7 个月，准妈妈腹部隆起明显，身体为保持平衡略向后仰，腰部易疲劳而疼痛。同时受激素水平的影响，髋关节松弛导致准妈妈步履艰难。

易发生便秘和痔疮

由于胎盘的增大、胎宝宝的成长和羊水的增多，使准妈妈的体重迅速增加,肚子感到分外沉重。增大的子宫压迫盆腔静脉,便秘和痔疮会随之而来。

■ 浮肿、高血压和蛋白尿

准妈妈的心脏和肾脏的负担明显增加,有些人可发生浮肿、高血压和蛋白尿。这些是妊娠高血压综合征的主要表现,尤其值得引起警惕,同时这时期准妈妈贫血发生率增加,准妈妈务必作贫血检查,若发现贫血要在分娩前治愈。

■ 妊娠纹更加明显

由于腹部越来越大,准妈妈会发现自己腹部的妊娠纹更加明显并且增大。有时准妈妈还会感觉眼睛发干、畏光,这些都是正常的现象,不必担心。

■ 水肿

由于增大的子宫压迫了下腔静脉,使血液回流受阻所致,准妈妈腿部会出现水肿的现象。但如果水肿比较明显,整个小腿或眼睑、手等都有明显的水肿,则有发生妊娠高血压综合征的可能,要看医生。为了缓解水肿和下肢静脉曲张,应尽量把腿抬高,比如坐在沙发上看电视或休息时,把腿放在沙发墩上。手和胳膊也尽量放在高处,这样可减轻水肿程度。

第五次产检要注意什么

第五次产检的主要项目是:乙型肝炎抗原、梅毒血清试验、检查是否注射麻疹疫苗、产科检查、尿常规等。

■ 乙肝筛查是重点

此阶段最重要的是抽血检查乙型肝炎抗原,目的是要检视准妈妈本身是否带抗原或已感染到乙型肝炎病毒。

■ 梅毒血清试验

要再次确认准妈妈前次所做的梅毒反应,是呈阳性还是阴性反应,这样才能在宝宝未出生前,即为准妈妈做彻底治疗。

■ 筛查妊娠糖尿病

筛查前空腹 12 小时,将 50 克葡萄糖粉溶于 200 毫升水中,5 分钟内喝完。喝第一口开始计时,1小时后抽血查血糖,血糖值≥7.8毫摩尔为血糖筛查异常,需进一步进行葡萄糖耐量试验。

葡萄糖耐量试验(OGTT)方法:先空腹抽血查血糖,然后将50%葡萄糖注射液150毫升加入100毫升水中,或将葡萄糖粉75克溶于200毫升水中,5分钟内喝完,喝第一口开始计时,1小时、2小时、3小时后抽血查血糖。

■ 本月产检注意事项

❶ 若准妈妈的乙型肝炎两项检验皆呈阳性反应,一定要告知儿科医师,才能在准妈妈生下宝宝24小时内,为新生儿注射疫苗,以免新生儿遭受感染。

❷ 做葡萄糖耐量试验时,在试验前需要准妈妈空腹12小时,检查前3日正常进食。

怎样减轻耻骨联合疼痛

骨盆是一块圆形的骨头,从两侧至前面中央会合,而这个前端中央的部分就叫做耻骨。耻骨是两片骨头,中间有空隙而非紧靠在一起,两片骨头间靠几个韧带构成的纤维软骨性的组织连接起来,这个区域就叫耻骨联合。

■ 耻骨联合疼痛的原因

在怀孕的时候,弛缓素和黄体素这两种激素可以帮助韧带松弛,使得骨盆的伸缩性变大,以给予胎宝宝更多的生长空间,并有利于分娩之进行。因此耻骨联合分离几乎会发生在所有准妈妈身上。

一位未怀孕的女性,其两片耻骨间的正常距离为4～5毫米,一旦怀孕,在激素的作用下,两者间的距离至少会增加2～3毫米。因此,若耻骨间宽度在9毫米以下,在妊娠的情况下是属于正常的范围,通常没有症状,即便有疼痛也不太明显;一旦两者之间的距离超过9毫米,则属于耻骨联合过度分离,就会引起较严重的疼痛。

■ 耻骨联合疼痛的症状

疼痛自臀部或髋部开始,向下沿大腿外侧、小腿至足背外侧,呈放射性疼痛或持续性钝痛,严重者下肢肌肉痉挛,活动受限,甚至走路都受影响。

■ 如何减轻耻骨联合疼痛

❶ 适当休息，少活动，必要时可用托腹带托起增大的子宫，减少腰肌的受力。

❷ 坐姿时在背后放置腰枕，让腰部有一个着力点，避免双腿张开的跨坐。

❸ 睡觉时将一个枕头放置于两腿间。

❹ 站立或者移动时要尽量对称，避免一边用力。

贴心提示

一般来说，耻骨联合分离所造成的骨盆腔不舒服，大多数会在几周内就有明显改善，若长期觉得不舒服，则需要请求医生帮助。

宝宝脐带绕颈要紧吗

脐带的一端连于胎宝宝的腹壁脐轮处，另一端附着于胎盘。在空间并不大的子宫内，胎宝宝借助脐带悬浮于羊水中，胎宝宝会翻滚打转，经常活动。有的胎宝宝动作比较轻柔，有的胎宝宝特别喜爱运动，动作幅度较大时有可能会发生脐带缠绕。

■ 脐带绕颈的危害

脐带绕颈的发生率比较高，如脐带绕颈松弛，准妈妈可不必担心。其实，胎宝宝是非常聪明的，当他感到不适时，会主动采取方式摆脱窘境。脐带缠绕较紧时，他就会向别的方向运动，寻找舒适的位置，左动动、右动动，当他转回来时，脐带缠绕就自然解除了。

当然，如果脐带绕颈圈数较多，胎宝宝自己运动出来的机会就会少一些。如果脐带绕颈过紧，可使脐血管受压，致血循环受阻或胎宝宝颈静脉受压，使胎宝宝脑组织缺血、缺氧，造成宫内窘迫甚至死胎、死产或新生儿窒息。

■ 如何照顾脐带绕颈的胎宝宝

❶ 坚持数胎动，发现胎动过多或过少时，及时去医院检查。因为若脐

带缠绕过紧，会导致宝宝缺氧，而宝宝缺氧最早期的表现是胎动异常，即胎动会明显减少或异常增加。

❷ 坚持做好产前检查，及时发现并处理胎宝宝可能出现的危险状况。

❸ 要注意的就是减少震动，保持睡眠左侧位。

贴心提示

有些准妈妈认为脐带绕颈的胎宝宝都需要剖宫产，其实是不一定的。在分娩过程中，如果脐带绕颈不紧，脐带有足够的长度，则不需要剖腹产。只有绕颈圈数多且紧，脐带相对过短，胎头不下降或胎心有明显异常时，才考虑是否需要手术。

如何自我辨别妊娠糖尿病

妊娠糖尿病是临时形成的糖尿病，是怀孕期间体内不能产生足够水平的胰岛素而使血糖升高的现象。妊娠糖尿病一般容易发生在孕期的第28周左右，因为此时胚胎开始生长，大量激素可以抵抗胰岛素的分泌。这种形式的糖尿病在大龄准妈妈中更普遍，大多数在分娩后就消失。

■ 自我辨别妊娠糖尿病

妊娠糖尿病最明显的症状是"三多一少"。即：吃多、喝多、尿多，但体重减轻，还伴有呕吐。这种呕吐可能出现剧吐，即严重的恶心、呕吐加重，甚至会引起脱水及电解质紊乱。

妊娠糖尿病另一个常见的症状是疲乏无力。这是因为摄入的葡萄糖不能被充分利用，而分解代谢又增快，体力得不到补充的缘故。

此外，患妊娠糖尿病的准妈妈妊娠期间还可以出现外阴瘙痒及外阴念珠菌感染，症状重时出现酮症酸中毒伴昏迷。

■ 患妊娠糖尿病，准妈妈不用过于担心

对于高度怀疑糖尿病的孕妇，应该接受糖筛查。确认患上了妊娠糖尿病，准妈妈也不用过于担心，只要在医生的指导下控制好血糖，对于胎宝宝和母体都是没有危险的。

但如果血糖得不到好的控制，对准妈妈和胎宝宝都有很大的危害。主要表现在母体血糖过高，会通过胎盘进入胎宝宝周围的环境中，对于母体和胎宝宝均有潜在的危险。对于妊娠糖尿病不进行控制的孕妇，会有生出过大宝宝的风险，也会发展成孕期高血压。

贴心提示

高龄、有家族糖尿病遗传史或者有过不好的生产经验的，如流产、胎死腹中、羊水过多、早产、胎儿先天畸形、产下巨婴等状况的准妈妈，更容易患妊娠糖尿病。

准妈妈如何防早产（一）

早产是指在满 28～37 孕周之间(196～258 天)的分娩，占分娩数的 5％～15％。所以，准妈妈正确预防早产十分重要。

■ 预防感染

感染是引发早产的第一因素，预防早产，首要是预防感染。不管呼吸系统、肠道等全身性感染，还是阴道炎、宫颈炎等生殖道感染，一旦波及羊膜，很容易引起胎膜早破，导致早产。所以，准妈妈一要少吃生冷食物、隔夜饭或外出就餐，避免急性肠胃炎和腹泻；二要多喝水，防感冒；三要穿棉质、宽松内衣裤，一天一换，每天用温开水清洗外阴。准妈妈一旦出现外阴瘙痒、白带增多等问题，应及早到医院做检查。

■ 32 周后禁止性生活

健康的准妈妈到 32 周后，请切记禁止性生活。这既是为了防止感染妇科炎症，也是避免腹压过大或刺激太强引起宫缩，进而引发早产。

■ 关注子宫收缩

容易发生早产的准妈妈应该尝试学习以手去感觉下腹部子宫的收缩，如果每小时子宫收缩超过 4～5 次，表示子宫收缩的次数增加，子宫变得不稳定，有发生早产的可能性，需要卧床休息或进一步处理。若卧床休息无法改善，应尽速与医护人员联络或至医院就诊。

贴心提示

准妈妈要保证营养全面，多喝牛奶，吃动物肝脏等，必要时补充铁、钙等制剂，防止铁、铜等微量元素缺乏引起早产。多吃含膳食纤维丰富的新鲜蔬菜、水果，防止便秘，以免排便困难诱发早产。

准妈妈如何防早产（二）

■ 羊水过多易早产

如果爱吃甜食、不爱活动，就很有可能羊水过多。羊水过多，导致子宫张力过大，容易早产。准妈妈除了定期围产保健外，一旦感觉呼吸困难、乏力、心慌时，要及早到医院做B超检查羊水多少。一旦准妈妈羊水过多，除了积极治疗原发病，多卧床休息以外，必要时可以在妊娠中晚期时采取抽羊水治疗，减少羊水量，以免造成准妈妈长期呼吸不适，甚至引起胎儿宫内缺氧、早产等。

■ 双胎、多胎、胎位不正易早产

怀双胞胎、多胞胎的准妈妈，都是早产的高危人群。除了注意休息、避免剧烈活动以外，这类准妈妈即便没有什么不舒服的，也最好提前到妊娠36周入院。

胎位不正的准妈妈也要当心早产，建议无不适症状者妊娠38周入院待产。不过，臀位、横位这两种胎位不正的准妈妈，如果不存在脐带绕颈的问题，妊娠30周左右可以在医生指导下试试“膝胸卧位”，纠正胎位不正。

■ 宫颈口松弛易早产

准妈妈如果曾发生过反复流产等，最好在孕前检查时进行常规超声检查或宫颈扩张试验，孕中期溢液特别多的准妈妈也要及时行超声检查，测定宫颈长度及内口宽度，以便及时发现宫颈口松弛，及早治疗。对于宫颈口松弛的准妈妈来说，随着妊娠月份增大，胎囊重量可能超过宫颈口的承受力，易导致颈管扩张、胎囊破水，这是反复早产甚至自然流产的较常见的原因之一。建议准妈妈妊娠14～16周进行宫颈口缝合手术，就能解除这一早产、流产的隐患。

贴心提示

准妈妈一旦出现下腹坠胀、疼痛、阴道有血性分泌物等早产征兆时，应卧床休息，及早就医。

有习惯性流产的准妈妈如何安胎

妊娠不足20周，胎宝宝体重不足500克而中止妊娠者，称流产。习惯性流产是指连续发生3次以上者。患有习惯性流产的准妈妈，在孕晚期采取正确的安胎措施十分重要。

■ 生活规律

早晨多呼吸新鲜空气，并参加适当的活动，以不感觉累为宜；作息要有规律，每日保证睡够8小时，条件允许可午睡；要养成定时排便的习惯，还要适当多吃富含纤维素的食物，以保持大便通畅。

■ 合理饮食

准妈妈要注意选食富含各种维生素及微量元素、易于消化的食品，如各种蔬菜、水果、豆类、蛋类、肉类等。胃肠虚寒者，慎服性味寒凉的食品，如绿豆、白木耳、莲子等；体质阴虚火旺者，慎服雄鸡、羊肉、狗肉、鲤鱼等易使人上火的食品。

■ 保持心情舒畅

一部分自然流产是因为准妈妈中枢神经兴奋所致。因此，准妈妈要注意调节自己的情绪，尽量保持心情舒畅，避免各种不良刺激，消除紧张、烦闷、恐惧心理，尤其不能大喜、大悲、大怒、大忧，否则对胎宝宝的生长发育是非常不利的。

■ 注意个人卫生

准妈妈应勤洗澡、勤换内衣，但不宜盆浴、游泳，沐浴时注意不要着凉。要特别注意阴部清洁，可每晚用洁净温水清洗外阴部，以防止病菌感染。

■ 慎房事

对有自然流产史的准妈妈来说，妊娠3个月以内、7个月以后应避免房事，习惯性流产者此期应严禁房事。

贴心提示

流产的征兆早期仅可表现为阴道少许出血，或有轻微下腹隐疼，出血时间可持续数天或数周，血量较少。准妈妈一旦发现此类信号，要及早就医。

妊娠不足28周、胎儿体重不足1000克而终止妊娠者，称为自然流产。

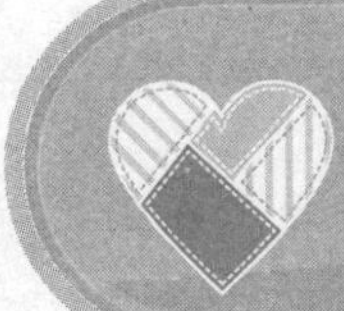

饮食营养跟进

各种米类对胎宝宝发育有何益处

不同种类的米营养价值不尽相同，如果准妈妈各种米经常换着吃，则可以补充各种营养素，对准妈妈和胎宝宝的健康大有好处。

■ 各种米所含营养素及功效

种类	营养素	保健功效
粳米	粳米就是普通大米，含有人体必需的淀粉、蛋白质、脂肪、维生素B_1、烟酸、维生素C及钙、铁等营养成分。	可以提供人体所需的营养、热量。
糙米	蛋白质、脂肪、维生素含量都比粳米多。	富含纤维素，助消化。

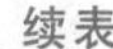
续表

种类	营养素	保健功效
黑米	黑米含有蛋白质、脂肪、B族维生素、钙、磷、铁、锌等物质，营养价值高于普通大米。	能明显提高人体血色素和血红蛋白的含量，有利于心血管系统的保健，有利于胎宝宝骨骼和大脑的发育。
糯米	含有蛋白质、脂肪、糖类、钙、磷、铁、维生素 B_2、淀粉等营养成分。	补中益气，健脾养胃，对食欲不佳、腹泻有一定缓解作用。
小米	富含蛋白质、脂肪、糖类、维生素 B_2、烟酸和钙、磷、铁等营养成分	非常易被人体消化吸收，有养胃的功效。

贴心提示

黑米和薏米都比较难煮烂，做成干饭又特别硬，最好是煮粥吃，既利于消化，又利于充分吸收它们的营养。

哪些食物让准妈妈吃出好心情

有些食物会通过改变脑细胞的活动方式，影响神经传送的功能，从而打开通往脑细胞的大门，而那些影响心情的化学物质便得以进入，于是为我们制造出健康愉悦的情绪。所以，准妈妈想要拥有好心情，可以从不同的食物着手。

营养素	营养功效	含此营养素的食物
色氨酸	色氨酸被人体吸收后，能合成神经介质5-羟色胺，使心情变得平静、愉快。	鱼肉、鸡肉、蛋类、奶酪、燕麦、香蕉、豆类及其制品等。

续表

营养素	营养功效	含此营养素的食物
酪氨酸	酪氨酸是维持脑部功能所需的物质，在体内转化成肾上腺素，能提升积极的心态。	乳制品、柑橘等。
维生素B_6	维生素B_6在体内累积到一定程度后，会产生一种“抗抑郁剂”，起到缓解抑郁情绪的作用。	大豆、燕麦、核桃、花生、动物肝脏等。
维生素E	维生素E帮助脑细胞最大限度地获取血液中的氧，使脑细胞活跃起来。	麦芽、大豆、坚果、植物油和绿叶蔬菜等。
叶酸	叶酸能提高大脑5-羟色胺水平，有效抗击抑郁情绪。	绿叶蔬菜、菜花、动物肝脏等。

贴心提示

含色氨酸丰富的食物最好与糖类含量多的食物，如蔬菜、水果、米、面等一起食用；含叶酸丰富的食物宜与含维生素C丰富的菜花、柑橘类食物同食，可以增加营养的吸收率。

妊娠中期如何补铁

进入本月之后，随着胎宝宝不断生长发育的需要，以及准妈妈自身血容量的不断增加，对矿物质铁的需求量日渐增加。为了避免出现缺铁性贫血，准妈妈应注意及时补充铁质。

■ 多吃富含铁食物

适当多吃瘦肉、家禽、动物肝及血（鸭血、猪血）、蛋类等富铁食物。豆制品含铁量也较多，肠道的吸收率也较高，要注意摄取。主食多吃面食，面食较大米含铁多，肠道吸收也比大米好。

■ 多吃有助于铁吸收的食物

水果和蔬菜不仅能够补铁，所含的维生素C还可以促进铁在肠道的吸收。因此，在吃含铁食物的同时，准妈妈最好一同多吃一些水果和蔬菜，也有很好的补铁作用。

■ 用铁炊具烹调饭菜

做菜时尽量使用铁锅、铁铲，这些传统的炊具在烹制食物时会产生一些小碎铁屑溶解于食物中，形成可溶性铁盐，容易促进肠道吸收铁。

■ 正确选择补铁剂

如果准妈妈贫血比较严重，就需要在专业医生的指导下服用补铁剂了。准妈妈最好选择硫酸亚铁、碳酸亚铁、富马酸铁、葡萄糖酸亚铁，这些铁剂属二价铁，容易被人体吸收。铁剂对胃肠道有刺激作用，常引起恶心、呕吐、腹痛等，应在饭后服用为宜。反应严重者可停服数天后，再由小量开始，直至所需剂量。若仍不能耐受，可改用注射剂。

贴心提示

铁剂一般在十二指肠吸收。当机体不缺铁时，铁的吸收停止，过多的铁从肠道排出，所以口服铁剂一般不会引起过量中毒。注射铁剂时则要注意用量。

失眠的准妈妈可以吃哪些助眠食物

不少准妈妈都会出现失眠的症状，要多加注意饮食的调养。有些食物能缓和紧绷的肌肉，平稳紧张的情绪，让人获得平静，准妈妈常吃这些食物有助于提高睡眠质量，摆脱失眠困扰。

■ 多吃富含类似松果体素的食物

人的睡眠质量与大脑中一种叫松果体的物质密切相关。夜晚，黑暗会刺激人体合成和分泌松果体素，它会经血液循环而作用于睡眠中枢使人体产生浓浓睡意。天亮时，松果体受光线刺激就会减少，使人从睡眠状态中醒来。因此，准妈妈多吃富含类似松果体素的燕麦、甜玉米、西红柿、香蕉等食物将有助于睡眠。

■ 多吃含铜食物

矿物质铜和人体神经系统的正常活动有密切关系。当人体缺少铜时，会使神经系统的抑制过程失调，致使内分泌系统处于兴奋状态，从而导致失眠。含铜较多的食物有乌贼、鱿鱼、蛤蜊、蚶子、虾、蟹、动物肝肾、蚕豆、豌豆和玉米等。

■ 多吃葵花籽

葵花籽含多种氨基酸和维生素，可调节脑细胞的新陈代谢，改善脑细胞的抑制机能。睡前吃些葵花籽，可促进消化液分泌，有利消食化滞、镇静安神、促进睡眠。

■ 睡前喝一杯牛奶

牛奶中含有两种催眠物质，其中一种是能够促进睡眠的以血清素合成的色氨酸，另外一种则是具有类似麻醉镇静作用的天然吗啡类的物质。睡前喝一杯加糖的牛奶可以让准妈妈睡得更熟。

贴心提示

晚餐如果丰盛油腻，或进食一堆高脂肪的食物，会加重肠、胃、肝、胆和胰的工作负担，刺激神经中枢，让它一直处于工作状态，导致失眠。

便秘准妈妈可以吃哪些通便食物

怀孕以后胃酸分泌减少，胃肠道平滑肌张力降低，蠕动减弱，同时由于腹壁肌肉张力减弱，大肠对水分的吸收增加，所以准妈妈更容易发生便秘。为预防便秘的发生，准妈妈应参加适度的运动，并注意多吃通便的食物。

■ 马铃薯

马铃薯营养非常全面且易消化，有助于胎宝宝的发育。同时，马铃薯所含的粗纤维可促进胃肠蠕动和加速胆固醇在肠道内的代谢，具有降低胆固醇和通便的作用，对改善孕期便秘很有助益。

■ 玉米

玉米是粗粮中的保健佳品。其膳食纤维含量很高，能刺激胃肠蠕动，加速粪便排泄，对妊娠便秘大有好处。当然，其还具有利尿、降压、增强新陈代谢、细致皮肤等功效。

■ 黄豆

黄豆含有非常优质的蛋白质和丰富的膳食纤维，有利于胎宝宝的发育，并促进准妈妈的新陈代谢。同时，丰富优质的膳食纤维能通肠利便，有利于改善便秘。

■ 芋头

芋头是一种很好的碱性食物。它有保护消化系统、增强免疫功能的作用。准妈妈常吃芋头，可以促进肠胃蠕动，帮助母体吸收和消化蛋白质等营养物质，还能清除血管壁上的脂肪沉淀物，对孕期便秘、肥胖等都有很好的食疗作用。

贴心提示

有便秘问题的准妈妈千万不要随便用泻药、蓖麻油、番泻叶等有刺激性的药物。这些药物可能会引起腹部绞痛，容易引起子宫收缩，严重时甚至可导致流产。

妊娠糖尿病患者的饮食有哪些要求

妊娠期糖尿病的饮食管理对糖尿病的控制至关重要。调整准妈妈的饮食结构，将体内的血糖水平控制在正常的水平，对母体和胎儿就基本上不会产生影响。

■ 少食多餐

为维持血糖值平稳及避免酮血症之发生，餐次的分配非常重要。因为一次进食大量食物会造成血糖快速上升，且母体空腹太久时，容易产生酮体。准妈妈每天吃 4～6 顿比较好。

■ 增加膳食纤维的摄入

膳食纤维具有很好的降血糖作用，蔬菜、水果、海藻和豆类富含膳食纤维。水果中的草莓、菠萝和猕猴桃等因可溶性纤维、维生素和矿物质含量高，应优先选用。绿叶蔬菜因能提供大量维生素、矿物质和粗纤维，既能调节孕妇的口味，适应孕妇的饮食习惯，又因含糖量低，可多进食。

增加蛋白质摄入量

患糖尿病时，蛋白质分解增加，氮丢失增多，而蛋白质不仅是维持子宫和胎盘正常发育的重要营养物质，而且对胎宝宝的正常发育也非常重要。因此蛋白质供给量应较正常准妈妈多，每日以100～110克为宜。食物中蛋白质的最好来源是牛奶、乳制品、禽蛋、鱼和豆制品。准妈妈最好每天至少喝2杯牛奶，但千万不可以喝得过多，以免血糖过高。

供给充足的维生素、无机盐和微量元素

维生素在糖代谢中起重要作用，燕麦片、小米、玉米、奶类、肉类、蔬菜水果中含丰富的维生素。糖尿病准妈妈因排尿过多，易使钾、钠、钙、磷无机盐丢失而影响体液酸碱平衡。微量元素中的锌、锗参与体内胰岛素生物合成和体内能量代谢。肉类、海产品含锌高；而牡蛎、蛋黄、含锗丰富，准妈妈可以适当多食用。

贴心提示

糖尿病准妈妈要勤测体重，体重增加过多，对血糖控制，特别是产后血糖的控制不利。

哪些食物容易导致早产

到了孕晚期，准妈妈很容易发生羊水过少，胎动不安等反应。这个时候，要特别注意饮食，有些食物吃了就可能导致早产。

❶ 山楂。山楂对子宫有一定的兴奋作用，会促使子宫收缩。如果准妈妈大量食用山楂，就可能会导致流产。

❷ 木瓜。木瓜中含有女性激素，容易干扰准妈妈体内的激素变化，尤其是青木瓜，准妈妈更应完全戒除。因为它不但对胎宝宝的稳定度有害，还有可能导致流产。

❸ 黑木耳。黑木耳它具有活血化瘀之功，不利于胚胎的稳固和生长。

❹ 杏仁。杏仁味酸性大热，且有滑胎作用，准妈妈应该避免食用。

❺ 薏米。薏米对子宫肌有兴奋作用，能促使子宫收缩，因而有诱发早产的可能。

贴心提示

准妈妈一定要注意饮食卫生，海鲜类食品不要生吃，街头烧烤的羊肉串等食品也要少吃；使用冰箱时要生熟分开，不能直接吃冰箱冷藏过的食物；吃冷饮要适量，最好不要选择过冷的食品，否则会引起消化道感染，严重的会导致子宫收缩，面临早产的可能。

❻ 马齿苋。马齿苋性寒凉而滑腻，对子宫有明显的兴奋作用，易造成早产。

❼ 咖啡和可乐型饮料。咖啡和可乐的主要成分为咖啡因、可乐宁等生物碱。咖啡因和可乐宁是一种兴奋中枢神经的化合物，会导致早产和胎宝宝发育不健全。胎宝宝对咖啡因十分敏感，咖啡因能迅速通过胎盘而作用于胎宝宝，使胎宝宝受到不良影响。

准妈妈不宜喝过量过浓的茶

有人说，喝茶影响胎宝宝发育，会导致胎宝宝畸形，影响宝宝智力。这种说法是片面的。少量喝茶，对准妈妈和胎宝宝是有好处的，但是过量喝过浓的茶，就会影响胎宝宝的健康。

茶叶中所含的多种成分对人体都有好处，如茶多酚具有收敛、解毒、杀菌、生津的作用，还具有很强的抗自由基作用，可延缓人体衰老进程；茶素可以降低血脂，增强血管韧性，对牙齿也有保护作用；茶中的一些微量元素还有解除原子辐射的能力。

各种茶所含成分不同，绿茶含锌量极为丰富，而红茶的浸出液中含锌量则甚微。锌元素对胎宝宝的正常生长发育起着极其重要的作用。因此，喜欢喝茶的准妈妈可以适量喝点绿茶，特别是淡绿茶，对加强心肾功能、促进血液循环、帮助消化、预防妊娠水肿、促进胎宝宝生长发育，是大有好处的。

但是，任何事物发挥好作用，都有一定的限度，过犹不及。准妈妈如果喝过量、过浓的茶，就会对胎宝宝产生危害。

茶叶中含有咖啡因，咖啡因具有兴奋作用，咖啡因会刺激胎宝宝增加胎动，甚至危害胎宝宝的生长发育，准妈妈若每天喝 5 杯红茶就可能使新生儿体重减轻。茶叶中含有鞣酸，鞣酸可与食物中的铁元素结合成为一种不能被机体吸收的复合物。准妈妈如果过多地饮用浓茶就有引起妊娠贫血的可能，胎宝宝也可能出现先天性缺铁性贫血。

贴心提示

对于上班族的准妈妈来说，少量饮用红茶、菊花茶不但可以防止电脑辐射、明亮眼睛，而且还可以缓解孕晚期经常出现的胃灼热或消化不良。

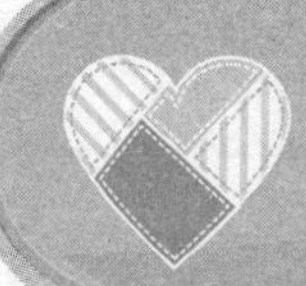

日常起居与运动

准妈妈采取什么样的睡姿更健康

随着准妈妈肚子越来越大，这个时候，需要巧妙调整睡姿来缓解睡眠不适。

■ 左侧卧位是最佳睡眠姿势

由于子宫是一个右旋的器官，会压迫右侧输尿管，怀孕后子宫增大，这种情况会更为严重，可能导致出现尿液逆流现象，致肾盂积水。左侧卧位可减轻妊娠子宫对下腔静脉的压迫，增加回到心脏的血流量。可使肾脏血流量增多，尿量增加；另外子宫大多向右旋转，左侧卧位可改善子宫血管的扭曲，改善胎

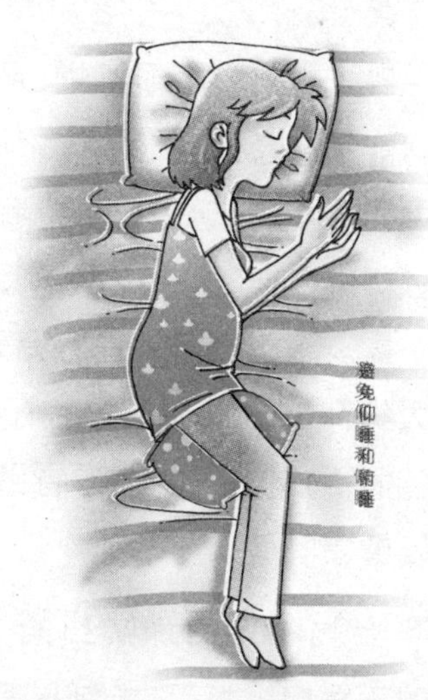

避免仰睡和俯睡

宝宝的脑组织的血液供给，有利于胎宝宝的生长发育。准妈妈睡觉时上面的腿向前弯曲接触到床，这样腹部也能贴到床面，感觉稳定、舒适。不过，准妈妈若是一直坚持左侧睡，时间长了容易压迫左腿发麻并疼痛难忍，无法入睡，可偶尔变换一下睡姿，选择右侧卧位，这样准妈妈可以舒服些，避免外力的直接作用。

■ 准妈妈不宜仰睡

仰卧时，增大的子宫压迫位于脊柱前的下腔静脉，阻碍下半身的血液回流到心脏，而出现低血压，准妈妈会感觉头晕、心慌、恶心、憋气等症状，且面色苍白、四肢无力、出冷汗等。供应子宫、胎盘的血流量也相应减少。仰卧时增大的子宫还会压迫骨盆入口处的输尿管，影响排尿量，使准妈妈下肢水肿加剧，加重痔疮症状。

贴心提示

准妈妈在睡觉时恰当利用靠枕，也可减轻睡眠不适。如腹部稍有隆起时，身边放一个长型抱枕，以方便倚靠，将抱枕夹在两腿之间会更舒服。腿部水肿时，侧卧后在脚下放一个松软的枕头，稍微抬高双脚，可以改善脚部的血液循环。

准妈妈打鼾怎么办

一般人觉得打鼾很正常，是睡得香、睡得甜的表现，其实不然，准妈妈打鼾有可能是病态的表现。如果准妈妈入睡时不仅鼾声很大(一般超过 60 分贝)，而且不均匀，总是打着打着就停止了呼吸，或呼吸停止达十几秒钟后被憋醒，急速地喘气。一夜反复多次发作，早晨起来感觉头晕脑涨，好像整夜没睡一样。这类打鼾往往会带来严重的后果，故称为恶性打鼾。

大约有 10%的准妈妈会在孕期发生恶性打鼾。对于准妈妈而言，恶性打鼾的危害较为严重，容易导致机体缺氧以及二氧化碳排除不及时，严重威胁母婴健康。

■ 准妈妈如何预防打鼾

对于准妈妈打鼾，尤其是恶性打鼾，要将预防摆在第一位。

❶ 肥胖是引起打鼾的重要原因之一。在饮食上，准妈妈必须注意膳食结构合理均衡，一日三餐有所节制。

❷ 睡觉尽量不要采取仰卧体位。仰卧时肥厚的喉部肌肉和舌根，很容易后坠而堵住气道，导致打鼾。

❸ 适度运动。适度的运动，可以帮助准妈妈减少肥胖的可能，同时还能使身体机能得到一定程度的恢复，有助于生产。

如果通过上述方法，准妈妈打鼾的问题仍然没有得到解决，应及时到医院进行诊治。

贴心提示

如果准妈妈入睡后鼾声较轻而且均匀，或偶尔出现的打鼾(如疲劳)。这类打鼾被称为良性打鼾，对身体健康影响不大，则不必担心。

准妈妈如何避免不良梦境的困扰

准妈妈会做一些与宝宝有关的梦，一般将这种梦叫做胎梦。对未来宝宝怀有美好憧憬的准妈妈梦到宝宝是很正常的事。不过，有的准妈妈因为做梦过多影响了睡眠质量，导致白天精神不佳，甚至有时还会做些惊恐、吓人的噩梦，这种情况对母体和宝宝都是十分不利的。

避免不必要的顾虑

准妈妈在孕期总是有着这样或那样的担心，诸如：胎宝宝能否健全？会不会发育异常或畸形？营养是不是够了？这种种顾虑，都成为了噩梦的潜在诱因。

要对付这些由心而生的噩梦，准妈妈最需要做的就是解决心中的疑虑。对孕期担忧的问题都要说出来，与身边的人交流，消除不必要的精神负担。如果自己无法排解疑虑和心理负担，应该马上找医生咨询或治疗，使身心处于健康状态，愉快地度过孕期。

休息、放松

孕期的准妈妈很容易疲劳，休息和睡眠可以使能量得以补充，恢复体力。高质量的睡眠有助于准妈妈缓解精神压力，增强神经系统和免疫系统的功能，也能降低产后患抑郁症的几率。因此，准妈妈必须每晚保持 8 小时的睡眠时间。为了提高睡眠质量，准妈妈上床前可以先洗个热水澡或用热水泡泡脚，都有助于睡前放松，有利于睡眠，避免噩梦。

贴心提示

如果准妈妈夜间常做噩梦，易醒，次日醒来呈现倦怠、犯困、头晕等，这些情况一周出现 2～4 次，准妈妈一定不要掉以轻心，要警惕心、脑血管疾病的可能性，建议准妈妈尽早到医院检查、治疗，以保证安全度过孕期。

孕期如何防蚊虫叮咬

准妈妈呼气量比非妊娠妇女大 21%，呼出的潮湿气体与二氧化碳对蚊子具有相当大的吸引力。而且，准妈妈腹部温度相对于非妊娠妇女高，皮肤表面所散发的挥发性物质就越多，这种由皮肤细菌产生的化学信号很容易被吸血蚊子嗅到而成为叮咬目标。而怀孕之前准妈妈可以直接用药水灭蚊，现在不能使用灭蚊药了，那准妈妈该怎么灭蚊，防止蚊虫叮咬呢？

■ 适合准妈妈防蚊虫方法

❶ 挂蚊帐。在准妈妈卧室里用蚊帐是最安全保险的方法。既能避蚊又防风，还可吸附飘落的尘埃，过滤空气。

❷ 电蚊拍。通过电能在网面上形成一层电网，击中蚊子后电流通过蚊子身体，将蚊子烧死。

❸ 灭蚊灯。捕蚊灯是利用蚊子的趋光性及对特殊波长的敏感性，诱使蚊子接触网面，通过高压电瞬间将蚊子烧焦。捕蚊灯最好摆放在高于膝盖的地方，且离地面不要超过 180 厘米。使用捕蚊灯时，其他室内光源要统统关掉，以免影响捕蚊效果。

❹ 在室内安装橘红色灯泡，蚊子害怕橘红色的光线，用色彩达到驱蚊效果。

❺ 人工捕杀法。每天天黑之前以及早晨起床后，蚊子喜欢黏在纱门与纱窗上，利用这一机会可以有效地捕杀蚊子。

■ 蚊虫叮咬伤处理方法

❶ 用大蒜或薄荷叶挤出汁擦在被咬处，这些天然的东西不会给准妈妈带来伤害。

❷ 用肥皂水或盐水涂抹在蚊子叮咬后的地方，可以有效治疗蚊子叮咬后带来的痒痛。

贴心提示

普通蚊香里含有超细微粒，据研究，一盘蚊香燃烧释放出的微粒相当于4～6包香烟的量。超细微粒一旦被吸进肺里，短期内可能引发哮喘，出现呼吸困难、头痛、眼睛痛、窒息、反胃等现象，因此准妈妈最好不要用普通蚊香。

如何布置一间舒适的婴儿房（一）

再过3个月，准父母盼了10个月的宝宝就到来了，准父母可以为宝宝布置房间，迎接宝宝的到来了。

❶ 婴儿居室应选择向阳、通风、清洁、安静的房间。新生儿体温调节中枢尚未发育成熟，体温变化易受外界环境的影响，故选择能使新生儿保持正常体温，又耗氧代谢最低的环境很重要。

❷ 婴儿房的温度以18℃～22℃为宜，湿度最好保持在50%左右。夏季，婴儿房要凉爽通风，也要避免风扇及窗口直吹，必要时可用空调降温。冬季可以借助空调、取暖器等设备来维持相对舒适的温度。空气干燥时可以在室内挂湿毛巾，或使用加湿器等保持室内一定的湿度。

❸ 婴儿居室的装修、装饰，要简洁、明快，可吊挂一个鲜艳的大彩球及一幅大挂图，以刺激宝宝的视觉，为以后的认物打基础，但不要将居室搞得杂乱无章，使婴儿的眼睛产生疲劳。

❹ 布置房间不可避免地要使用家具和油漆，准父母们最好选用可信赖的环保产品。婴儿的抵抗力弱，油漆散发的甲醛等气体特别容易致病，这一点一定要倍加关注。另外，给宝宝选用家具时，尽量不要选择边缘有锐利棱角的产品，避免给宝宝造成意外伤害。

❺ 婴儿房的灯光要柔和，因为刚出生的婴儿视力还没有发育完全，太

强烈的灯光对婴儿的眼睛有刺激。可以使用度数低一点的灯泡或有专用柔光罩的灯具。

贴心提示

宝宝的居室最好不铺地毯，因地毯不易清洗、清洁，易藏污垢，不仅是致病原还可能是过敏原。

如何布置一间舒适的婴儿房（二）

■ 婴儿床的选择

❶ 设计完善、坚固，经得起好动的宝宝的"折腾"。

❷ 有护栏，护栏的高度要高于婴儿身长的 2/3。栅栏尽量选择圆柱形的，两个栅栏之间的距离不要超过 6 厘米，防止宝宝把头从中间伸出来。

❸ 高度能自由调节，以适合不同月龄的孩子的需要，能避免孩子自己爬出床发生危险。

❹ 表面没有突出物和缺口，以免钩住宝宝的衣服，或者卡住孩子的手指和身体的其他部位；没有尖锐的边角，让宝宝接触绝对没有危险；没有可分离的小零件，以防宝宝吞食。

❺ 栏杆、油漆等材料无毒性，不会有重金属（如铅、钾、镉、铬、汞等）成分。

■ 被褥的选择

宝宝的被子最好根据他的身长而特制，尺寸大了盖起来沉重，妈妈抱起时，也会很不方便。在宝宝会翻身后，被子太长，还容易裹住宝宝使他窒息。被子比宝宝的身长长 20～30 厘米是比较恰当的。此外，宝宝小被子的准备要注意从薄到厚准备，盖被从薄到厚，依次为薄毛巾毯、厚毛巾毯、空调薄被棉绒毯、秋被、羊绒被。应该各个季节最好备上两套，避免夜间出现意外状况手忙脚乱。

■ 床垫的选择

床垫最好买较硬的，因为在儿童的发育过程中，过早地使用太软的弹簧床垫，会造成脊椎变形。材料以传统的棉制被褥或以棕为填充物的床垫为佳。

贴心提示

选择被褥的时候，准妈妈还要观察被褥的设计，要没有过长的线和带子，以免勒住宝宝身体的某些部位；没有装饰性的小物件，以免宝宝吞食。

哪些家居颜色让准妈妈感觉更舒适

各种颜色都会给人的情绪带来一定的影响，使人的心理活动发生变化。准妈妈在家的时间较多，哪些颜色能让准妈妈的家居生活更舒适呢？

颜色种类	色彩心理	使用原则
橙色	橙色属于暖色调，这种暖色调能提升气氛。	餐厅和厨房，最好以橙色为主色，会使食物显得新鲜诱人，对准妈妈的进食和消化有一定的帮助。
米色	米色比较淡雅，颜色自然清新，不容易让人感到困倦，温和，不会对视觉产生过度刺激。	适合大面积地用在书房，能保持清醒的头脑，提高效率。
粉红色	粉红色是一种浪漫的颜色。它给人温暖、放松的感觉，能增加阴冷房间的亮度。	适合做为居室内装饰物的点缀出现，或将颜色的浓度稀释。
紫色	紫色是一种美丽的颜色，雅致、温馨，又有宁静的感觉。	适用于卧室，但大面积的紫色会使人产生压抑感。建议用在居室的局部做为装饰亮点。
黄色	黄色渗透出来的灵感和生气使人欢乐和振奋。	避免大面积使用单一的黄色装饰房间，可以作为装饰色。
蓝色	蓝色是透着凉意的宁静的颜色，它具有镇静的效果。	对于光线充足的居室极为合适。
绿色	清新而富有生命力，使人心旷神怡、轻松愉快。	宜选用如白色、米色、鹅黄色等较清爽色系与绿色搭配。
白色	和谐、统一，又混合了优雅、高贵，给人以舒适温暖的家的感觉。	白色可以与准妈妈喜欢的任何颜色相配。

贴心提示

准妈妈可以选择一种自己喜爱的颜色做为居室风格设计的主线，一切围绕这个主线来选择和搭配，这应该是一种省力又讨巧的办法。

准妈妈注意节假日的安全

准妈妈在节假日里不能像其他人那样狂欢，在各个方面都要多加注意，以保证母子的健康。

■ 注意休息

在假期里，准妈妈不可因应酬而影响睡眠。因为睡眠缺乏不仅影响孕妇的精神状态，还会影响胎宝宝大脑神经发育和体重的增加。准妈妈要注意休息，避免长时间的站立和行走，保证每天有8个小时的睡眠时间。

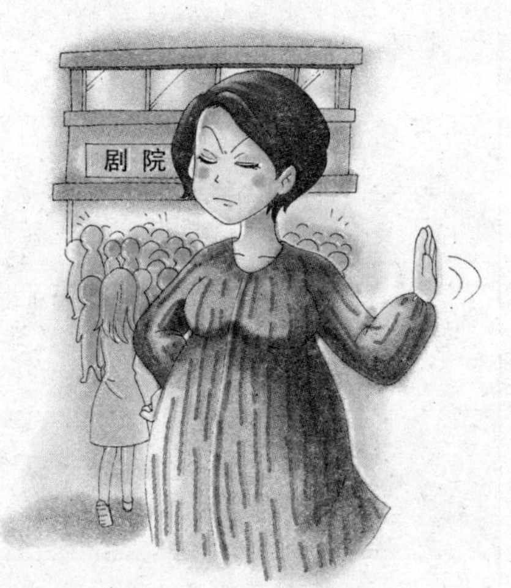

■ 别去人多拥挤的场合

在假期里大家都会出来购物，但是，准妈妈一定不要去人多拥挤的地方。

❶ 容易发生意外，准妈妈一旦受挤，就容易导致早产。

❷ 空气污浊，会让准妈妈胸闷，胎宝宝的供氧也会受到影响。

❸ 人声嘈杂，形成噪音，这种噪音对胎宝宝发育十分不利。

■ 注意运动

准妈妈在节假日里一定要注意适量运动，千万不要长时间地坐在沙发上看电视。不要因为放假而放弃了运动，一定要保持适量运动的好习惯。

■ 保持室内空气流通

在节假日里，家里如果来了不少客人，也会有男性抽烟，所以在家里准妈妈一定要经常开窗通风，以保持室内空气的新鲜。最好是告诉亲友不要在家抽烟。

■ 避免打牌

亲朋好友欢聚一堂，难免会有娱乐节目，例如打牌、打麻将，孕妇最好避而远之。因为首先精神高度紧张会直接影响到腹中胎宝宝的情绪，其次长时间地坐着会使下肢静脉曲张，增加水肿程度并可能引起妊娠高血压。

贴心提示

有的夫妻在平时可能处于两地分居的状态，节假日团聚了，免不了想享受性生活的欲望。但是要提醒准妈妈，在恩爱时一定要注意分寸，孕期前3个月和最后3个月尽量不要有性生活，孕中期性生活不要过于激烈。

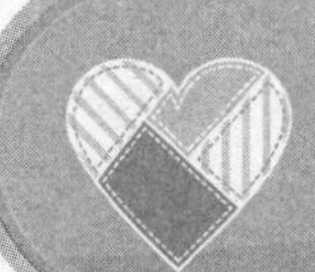

成功胎教与情绪调节

准爸爸也会患“孕期抑郁症”吗

“孕期抑郁症”可不是准妈妈专属，有些准爸爸也会患上“孕期抑郁症”。

■ 准爸爸怎么会患“孕期抑郁症”

❶ 准妈妈的情绪长期处于非常不稳定的状态，让准爸爸觉得自己怎样做都不对而感到无所适从，引起准爸爸的不安。

❷ 准妈妈孕期感到不适，或有健康、安危上的顾虑，准爸爸看在眼里，急在心里，却无计可施，因而会“很有罪恶感”。

❸ 准妈妈更牵挂腹中的宝宝，准爸爸也会吃宝宝的醋。

❹ 准妈妈中止或减少与准爸爸的性生活，让准爸爸处于“性真空”状

态，进而引起心理上的焦虑。

■ 准爸爸患“孕期抑郁症”怎么办

❶ 准爸爸可以拿出纸笔，和准妈妈一起列出从怀孕到产后对宝宝照顾的所有可能面对且必须解决的问题。只要夫妻之间有了更多的共识，准爸爸的心理压力自然就不会那么大了。

❷ 参与胎教，每天与胎宝宝说说话，把手放在准妈妈的腹部感受小生命的脉动，会产生“我要当爸爸了”的自豪感和责任感。

❸ 准妈妈要多与丈夫交流，重视准爸爸情绪上的变化，顾及准爸爸的感受。男人有时候也像小孩子，会和尚未出世的小宝宝争宠。

❹ 夫妻若出于安全性的考虑自觉中止或减少性生活，准妈妈要给予准爸爸另一种爱抚，或者耐心倾听准爸爸的声音。

贴心提示

准妈妈孕期比较敏感，易怒易躁，千万不要主观臆断，简单下结论怀疑准爸爸，影响家庭和谐。

如何教胎宝宝认识颜色和图形

这个月，胎宝宝的感官都已发育成熟，视觉、听觉、触觉等都已具备，这时正是准妈妈教宝宝认识颜色和图形的大好时机。

■ 教胎宝宝认识图形

❶ 准妈妈用彩色硬纸剪成几个不同颜色的长方形、正方形、三角形、圆形等图形。

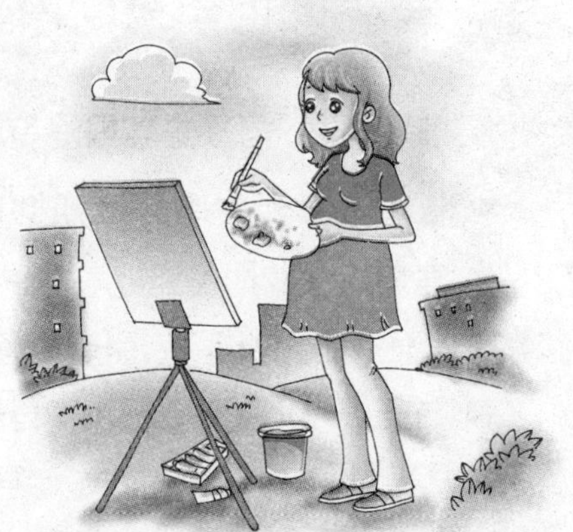

❷ 告诉宝宝每个图形的名称，以及不同的图形各有哪些特征，如正方形的 4 个边一样长，4 个角相等且都是直角。

❸ 举一反三，多次向宝宝强调。

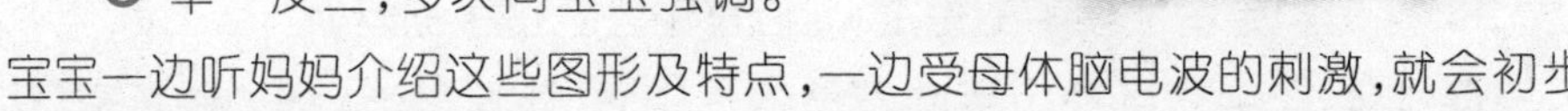
宝宝一边听妈妈介绍这些图形及特点，一边受母体脑电波的刺激，就会初步

记得这几个形状的特点，达到胎教的目的。

■ 教胎宝宝认识颜色

❶ 要充分认识到不同颜色对母体和胎宝宝可能产生的影响。准妈妈可以这样教宝宝："宝宝你看，这是红色。红色是暖色调，能振奋人的精神，如果穿红色的衣服，看起来十分有活力对不对？宝宝喜欢这种颜色吗？"

❷ 带胎宝宝多感受大自然天然的颜色，看小草和树的时候可以告诉胎宝宝，这是绿色，代表生命力的绿色。欣赏花儿的时候，也可以为胎宝宝指出那些绚丽的颜色，让他跟自己一起欣赏到美丽的景色。

贴心提示

准妈妈尽量多教宝宝认识自己看起来觉得"好看"的颜色。不同的颜色会对人的心理产生不同的效应，通过对人心理的不同影响左右人的情绪和行为。"好看"的颜色会使人的身体感到舒适，情绪得到均衡，人的行为也会变得灵活、协调，变得机敏和富有创造性。

怎样给胎宝宝讲童话故事

准妈妈常对胎宝宝讲故事，可以使胎宝宝有一种安全与温暖的感觉，会令其神经系统变得对语言更加敏锐。但是，准妈妈在讲故事的时候，要注意方法。

■ 选择好故事

准妈妈所选择的故事应该注重体现一些美好的品质，如勇敢、善良、聪明、勤劳等，故事中所蕴藏的情感要丰富，并且结局也要是美好的。如果准妈妈有足够的创造力，还可以以周围常见的事物为题材，自编童话故事讲给胎宝宝听，宝宝会更加喜欢妈妈编的故事的。故事要避免过于暴力的主题和太过激情、悲伤的内容。

■ 具体描述

准妈妈可以将作品中的人、事、物详细、清楚地描述出来，例如，太阳的颜色、家的形状、主人公穿的衣服等等，使胎宝宝融入到故事描绘的世界中。

在讲故事前，最好先将故事的内容在脑海中形成影像，以便对胎宝宝传达更生动故事的形象。

■ 声音富有感染力

准妈妈音调要有起伏变化，想象胎宝宝正在准妈妈的身边聆听你讲的故事，根据故事情节的变化，变化多种音调。

■ 设定"说故事时间"

选定故事内容之后，设定每天的"说故事时间"，最好是准爸爸和准妈妈2个人每天对胎宝宝各念1次，借说故事的机会与胎宝宝沟通、互动。

贴心提示

在练习了"说故事时间"一个月之后，不妨试试看是否有些特别的字或句子可以引起胎宝宝的特定反应。胎宝宝听到某一特定的字或句子时是否会踢脚？故事的某一段是否会使胎宝宝感到平静？借着胎宝宝的不同反应，可以和他形成良好的互动、沟通。

适合胎宝宝的3个胎教小故事

■ 小蚂蚁回家

秋天到了，小蚂蚁和大家一起出洞寻找食物。

小蚂蚁闻到一股香味，他离开了队伍，顺着随风飘来的阵阵香味，来到一棵桂树旁。桂树正开放着金灿灿的桂花。

他沿着树干不知爬了多少时候，才爬到树顶的花瓣上。他仿佛来到了一个香喷喷的世界，全身都沾满了桂花的浓香。

小蚂蚁高兴极了。太阳光像条金色的被子，盖在身上，暖洋洋的，舒服极了。他不知不觉地睡着了。

■ 小虫和大船

船主要造一艘大船，让工人按图纸选木料，有一块木板正合适，只是木板上有个虫蛀的小窟窿。船主看了看说："这么个小窟窿，没关系！"就让工人把那块木板钉到了船上。船造好了，在海上航行了几年后，蛀虫越来越多，大船的木板上出现了许多小窟窿。有一次，船装满贵重物品刚离港，海上就刮起了风暴，虫蛀的木板被浪头打穿，海水灌进了船舱，船主让工人们赶快排水，可是来不及了。大船被越灌越多的海水渐渐地吞没了。

■ 三个好朋友

花园里有三只蝴蝶，一只是红色的，一只是黄色的，一只是白色的。三个好朋友天天都在一起玩，可快乐了。

一天，他们正玩得高兴，天突然下起了雨。三只蝴蝶的翅膀都被雨打湿了，浑身冻得发抖。

三只小蝴蝶一起飞到红花那里，对红花说："红花姐姐，让我们飞到你的叶子下面躲躲雨吧！"红花说："红蝴蝶进来吧，其他的快飞开！"

三个好朋友一齐摇摇头："我们是好朋友，一块儿来，也一块儿走。"

爱美也是一种胎教吗

胎教是贯穿于整个孕期的始终的行为，准妈妈生活本身也就是一种胎教。在怀孕期间，准妈妈也可以打扮得很漂亮。事实上，美容、穿衣也是胎教，准妈妈完全有必要精心打扮自己。

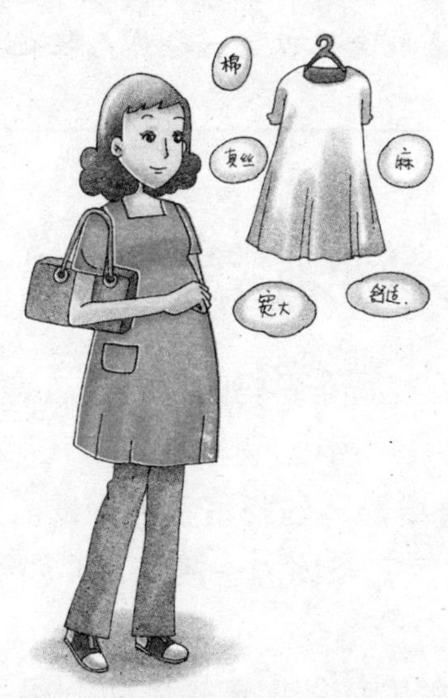

美丽是每一位女性所追求的,姣好的容颜会给准妈妈带来许多欢乐。怀孕了,就更应精心打扮。这一方面是自娱的一种方式,对自己容颜、服装的关心会使准妈妈忘掉妊娠中身体的不适应;另一方面,收拾得漂亮会使准妈妈显得气色很好,自己看了,心里会舒服,别人看了,赞美准妈妈美丽,准妈妈也一定会很高兴的。

爱美使人保持自信、乐观、心情舒畅,准妈妈的美会使胎宝宝潜移默化中受到熏陶。因此,美容、打扮无论对准妈妈自己还是对胎宝宝都是很有意义的。

■ 准妈妈如何美容

❶ 美与不美,准妈妈本人的气质很关键,所以准妈妈要有良好的道德修养和高雅的情趣,常识广博、举止文雅,具有内在的美。

❷ 选择颜色明快、合适得体的孕妇装束。

❸ 怀孕后,不少准妈妈脸色会失去以往的红润,可以选择使用一些温和无刺激的化妆品化个淡妆,给人以爽朗明快的感觉。但是,千万不要浓妆艳抹,这样会损害敏感的皮肤。

贴心提示

有的准妈妈不能接受自己的变化,情绪很不好,还有的准妈妈觉得反正身材臃肿了,干脆也不用注重自己仪表,其实大可不必这样。怀孕几乎是每一位女性都要经历的,怀孕后的女性有一种特别的美,而且大多数准妈妈分娩后不久就会像以前一样体态轻盈,而且还会增添几分女性的成熟美。

行为是潜移默化的无声胎教

行为是一种无声的语言,准妈妈的行为通过信息传递可以影响到胎宝宝。胎宝宝在母体的几个月内,可能和母亲在某些方面就有着共同的节律。母亲的习惯将直接影响到胎宝宝的习惯。如果准妈妈生活无规律、习惯不良,那么胎宝宝在母体内也接受了种种不良的习惯,出生后可能难以改掉。

我国古人在这方面就早有论述,古人认为,胎宝宝在母体内就应该接受母亲言行的感化，因此要求妇女在怀胎时就应该清心养性、恪守礼仪、循规蹈矩、品行端正，给胎宝宝以良好的影响。

相传周文王的母亲在怀文王时由于她做到了目不视恶色、耳不听淫声、口不出傲言，甚至坐立端正等良好的胎教，因此她所生的文王贤明英武，深得民心。

美国华盛顿大学医院一项研究结果显示，如果父母是罪犯，出生后的男孩即使给别人抚养，成长后比起亲生父母不是罪犯的人来，犯罪的可能要大出 4 倍之多。

所以，孕期的准父母除了要做好各项胎教工作，还要注意自己的一言一行对胎宝宝可能产生的影响。尤其是准妈妈，行为的好与坏会对胎宝宝乃至其一生的行为产生重大的影响。

妊娠以后，准妈妈则需注意自己的行为修养，行坐端严、性情和悦，避免说脏话、动口角、嫉妒以及计较等不好行为。

此外，准父母要避免参与赌博类棋牌游戏。赌博常常使人处于大喜大悲、患得患失、惊恐无常的不良心境中，加之语言粗暴、争论激烈、植物神经高度紧张、母体内的激素分泌异常，这些恶性刺激对胎宝宝大脑发育造成的损害，会远远超过对母体本身的损害。

如何进行光照胎教

光照胎教对胎宝宝日后视觉敏锐、协调、专注和阅读都会产生良好的影响。

■ 光照胎教开始的时间

在宝宝的感觉功能中，比起听觉和触觉，视觉功能发育较晚，在准妈妈怀孕 7 个月时，宝宝的视网膜才具有感光功能，对光有反应。光照胎教可以在准妈妈怀孕 6 个月以后开始。

■ 光照胎教的工具

可以拿手电筒作为光照胎教的工具。手电筒紧贴准妈妈的腹壁，光线透入子宫，羊水因此由暗变红。而红色正是小宝宝比较偏爱的颜色。用手电筒进行光照胎教正可谓投其所好。

光照胎教的方法

❶ 准妈妈每天定时用手电筒微光紧贴腹壁反复关闭、开启手电筒，一闪一灭照射宝宝的头部位置，每次持续5分钟。

❷ 光照胎教可以结合音乐胎教、对话胎教进行，选择胎宝宝觉醒、活跃的时候一边播放胎教音乐一边进行，在照射的时候妈妈可以和宝宝对话，如：准妈妈一边用手电筒的微光照射腹部，一边告诉胎宝宝，这是手电筒发出的光，它好玩吗？你可以去抓住它。

光照胎教的注意事项

❶ 手电筒的光亮度不要用强光，每次时间也不宜超过5分钟。

❷ 在有胎动的时候进行光照胎教，不要在胎宝宝睡眠时进行光照胎教，以免打乱胎宝宝的生物钟。

贴心提示

进行光照胎教的时候，准妈妈应注意把自身的感受详细地记录下来，如胎动的变化是增加还是减少，是大动还是小动，是肢体动还是躯体动。通过一段时间的训练和记录，可以总结一下胎宝宝对刺激是否建立起特定的反应或规律。

第八章

孕8月指导

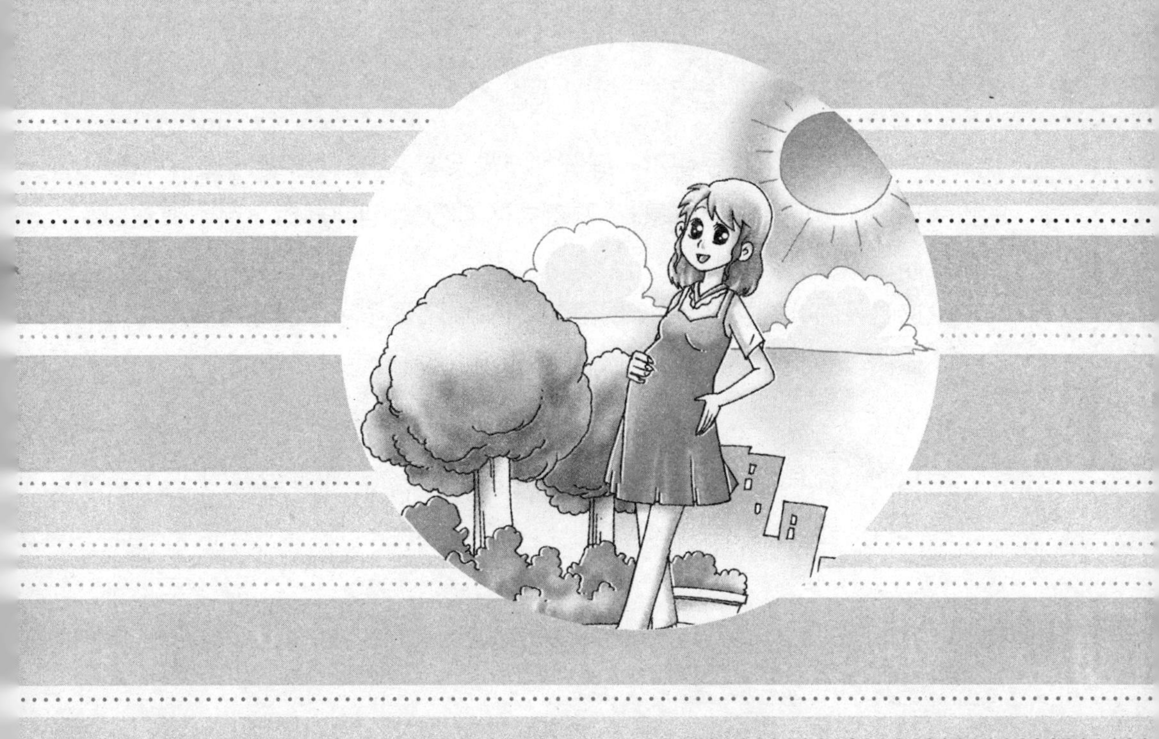

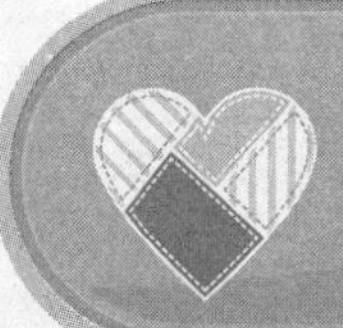

妊娠期身体变化

第八孕月（29～32 周）

孕妇在这段时间的变化也非常大。宫底可以在脐耻之间触到，高度 24～27 厘米，这段时间孕妇会感到肚子增大得特别快，身子变笨了，轻轻触动子宫时，常可以感到子宫一阵阵变硬，但并不觉得疼痛，这就是过敏性宫缩。这种宫缩是生理性的，对胎儿有一定的好处。

怀孕第 29 周

孕妇这时会觉得肚子偶尔一阵阵地发硬发紧，这是假宫缩，是这个阶段的正常现象。孕妇要注意休息，不要走太远的路或长时间站立，更不要使自己的身体过于疲劳。

从这时开始，可能需要每 2 周做 1 次体检了，最后一个月还将变成每周做 1 次体检。为了孕妇和胎儿的健康和安全，这是很有必要的。

■ 宝宝 27 周

胎儿的听觉系统已发育完全，对外界的声音刺激反应也更为明显。

胎儿身长约 32 厘米，体重约 900 克。

怀孕第 30 周

孕妇会感到身体沉重，肚子大得看不到脚下，行动越来越吃力。呼吸困难，胃部不适。一旦发生不规则宫缩应立刻停下来休息，最好中午能睡个觉。

■ 宝宝28周

胎儿形成了自己的睡眠周期。

大脑皮层表面出现一些特有沟回，脑组织继续快速增殖。

眼睛能睁开也能闭上。

胎儿身长约34厘米，体重约1100克。

怀孕第31周

随着胎儿的增大，子宫内的活动空间越来越小了，胎动也有所减少。这时孕妇会感到呼吸越发困难，喘不上气来。子宫底已上升到了横膈膜处，吃下食物后也总是觉得胃里不舒服，因此也影响了食欲。这时最好少吃多餐，以减轻胃部的不适。现在开始，很多孕妇觉得睡眠更加不好，胎动频繁，特别是肚子大了，起、卧、翻身都有些困难，好像怎么躺都不舒服。专家建议这时最好采用左侧卧位的姿势。这时孕妇的乳头周围、下腹及外阴的颜色越来越深，有些孕妇身上的妊娠纹和脸上的妊娠斑也更加明显了。

■ 宝宝29周

胎动最明显。

皮下脂肪已形成。

手指甲日渐清晰。

胎儿身长约35厘米，坐高约27厘米，体重约1400克。

怀孕第32周

在妊娠的最后时期，孕妇每周增重500克是较为正常的，因为现在胎儿的生长发育相当快，他（她）正在为出生做最后的冲刺。但是体重增长过多的孕妇，应该根据医生的建议适当控制饮食，少吃淀粉类食物，多吃蛋白质、维生素含量高的食品，以免胎儿生长过大，造成分娩困难。孕妇现在时常会感到疲劳，因此不要再独自一个人出远门，要服从自己身体的感觉，多休息，适当活动，比如饭后和丈夫一起散散步，或者做一做孕妇体操，缓解一下腰背的疼痛。这时一定要坚持每 2 周 1 次的体检，如果有头痛、恶心、腹痛、发烧等症状，一定要及时去医院检查。阴道分泌物增多，排尿次数也增多了，要注意外阴的清洁。

■ 宝宝 30 周

男孩的睾丸正从肾脏附近的腹腔沿腹股沟向阴囊下降。

女孩阴蒂已突显。

胎儿身高约 36 厘米，体重约 1500 克。

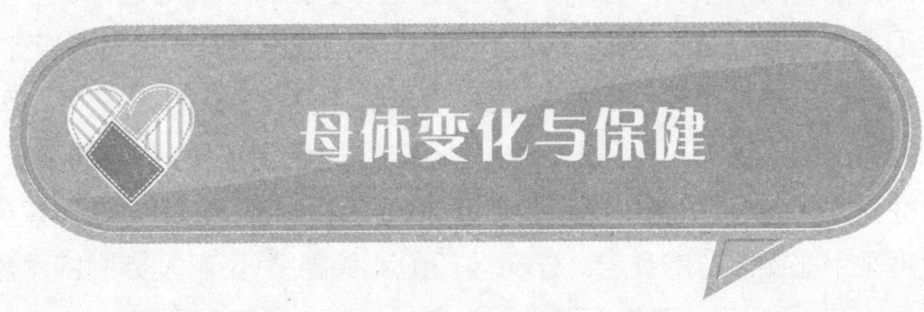

准妈妈身体有哪些微妙变化

准妈妈在孕 8 月就进入了孕期的最后一个阶段，孕晚期准妈妈身体变化已经非常明显。

■ 行动有诸多不便和限制

孕晚期，准妈妈腹部越来越大，胎宝宝在腹中的位置不断下降，准妈妈会感到下腹坠胀，行动变得迟缓。此外由于消化功能可能会变差，常有食之无味感，另外，还可能伴有水肿、便秘、尿频等症状。

■ 色素沉积更明显

由于激素的关系，准妈妈的脸部可能会长出褐斑及雀斑，乳头周围、下腹部、外阴的颜色也会越来越深，准妈妈不用太担心，多数色素沉淀在产后会逐渐消失。

■ 假宫缩开始出现

孕晚期准妈妈的子宫肌肉会偶尔收紧，这是一种无节奏的、不规则的收缩，在这个阶段，它出现得不应该很频繁，而且也不痛，每次大约会持续30～60 秒。

特别提示：

假宫缩在临近预产期的前几周内会变得更加频繁，有时甚至还伴有疼痛，有时候很难区分这种宫缩和分娩中的真正宫缩，如果收缩变得频繁起来，即使不感到痛，也可能是早产的信号。

■ 便秘加重

孕晚期的准妈妈由于行动不便，活动也随之减少，胃肠的蠕动也相对减少，食物残渣在肠内停留时间长，会造成便秘，甚至引起痔疮，如果以前有便秘症状，便秘情况在这个阶段会加重，便秘如果严重的话，要及时去医院就诊。

■ 出现这些变化应考虑去医院

分泌物增加或异常(特别是分泌物呈黏液状、水状，或粉色，或伴有淡淡的血色)，出现腹痛或来月经一样的疼痛，每小时的宫缩超过 4 次，骨盆部位的压力增加或下背部疼痛加剧。

若以上现象是准妈妈以前从来没有出现过的，一定不要掉以轻心，应及时去医院确诊。

孕 8 月产检都要注意什么

孕 8 月的产前检查除了常规地完成前几次检查的项目外，准妈妈还应做好心理、生理上的防护准备，以预防早产。

■ 孕 8 月产检重点项目

❶ 由于大部分的先兆子痫，会在孕 28 周以后发生，所以，孕后期准妈妈的重点检查项目有血压、蛋白尿、尿糖、心电图、肝胆 B 超等。

❷ 孕 28 周以后，医生还要陆续为准妈妈检查是否有水肿现象，因为此时准妈妈的子宫已大到一定程度，有可能会压迫到静脉回流，所以静脉回流

不好的准妈妈，此阶段较易出现下肢水肿现象。

❸ 进入孕 8 月，医生还可以通过胎心监护和脐血流图，观察宝宝的情况，如是否缺氧等。

■ 孕 8 月特殊产检——尿蛋白检查

孕 20 周后，准妈妈一般每隔 2 周就应去医院化验 1 次尿蛋白，测量血压，检查有无水肿等。一旦发现准妈妈出现水肿、蛋白尿、高血压其中 2 种症状，就可能是妊娠高血压综合征。准妈妈定期检查蛋白尿可及时发现妊娠高血压综合征，以便及时采取措施，保证母婴健康。

■ 孕 8 月产检还可能需要注意的事情

在孕 8 月的产前检查中，医生可能会要求准妈妈注意无痛性阴道流血，因为妊娠晚期的无痛性阴道流血是前置胎盘的典型症状，前置胎盘是孕晚期出血的重要原因之一，也是围产期危及母儿生命的严重并发症。

贴心提示

水肿是准妈妈常见的现象，准妈妈可以自检，方法是：将大拇指压在小腿胫骨处，压下后皮肤会明显地凹下去，如果凹陷不会很快地恢复，即表示有水肿现象。

假性宫缩与真宫缩有什么区别

分娩前几个月，宫缩就已经开始了，刚开始时准妈妈几乎没什么感觉，只有用手去摸肚子时，才会感受到腹部一阵阵发硬，没有疼痛的感觉，这一般是假宫缩，临产前会出现真宫缩。

■ 假宫缩和真宫缩的区别

分娩前数周，由于子宫肌肉较敏感，会出现不规则的子宫收缩，这种宫缩无规律性、无周期性、持续时间短、力量弱，也不会有疼痛感，且不能使子宫颈张开，也是临产的表示，这就是假性宫缩。

临产的子宫收缩，是有规则性的，初期间隔时间大约是 10 分钟 1 次，准妈妈会感到腹部阵痛，随后阵痛的持续时间逐渐延长至40～60秒。程度也随之加重，间隔时间缩短，约3～5分钟，当子宫收缩出现腹痛时，会感到下腹部很硬，这就是真宫缩了。

■ 真宫缩是分娩的先兆

只有伴有疼痛的宫缩，才是分娩的先兆。疼痛的强弱也因人而异，有的在腹部，有的在腰部，不强烈的宫缩可以没有感觉或者与来月经时的小腹疼痛一样，准妈妈不必紧张。

当宫缩像浪潮一样涌来，阵阵疼痛向下腹扩散，或有腰酸下腹排便感是正常分娩的征兆，这种宫缩是为宝宝出生作准备的。

■ 当假宫缩频繁时怎么办

假宫缩一般不会很频繁，但也有的时候假宫缩会越来越频繁，若每小时宫缩次数在10次左右，就可以算做比较频繁了，准妈妈应及时去医院，在医生指导下服用一些抑制宫缩的药物，以预防早产的发生。

另外，准妈妈要注意休息，尤其不能刺激腹部，若宫缩伴有较强烈的腹痛，甚至痛到坐立不安，工作和生活受到影响，那就需要去医院接受治疗了。

如何防止外力导致的异常宫缩

孕8月准妈妈一般不会出现真宫缩，假宫缩也不多，但容易受外力的影响而出现异常宫缩，异常宫缩会对分娩造成影响，准妈妈要尽量避免，为防止发生外力引起的异常宫缩，准妈妈需要在日常生活中多加注意：

❶ 避免外力撞击腹部。准妈妈跌倒或腹部不慎受到撞击时，不但会压迫到子宫内的胎宝宝，也会因疼痛、惊吓导致子宫内血液供给变少，引起宫缩。严重的撞击甚至还会造成胎盘早期剥离，危及准妈妈与胎宝宝的生命，这时应及时就医。

❷ 不要提重物。在孕晚期，拿重物或搬运物品时，会在腰及下腹部用力，引起腹部的压迫及子宫的充血，引起宫缩。这时，准妈妈要及时躺下

休息。

❸ 避免过于疲劳。身体处于长期的摇晃状态，从事激烈的运动，常会不自觉出现宫缩，疲倦时躺下休息，保持安静，会很有效。

❹ 放松心情。准妈妈长期处于过度紧张与疲劳的环境下也较容易出现频繁的宫缩，压力积攒后也容易出现腹部变硬，最好能做到不要积存压力，身心放松。

❺ 谨慎性生活。剧烈的性交动作及射精容易引发子宫收缩，男上女下的姿势也会压迫腹中胎宝宝，一定要注意，出现异常要及时停下来。

❻ 防止着凉。空调使下肢和腰部过于寒冷，也容易引起宫缩。防止着凉也很重要，准妈妈在家也应该穿上袜子，盖上毯子。

准妈妈如何应对胃灼热

大约有 1/2 以上的准妈妈会在孕晚期感觉胃灼热，大部分在产后就可恢复正常。

■ 胃灼热的症状和原因

孕晚期，随着胎宝宝不断长大，准妈妈腹部的空间越来越小，胃部会被挤压，胃酸被推回食道，导致胃部反酸，准妈妈会有烧灼的感觉，这就是胃灼热，会随着准妈妈弯腰、坐着或躺卧而加剧。胃灼热的发生率也会随着妊娠周数而增加。

■ 胃灼热的应对

❶ 遵从少量多餐的原则，不要让胃部过度膨胀，这样也能减少胃酸的逆流。还要注意避免一切能够加剧胃酸逆流或会对胃部产生刺激的食物，如油炸食物、咖啡、浓茶、辛辣食物等。多吃含维生素 C 的蔬果，对缓解胃灼热症状有所帮助，如胡萝卜、甘蓝、青椒、猕猴桃等。

❷ 白天应尽量少食多餐，使胃部不要过度膨胀，即可减少胃酸的逆流。睡前 2 小时不要进食，饭后半小时至 1 小时内避免卧床。

❸ 放慢吃饭的速度，细嚼慢咽。不要在吃饭时，大量喝水或饮料，以免

胃胀,吃东西后嚼块口香糖,可刺激唾液分泌,有助于中和胃酸。

❹ 睡觉时尽量将头部垫高,防止胃酸发生逆流。平时穿着宽松舒服的衣服,不要让过紧的衣服勒着腰和腹部。

❺ 若准妈妈怀疑自己有溃疡、食道狭窄或出血等并发症,做一次内视镜检查是极为必要的。

❻ 胃灼热很严重,已经影响到日常的活动和饮食时,可以服用一些中和胃酸的药物来缓解,不过一定要在医生的指导下服用。

怎样预防压力性尿失禁

孕晚期准妈妈的排尿次数明显增多,大约 1～2 小时排尿 1 次,甚至更短,再加上准妈妈的骨盆底肌肉承托力差,如果准妈妈有大笑、咳嗽或打喷嚏等增大腹压的活动,不可避免地会发生压力性尿失禁。这是孕晚期正常的生理现象,不必过于担心,采取一些防范措施加以避免即可。

■ 压力性尿失禁产生的主要原因

膀胱受到压迫:发育中的胎宝宝压迫膀胱,使膀胱贮尿量减少,就会导致准妈妈出现压力性尿失禁。

盆骨底肌肉发育不良:准妈妈的骨盆底肌肉由于发育不良或锻炼不足,或受过外伤,其承托功能差。随着子宫增大,盆底肌变得柔软且被推向下方,对盆腔内器官的承托、节制、收缩及松弛功能减退而发生尿失禁。

■ 压力性尿失禁的预防措施

做骨盆放松练习:

四肢着地,呈爬行状,背部伸直,收缩臀部肌肉,将骨盆推向腹部。同时弓起背,持续几秒钟后放松。这种练习有助于预防压力性尿失禁。如果定期做了几周骨盆底肌肉练习后,发现仍有漏尿现象,就要向医生咨询,看是否是其他疾病引起的。

不喝含咖啡因的饮料:

含咖啡因的饮料,如咖啡、可乐和茶水都是利尿物质,会使尿液增加,实际上加重了水的丢失。可以在水中放一片柠檬或酸橙,或加入一点果汁,改

善水的味道，增加水的摄入。

贴心提示

孕晚期不知道什么时候就会出现漏尿情况，因此建议准妈妈平时随身携带一些卫生护垫，尤其是在夏季，衣着单薄，使用护垫，避免尿液沾湿衣裤的尴尬情况出现。

提醒：如有早产的风险，事前应征求医生的意见，注意避免过于激烈的运动。

准妈妈怎样防治腰背痛

进入怀孕后期，准妈妈除了行动会有些不便外，常常会遇到腰酸背痛的情况，大约50%～70%的准妈妈都是如此。

■ 准妈妈腰背痛的原因

准妈妈孕晚期腰背痛的原因有很多，比如怀孕期间激素变化，使关节变松；准妈妈的身体重心改变，随胎宝宝成长逐渐往前挪，加重腰椎、尾椎的负担，使肌肉承受太多不当的拉扯；准妈妈体内多余的水分流至骨盆部位静脉时，使腰部神经与脊椎未能得到充足氧分等。

■ 准妈妈腰背痛如何应对

❶ 变动姿势时，最好能用双手支撑，减轻腰部的负荷。要特别注意不要立即站起来，避免受伤。要捡起东西的时候尽量弯曲膝盖蹲下来而不是弯腰去捡。

❷ 不要站立太久、长时间走路或提重物，长时间需要站立或走路的准妈妈可使用托腹带。

❸ 要减轻腰部的负担，建议妈妈在站立时，不要穿有跟的鞋，以减轻脊柱的负担。

❹ 多休息。抬起脚对背部也是有好处的。尽量不要爬楼梯。

贴心提示

有很多准妈妈认为自己感觉舒服的姿势就是最放松的姿势，其实一旦维持一个姿势超过20分钟，肌肉就会开始紧绷。这里提醒所有的准妈妈，无论是什么姿势，维持太久都不好。

妊娠晚期易患坐骨神经痛怎么办

孕中晚期，如果胎宝宝的头正好压在准妈妈的坐骨神经上，准妈妈就会有疼痛、麻木，甚至伴随着针刺样的感觉，这就是坐骨神经痛，刚开始可能是在臀部，后来会辐射到大腿。

■ 为什么孕晚期易发生坐骨神经痛

这与怀孕期间准妈妈身体特殊的改变有关系：

❶ 孕中晚期，准妈妈身体会释放一种耻骨松弛激素，来使骨盆以及相关的关节和韧带放松，为将来宝宝的顺利娩出做好准备，这会无形中使准妈妈腰部稳定性减弱。

❷ 孕晚期胎宝宝发育很快，使腰椎负担加重，若曾经有腰肌劳损，势必会加重坐骨神经痛，这种痛楚往往会持续存在，准妈妈应立即就医。

■ 怎样减轻坐骨神经痛

一般情况下，大部分准妈妈在分娩后，坐骨神经痛都能自愈，当发生坐骨神经痛时，可以尝试采取以下措施：

❶ 当疼痛发生时，可尝试做局部热敷（热毛巾、纱布和热水袋都可以）半小时；

❷ 坐的时候可以将椅子调到舒服的高度并在腰部、背部或颈后放置舒服的靠垫，以减轻腰酸背痛的不适；

❸ 不要坐或站立太久，工作约1小时就要休息10分钟，起来活动活动或轻轻伸展四肢，搬挪物品时最好不要弯腰，而是采用下蹲的姿势；

❹ 首选硬板床休息，对于腰间盘突出造成准妈妈的坐骨神经痛最好不要做X光检查，而用超声波检查代替；

❺ 孕期检查时应告知医生自己有坐骨神经痛，临产时建议采用剖宫产

的分娩方式，以免加重病情。

贴心提示

即使以前没有患过坐骨神经痛的准妈妈，在孕期也应该注意预防，注意保护好自己的腰腹部及臀部，双足和双腿也应避免着凉，否则也可能诱发坐骨神经痛。

如何发现并且及时纠正胎位不正

胎宝宝正常的分娩位置是胎头朝下先露出，如果不是这种位置，则为胎位不正。胎位不正的胎宝宝不易随着准妈妈的用力娩出，也不能自我调整位置以适应产道的变化，这将给分娩带来不同程度的困难和危险。因此孕晚期要注意观察胎位情况，予以及时纠正。

■ 胎位不正有哪些情况

正常的胎位称为枕前位，除此外，其余的胎位均为异常胎位。常见的胎位不正有胎宝宝臀部在骨盆入口处的臀位，胎体纵轴与母体纵轴垂直的横位，或斜位、枕后位、颜面位等。

横位如未及时处理，会导致脐带脱垂、胎死宫内，甚至有子宫破裂的危险；臀位有破水后脐带脱垂的可能，分娩过程中有后出头的危险，会造成胎儿宫内窒息，甚至死亡。若出现这两种胎位，准妈妈均应考虑剖宫产。

■ 胎位不正如何纠正

在孕 28 周之前，胎位可能会通过胎宝宝自身的活动转正，如果到孕 30 周之后胎位还没有转正，就可以通过一些练习来尝试调整胎位，常用的纠正方法有：

膝胸卧位式：排空膀胱，放松裤带，跪在铺着棉絮的硬板床上，头放在床上，脸转向一侧，双手前臂伸直，手撑开平放于床面，胸部尽量与床贴紧，臀部抬高，大腿与小腿成直角。每日早、晚各 1 次，每次 15 分钟。7 天为一疗程，再复查胎位。

侧卧式：习惯左侧卧睡的准妈妈，换成右侧卧睡，而习惯右侧卧睡的则可以换成左侧卧睡。7 天一个疗程，使不正的胎位得以矫正。

孕晚期如何避免发生便秘

怀孕后半期，渐长的胎宝宝压迫肠胃消化道，造成肠道的蠕动减慢，加上运动量相对减少，体内激素的改变等因素，准妈妈更容易发生便秘。轻度的便秘会让准妈妈腹痛、腹胀，严重的便秘可能导致早产，因此准妈妈应该多加预防。

■ 适当进行一些活动

适量活动可以促进肠管运动增强，缩短食物通过肠道的时间，并能增加排便量。活动的最佳方式是每天去户外散步，身体健康的妈妈每天可散步半小时到1小时。

特别提示：散步应尽量选择空气新鲜、人流量不多的时间和地点。在一天中，早晨、傍晚和晚上空气污染较严重，其中晚上7点和早晨7点左右为污染高峰时间，这时空气最不新鲜，不宜散步，上午10点左右和下午3～4点空气最为新鲜，建议妈妈此时出门散步。

■ 养成良好的排便习惯

准妈妈要养成每日定时排便1次的习惯，最好在每天早晨起床后就立即排便。一旦有便意要及时如厕，另外，使用坐式马桶更好，可以减轻下腹部血液的瘀滞和痔疮的形成。

■ 用硬板凳替换柔软的沙发

当人坐在硬板凳上时，臀部有两个坐骨节支撑，这样血液循环受到的阻碍较小，能减少便秘和痔疮的发生。

■ 尽量取左侧卧位

准妈妈可以在两膝盖之间夹一个枕头，以减轻子宫对直肠的压迫，让大便能顺利下来。

贴心提示

若是便秘现象持续超过3周以上，则应该及早就医，尤其当发现个人解便习惯改变，如经常便秘变成经常腹泻，此时千万不要置之不理，忽略身体发出的警讯。

什么是妊娠高血压综合征

妊娠高血压综合征，简称妊高征，是指怀孕 20 周(孕 5 月)以后出现的高血压、蛋白尿及水肿等的综合征，多发于孕 32 周，发病越早病情越重。

■ 妊高征的常见症状

临床上妊高征常见症状为：全身水肿、恶心、呕吐、头痛、视力模糊、上腹部疼痛、血小板减少、凝血功能障碍、胎儿生长迟滞甚至胎死腹中。

■ 妊高征的危害

据调查，妊娠高血压综合征是威胁孕产妇生命安全的六大疾病之一，仅次于产科出血居第二位，妊娠高血压综合征还会影响胎盘功能，使胎儿发育迟缓，甚至窒息。

有的准妈妈患上妊高征后，除了血压升高，还伴有蛋白尿、病理性水肿等表现，这就是子痫前期，如果病情进一步进展，最终有可能发展为子痫。严重的子痫前期或子痫，都可能威胁准妈妈和胎宝宝的生命。

■ 妊高征的发病因素

妊高征的发病原因至今还不明确，但它的引发可能与以下几种因素有关：

❶ 子宫张力过高，易引发妊高征。

❷ 寒冷季节或气温变化过大，特别是气压高时，容易引发妊高征。

❸ 精神过度紧张，或受刺激致使中枢神经系统功能紊乱的准妈妈。

❹ 有慢性高血压、肾炎、糖尿病等病史的妈妈；或家庭中有高血压史，尤其是妈妈的母亲有妊高征史的，容易并发妊高征。

❺ 营养不良或体形矮胖(BMI>0.24)的妈妈，并发妊高征的几率大。

❻ 年轻初孕的准妈妈或高龄初孕的准妈妈，也容易患妊高征。

如何应对妊娠高血压综合征

进入孕晚期，准妈妈一定要做好妊娠高血压的防治工作：

■ 应做好预防，坚持定期做产前检查

如果你属于身材矮胖、贫血、营养不良、工作紧张或有高血压家族史的易患人群，则更要密切注意高血压的防治。在孕中和后期要常测量血压、体重、尿蛋白等以排除情况。

■ 孕期要注意饮食、营养，遵循三高一低饮食

三高一低即高蛋白、高钙、高钾及低钠饮食，有助于预防妊高征。因此，准妈妈应多吃鱼、肉、蛋、奶及新鲜蔬菜，少食过咸食物，全身水肿的准妈妈应限制食盐的摄入量。同时，尽量避免紧张、焦虑、发怒、劳累等，以防血压上升。

■ 要做好日常保健

保证休息时间：若发现有轻度的妊娠高血压综合征，准妈妈要适当减轻工作，保证充分睡眠，在家休息，必要时住院治疗。

左侧卧位：休息及睡眠时取左侧卧位，以减轻右旋的子宫对腹主动脉和下腔静脉的压力，增加回心血量，改善肾血流量增加尿量，并有利于维持正常的子宫胎盘血液循环。

不同程度妊高征，不同对待：轻度妊高征准妈妈若处理方法正确，病情大多可缓解，但中、重度妊高征患者一经确诊，应住院治疗，积极处理，防止子痫及并发症的发生。

注意控制体重：整个孕期，准妈妈的体重增长应控制在 11～13 千克之间，尤其是孕晚期，以每周增重 0.5 千克为宜，每周体重增长过快是妊娠高血压综合征的危险因素之一。

准妈妈总感觉心慌气短怎么办

进入孕晚期之后，很多准妈妈都会觉得随便动一动就累得慌，心跳加速、大口喘粗气，常常力不从心，心慌气短。

■ 为什么准妈妈孕晚期易心慌气短

孕晚期，准妈妈全身的血容量比未孕时增加 40%～50%，心率每分钟增加10～15次，心脏的血液排出量增加了 25%～30%，心脏的工作量比未

孕时明显加大。

此外，孕晚期子宫推挤心脏向左上方移位，再加上体重增加、新陈代谢旺盛，更加加重了心脏的负担。

为了完成超额的工作量，人体会加深、加快呼吸来增加肺的通气量，以获取更多的氧气和排出更多的二氧化碳，因此准妈妈到孕晚期时常有心慌气短的感觉。

■ 心慌气短怎么办

当出现心慌气短时，准妈妈先不必惊慌，休息一会儿即可缓解，也可侧卧静睡一会儿，注意不要仰卧，以防发生仰卧位低血压综合征。

如果觉得胸闷或者心慌，不妨试着做一下深呼吸，有意识地放慢呼吸；如果觉得仍然很难受，就停下来休息一下；如果这样心慌还不缓解，提示可能有贫血、高血压、心脏病等疾病，应该去看医生。

血液中红细胞减少、血色素减低即贫血，有时也会引起心慌，通过血常规检查很容易发现。如果出现贫血应该多吃富含铁的食物，有时可能还需要口服铁剂。

贴心提示

若是孕前无心脏病史，在怀孕最后3个月发生心慌气短，休息后不能缓解，准妈妈则应考虑围产期心肌病的可能。围产期心肌病的心慌气短主要发生于夜间，半夜常因胸闷不能入眠而坐起呼吸，或者经常感到胸痛而与用力无关，此时准妈妈应及时去请教医生。

胎宝宝的头部什么时间开始入盆

随着胎宝宝越来越接近预产期，他出生时的先露部位（通常为头部）会下降进入到盆腔，这就是入盆。

■ 胎宝宝一般在37～38周入盆

胎宝宝的入盆时间因人而异，早的在33周或34周就能入盆，晚的可能会在37～38周入盆，还有的可能直到开始生产前都不会入盆，不过即使胎宝宝早早入盆，也不意味着准妈妈就会提前生产。

■ 什么因素决定着胎宝宝的入盆时间

与准妈妈平时的姿势有关：如果准妈妈长时间都坐着，那胎宝宝很可能会呈枕后位姿势躺着，即胎宝宝的脑后部朝向准妈妈的脊椎骨，那样会很难入盆，而且那种体位也不是有效分娩的最佳姿势，准妈妈要注意坐下时一定要向前倾斜着，让膝盖低于臀部，帮助宝宝扭转姿势，并顺利入盆。

准妈妈是经产妇：如果准妈妈曾经生过孩子，腹部肌肉可能会变得松弛，胎宝宝活动和改变姿势就容易多了，不容易在分娩前入盆。

胎宝宝个头比较大：如果胎宝宝长得比较大，他可能直到宫缩开始后才会下降入盆。

准妈妈的骨盆形状：有时候骨盆入口狭窄，这种情况下胎宝宝的先露部位可能要花很长时间才能入盆，但是一旦宝宝入盆了，生产通常会很快，因为骨盆出口那时相对来讲就大了。

■ 入盆后准妈妈会有什么感觉

胎头入盆的时候，由于胎头下降，压迫到了膀胱，准妈妈会觉得尿意频繁，还会感到骨盆和耻骨联合处酸疼不适，不规则宫缩的次数也在增多。这些都表明胎宝宝在逐渐下降。

饮食营养跟进

孕晚期营养饮食原则有哪些

准妈妈进入到孕晚期之后应结合孕晚期的营养特点，需要在孕中期饮食的基础上，进行相应的调整。孕晚期的营养原则具体如下：

■ 增加蛋白质的摄入

此时期是蛋白质在体内储存相对较多的时期，其中胎宝宝存留的蛋白质约为 170 克，母体存留的蛋白质约为 375 克，这就要求准妈妈饮食蛋白质的供给比孕前时增加 25 克，应多摄入动物性食物和大豆类食物。

■ 供给充足的必需脂肪酸

此时期是胎宝宝大脑细胞增值的高峰期，需要提供充足的必需脂肪酸如花生四烯酸，以满足大脑发育所需，准妈妈多吃海鱼可利于 DHA 的供给。

■ 增加钙和铁的摄入

胎宝宝体内的钙一半以上是在孕后期贮存的，准妈妈应每日摄入 1500 毫克的钙，同时补充适量的维生素 D。胎宝宝的肝脏在此期以每天 5 毫克的速度贮存铁，直至出生时达到 300～400 毫克的铁质，准妈妈应每天摄入铁达到 28 毫克，且应多摄入来自于动物性食品的血色素型的铁。动物的肝脏中含有血红素、铁、叶酸和维生素等，是孕晚期补充铁的较好选择。

■ 摄入充足的维生素

孕晚期准妈妈身体需要充足的水溶性维生素，尤其是硫胺素，如果缺乏则容易引起呕吐、倦怠，并在分娩时子宫收缩乏力，导致产程延缓。

■ 少吃或不吃盐腌渍类食物

咸蛋、咸鱼、咸菜等盐腌渍食物含有对人体有害的物质，加工食品如腊肉、火腿、香肠、腐乳等也要少吃或不吃。

■ 热能

热量的供给量与孕中期相同，不需要补充过多，尤其在孕晚期最后 1 个月，要适当限制。

准妈妈宜吃的消暑食物有哪些

炎炎夏日，准妈妈该如何缓解燥热呢？我们建议准妈妈吃一些常温消暑食物：

■ 绿茶

准妈妈可以适量喝点淡绿茶消暑，淡绿茶对加强心肾功能、促进血液循环、帮助消化、预防妊娠水肿、促进宝宝生长发育，是大有好处的。

特别提示：

由于绿茶中含有鞣酸，会妨碍铁的吸收，因此准妈妈最好在饭后1小时再饮用淡绿茶。

■ 蔬菜汤

夏天解暑的汤有海米冬瓜汤、西红柿蛋汤等。冬瓜含有充足的水分，具有清热毒、利排尿、止渴除烦、祛湿解暑等功效，是准妈妈的消肿佳品；海米是钙的较好来源。孕晚期的准妈妈可多吃冬瓜和海米，既可去除孕期水肿，又可补充钙质。

■ 果汁

将芒果、橙子、苹果、猕猴桃等水果榨汁，然后加入酸奶或者纯净水或者蜂蜜皆可。这几种水果都含有丰富的维生素C，短暂搅拌还能保留较多维生素，除果皮外，纤维素也基本保存了下来，果汁口味鲜美香浓，是准妈妈夏季解渴美肤养颜的佳饮。

■ 瓜果

在闷热的夏季，准妈妈补充水分和盐是极为重要的。单纯补充水分只能解渴却不能解暑；过多摄入盐，可以抵抗中暑又不能解渴。而瓜类食物，如西瓜、冬瓜、香瓜、黄瓜等，含有丰富的水分和电解质，既能解渴又能解暑。

贴心提示

准妈妈最好不要吃冰镇食物，否则可能伤及脾胃，影响吸收和消化功能，时间久了会出现大便不畅、下身分泌物增多等现象，严重的还可能导致阴道炎，影响正常生产。

怎样补充 DHA

脑黄金DHA对胎宝宝视觉、大脑活动都有极大影响，直接表现为胎宝宝出生后反应快、眼睛又黑又亮，不容易患弱视和近视。在孕晚期，是为胎宝宝补充 DHA 的良好时机，准妈妈可以抓住这样的机会，储备足够的脑黄金。

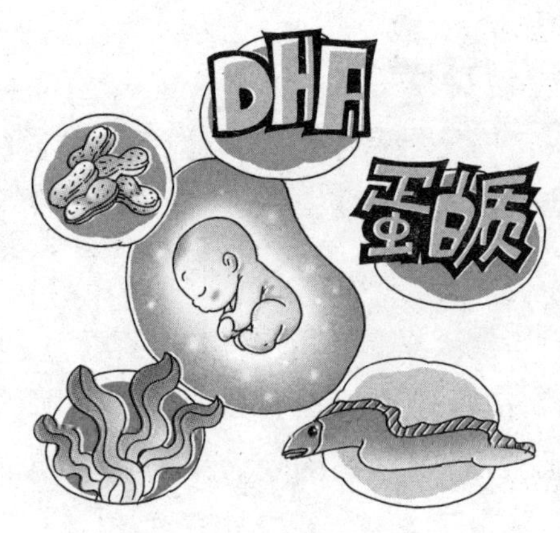

■ DHA 对孕晚期胎宝宝的重要性

孕晚期是胎宝宝储备足够 DHA 的重要阶段，如果胎宝宝没有在足月妊娠后出生，他在智力和视力上都会有不同程度的损害。为保护早产儿视力的正常发育，从出生开始，就应在医生的指导下给早产儿补充 DHA。一般情况下，每千克体重每天需补充 40 毫克，这样至少要补 40 周，才能使早产儿的视力达到足月婴儿的正常视力水平。

■ α-亚麻酸是补充 DHA 的良好来源

α-亚麻酸营养品安全无任何副作用，最好补充时间在孕晚期（孕 28 周后）至胎宝宝出生后 6 个月内。在宝宝出生 6 个月后，可将油挤入配方奶中摇匀，直接喂给宝宝。

在妊娠最后 3 个月内，准妈妈应多吃一些核桃等含 a－亚麻酸多的坚果，或直接从鱼油类 DHA 营养品中补充 DHA 会更可靠。

■ 如何留住鱼体内丰富的 DHA

❶ 食用深海鱼。深海鱼类含有比较丰富的 DHA，而且对大脑的发育以及人类的进化有着积极的作用。

❷ 吃应季鱼。准妈妈如果想通过吃鱼起到吸收 DHA 的作用，那么最好食用应季的鱼。应季的鱼味道好，鱼肥肉厚，DHA 和 EPA 的含量也丰富。

❸ 选对烹调方式。想要最大限度地保留 DHA 和 EPA，最好用蒸、炖、烤的烹调方式。做鱼的时候不要用玉米油及葵花油，因为此类食用油中含有亚油酸，会妨碍 DHA 和 EPA 的吸收。

如何控制热量摄入，避免生出超重宝宝

一般新生儿正常体重为 3～3.3 千克，若超过 4 千克则为巨大儿。

■ 巨大儿不利生产和健康

巨大儿会使得准妈妈难产、增加产后出血的发生率，对于新生的宝宝而言，容易发生低血糖、红细胞增多等并发症，日后糖尿病、高血压、高血脂等疾病的患病率也会增加。

■ 巨大儿与营养过剩关系密切

巨大儿的发生与遗传因素有一定的联系，排除遗传因素后，与孕期营养过剩密切相关，热量过剩或太胖的准妈妈更容易生出巨大儿。

■ 控制热量，避免巨大儿

对于巨大儿的控制，关键在于将营养和热量控制在合理范围：

合理饮食：

孕晚期处于胎宝宝骨骼发育、皮下脂肪积储、体重增加的阶段，准妈妈除摄取适当的碳水化合物、蛋白质类食物外，还可适当增加脂肪性食物的摄入。膳食品种要多样化，尽可能食用天然的食品，少食高盐、高糖及刺激性食物，注意不要过多吃高糖的水果。

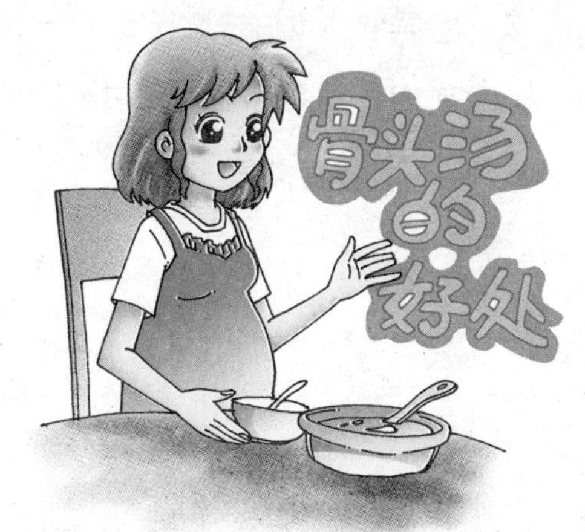

此外，还需多食肝、骨头汤和海带、紫菜、虾皮及鱼等海产品，从中摄入一些钙、铁、磷等微量元素。每天最好喝 600 毫升的牛奶，补充优质蛋白质和钙，鸡蛋 1 天最好别超过 2 个。

食欲过旺的准妈妈可适当选择黄瓜和西红柿满足自己的食欲，既饱肚子，又补充水分和维生素，还可帮助腹中胎宝宝减肥，保持正常出生体重。

适度参加活动：

准妈妈不要整天坐着或躺着，同时适当补充营养，减少高热量、高脂肪、高糖分食品的摄入，保持自身体重和胎宝宝体重的匀速增长。

怎样合理安排零食

合理的零食可以为准妈妈带来不少好处，但要注意零食的正确食用，毕竟零食并不是准妈妈的必要食物。

■ 准妈妈吃零食选对时间很关键

午餐和晚餐之间是吃零食的最佳时刻，因为这样既补充了营养，又没有耽误正常的午餐、晚餐，睡前的半小时内不应该再吃零食，以免增加肠胃负担引发危及孕育的身体疾病。

■ 少食多餐才正确

吃零食每次只能吃少量，一天中分多次吃，这样既能及时补充准妈妈的体能，又不会导致体重过快增长。

■ 孕晚期一日零食搭配参考表

时间	零食搭配	备注
6：30～9：00	麦片、奶茶	这类饮品中往往含有对心血管有害的反式脂肪酸，所以每天食用1包即可。在选择麦片方面，要选择低糖的，并且在冲泡时适量加入一些牛奶，保证营养的同时还改善了味道。
9：30～10：30	苏打饼干	饼干分为酥性饼干、苏打饼干，而苏打饼干因为含有的油脂相对少一些，所以食用起来更健康。
12：30～13：00	酸梅汤	餐后半小时才喝酸梅汤等解暑饮品，否则会引起胃酸增多。
14：00～14：30	新鲜水果	它是不可缺少的健康零食，含有丰富的维生素C、矿物质和膳食纤维，既能补充营养还可提高身体的免疫力。同时，还可增进食欲，有助消化，解决便秘等疾病。

续表

时间	零食搭配	备注
15:00～16:00	蔬果干或坚果	菠萝干、葡萄干等果干不但低热量，而且对身体健康非常有益，不过购买时最好只选脱水型的蔬果干。坚果含有微量元素及矿物质，是健康零食，坚果中含有的不饱和脂肪酸和低胆固醇，可大大降低患心脏病的几率。

并发妊高征的准妈妈如何健康饮食

妊高征的发生除遗传及运动因素外，与营养状态、营养摄取量等也关系密切，孕晚期并发妊高征的准妈妈要多加注意饮食的健康管理。

■ 保持食物的营养素平衡

不要大鱼大肉吃太多，适当多摄入一些蔬菜、水果，但不要蔬菜、水果当主食。另外，准妈妈适当吃些鱼类在防治妊高征上有积极的意义。

准妈妈应减少动物脂肪的摄入；妊高征准妈妈血清中锌的含量较低，膳食中应增加锌的供给；补充维生素 C 和维生素 E 能够抑制血中脂质过氧化作用，降低妊高征的反应。

■ [illegible]摄入

孕晚期热能摄入过多，每周体重增长过快都是妊高征的危险因素，准妈妈摄入热能应以每周增重 0.5 千克为宜。

■ 遵循三高一低的饮食原则

三高一低饮食，即高蛋白、高钙、高钾及低钠饮食，准妈妈每日蛋白摄入量为 100 克，重度妊高征的准妈妈常有低蛋白血症，应摄入高优质蛋白以弥补其不足，钠盐食入过多会导致血压升高，准妈妈食盐控制量每日应在 5 克以下，同时避免含盐量高的调味汁、腌制品、罐头、薯条等。如果已经习惯了较咸的口味，可用部分含钾盐代替钠盐，能够在一定程度上改善少盐烹调的口味。

贴心提示

妊高征准妈妈除了加强孕期营养外，还应多注意休息。母体营养缺乏、身体抵抗力差、贫血等各种病症都可能增加妊高征发生的几率。

少吃多餐保健康

少吃多餐是准妈妈整个孕期都比较合理的膳食准则，不仅可以保证营养全面，也是避免营养过剩的好方式，能较好地保证准妈妈和胎宝宝的健康。那么，准妈妈如何才能更好地达到少吃多餐的效果呢？

■ 制定膳食制度

把全天的食物定质、定量、定时间地分配，三餐定时、定量、定点。最理想的吃饭时间为早餐7～8点，午餐12点，晚餐18～19点，吃饭时间最好节制在30～60分钟。吃饭的时候最好固定在一个气氛完美温馨的地点，且尽量不被外界干扰而影响或打断用餐。

■ 饮食有节

要考虑胃肠道的实际消化能力，食物适量，喜欢吃的食物不要一次吃得太多，否则会影响食物中的营养素被充分地消化、吸收和利用。

■ 少吃多餐

准妈妈由于胎宝宝对胃肠系统的挤压，有时影响进食量，准妈妈可以采用多餐制，1日可以安排5～6餐。通常早餐应占全天总热量的25%～30%；午餐占40%；晚餐占30%～35%。准妈妈可将1日总热量的20%～30%用于加餐。三餐都不宜被疏忽或合并，尤其是早餐。

特别提示：

加餐可以安排牛奶、点心等食品。其实，只要准妈妈不是很胖，或者胎宝宝不是很大，不妨饿了就吃。

■ 养成良好的饮食习惯

专心进餐，细嚼慢咽，不要边看书边进食等。特别注意，不宜在进食期间与他人争执，这样会严重影响进食情绪，影响到消化液的分泌，也就影响了对食物的消化和吸收，还可能影响到日后宝宝的行为习惯。

哪些食物可以让准妈妈吃出好心情

保持愉快的心情，这对准妈妈而言是特别重要的，不好的情绪和心理无论对准妈妈还是胎宝宝都会产生不良的影响，，所以准妈妈要学会自我调节与放松。

保持好心情除了从情绪上加以调节外，还可以从食物上“加加油”，有些食物会通过改变脑细胞的活动方式，影响神经传送的功能，从而打开通往脑细胞的大门，而那些影响心情的化学物质便得以进入，于是为我们制造出健康愉悦的情绪，想要拥有好心情，准妈妈也可以试着从食物入手，以下食物是推荐给准妈妈赶走坏情绪的：

■ 豆类食物

大豆中富含人脑所需的优质蛋白和 8 种必需氨基酸，这些物质都有助于增强脑血管的机能。身体运行畅通了，准妈妈心情自然就舒畅了。

■ 香蕉

香蕉可向大脑提供重要的物质酪氨酸，使人精力充沛、注意力集中，并能提高人的创造能力。此外，香蕉中还含有可使神经“坚强”的色氨酸，还能形成一种叫做“满足激素”的血清素，它能使人感受到幸福、开朗，预防抑郁症的发生。

■ 菠菜

菠菜除含有大量铁质外，更有人体所需的叶酸。人体如果缺乏叶酸会导致精神疾病，包括抑郁症和老年痴呆等。

■ 南瓜

南瓜富含维生素 B_6 和铁，这两种营养素能帮助身体所储存的血糖转变成葡萄糖，葡萄糖正是脑部唯一的燃料。

■ 樱桃

长期面对电脑的准妈妈会有头痛、肌肉酸痛等毛病，可吃樱桃改善状况。

准妈妈吃太好易患脂肪肝

脂肪肝不痛不痒，却是隐性肝硬化的元凶之一。一般胃口特别好而又运动少的人，特别容易患上脂肪肝。通俗地说就是肥胖的人更容易患脂肪肝，那么准妈妈患脂肪肝的主要原因是什么呢？

■ 准妈妈患脂肪肝的主要原因

怀孕期间，由于担心胎宝宝营养跟不上，准妈妈往往会吃一些所谓比较“营养”的食物，这些东西大多含脂类物质丰富，而肝脏是脂肪代谢的重要器官。若因各种原因使肝脏脂肪代谢功能发生障碍，就会使脂类物质平衡失调，脂肪在组织细胞内储积。当储积量超过肝重量5%以上或在组织学上有5%以上肝细胞脂肪化时便可称为脂肪肝。

■ 准妈妈怎么应对和预防脂肪肝

妊娠性脂肪肝多在怀孕第36～40周时发生，胎宝宝大或双胎情况下多发，发病急，发展快，死亡率很高，所以在危及母亲与胎宝宝生命的情况下，及早诊断和终止妊娠是提高母婴存活率的关键，关键还要及早诊断和治疗。

准妈妈要学会控制每日的饮食热量摄入，合理分配饮食中的荤素、粗细，并适当饮用有消脂作用的淡绿茶，以减少发生脂肪肝的几率。

脂肪肝治疗是一种综合性治疗，其中最重要的是控制饮食、增加运动、改变不良行为等非药物治疗。

贴心提示

在治疗脂肪肝上不少准妈妈存在误区，求治心切，以为快速减重可缓解脂肪肝，实际上这反而可能使肝内炎症和纤维化加重，引起机体代谢紊乱，甚至诱发脂肪性肝炎和肝功能衰竭。

血压高的准妈妈怎么吃

高血压的准妈妈不能随便吃降压药，药物可能会对胎宝宝产生很大的危害。准妈妈应在饮食上特别注意，通过食疗方法来稳定血压是孕期最安全、最优先选择的方法，高血压准妈妈的饮食上需要注意的事情有：

■ 限盐

主要是限制钠的摄入量，食盐中的钠具有贮留水分、加重水肿、收缩血管、升高血压的作用。每日的食盐量应控制在3～5克(包括食盐和高盐食物，如咸肉、咸菜等)。小苏打、发酵粉、味精、酱油等也含有钠，要适当限制食用。

■ 限水

包括茶水、汤汁，轻度患者可以自己掌握，尽量减少水分的摄入，中度患者每天饮水量不超过1200毫升，重度患者可按头一天尿量加上500毫升计算饮水量。

■ 补充维生素C和维生素E

维生素C和维生素E能抑制血中脂质过氧化的作用，降低妊高征的反应。

■ 注意补充钙、硒、锌

钙能使血压稳定或有所下降；硒可明显改善平均动脉压、尿蛋白、水肿症状，血液黏稠度也会降低，从而使妊高征的发病率下降；锌能够增强妊高征患者身体的免疫力。

■ 注意补充蛋白质

重度妊高征患者因尿中蛋白丢失过多，常有低蛋白血症。因此，应及时摄入优质蛋白，如牛奶、鱼虾、鸡蛋等，以保证胎宝宝的正常发育。每日补充的蛋白质量最高可达100克。

■ 多吃芹菜、鱼肉、鸭肉、黄鳝等利于降压的食物

这些食物都是防治高血压的良好食物，准妈妈可变换品种地做着吃。

贴心提示

孕期有高血压的准妈妈不宜长时间仰卧睡觉，这样会加重病情，最合理的睡眠姿势是左侧卧位。

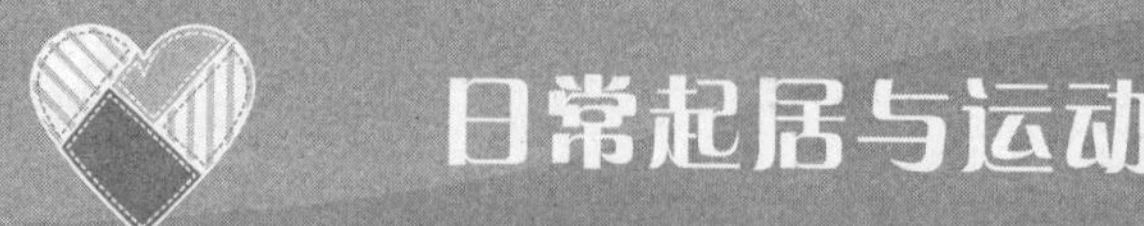

日常起居与运动

需要提前准备哪些宝宝用品

离宝宝的预产期越来越近了，准爸爸、准妈妈从现在开始就可以为宝宝准备必需品了，宝宝用品比较繁杂，有的东西用一段时间就派不上用场了，最好是找过来人一起去买，下面我们列出一些宝宝必备品，供准妈妈参考：

■ 衣物

在夏天出生的宝宝，衣物比较简单，只要选择全棉的连衫裤即可，最多再加上一件薄薄的小棉袄；冬天出生的宝宝需要的东西就比较多，最好是质地优良的绒布连衫裤、棉袄、全棉的袜子等。

一般可准备：内衣 2～3 套；外套、毛衣、棉衣各 2 件；袜子 3 双；软帽 2 顶；尿布 20～30 块或纸尿裤若干包。

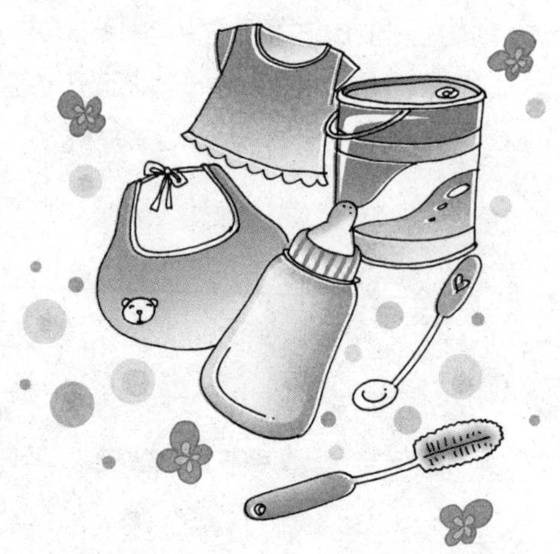

■ 床和床上用品

婴儿床 1 张，最好买可移动的、栅栏较高的小床；被子 2 床，不要太厚，规格为 1 米；夹被或毛毯 1 条；毛巾被 1 条；褥子 2 床；小棉垫 3～5 块，规格为 30 厘米×25 厘米。

■ 盥洗用品

澡盆 1 个；小盆 2 个，分别用来洗脸和洗屁屁；大浴巾 1 条；小毛巾 3 条；婴儿洗浴用品 1 套；痱子粉 1 盒；水温表 1 支。

■ 喂养用品

奶锅1个；奶瓶2～3个；奶嘴3个；奶嘴护罩3个；奶瓶刷1个；锅1个，用来煮奶瓶和奶嘴用；水果刀1把；小勺1个；小碗1个。

建议准妈妈少买些小奶瓶，小奶瓶主要是给新生宝宝用的，过两个月后小奶瓶就只能用来喝水、喂钙粉等，大奶瓶可以多一点，一直用到宝宝三四岁是没问题的。

贴心提示

奶瓶、尿布等消耗品，宝宝出生前必须准备好，而婴儿床、婴儿车等单价高，但使用期限长的用品，准妈妈可考虑向亲朋好友请求援助。

哪些窍门可以帮助消除腿部水肿

据统计，约有75%的准妈妈在怀孕期间会发生水肿现象，并且越接近生产日越严重，如果又碰上天热，则会更加明显。水肿不会对胎宝宝产生不良的影响，产后会自愈，但孕期会给准妈妈带来一些不便，准妈妈在起居上可以多加防范：

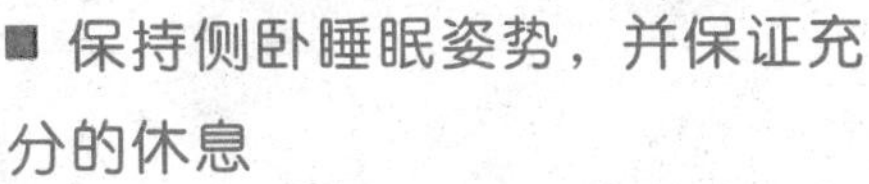

■ 保持侧卧睡眠姿势，并保证充分的休息

这可以最大限度地减少早晨的水肿，建议准妈妈在睡前（或午休时）把双腿抬高15～20分钟，加速血液回流、减轻静脉内压，缓解孕期水肿。

■ 注意保暖，不要穿过紧的衣服

当患有水肿时，必须保证血液循环畅通、气息顺畅，所以不能穿过紧的衣服。

■ 避免久坐久站，经常改换坐立姿势

准妈妈步行时间不要太久；坐着时应放个小凳子搁脚，促进腿部的血液循环通畅，每半小时就要站起来走一走；站立一段时间之后就应适当坐下

休息。

■ 适当运动

散步、游泳等都有利于小腿肌肉的收缩，使静脉血顺利地返回心脏，减轻水肿。平时可以做简单的腿部运动：晚上仰卧于床上，双腿高高竖起，靠在墙上，保持5～10分钟，这可以消除过度紧张，促进血液循环。

■ 选择一双合脚的鞋

腿部水肿时可能辐射到脚部，平时的鞋会变得不合脚，准妈妈穿着太小的鞋会加重水肿，因此如果发生水肿，应考虑再去选一双合脚的鞋。

贴心提示

孕期水肿一般属于生理性正常现象，但也有一些疾病如：妊娠高血压综合征、肾脏病或其他肝脏方面的疾病也会引起水肿，这属于病理性水肿，准妈妈一旦出现有心悸、气短、四肢无力、尿少等并发症时，一定要尽快去医院检查。

节假日准妈妈应该怎么过

节假日里，准妈妈休息的时间长，接触的人也相对多，饮食上也不如以往好控制，但为了孕期健康，准妈妈还是应该在起居上多加注意：

■ 穿衣首先要保暖

准妈妈的健康是第一位的，保暖是过节穿衣的第一原则，不要在节日期间贪图好看而忽视了保暖。

■ 娱乐活动要克制

节日期间活动较多，准妈妈要安排好休息，减少应酬，不要下厨久站，或长时间聊天。更不要久坐通宵打牌、搓麻将，这样会阻碍下肢静脉回流，肌肉处于紧张状态，引发疲劳，影响宝宝生长发育，更严重的会导致妊高征，危及自己及胎宝宝的生命安全。准妈妈应该在晚上9～10点就寝，中午保持1～2小时午休。

■ 防止吸二手烟

春节期间登门访客较多，即便呆在家中，准妈妈也免不了要招待客人。

一旦发现有客人打算抽烟，及时礼貌地劝阻，或者提早收起家中的烟灰缸，暗示室内不可吸烟。

■ 注意卫生

过年过节的时候，家里总会特意大扫除，但是准妈妈千万不要去清洁那些死角的卫生，如果吸入了死角的灰尘，可能会患上呼吸道疾病或发生过敏反应。

■ 注意运动

准妈妈在节假日里一定要注意适量运动，千万不要长时间地坐在沙发上看电视，可以帮助家人做一些轻松的家务，切记不要太疲劳。

■ 要保持室内空气流通

在节假日里，家里来的客人一定会很多，家里一定要经常开窗通风，以保持室内空气的新鲜。

准妈妈怎么有效清洁指甲

指甲的美丽要依靠生长区域和根部的充分营养和足够清洁，同时，指甲缝不容易清洁到，是个人卫生的死角之一。如果不注意清洁卫生，指甲缝容易变成细菌的“集中营”，那么，准妈妈该怎样清洁小小的指甲呢？

■ 常修剪

孕期指甲生长周期很快，准妈妈应避免留长指甲，要经常修剪指甲，一来因为长指甲易藏污纳垢，二来长指甲容易抓破皮肤，大量的细菌可能会引起继发性感染。

■ 常清洗

准妈妈应每天用软指甲刷清洁并按摩指甲和指尖，这不仅仅是清洁，还可以促进血液循环。

特别提示：

软指甲刷可以用软毛牙刷代替，清洗时可以蘸点香皂，轻轻地来回刷指甲缝，污垢很容易就能被刷掉。

■ 常护理

在清洗指甲时，准妈妈可同时按揉双手的指甲，可以补充身体经络能量，还可以促进毛发生长。

每周可以为指甲做几次额外的特殊护理：先将指甲浸泡在兑柠檬汁的温水中，然后把指尖露出溶液并用刷子轻轻擦洗，再次浸泡一下，之后擦干，之后用橄榄油按摩指甲，可改善指甲干燥脆弱的状况。

■ 禁止美甲

化学美甲产品的介入在孕期应该是被完全禁止的，涂指甲油也是不被允许的，指甲油中含有高浓度的甲醛、苯二甲酸酯、钛酸酯及化学染料等有害的化学物质，很容易穿透甲层，进入皮肤及血液，对胎宝宝产生不利的影响。因此，准妈妈不要涂指甲油，尤其是色彩鲜艳的指甲油。

孕晚期可以进行性生活吗

孕晚期是胎宝宝发育的最后关键阶段，胎宝宝生长迅速，子宫增大很明显，对任何外来刺激都非常敏感。而且此时胎膜里的羊水量也日渐增多，张力随之加大，在性生活中稍有不慎，即可导致胎膜早破，致使羊水大量地流出，直接引起胎儿宫内缺氧，引起早产，不利于胎宝宝的安全。

■ 孕 28～32 周间，性生活次数应减少，强度减弱

此时刚刚进入孕晚期，偶尔性生活也应注意姿势，控制性生活的频率及时间，动作不宜粗暴，避免给予机械性的强刺激，最好采用准爸爸从背后抱住准妈妈的后侧位，这样不会压迫腹部，也可使准妈妈的运动量减少。

■ 孕 32 周后则应禁止性生活

在孕 32 周以后，准妈妈的腹部突然膨胀起来，身体懒得动弹，性欲减退，此阶段胎宝宝生长迅速，对任何外来刺激都非常敏感，应尽可能停止性生活，以免发生意外，尤其是临产前 4 周或前 3 周必须禁止性生活，此时子宫口逐渐张开，性交会使羊水感染的可能性增大。

特别提示：

调查显示，分娩前 3 天有过性生活的准妈妈，20%发生严重感染，感染

不但威胁生产安全，也影响着胎宝宝的安全，可使胎儿早产。即使不早产，胎宝宝在子宫内也可以受到准妈妈感染疾病的影响，身心发育也受到影响。

贴心提示

对于准爸爸来说，目前是应该忍耐的时期，只限于温柔地拥抱和亲吻，禁止具有强烈刺激的行为，子宫在孕晚期容易收缩，同时也要避免给予机械性的强刺激。

孕晚期运动有哪些原则

准妈妈在孕晚期应坚持适当运动，这对顺利分娩和身体健康都有好处，不过鉴于孕晚期身体不便，运动强度和动作幅度都不能太大，准妈妈做运动时要遵循的运动原则有：

■ 运动要平稳和缓

这时的运动掌握一个总的原则就是平稳和缓，防止运动伤害。准妈妈肚子逐渐突出，身体的重心向前移，背部及腰部的肌肉常处在紧张的状态，这时进行运动的目的就是舒展和活动筋骨，一定要注意安全，本着对分娩有利的原则，千万不能过于疲劳。

■ 控制好运动强度

运动时，准妈妈脉搏不要超过 140 次/分，体温不要超过 38℃，时间以 30～40 分钟为宜。不要久站、久坐或长时间走路。孕晚期子宫及胎宝宝的重量会给准妈妈的脊椎很大压力，引起背部疼痛，因此要尽可能地避免需俯身弯腰的运动。

■ 适合孕晚期准妈妈的运动

体操、孕期瑜伽、棋类是此时最适合的运动项目。

体操可以选一些简单的伸展运动，比如坐在垫子上屈伸双腿，平躺下来轻轻扭动骨盆等简单动作。这些动作虽小，但是作用显著，可以增强骨盆关节和腰部肌肉的柔软性，既能松弛骨盆和腰部关节，还可以使产道出口肌肉柔软，同时还能锻炼下腹部肌肉，有利于顺产。

孕期瑜伽可不是要去挑战高难度的动作，最主要的是进行呼吸吐纳的练习，这对分娩时调整呼吸很有帮助。

棋类活动身体是静止的，可是思维是非常活跃的，既能锻炼大脑思维，又能够起到安定心神的作用。

留心运动后的不良反应

孕晚期，准妈妈的身体重心改变了，体重增加了，也更容易觉得累了，在运动或略微劳动后，可能会出现更多以前没有过的反应，这与孕晚期子宫增大，器官负荷过重等有很大关系。

因此，准妈妈在运动或做其他需要体力的活动时，要随时关注自己身体的反应，一旦出现不良反应，应注意休息，千万不要勉强自己。准妈妈需要注意的不良反应有：

■ 恶心

运动后感到恶心，说明胃里积蓄了过多的乳酸，这是肌肉新陈代谢的副产品。

■ 头晕

若感到持续的头晕，甚至同时出现视觉模糊、头痛或心跳过快的现象，可能是重度贫血或其他严重疾病的征兆，会影响准妈妈和胎宝宝的健康。

■ 体温突然变化

如果手变得又湿又凉，或者感到一阵阵忽冷忽热，说明身体在调节体温时出现了问题。

■ 心跳过快

若锻炼时不能顺畅自如地谈话或出汗太多，说明运动量很可能过大。

■ 阴道出血

在孕早期，阴道出血可能是流产的预兆，而在孕中、晚期，阴道出血则可能预示着早产、前置胎盘或胎盘早剥等胎盘并发症。

■ 视觉模糊

运动中或运动后视线变得模糊可能是脱水导致的血压骤降，心脏负担过重，这会导致流向胎盘的血液量减少，此外，也可能是先兆子痫（子痫前期）的征兆，要马上去医院检查，若情况紧急应看急诊。

■ 胸腹部反复出现的尖锐疼痛

可能仅仅是韧带拉伸引起的，但也可能是发生了宫缩。若这种疼痛出现的间隔差不多长，且反复出现时，更有可能是宫缩。

如何练习拉梅兹呼吸法

怀孕7个月以后，准妈妈可以勤加练习拉梅兹呼吸法，它可以帮助准妈妈分娩更顺利。

■ 拉梅兹呼吸法的基本姿势

在毯子或在床上练习，室内可以播放一些舒缓的胎教音乐，准妈妈可以选择盘腿而坐，首先让自己的身体完全放松，眼睛注视着同一点。

■ 阶段1——胸部呼吸法，用于分娩开始（宫颈开3厘米）

鼻子深吸一口气，随着子宫收缩开始吸气、吐气，反复进行，直到阵痛停止才恢复正常呼吸。

■ 阶段2——嘻嘻轻浅呼吸法，用于胎宝宝正下来时（宫颈开7厘米以前）

用嘴吸入一小口空气，保持轻浅呼吸，让吸入及吐出的气量相等。完全用嘴呼吸，保持呼吸高位在喉咙，就像发出“嘻嘻”的声音。子宫收缩强烈时，需要加快呼吸，反之就减慢。注意呼出的量需与吸入的量相同。

■ 阶段3——喘息呼吸法，用于产程最激烈时（子宫开至7～10厘米）

先将空气排出后，深吸一口气，接着快速做4～6次的短呼气，就像在吹气球，比嘻嘻轻浅式呼吸还要更浅，也可以根据子宫收缩的程度调节速度。

■ 阶段4——哈气运动，用于胎宝宝娩出时（此时不用力）

阵痛开始，准妈妈先深吸一口气，接着短而有力地哈气，浅吐1、2、3、4，接着大大地吐出所有的气，就像在吹一样很费劲的东西，直到不想用力为止。

■ 阶段 5——用力呼吸，用于娩出胎宝宝（宫颈全开）

长长吸一口气，然后憋气，马上用力。下巴前缩，略抬头，用力使肺部的空气压向下腹部，完全放松骨盆肌肉。需要换气时，保持原有姿势，马上把气呼出，同时马上吸满一口气，继续憋气和用力，直到宝宝娩出。

适合孕 8 月准妈妈运动的孕妇体操

孕妇体操是专门为准妈妈设计的有氧运动，有利于妈妈顺利分娩和产后的恢复，对宝宝健康发育十分有利，下面我们给准妈妈推荐几款适合本月进行的孕妇体操：

■ 脚腕的运动

准妈妈保持仰卧，然后左右摇摆、转动脚腕 10 次，再前后活动脚腕，充分伸展、收缩跟腱 10 次。在日常生活中，准妈妈站立、坐在椅子上时也可以随时随地锻炼脚腕，使脚腕关节变得柔韧有力。

■ 脚部运动

把一条腿搭在另一条腿上，然后放下来，重复 10 次，每抬 1 次高度增加一些，然后换另一条腿，重复 10 次；然后两腿交叉向内侧夹紧、紧闭肛门，抬高阴道，然后放松。重复 10 次后，把下面的腿搭到上面的腿上，再重复 10 次，有助于消除妊娠后期的脚部水肿。

■ 压腿运动

盘腿坐在垫子上，挺直背部，两手轻轻放在膝盖上，每呼吸一次，手就按压一次，反复进行。按压时，要用手腕向下按压膝盖，一点点地加力，让膝盖尽量接近床面，可锻炼骨盆肌肉。

以上孕妇体操简单易操作，可缓解腰腿疼痛，为胎宝宝顺利通过产道做好准备，不过练习时一定要注意：

❶ 保持良好心态。准妈妈运动时要保持良好的情绪，把快乐和健康带给宝宝。

❷ 要根据自己的身体状况决定锻炼量。在整个孕期，准妈妈最好持之以恒，坚持每天做孕妇体操。不过切记动作要轻柔，运动量以不感到疲劳为

宜，微微出汗时就可停止，早晨不要做操，肚子发胀、生病等身体不舒服的时候，可酌减体操的种类、次数、强度等，不要太累。

缩肛运动对准妈妈有哪些好处

缩肛运动是收缩肛门周围肌肉的运动，缩肛运动的方法比较简单，不受时间、环境的限制，站立、蹲位、躺卧均可进行，坐车、行走、劳动时也可以做。每日可进行数回，每回进行 2～3 分钟即可，大便后进行效果更好。

■ 缩肛运动可防治肛门周围疾病

收缩肛门的动作可以锻炼肛门附近的提肛肌、肛门括约肌，增强其功能，并且可以促进肛门周围血液循环，防止静脉淤积，从而可治疗和预防肛门周围的疾病。

■ 缩肛运动可防治便秘和痔疮

准妈妈比较容易便秘，到孕后期还容易得痔疮，练习缩肛运动则有助于帮准妈妈预防、缓解便秘和痔疮。

■ 缩肛运动可缩短产程

练习缩肛运动还有助于锻炼会阴部的肌肉，帮助准妈妈缩短产程，让分娩更顺利。

■ 缩肛运动有利于产后恢复

产后的新妈妈也可以练习缩肛运动来防止便秘、痔疮，同时还有助于阴道恢复，让性生活更加美好。

如何让胸部保持挺拔

孕期，准妈妈的乳房大小会有所改变，需要予以特殊的照顾，避免产后乳房下垂、缺乏弹性，为了让准妈妈胸部保持挺拔，准妈妈可以在日常生活中注意以下方面：

■ 穿戴合适的乳罩

怀孕期乳房在体内激素的刺激下发育增大，准妈妈常有触痛、胀大等不适感，此时穿戴合适的乳罩可减轻不适，维持正常而又美观的乳房外形。若不用乳罩支托，孕期的乳房外形则容易改变。

合适的乳罩应该具备可以随意松紧的特点，随着胸围的增大，乳罩大小需要相应调整，乳罩支持乳头所在的正确位置应是乳头连线在肘与肩之间的水平位。

■ 注意清洁和护理

计划母乳喂养的准妈妈，不主张使用肥皂来清洁乳房，乳房清洁护理应该暴露于空气中进行，每天用干净毛巾和温水清洗乳房，擦洗时切勿造成乳头的刺激感或酸痛，适宜地使用胸部肌肤滋润产品也是很不错的选择。

■ 配合一些简单的运动

❶ 维持胸部的紧实，可将双手抬高，于鼻前合拢(十指夹紧)，手和肘部保持水平状，接着用力击掌(手持平、指夹紧)。此动作重复 10 次，这时会感到胸部也随之运动。

❷ 将嘴唇拉开，呈微笑状，这个动作可收缩颈部的大肌肉，强健胸部组织，提高弹性，以提供更好的支撑效果。重复 15 次，你会很快注意到乳头会随着每次的肌肉收缩而显得高挺。

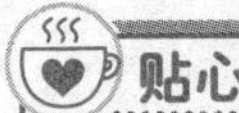

贴心提示

当乳房出现异常时，如异样疼痛和外形改变，应该及时看医生。

准妈妈如何应对高温环境

高温(热水浴、太阳晒、天气热、高强度运动等)会令准妈妈感到不适，准妈妈本身比常人更怕热，若再遇到高温、脱水环境，很容易发生中暑，同时高温会令血管收缩，胎宝宝的营养供应会收到阻碍，准妈妈遇到高温环境时如何应对呢?

■ 静心

心静自然凉，准妈妈可以看些孕期保健或可令人轻松愉快的书籍，听听舒缓优美的音乐，让自己静下心来，热的感觉能缓解很多。

■ 降温

可利用电扇适当降温，也可借助空调，不过要注意正确使用方法，电扇不可直接吹向准妈妈，室温控制在 23℃～28℃，每次 1 小时左右，避免着凉，并经常开窗换气。

■ 补充水分

孕期新陈代谢旺盛，需水量有所增加，平时适当增加温开水、绿豆汤、酸梅汤等的摄入，出门时要注意随身携带饮用水，不能等到口渴再饮水，那样会影响体液的电解质平衡和体内养分的运送，导致体内各组织和器官的功能紊乱。

白开水为最好的饮品，绿豆汤、红小豆水能防暑降温，另外准妈妈也可选择蔬菜汁、牛奶、果汁等补充水分同时补充维生素。

■ 注意睡眠

选择安静、清洁的睡眠环境，室内通风透气，并有纱窗或蚊帐，睡前可适当运动，洗个温水澡，让皮肤保持洁净清爽，或喝一杯温牛奶，听听轻松的音乐，最好每天保证睡足 8 小时。如出现下肢浮肿水静脉曲张，睡眠时可把腿脚部适当垫高。

贴心提示

如果准妈妈受到感染（如感冒、肾盂肾炎）而导致发烧，应尽可能利用物理降温法尽快退烧，以免影响胎宝宝的健康。

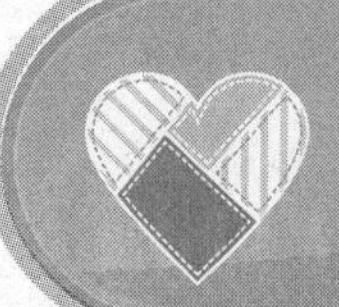

成功胎教与情绪调节

产前抑郁症如何自我调节

据不完全统计,有10%～15%的准妈妈都患有不同程度的抑郁症,这种抑郁症也叫做“产前抑郁症”,多数准妈妈都知道产后抑郁症,但产前抑郁症则很少被准妈妈注意。其实,产前抑郁症处理不好的话,其危害性远远大于产后抑郁症。

■ 产前抑郁症的表现

如果准妈妈发现自己莫名其妙地情绪低落、食欲不振,若不是身体出现不适,就应该有所警觉,是不是已经有点产前抑郁症的苗头了。严重的产前抑郁症还可能表现为:躁狂、抑郁、精神分裂,甚至出现意识障碍和幻觉。

■ 哪些准妈妈应特别小心产前抑郁症

有家庭抑郁病史、个人心理素质差、患过抑郁症、与丈夫或家里人有矛盾的女性是产前抑郁症的高发人群。

■ 产前抑郁症的自我调节方法

产前抑郁症没有什么更好的预防措施,最关键在于准妈妈要学会调节自己的情绪,适时缓解自己的压力。此外,准妈妈还应该对分娩和产后的事有所了解,可以减少恐惧感和紧张感。适当地参与一些社交活动,保持营养均衡,按时接受孕期检查,及早发现问题,及早解决也是很重要的,具体的调节方法还有:

情绪消逝法:可以通过给好朋友写信、交谈等方式来述说自己的处境和感受,让不良情绪烟消云散。

不快转移法:在不良情绪无法排斥的情况下,不如离开使自己不愉快的情境,去做一些自己喜欢的事,如唱歌、看书、郊游、画画等,使自己的情绪由烦恼转为愉快。

心情调整法:经常到大自然中去散散步,听听鸟鸣,嗅嗅花香,能消除紧张情绪,让心情变得舒畅。

自我美化,用美丽渲染好心情

怀孕后,准妈妈花很多精力照顾胎宝宝,或许产后会花更多的精力,以至于忽略了自己的形象。爱美是女人的天性,当准妈妈看见镜中的自己光彩照人时,心情一定是格外好的,孕期自然也不例外,懂得自我美化,准妈妈可以用美丽来渲染自己的好心情,给胎宝宝一个更好的成长环境。

■ 用衣服扮靓自己

勇敢自信地秀出自己线条来,不要试图用那些宽松的衣服来掩饰自己日渐隆起的腹部,这样做只会让你看起来更加臃肿。实际上准妈妈的体型有一种特有的雍容优雅,如果准妈妈肯大方地让它浮现出来,定会展现出独有的美丽。

选择面料柔软透气而又富有弹力、颜色简单明丽、式样简单优雅的衣服,不要丢弃自己的风格,如果你大爱田园风,没有必要一定套上专门的孕妇服,能穿上身的简单衣服都是可以穿的,但前提是不能让衣服伤害到自己或胎宝宝。

■ 用好心情装点自己

人如果对自己的穿着和外表很满意,那么他的自信心会比不满意时要高得多。这种状态下做任何事情都能达到事半功倍的效果,同样也能带来愉悦的心情。

对准妈妈来说,保持愉悦的心情是非常重要的。女性都爱美,把自己打扮得更美几乎是女性一生的功课,当然在即将成为母亲的时候更要如此。这是一个良性的循环,美丽带来的好心情会让准妈妈容光焕发,让七分的美丽变成了十分;这种心理的愉悦又将激励准妈妈让自己更加美丽。一个循环便开始了。

如何让胎宝宝参与到家庭生活中来

给胎宝宝施行胎教的目的其实也是为了让胎宝宝日后能更好地适应生活，本着这样的目的来看，任何一项胎教其实都可以考虑让胎宝宝参与到生活中来，这样能够帮助他以后更好地适应社会环境。

■ 说话和游戏是特别好的参与方式

胎宝宝可以听到母体内外的各种声音，并且已经具有了记忆能力，这些胎宝宝期留下的记忆可能对他产生深远的影响。如果能多与胎宝宝互动，能培养起他更有利于适应环境的能力和性格。

■ 参与时要自然融入

在与胎宝宝做胎教游戏或说话的时候，要培养胎宝宝的参与意识；要让胎宝宝感觉到自己是不可或缺的家庭一分子，得到尊重并获得平等的权利；训练和启发胎宝宝的思维，这对促进胎宝宝的智力和能力发展都是极为有益的。

■ 具体实施方法

胎教时的谈话和想象内容可以是生活中的方方面面，但内容一定要积极正面，准妈妈可以在做家务的时候与胎宝宝进行交流，告诉他正在进行的是什么样的工作，对于整个家有什么好处，诸如让家里美观，让家人心情愉快等，可以是自己的所感所想。

另外，一边干活，一边与胎宝宝交流，也是让胎宝宝参与到日常生活中来的表现之一。在交流时，可以告诉胎宝宝，做家务需要一定的时间和精力，但是仍然会带来愉悦感，这是因为，作为家庭的一分子，用自己的努力让家人高兴本来就是一件很有意义的事情。这样能够培养胎宝宝对家庭的责任感和荣誉感。

准爸爸怎样给胎宝宝唱歌

胎宝宝不仅喜欢准妈妈的声音，对准爸爸低沉宽厚的声音更是情有独钟。

■ 准爸爸的歌声可令胎宝宝精神安定

孕晚期的胎宝宝能听到子宫外的声响，而且胎宝宝比较听得清楚父亲的声音，因为羊水传递低音域的男性声音的效果会比传递高音域的女性声音的效果好，胎宝宝经常聆听准爸爸的歌声，必然会精神安定，为出生后形成豁达开朗的性格打下心理基础。

■ 准爸爸要带感情地多为胎宝宝唱歌

准爸爸可在每天固定的时间里，比如自己上班前和下班后，轻声哼唱一些优美抒情歌曲，如摇篮曲等，最好是自己非常喜爱的，这样可唱出感情，并且也应该像准妈妈一样充分想象胎宝宝的可爱样子，这样的歌声是动听的，可以感染准妈妈，也可以传达给胎宝宝。

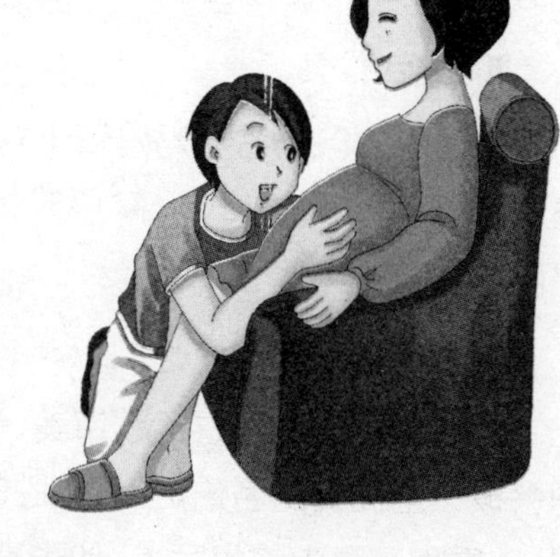

准爸爸有时间时，可和准妈妈一起哼唱，让胎宝宝能经常聆听爸爸妈妈的歌声，让母与子心音谐振，令胎教效果更好。

贴心提示

准爸爸除唱歌外，还可经常同腹中的胎宝宝说话，这样宝宝诞生后往往很快会对准爸爸的声音作出反应，因为爸爸的声音深深烙印在了宝宝的脑海中，同时这种胎教也有助于建立爸爸和宝宝之间的亲子关系。

如何向胎宝宝传达美的感受

到孕8月，胎宝宝初步的意识萌动已经建立，所以对胎宝宝心智发展的训练可以比较抽象、比较立体的美育胎教法为主。生活中充满了各种各样的美，通过看、听、体会享受着这美的一切，准妈妈可以试着将自己的美学感受传达给胎宝宝。

■ 形体美

主要指准妈妈本人的气质，首先准妈妈要有高雅的情怀和良好的道德修养，举止文雅具有内在的美；其次是颜色明快、合适得体的装束，干净利索的头发，更显得精神焕发。

■ 音乐美

美好的音乐能够使准妈妈心旷神怡，浮想联翩，从而使其情绪达到最佳状态，并通过神经系统将这一信息传递给腹中的胎宝宝，使其深受感染。安静的音乐能够给胎宝宝创造一个平静的环境，让他在躁动不安中安静下来。

■ 大自然美

美好的大自然给准妈妈带来欢乐，对准妈妈和胎宝宝都是一种难得的精神享受，也是胎教的一种形式，准妈妈应多到大自然中去饱览美丽的景色。

■ 美学修养

准妈妈应在学识、礼仪、审美、情操等各方面去提升审美感受，比如准妈妈会被一些优美的言语、引人入胜的文学作品所吸引，准妈妈在感受美的同时，也熏陶了腹中的宝宝，让他也感受到艺术的美，对日后提升美学修养会有帮助。

贴心提示

准妈妈不妨将孕期的言行都看做美学胎教，它们将影响到胎宝宝出生后的性格、习惯、道德水平、智力等各个方面，因此准妈妈要尽量将自己好的一面表现出来。

如何对胎宝宝进行英语启蒙教育

胎宝宝目前具有接受英语启蒙的能力，孕晚期是进行英语胎教的黄金时间，经常给胎宝宝听英文唱的歌，就可以使胎宝宝将来成为精通 2 种语言的人才。

■ 多和胎宝宝说英语

准妈妈可以讲一些很简单的英语，将自己看见、听见的事情，以简单的英语对胎宝宝说话,例如:"This is Mommy.""Let's go to the park.",还要尽量用到胎宝宝的名字,例如:"Lisa,I am your Mommy and I love you so much!","Johnny,you are my lovely baby and I will try to give anything that you like!"

■ 善加利用媒介

媒介可以帮助准妈妈营造练习英语的良好环境,听一些英文儿歌、音乐,看原版的带有中文字幕(方便孕妈咪理解)的卡通 DVD 等,既地道又增加了趣味性。此外还可以利用现有的英语媒介教育资源,比如 Baby Einstein(小小爱因斯坦)系列,不仅内容有趣,而且读起来朗朗上口,这些媒介可以带来活泼的气氛、清晰的发音,起到很好的胎教效果。

特别提示:

英语歌曲等媒介资料应选用温柔舒缓的,不能用摇滚、金属类,否则孩子日后可能有神经质发展倾向。

■ 英语胎教的时机和效果检测

从孕 8 月开始,准妈妈可以每天坚持给胎宝宝进行英语胎教,每天进行 2~3 小时,但一次绝不要超过 45 分钟。

英语胎教 1 个月后,不妨试试其成效,对着胎宝宝说些经常说的英文语句,看胎宝宝听到之后是否有反应,是否会踢准妈妈的肚子。

孕晚期不可错过阅读胎教

胎宝宝的心智在孕晚期是最成熟的,这个时候他的求知欲也最旺盛,因此准妈妈保持旺盛的求知欲很重要,最好能和胎宝宝一起多读一些书,定时讲书中的故事给胎宝宝听。

■ 孕 8 月至生产前是施行阅读胎教的最佳时机

胎宝宝的意识萌芽大约发生在怀孕第 7~8 个月的时候,此时胎宝宝的脑神经已经发育到几乎与新生儿相当的水平,此时胎宝宝脑外层的脑皮质也很发达,因此可以确定胎宝宝具有思考、感受、记忆事物的可能性,也具备接受阅读胎教的可能性，不应错过。

■ 如何施行阅读胎教效果更好

阅读材料的选择：

好的阅读材料应该是能够让准妈妈感到身心愉悦的，比如儿童故事、童谣、童诗等，故事要避免暴力、太过激情和悲伤，同时阅读题材应广泛。

描述要清楚、细致：

准妈妈要将作品中的人、事、物想象出来，并详细、清楚地描述出来，例如太阳的颜色、主人公穿的衣服等等，让胎宝宝融入到故事描绘的世界中。

坚持施行：

选定阅读材料之后，设定每天的“阅读时间”，最好是准爸爸、准妈妈每天各念一次给胎宝宝听，借阅读的机会与胎宝宝多沟通、互动。

保持平和的心态：

为了让准妈妈的感觉与思考能和胎宝宝达到最充分的交流，准妈妈应该保持平静的心境并保持注意力的集中。

贴心提示

如果没有太多的时间，要保证“视觉化”效果，“视觉化”是指将鲜明的图画、单字、影像印在脑海中，比如选取一页图画内容详细地描述给胎宝宝听，这样能增强倍息传递效果。

和胎宝宝一起认图形

此时胎宝宝的感官都已发育成熟，视觉、听觉、触觉等都已具备，可以对胎宝宝进行图形教育，方法是准妈妈和胎宝宝一起认图形，准妈妈将图形视觉化后传递给胎宝宝。

■ 准妈妈可以自己动手先制作出各种形状的图形

准妈妈可以用鲜艳的彩色硬纸，剪成几个不同颜色的正方形、长方形、三角形、圆形等图片，边制作边感受图形的样子，这种直观的感受能迅速传达给胎宝宝，有一个初步的认识，也能给准妈妈时间酝酿接下来的进一步认识。

图形的认识要循序渐进

一开始认识平面图形，从简单的三角形开始，然后再来认识正方形、长方形、圆形、半圆形、扇形、梯形、菱形等，平面学完之后，再告诉胎宝宝什么是立方体、长方体、锥体、球体等。

将图形与生活紧密结合

无论教什么，最重要的是将学习内容与生活紧密地联系在一起，这样能使得对图形的认识更加具有意义，同时也更加生动，说到底认识这个世界是为了更好地融入世界中。可以想象，对胎宝宝解释正方形时，“这个图形是由 4 条直线围起来的，并且 4 个角都呈直角”的说法，比“这个东西和咱家的餐桌、电视机、茶几、写字台等长得差不多，它们的面都是长方形，4 个角都是直角”的说法要欠缺吸引力得多。

在学习图形时，最系统的教具可以说是积木，最好把日常生活用品和积木联系在一起，穿插着教给胎宝宝。

第九章

孕9月指导

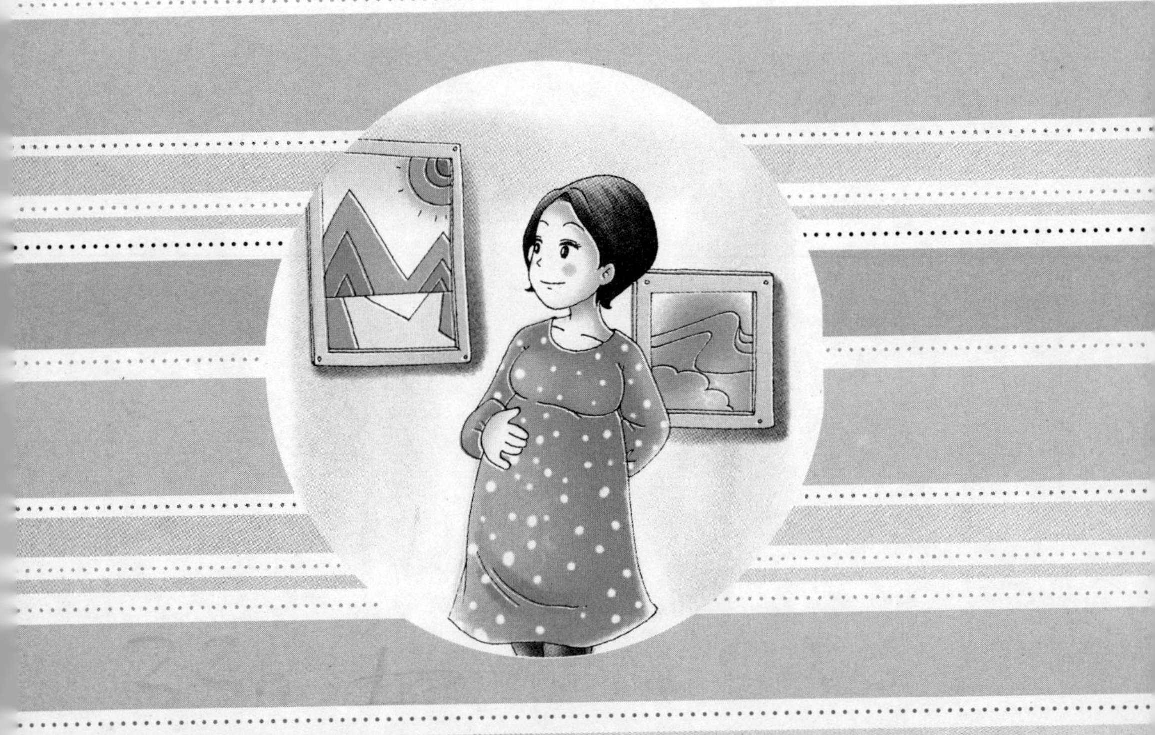

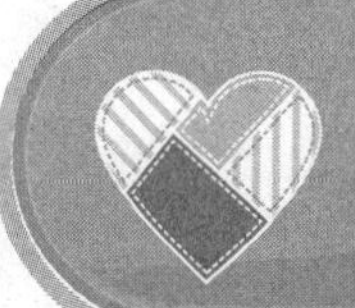

妊娠期身体变化

第九孕月（33～36周）

随着胎儿的增大，子宫已经占据大部分腹腔，压迫胃、膈肌，使它们上移，并压迫心脏，使心脏向左上移动，引起心悸、气喘、胃胀，没有食欲，排尿也更加频繁。同时还可清楚地感到子宫的收缩，但并不一定感到疼痛。

子宫底的高度约28～30厘米。宫底达剑突下，位置最高。

怀孕第33周

如果是初产妇，腹中的宝宝可能转为头向下的姿势，这是在为出生做准备。由于胎头下降，压迫膀胱，孕妇会感到尿意频繁，还会感到骨盆和耻骨联合处酸疼不适（有的孕妇还会感到手指和脚趾的关节胀痛），腰痛加重。这些现象标志着胎儿在逐渐下降，全身的关节和韧带逐渐松弛，是在为分娩做身体上的准备。

不规则宫缩的次数增多，腹部经常阵发性地变硬变紧。外阴变得柔软而肿胀。产期临近，身体的不适和内心的不安都有所加重。坚持住，你和宝宝很快就会见面了。

■ 宝宝31周

胎儿肺部和消化系统已基本发育完成。

脑细胞显著发育，如果不给予刺激，没有使用过的脑细胞就会消失。

身长增长缓慢而体重增加迅速。

胎儿眼睛能辨别明暗，甚至能跟踪光源。

胎儿身高约 38 厘米，体重约 1700 克。

怀孕第 34 周

这时孕妇可能会发现脚、脸、手肿得更厉害了，脚踝部更是肿得老高，特别是在温暖的季节或是在每天的傍晚，肿胀程度会有所加重。即使如此也不要限制水分的摄入量，因为母体和胎儿都需要大量的水分。令人惊奇的是，摄入的水分越多，反而越能帮助孕妇排出体内的水分。但是如果某一天孕妇发现自己的手或脸突然肿胀得厉害起来，那就一定要去看医生了。若是初产妇则胎儿头部大多已降入骨盆，紧压住子宫颈口，经产妇的胎儿入盆时间一般要晚一些，甚至有些产妇的胎儿在分娩前才入盆。

■ 宝宝 32 周

胎儿各个器官继续发育。

胎儿已具备呼吸能力。

能分泌消化液。

皮下脂肪更加丰富，皱纹减少。

身体和四肢继续长大，最终与头比例协调。

胎儿占据了整个子宫，胎动受限。

胎儿身高约 40 厘米，体重约 1900 克。

怀孕第 35 周

由于胎儿增大，并且逐渐下降，相当多的孕妇此时会觉得腹坠腰酸，骨盆后部附近的肌肉和韧带变得麻木，甚至有一种牵拉式的疼痛，使行动变得更为艰难。在有的孕妇身上这种现象可能逐渐加重，并将持续到分娩以后，有的甚至更长，如果实在难以忍受，可以请求医生的帮助。如果对日益临近的分娩感到忐忑不安甚至有些紧张的话，应该努力使自己平静下来，注意休息，养精蓄锐。轻松的日子已经不多了，再享受一下二人世界的安静温馨吧，听听音乐，和丈夫聊聊天。

■ 宝宝 33 周

胎儿呼吸系统、消化系统发育已近成熟。

生殖器官也已接近成熟。

身体开始变得圆润。

有的胎儿头部已降入骨盆。

有的胎儿长出了一头胎发。

胎儿的指甲已长到指尖。

胎儿身长约 42 厘米，体重约 2000 克。

怀孕第 36 周

此时孕妇体重增长已达到最高峰，孕妇可能会惊讶于自己的腹部竟然可以长那么大。肚子相当沉重，大得连肚脐都膨突出来，起居坐卧都相当费力。此时上下楼梯时一定要注意安全。

■ 宝宝 34 周

胎儿身体部分的骨骼变得结实，头骨还很柔软，这是为了分娩时头能顺利通过产道。

胎儿身长约 44 厘米，坐高约 31 厘米，体重约 2200 克。

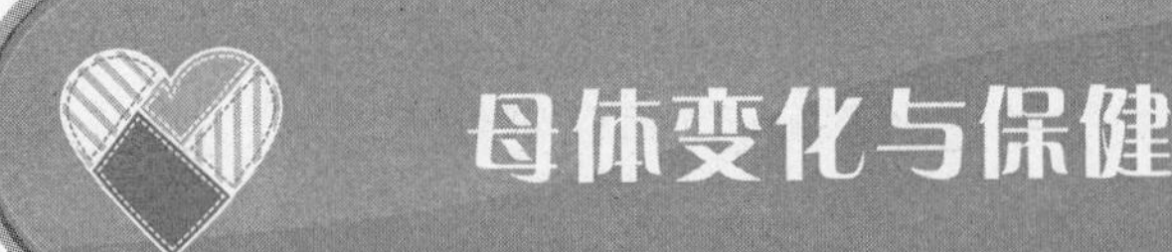

母体变化与保健

准妈妈身体有哪些微妙变化

怀孕第 9 个月时，准妈妈的肚子已经很大了，除了体形变化，准妈妈还会发生一些其他的变化。

■ 体重增加快

孕晚期是准妈妈的体重增长最快的时间，提醒准妈妈尽量不要过量进食，以免胎宝宝长得过大，造成难产。

■ 睡觉难受

孕晚期最头疼的问题就是睡觉了，似乎哪一种姿势都不够舒服。左侧卧胎宝宝会难受，可能会不时地踢妈妈的肚子表示不满。而右侧卧久了又会觉得身体酸麻。要是仰卧，准妈妈过不了多久就会觉得喘不过气来了。

■ 身体容易疲惫

33 周以后，准妈妈会发现自己身体明显沉重，动作显得更笨拙、迟缓，也更容易感到疲惫。此时腹部向前挺得更为厉害，身体的重心移到腹部下方，只要身体稍失衡就会感到腰酸背痛。

■ 便秘

进入孕晚期，准妈妈活动减少，加上增大的子宫压迫肠道，导致胃肠蠕动缓慢，准妈妈或多或少会出现便秘的状况，只要情况不太严重，就不用过于担心。多喝水，多摄入高纤维的食物进行调节，安心地等待宝宝出世吧。

■ 尿频、尿急

胎头下降，压迫膀胱，导致准妈妈的尿频现象加重，经常有尿意。

■ 水肿

准妈妈此时手脚、腿等都会出现水肿，因此要注意水的摄入量。对于水肿情况严重的准妈妈，要及时到医院看医生。

■ 呼吸困难

孕9月初，子宫底的高度上升到肚脐之上，心脏负担逐渐加重，血压开始升高，心脏跳动次数增加，身体新陈代谢时消耗氧气量加大，准妈妈不仅呼吸变得急促起来，活动时也容易气喘吁吁，到孕9月底，随着胎宝宝入盆，呼吸困难会开始缓解。

本月产检注意事项

这个月的产检除了进行与上次一样的常规检查外，还需要配合医生做好分娩前的准备工作。

■ 配合医生做好骨盆测量

分娩前准妈妈的骨盆状况决定了顺产与否。骨盆是产道的最重要的组成部分，宝宝从母体娩出必须通过骨盆，狭小或畸形骨盆均可引起难产。为了弄清骨盆的大小和形态，了解宝宝和骨盆之间的比例，产前检查时要测量骨盆，以便于医生准确判断生产的顺利程度。

特别提示：

大多数医院会在妊娠28～34周之间进行骨盆测量，也有的医院在初次产检时就测量。

■ 配合医生做好分娩前的准备工作

首先做好分娩前的心理准备：分娩是自然的生理过程，准妈妈要以轻松的、顺其自然的心理状态，有准备地迎接分娩。

要做好分娩前的知识准备：这也是克服心理障碍最好的办法，此外准妈妈还应该在医生的指导下做好相应的训练。

做好分娩地点的选择及物品准备：如果在家中分娩，首先联系好分娩医生，准备好临时产房的照明及取暖设备，以及分娩所需要的各种物质准备等。

贴心提示

我们不建议准妈妈提早入院待产，虽然这看上去很保险，但是提早入院等待会有紧迫感，对准妈妈的情绪影响往往很不利，除非医生特别建议提前住院，准妈妈不要提前入院等待。

孕晚期上火怎么办

“上火”是中医专有名词。如果准妈妈出现咽喉干痛、两眼红赤、鼻腔热烘、口干舌痛以及烂嘴角、流鼻血、牙痛等症状，中医就认为是上火。

■ 上火的原因

引发上火的因素很多，情绪波动过大、中暑、受凉、伤风、嗜烟酒，过食葱、姜、蒜、辣椒等辛辣之品，贪食羊肉、狗肉等肥腻的食物，以及中毒、缺少睡眠等都会导致上火。

■ 上火的预防和应对

干燥的天气要多喝水：干燥的天气容易上火。在秋季和冬季，准妈妈要多喝白开水，同时也应多吃一些维生素含量丰富的水果、蔬菜，像甘蓝、花椰菜和西瓜、苹果、葡萄等都很好。蔬果中的矿物质一般都具有宁神、降火的神奇功效。

适当运动：孕晚期的准妈妈容易上火，这多因行动不便、活动减少、营养过剩所致，准妈妈在条件允许的情况下应适量运动，防止冬季上火。

上火后可多吃些苦味食物：苦味食物中含有生物碱、尿素类等苦味物质，具有解热祛暑、消除疲劳的作用。最佳的苦味食物首推苦瓜，不管是凉拌、炒还是煲汤，都能达到“去火”的目的，除了苦瓜，杏仁、苦菜、芥兰等也很好。

不要随便服药：准妈妈一旦上火，千万不能自己乱服药，尤其是一些含有黄连、牛黄等成分的降火药，它们很容易引起危险情况。

贴心提示

即便孕晚期上火了，准妈妈也不应因此而放弃饮用牛奶。牛奶并非人们所认为的那样会加重“上火”，相反牛奶还具有解热毒、去肝火的作用。

如何预防静脉曲张

孕晚期的准妈妈容易受静脉曲张的困扰，常发生在腿部，当准妈妈站立时通常会发现腿部出现明显的蓝色静脉曲线，它们也可能出现在腹股沟或肛门附近。

■ 孕期静脉曲张的原因

激素分泌改变：怀孕时全身血流量增加，容易造成静脉血液的逆流。

胎宝宝和子宫增大：它们压迫骨盆腔静脉和下腔静脉，使得下肢血液回流受阻。

家族遗传：静脉曲张具有家族性。

孕期体重超标：超重会对下肢的血液循环造成影响。

■ 如何预防和应对静脉曲张

❶ 每天适度温和地运动，帮助血液循环。

❷ 保持适当的体重，防止体重过度增加。

❸ 休息时将双腿抬高，帮助血液回流至心脏。

❹ 避免长期坐姿、站姿或双腿交叉压迫，建议睡觉时脚部用枕头垫高，不要提过重的物品，避免压迫下肢静脉。

❺ 睡觉时尽量左侧躺，避免压迫到腹部下腔静脉，减少双腿静脉的压力。

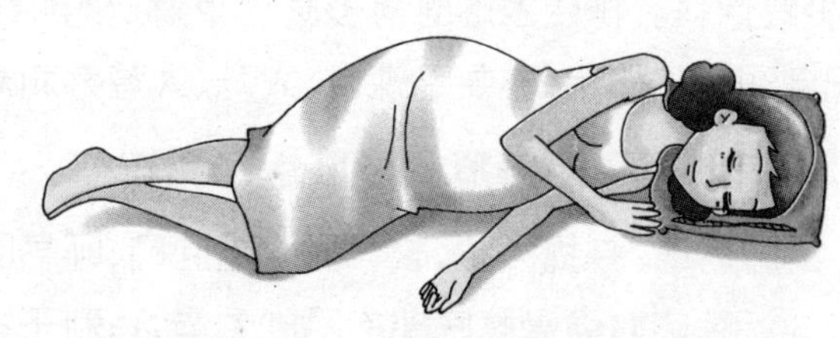

❻ 穿弹性袜，起床后穿上弹性袜可避免过多的血液堆积在

双腿，刚开始可以试着穿强度20～30毫米汞柱的弹性袜，适应之后可以穿效果较佳的30～40毫米汞柱弹性袜，不过弹性袜最好是到药店或医院购买的。

贴心提示

静脉曲张不可以热敷或高温泡脚，否则会导致下肢动脉扩张，血流量增加，加重静脉淤血，使静脉血管更突出。

准妈妈如何预防痔疮

准妈妈是痔疮的高发人群，发生率高达76%。痔疮其实也是一种静脉曲张，与肛门末端的静脉血管血流不畅有关。痔疮严重时，准妈妈坐、行走、排便时都会疼痛难忍，严重影响正常生活。

■ 孕期痔疮的原因

为了保证胎宝宝的营养供应，准妈妈盆腔内动脉血流量增多，随着子宫日益增大，又会压迫盆腔，使痔血管内的血液回流受到阻碍；加上准妈妈常有排便费力或便秘，也可诱发痔疮或使其加重。痔疮发展到一定程度可脱出肛门外，形成外痔，在行走、咳嗽等腹压增加的情况下，痔块就会脱出。

■ 如何预防和应对痔疮

养成定时排便习惯：不要久忍大便，养成定时排便的习惯。每次蹲厕所的时间不要超过10分钟，以免引起肛管静脉扩张或曲张。排便后用温水清洗肛门，促进肛门处血液循环。

多吃含纤维素丰富的食物：新鲜蔬果中含纤维素较多，平时注意多饮水，少喝饮料。排便困难时可多吃些芝麻、核桃等含丰富植物油脂的食物，以起到润肠的作用，不要吃辣椒、大蒜、大葱等刺激性食物。

■ 有助于防治痔疮的提肛运动和按摩：

提肛运动：并拢大腿，吸气时收缩肛门，呼气时放松肛门。每日做3次，每次30下，能增强骨盆底部的肌肉力量，有利于排便和预防痔疮的发生。

按摩肛门和腹部：大便后用热毛巾按压肛门，顺时针和逆时针方向各按摩 15 分钟，能改善局部血液循环；腹部按摩则取仰卧位，双手在下腹部顺时针和逆时针方向各按摩 15 次，每日早晚各进行 1 次，有利于防止便秘，也有利于痔疮的好转。

胎盘早剥及其发病因素

正常位置的胎盘，在胎宝宝还没出生以前，是紧贴子宫壁的，如果胎盘脱离子宫壁，则称为胎盘早剥。胎盘早剥的发生率为 4.6‰～21‰。

■ 胎盘早剥的危害

胎盘早剥会导致孕晚期流血，是妊娠晚期的一种严重并发症，起病急、进展快，若处理不及时，可能危及母儿生命。有些轻型胎盘早剥在临产前无明显症状，只在产后检查胎盘时，发现早剥处有凝血块痕迹。

■ 胎盘早剥发病的因素

血管病变：若准妈妈有血管病变，动脉痉挛或硬化引起远端毛细血管缺血坏死以致破裂出血，血液流至某处形成血肿，导致胎盘自子宫壁剥离。

机械性因素：外伤（特别是腹部或腹部直接受撞击等）、行“外倒转术”矫正胎位、脐带过短或脐带绕颈均可能促使胎盘早剥。

子宫静脉压突然升高：孕晚期准妈妈长时间取仰卧位时，会发生仰卧位低血压综合征。此时妊娠子宫压迫下腔静脉，回心血量减少，血压下降，而子宫静脉淤血，静脉压升高，造成静脉床淤血或破裂，导致部分或全部胎盘自子宫壁剥离。

■ 胎盘早剥的处理

胎宝宝未娩出前，胎盘可能继续剥离，难以控制出血，持续时间越长，病情越严重，并发凝血功能障碍等合并症的可能性也越大。出现胎盘早剥时，原则上应争分夺秒地让胎宝宝产出，切忌拖拉，延误时机。只有在胎儿产出，胎盘跟着排出后，控制孕妈妈出血，子宫才能迅速收缩而止血。分娩的方法应根据胎次、早剥的严重程度、胎宝宝状况及宫口情况决定是经阴道分娩还是剖宫产。

孕晚期出现类早孕反应怎么办

孕晚期，有的准妈妈会有类似早孕反应的症状，比如恶心、进食不佳、反胃等，如果除了早孕反应感觉没有其他不良症状，一般属于正常生理现象，无需担心。

孕晚期类早孕反应的原因

随着怀孕月份增长，准妈妈体内内分泌激素会影响肠胃蠕动，另外增大的子宫也会压迫胃肠，使蠕动减弱，再加上孕晚期妈妈活动会减少许多，消化能力自然会有所降低，因而出现恶心、反胃的感觉，影响进食。

如何应对类早孕反应

正常情况下，准妈妈可采用饮食调整，如少食多餐，选择一些易消化并适合自己口味的食物。当孕晚期类早孕反应症状较重时，也可在医生指导下适当服用一些助消化药，如消化酶制剂。若准妈妈同时有便秘，可多喝水、多吃含纤维素多的蔬果，通便后亦会使类早孕症状得到改善。

虽说孕晚期多数类早孕反应是一种正常生理现象，但仍然不能忽略急性肝炎或重度妊娠高血压综合征等器质性病变的影响，出现类早孕反应后仍应密切细致观察日后的情况，在产检时准确地向医生提供相关信息，以便进一步确定诊断，以免延误治疗。

前置胎盘是怎么回事

胎盘的正常附着处在子宫体部的后壁、前壁或侧壁。如果胎盘附着于子宫下段或覆盖在子宫颈内口处，位置低于胎宝宝的先露部，称为前置胎盘。

前置胎盘的原因

❶ 子宫体部内膜病变。如产褥感染、多产、多次刮宫及剖宫产等，引起子宫内膜炎或子宫内膜受损，使子宫蜕膜血管生长不全。当受精卵植入时，血液供给不足，为了摄取足够营养而扩大胎盘面积，伸展到

子宫下段。

❷ 受精卵滋养层发育迟缓，当受精卵达子宫腔时，尚未发育到能着床的阶段而继续下移植入子宫下段，并在该处生长发育形成前置胎盘。

❸ 胎盘面积过大如双胎的胎盘面积较单胎为大而达到子宫下段。

❹ 胎盘异常如副胎盘。主要胎盘在子宫体部，而副胎盘则可达子宫下段近宫颈内口处。

前置胎盘的症状

妊娠晚期或临产时，发生无诱因的无痛性反复阴道流血是前置胎盘的主要症状，偶有发生于妊娠20周左右者。

随着子宫下段不断伸展，出血往往反复发生，且出血量亦越来越多。

贴心提示

孕中期，B超发现胎盘位置低而超过子宫颈内口者高达30%，但随着妊娠进展，子宫下段形成，子宫体升高，胎盘跟着上移，相当一部分准妈妈在孕晚期就不是前置胎盘了。所以，若无出血症状，在妊娠34周前B超发现胎盘位置低的准妈妈，一般不作前置胎盘诊断，也不需处理。

前置胎盘的危害与注意事项

前置胎盘是妊娠晚期出血的主要原因之一。如果出血反复发生，且出血量亦越来越多，则会导致很多严重并发症，如处理不当，能危及母婴生命安全。

前置胎盘对准妈妈的危害

❶ 产后出血。分娩后由于子宫下段肌肉组织薄，收缩力较差，附着于此处的胎盘剥离后血窦一时不易缩紧闭合，故经常会发生产后出血。

❷ 产褥感染。前置胎盘的胎盘剥离面接近宫颈外口，细菌易从阴道侵入胎盘剥离面，又加上产妇贫血、体质虚弱，故易发生感染。

前置胎盘对胎宝宝的危害

❶ 胎宝宝发育缓慢。因为前置胎盘会引起胎盘供血不足，使胎宝宝吸

收不到充足的养分而发育受限。

❷ 胎位不正。如果胎盘堵住子宫口的话，胎宝宝就不能安稳地以头朝下的姿势固定住。容易引起横位或臀位。

❸ 早产。前置胎盘出血大多发生于妊娠晚期，容易引起早产。

■ 前置胎盘的自我护理

❶ 减少活动，卧床休息，以左侧卧位为宜。

❷ 保持外阴清洁，勤换内裤，预防感染。

❸ 饮食应营养丰富、全面，多食含铁较高食物，如枣、瘦肉、动物肝脏等预防贫血。长期卧床为避免便秘应增加蔬菜水果的摄入，养成定时排便的习惯。

❹ 避免进行增加腹压的活动，如用力排便、频繁咳嗽、下蹲等，避免用手刺激腹部，变换体位时动作要轻缓。

❺ 如有腹痛、出血等不适症状，立即就医。

贴心提示

卧床时间太长的准妈妈应适当活动肢体，家属可协助给予下肢按摩，以预防肌肉萎缩，防止血栓形成。

孕晚期为什么要检查胎位

胎位是指胎宝宝在子宫内的位置与骨盆的关系。正常的胎位应该是胎宝宝的头部俯曲，枕骨在前，分娩时头部最先伸入骨盆，医学上称之为“头先露”，这种胎位分娩一般比较顺利。除此以外的其他胎位，就是属于胎位不正了，包括臀位、横位及复合先露等。

异常胎位如果处理不及时或不恰当均会造成难产，危及母子安全。准妈妈在孕晚期产前检查时，必须注意检查胎位，以纠正胎位和采取有效的分娩方法。

一般来说，在28周之前发现胎儿臀位不必急于纠正，准妈妈更没有必要害怕、惊慌。因为此时胎宝宝个体相对于子宫空间来说比较小，在子宫内的活动余地大，胎位往往不能固定，出现臀位也不能视为异常，而且，过早纠正有可能复发。但如果在怀孕 28 周之后持续呈臀位，就有必要及时采取措施进行纠正，过晚的话会使难度增加，成功率降低。

贴心提示

如果发现胎位异常，又不能有效纠正，准妈妈分娩就应早些天入院，由医生检查，为安全分娩创造条件。

胎儿臀位的原因和危害

胎儿臀位，也就是一般所说的“坐胎”，是异常胎位中较常见的一种，约占分娩总数的 3％～4％，尤其是妊娠 28 周之前，臀位非常常见。

胎儿臀位的原因

❶ 准妈妈腹壁过度松弛、羊水过多或胎宝宝较小、早产等导致子宫空间较大，胎宝宝在宫腔内活动过于自由。

❷ 准妈妈腹壁紧张，或者怀了双胎、羊水过少及子宫畸形等影响胎头不能自然下转。

❸ 胎头与骨盆衔接受阻，比如骨盆狭窄、头盆不称、前置胎盘、软产道阻塞及脐带过短、胎儿畸形(脑积水、无脑儿)、子宫畸形。

胎儿臀位的危害

❶ 难产率高。胎宝宝臀部首先娩出，头部稍后，由于头部的周径大于臀部，加之臀部先出时不能使产道充分扩张，可能造成胎体娩出而胎头受阻的现象。胎头娩出过于延迟时，胎宝宝可能被憋死在母体产道中。

❷ 脐带脱垂。臀位儿在生产时可将脐带冲带至宫口外，医学上称之为“脐带脱垂”。脐带，是胎宝宝的“生命带”，突然脱出在阴道里的脐带，被胎足、胎臀挤压，脐带中血液中断后，使胎宝宝在宫内突然断了氧气与营养的供应，只需几分钟，胎宝宝即可死于宫内。

❸ 并发症多。臀位儿自然娩出的机会少，大多需助产人员用力将其牵出，因此，在助产过程中，有可能发生胎宝宝肢体骨折、颈椎脱位、脊髓损伤、臂丛神经损伤、头颅骨折、颅内出血、新生儿窒息、吸入性肺炎等并发症。

贴心提示

如果胎位是臀位，准妈妈也不要过于紧张，要按期进行产前检查，努力纠正。

胎儿臀位应该如何纠正

胸膝卧位纠正方法

❶ 排空小便，解开腹带，使腹部不受束缚。

❷ 胸部、双膝和小腿均贴在床上，且两腿分开，小腿与大腿呈 90 度直角。

❸ 初期以 5 分钟为宜，可逐步加长至 10～15 分钟，每天早晚各做 1 次，结束后侧身于床上静休。

此法可使胎臀退出盆腔，并借助胎宝宝重心改变，促使胎头位置滑向下方。

针灸法

用艾卷灸两脚小趾外侧的至阴穴位，每日艾灸 1～2 次，每次 10～20 分钟，7 天一疗程。此法可增加胎动，使臀位转成头位。

外倒转手术

外倒转术目前很少使用，一般在胸膝卧位纠正无效后采用。所谓外倒转术，简单讲就是依靠外力促使胎宝宝由臀位转为头位。由于外倒转术可能引起早产、胎膜早破、脐带缠绕等严重并发症，因此须在医院监护条件下由经验丰富的专业医生施行。

贴心提示

如果经过上述处理，仍然是臀位，则需要进一步查找原因。准妈妈应放松精神，保证饮食和睡眠，提前入院，及早决定分娩方式。

胎宝宝缺氧有哪些信号

缺氧是导致胎死腹中、新生儿染疾或夭折及儿童智力低下的主要原因。由于无法时时刻刻看见胎宝宝，在过去总会出现少数胎宝宝缺氧而没有被及时发现和纠正的情况，准妈妈一定要注意留意胎宝宝缺氧的蛛丝马迹：

■ 胎动改变

胎动情况因不同胎宝宝而有别，一般安静型胎宝宝比较柔和，次数较少；兴奋型胎宝宝胎动动作大、次数多。如果一个原本活泼的胎宝宝突然安静，或一个原本安静的胎宝宝突然躁动不安，胎动低于 10 次/12 小时或超过 40 次/12 小时，则有可能胎儿宫内缺氧，此乃胎宝宝为了降低氧的消耗或缺氧影响中枢神经所致。

■ 胎心异常

正常的胎心 120～160 次/每分钟，规律而有力。胎动减少前，若出现胎心过频，超过 160 次/分，则为胎宝宝早期缺氧的信号；胎动减少或停止，胎心少于 120 次/分，则为胎儿缺氧晚期。

听取胎心的位置应在医生指定处，但需注意：若胎心异常，则应间隔 20 分钟再听；如胎心快，还应在没有胎动时复听。

■ 生长停滞

胎儿缺氧后生长也会迟缓，胎宝宝生长情况可以通过测量子宫底高度(耻骨联合上方到子宫底最高处距离)得知，正常情况下，孕 28 周以后应每周增加 1 厘米左右，孕妈妈可定时在家里或到医院测量，如果持续 2 周不增长，则应做进一步检查。

孕妈妈一旦捕捉到以上异常信号，应及时去医院就诊，以便明确诊断胎宝宝在宫内是否缺氧，从而针对病因给予纠正，保证胎宝宝顺利健康地生长。

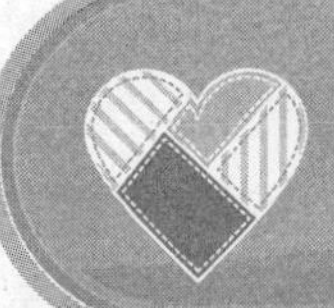

饮食营养跟进

孕晚期胃口不好怎么办

孕晚期可以算得上是整个孕期食欲最好的阶段，准妈妈通常会被医生告知要注意控制饮食和体重，这个阶段也是胎宝宝体重增长最快的时候，但也有的准妈妈什么东西都不是很想吃，也没什么胃口，每次吃饭的量变得很少，这是怎么回事呢？

■ 胃容量变小

孕晚期胃口变差大部分时候并不是胃肠道有什么毛病，而是因为到了孕晚期，由于子宫膨大，压迫了胃，使胃的容量变小，吃了一点就会有饱腹感，导致准妈妈感觉胃口不佳。

给准妈妈的建议：

❶ 准妈妈要记得少吃多餐，最好一天吃 6 顿，3 大餐 3 小餐。

❷ 如果准妈妈每周体重增加低于 0.4 千克，需特别注意营养的摄入。

■ 孕晚期胃灼热

孕晚期，有些准妈妈吃一会儿后就觉得胃部有烧灼感，尤其在晚上，胃灼热很难受，影响食欲，这主要是因内分泌发生变化，胃酸返流，刺激食管下段黏膜而引起的。此外，妊娠时巨大的子宫、胎宝宝对胃的压迫，使胃排空的速度减慢，胃液在胃内滞留时间较长，也容易使胃酸返流到食管下段。

给准妈妈的建议：

❶ 这种胃灼热在分娩后会自行消失，未经医生同意不要服用治疗消化不良的药物。

❷ 平时应在轻松的环境中慢慢进食，每次避免吃得过饱。

❸ 吃完饭后，慢慢地做直立的姿势，对缓解胃灼热有帮助。

❹ 饭后适当散步。

贴心提示

准爸爸应为准妈妈妥善安排合理的饮食结构，多烹制一些清淡、可口的饭菜，让准妈妈有个好胃口。

孕晚期如何补锌帮助顺产

对于孕晚期的准妈妈来说，锌有着非常重要的作用。准妈妈缺锌，会增加分娩的痛苦。

■ 锌对于顺产的重要作用

锌对分娩的主要影响是可增强子宫有关酶的活性，促进子宫肌收缩，把胎宝宝"驱逐出宫"。如果母体缺锌，子宫肌收缩力弱，无法自行驱出胎宝宝，就需要借助产钳、吸引等外力，才能娩出胎宝宝，严重缺锌则需剖宫产。此外，子宫肌收缩力弱，还有导致产后出血过多及并发其他妇科疾病的可能，影响准妈妈的健康。

■ 准妈妈要注意补锌

在正常情况下，准妈妈对锌的需要量比一般人多，这是因为准妈妈自身需要锌外，还得供给发育中的胎宝宝需要，如不注意补充，就极容易缺乏。

■ 食补是最安全的方法

准妈妈可以经常吃一些含锌比较丰富的食物，如动物肝脏、肉、蛋、鱼以及粗粮、干豆等。

小零食中的核桃、瓜子、花生也是含锌量较多，每天最好都吃些，能起到较好的补锌作用。

水果中苹果是补充锌非常好的来源，它不仅富含锌等微量元素，还富含脂质、碳水化合物、多种维生素等营养成分，有助于胎宝宝大脑皮层边缘部海马区的发育。准妈妈每天吃1～2个苹果就可以满足锌的需要量。

■ 药补需经医生允许

通过药物补锌要经过科学的检查和诊断，确实需要补锌才补，而且要在医生指导下进行。此外，不要过量补充，否则会抑制机体对铜和铁的吸收。补锌产品不要与牛奶同服，也不能空腹服用。

贴心提示

准妈妈要尽量少吃或不吃过于精致的米、面。小麦磨去了麦芽和麦麸，成为精面粉时，锌只剩下1/5了。

如何补充维生素K，预防出血病

维生素K是人正常凝血过程中必需的物质，它有“止血功臣”的美称，因为维生素K的缺乏与机体出血或出血不止有关。

维生素K对准妈妈和胎宝宝的重要作用

维生素K是合成血液凝固所必须的凝血酶原，人体若维生素K吸收不足，血液中凝血酶原减少，易引起凝血障碍，发生出血症。准妈妈如果缺乏维生素K，会增加流产率，即使宝宝存活，由于其体内凝血酶低下，容易出血。在怀孕最后数周，准妈妈可以补充维生素K，以防止凝血机能障碍。

维生素K缺乏的原因

对于胎宝宝或新生儿来说，其维生素K水平直接与母亲的维生素K水平有关，但母乳中维生素K含量很低，新生婴儿在出生头几天，维生素K营养水平容易不足。此外，新生婴儿的肠道在出生几天之内是处于无菌状态，不能由微生物合成维生素K，且初生儿血浆中的凝血酶原水平很低，在正常条件下，出生数周以后才升高到成人的水平。

该怎么补充维生素K

为保证新生儿充足的维生素K水平，保证准妈妈分娩时的顺利、健康，在孕晚期及月子里，准妈妈应注意适当摄入动物肝脏及绿叶蔬菜等富含维生素K的食物，还可以在医生的指导下使用口服和肌肉注射的方式来补充维生素K。

贴心提示

常吃菜花可防治坏血病，增强抵抗力。用菜花叶榨汁，煮沸后加入蜂蜜制成糖浆，有止血止咳、消炎祛痰、润嗓开音的功效，也是预防新生儿颅内出血、皮下出血、上呼吸道感染的食膳。

准妈妈可以吃中药类补品吗

我们建议，准妈妈不要滥用补药，过多服用补药弊多利少。准妈妈只要消化功能正常，就不必在补品补药上下工夫，顺其自然就好。

但由于准妈妈营养的需求量大，再加上孕期难免生个小病，为了营养和健康着想，也可以在医生的指导下适当吃中药类补品。此外，准妈妈还需要了解一定的重要补品常识。

首先，要弄清补药的特性

任何滋补性药品都具有药的属性，都要经过人体内分解、代谢，都会有一定的副作用，包括毒性作用和过敏反应。

通俗地说，也就是没有一种药物对人体是绝对安全的，如人参、蜂王浆是名贵补品，也有很强的滋补作用，但它并不适合准妈妈食用。

人参以补气为主，又具有兴奋作用，可能导致失眠；蜂王浆有刺激子宫收缩作用，会干扰胎宝宝在宫内的正常生长发育。这些都属于甘温补品，甘温极易助火，而准妈妈本来就阴虚内热，进补这些补品无异于火上浇油，易出现先兆流产或是早产。

因此，准妈妈进补时一定要弄清补药的特性，要针对自己的体质和实际需要，在医生的指导下进补。

不适合准妈妈服用的药材

牛黄	泄下力强，易导致准妈妈流产
红花、三七	祛瘀活血力强，易导致流产与早产
牛膝	有损胎宝宝健康

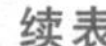
续表

车前子	过度食用会影响胎盘循环
薏仁	内含薏苡仁油，会降低横纹肌收缩作用，对子宫产生兴奋作用，也会造成羊水过少的现象
通草	会造成准妈妈羊水过少

孕晚期可以吃黄芪炖母鸡吗

准妈妈孕晚期不宜吃黄芪炖母鸡，尤其是临产前，否则容易引起过期妊娠、胎宝宝过大而造成难产，不得不用会阴侧切、产钳助产，甚至剖宫产来帮助生产，给准妈妈带来不必要的痛苦，同时也可能造成胎宝宝损伤。

为什么黄芪炖母鸡会造成难产

黄芪是人们较为熟悉的补益肺脾之气的中药，鸡的营养价值也很高，两者合用炖食，其补养身体的效果更强。这也是一些准妈妈喜欢吃黄芪炖鸡的原因所在，但这同时也干扰了孕晚期胎宝宝正常下降的生理规律，再加之黄芪有"助气壮筋骨，长肉补血"的功能，母鸡本身是高蛋白食品，两者起滋补协同作用，使胎宝宝骨肉发育长势过猛，造成难产。还有，黄芪有利尿作用，通过利尿，羊水相对减少，以致延长产程。

贴心提示

临产前一周，准妈妈应禁吃人参、黄芪等补物，人参、黄芪属温热性质的中药，自然产前单独服用人参或黄芪，会因为补气提升的效果而造成产程迟滞，甚至阵痛暂停的现象。

孕晚期准妈妈可多吃菌类

菌类属于山珍，营养丰富，准妈妈多吃一些菌类可以增加免疫力。常见的菌类有平菇、香菇、茶树菇、牛肝菌、杏鲍菇等，它们都适合准妈妈食用。

菌类能为准妈妈提供什么样的营养

❶ 菌类含有丰富的单糖、双糖和多糖，分子多糖可以显着提高机体免疫系统的功能。

❷ 菌类的蛋白质含量占干重的30%～45%，大大高于其他普通蔬菜，通过吃菌类摄入蛋白质还避免了动物性食品的高脂肪、高胆固醇危险。

❸ 菌类含有多种维生素，尤其是水溶性的B族维生素和维生素C，脂溶性的维生素D含量也较高。

❹ 菌类中的铁、锌、铜、硒、铬含量较多，经常食用野山菌既可补充微量元素的不足，又克服了盲目滥用某些微量元素强化食品而引起的微量元素过剩。

❺ 菌类含有丰富的食物纤维，能帮助准妈妈缓解便秘，防止肥胖。

怎样烹饪菌类可以获得最好的营养

菌类食物口感好，适合做菜或做汤。常见的菌类食物，随意与肉类搭配，炖鸡、炒鱿鱼、炒肉丝等均可；个头小、味道甜的茶树菇、杏鲍菇、袖珍菇等最适合炒制；个大、肉厚、味道清淡的菇类则适合炖制，如平菇、百灵菇等。

贴心提示

清洗前一定要把硬蒂去掉，这个部位用盐水泡过也不易洗净。清洗时可在水里先放点食盐搅拌使菌中的泥沙溶解，然后将菌类放在水里泡一会儿再洗，或者放在淘米水中洗，这样泥沙就很容易洗掉。

孕晚期发生水肿宜用的食疗方

孕晚期水肿是很常见的现象，约有40%以上的准妈妈都会出现轻度的下肢水肿，一般在午后会比较明显，经常站立的准妈妈肿胀的情况更为突出，下面是我们为准妈妈推荐的几款消水肿食疗方：

腐竹银芽黑木耳

腐竹用开水浸泡至无硬心时捞出，切成3～4厘米长的段；绿豆芽、黑木耳择洗干净，分别放开水内烫一下捞出；炒锅上火，放油烧热，下姜末略炸，放入绿豆芽、黑木耳煸炒几下，加黄豆芽汤、精盐、味精，倒入腐竹，用小火慢烧 3 分钟，转大火收汁，用水淀粉勾芡，淋入香油即成。

■ 眉豆煲猪脬

将猪膀胱放入滚水中煮 5 分钟，捞起，刮净，用清水洗干净；眉豆、红枣洗净；红枣去核；把适量清水煲滚，放入全部材料煲滚，慢火煲至眉豆熟烂，下盐调味即可。

■ 鲇鱼鸡蛋羹

将鲇鱼去内脏，收拾干净，洗净；锅置火上，加入适量清水、鲇鱼，煮至鱼熟时，卧鸡蛋 2 个，再加入葱、姜、精盐、味精、香油即可，饮汤、食鱼和鸡蛋。

■ 鸭块白菜

将鸭肉洗净切成块，加水略超过鸭块，煮沸去血沫，加入料酒、姜片及花椒，用文火炖酥；将白菜洗净，切成 4 厘米长的段，待鸭块煮至八分烂时，将白菜倒入，一起煮烂，加入盐调味即成。

贴心提示

利水消肿的食材除上述外，还有冬瓜、红豆等，准妈妈可以变换做法品尝多种口味。此外，孕妈妈不可因为身体水肿就拒绝喝水，事实上，每天喝适量的水能够减轻水肿。

腹部过大如何使用腹带

一般情况下最好不要使用腹带，避免使用不当造成伤害。但如果准妈妈羊水过多、双胎或身材矮小致腹部过大，以至形成了悬垂腹，身体重心明显前移，脊柱负担过大，活动不便或疲劳感增加时，则可以考虑使用腹带托起下垂的腹部。这种支托有利于下肢血液循环通畅，减少下肢水肿与下肢静脉曲张的发生或减轻程度。

■ 腹带的挑选

准妈妈所用的腹带最好是在医生指导下挑选，因为医生的建议更专业。选择的腹带中间和边缘要适当加厚，以免卷起，影响效果。

■ 腹带的系法

❶ 取仰卧位，先将腹带反折一次，由左至右卷起。

❷ 由左腹处开始卷，左手紧捏布的下端，置于左腰骨处，卷一圈。

❸ 再用右手握住布的中央，布的下方紧贴腹部，上方稍稍放松，再缠第二圈。第二圈缠完后，从左边放在腹腰骨上，让布往上反折。

❹ 最后以安全别针固定，或把布尾折入内部，也可用绳子束缚。

■ 使用腹带的注意事项

❶ 布料要选用柔软的纯棉织品。

❷ 选购腹带时最好注意尺码，最好选能调整尺码的。松紧要适度，太松不起作用，太紧会妨碍准妈妈的呼吸与消化功能，且对宝宝发育极为不利。

❸ 最少准备两条方便换洗，新买的腹带最好洗过再用。

❹ 腹带位置应稍低一点，要完全包住髋部，将下垂的腹部向上兜起，发挥支托作用。

大肚准妈妈如何洗头、洗澡

准妈妈汗腺及皮脂腺分泌旺盛，比常人更需要洗澡和洗头，以保持皮肤清洁，预防皮肤、尿路感染。不过准妈妈肚子大了以后洗澡更应注意方法，否则可能对自身和胎宝宝的健康造成影响。

■ 大肚准妈妈如何洗澡

❶ 在洗澡时要注意室内的通风，避免晕厥，如果是在家里洗澡的话，最好不要锁门，以防万一晕倒、摔倒可得到及时救护。

❷ 洗澡的水温应适中，控制在 38℃左右，不宜过冷也不宜过热，不能蒸

桑拿。水温过热使母体体温暂时升高，破坏羊水的恒温，对胎宝宝的脑细胞造成危害，水温过凉也会有早产的危险。

❸ 最好淋浴。准妈妈阴道内具有灭菌作用的酸性分泌物减少，体内的自然防御机能降低，对外来病菌的杀伤力大大降低，泡在水里有可能引起病菌感染，因此孕期最好采取淋浴方式洗澡。

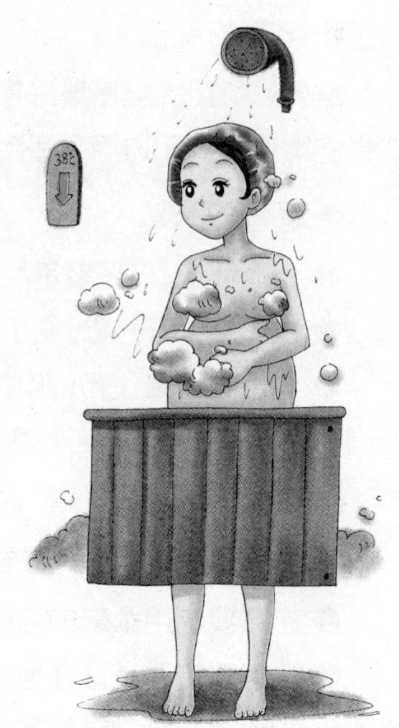

❹ 时间要适度。每次洗澡时间不要太长，以 15 分钟左右为宜，尤其不要长时间用热水冲淋腹部。

■ 大肚准妈妈如何洗头

❶ 洗头的频率不宜过勤。中性或油性头发的准妈妈可每周洗头 1～2 次，干性头发的准妈妈每周洗 1 次即可。

❷ 最好是白天洗头，如果是晚上洗头，则要早洗，等头发干后再入睡。

❸ 注意洗发的姿势，短发的准妈妈头发比较好洗，可坐在高度适宜、可让膝盖弯成 90°的椅子上，头往前倾，慢慢地清洗；长发的准妈妈最好坐在有靠背的椅子上，请准爸爸帮忙冲洗。

❹ 洗头后，准妈妈可以利用干发帽、干发巾将头发吸干。由于干发帽和干发巾的吸水性强、透气性佳，所以很快就能弄干头发，不过要注意选用抑菌又卫生、质地柔软的干发帽、干发巾。最好不要使用吹风机，即使要用，也应调到冷风档，不要紧贴着头皮吹。

上下楼梯时需要注意什么

爬楼梯是一项很好的有氧运动，危险性比较低，对于孕早期和孕中期的准妈妈来说，能轻松做到，但孕晚期的准妈妈则需要注意。临近分娩的准妈妈行动不便，要相应减少运动量，尤其是爬楼梯。

■ 孕晚期准妈妈爬楼梯对膝关节的压力大

爬楼梯时，准妈妈的膝关节要比平时承受更大的压力。由于爬楼梯时膝关节弯曲度增加，髌骨与股骨之间的压力也相应增加，会加重膝关节疼痛。因此准妈妈爬楼梯锻炼要结合自己的实际情况，偶尔爬几次楼梯也一定要掌握好速度与持续的时间，开始时，应采取慢速，坚持一段时间，可以逐步加快速度或延长时间，但是不能过于剧烈，否则会增加心肺负担。

■ 必须爬楼梯时怎么办

如果准妈妈住在没有电梯的楼房，每天必须爬楼梯的话，上下楼梯要多注意：

上楼梯时一定要注意脚下要踩稳当，不要着急，上下楼梯都要慢一点。上楼梯相对来说要吃力一些，可以手扶楼梯扶手，将身体的一部分重量转嫁给扶手，每上一步都要踏实了再移动另外一条腿。

下楼梯时，为了防止膝关节承受压力增大，应前脚掌先着地，再过渡到全脚掌着地，以缓冲膝关节的压力。此外，隆起的腹部会遮到视线，所以一定要确定是否踩实，手仍需攀着扶手，但不要过于弯腰或挺胸凸肚，看准阶梯再跨步，看得准自然就走得稳。

贴心提示

爬楼梯后可对膝关节局部按摩，防止其僵硬强直。

孕晚期睡眠不好怎么办

孕晚期，由于子宫压迫腹部，有些准妈妈经常出现睡眠不好的症状，另外，临近分娩，准妈妈难免有这样那样的一些担心和焦虑，从而影响到睡眠。准妈妈一天至少需要保证 8 小时的睡眠。睡眠不好时该怎么办呢？

■ 首先应该排除疾病的可能

如果焦虑不安很严重，可能患有产前抑郁症。这类准妈妈常常出现呼吸困难、失眠的症状，尤其见于高龄或者知识水平比较高的知识女性，除了必要时看医生治疗外，放松心情也很重要，等胎宝宝入了盆，情况自然会好转很多。

如果是子宫压迫，中间伴有心急气短、呼吸困难有憋醒的情况应及时到医院诊治，有可能是心功能不好的情况。

■ 身体状况正常时怎么办

如果准妈妈身体状况正常，白天可以多去散步分散注意力，临睡前不要看刺激性强的图书或电视节目，睡前半小时内要避免过分劳心或劳力地工作。即使明天要参加考试，也决不带着思考中的难题上床。临睡前听听轻音乐，有助于睡眠。

最好能做到定时入睡，建立身体生物钟的正常节律。建议妈妈每天晚上保证在11点之前进入睡眠。

■ 注意正确的睡姿

不正确的睡眠姿势也会降低睡眠的质量，最好的睡觉姿势是侧卧，左侧卧尤佳。这种姿势可以令更多的血液和养分送达胎盘处，并且保持腿和膝盖弯曲，可以在两腿之间垫一个枕头，避免仰睡或俯睡。

贴心提示

恐惧失眠也会导致失眠，而且这种恐惧心理会使失眠的治疗更困难，准妈妈不要把失眠看得太重，毕竟它只是一种症状。

如何提前安排好月子里的那些琐碎事

月子里宝宝需要喂养，妈妈需要调养，事情会很繁杂，一旦到了那个时候，很容易因为准备不足而手忙脚乱。因此准爸爸准妈妈现在就应该开始安排月子里的琐事，让新妈妈能顺利地坐月子。

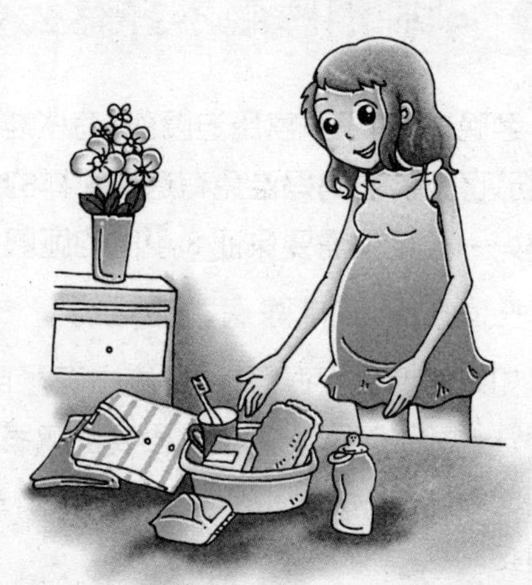

■ 提前定好在哪里坐月子

坐月子的地点要提前和家人商量好，是在婆婆或妈妈家，还是就在自己家。决定之后就提前收拾出一间干净的房间，将月子里需要用到的物品都准备好，以免出院之后再临时布置，手忙脚乱。

■ 准备坐月子的衣物

新妈妈坐月子多半时间是在室内，要为自己准备几套棉质睡衣和软底鞋，方便在家穿着。为了防止寒从脚入，还要准备几双棉袜，做足保暖的工作。当然还要为宝宝的哺乳做准备了，准妈妈这时要多备几只新胸罩，还可以买几个乳垫。如果是夏天坐月子，记得为自己也备上一瓶爽身粉，让夏天过得更清凉舒适。

特别提示：生产以后为了防止内脏下垂，也为了防止小腹突出，并及早恢复产前的身材，可以准备两三条腹带。

■ 储备月子里的营养品

新妈妈坐月子期间有一些必需的营养品，如红糖、红枣、小米、挂面、鸡蛋等，这些食物最好提前采购，这样一出院就可以马上做来吃，省得还要临时购买。

■ 确定照顾衣食起居的人

新妈妈体虚，在坐月子时一定要好好休息，这一段时间内不要进行体力劳动，也不要过于操心费神。这就需要早点确定能够照顾新妈妈的人，可以是自己的婆婆或妈妈，也可以请月嫂。

孕后期怎样保护腰部不受伤害

在怀孕期间，约有1/2～3/4的准妈妈某些时期有腰疼的经历，这是正常的，但若不注意保护腰部，准妈妈的腰疼可能会严重影响到生活，尤其是孕晚期。

孕晚期腰部不适的原因主要是身体在为生产做准备，各部位的关节都会比原来更加松弛，并且由于腹部增大，重心前移，准妈妈身体平衡发生变化，加重了腰部的负担。

如果能在日常的生活中注意以下几点，可以更好地保护腰部，缓解腰部不适的症状：

❶ 站立的时候要调整姿势以代偿重心的改变，收紧双肩，收紧腹部，将骨盆轻微前移；

❷ 坐着的时候后背要有好的支撑，并且膝盖的高度要略微高于大腿，如果椅背可以调整，最好将靠背向后倾斜 20 度，腰部也随之后倾，那么腰部负担就可减半；

❸ 睡觉时最好侧卧，选择硬一点的床垫，在两腿之间和肚子下面垫上枕头或靠垫以支撑背部；

❹ 搬东西时将双脚分开同肩宽，将膝盖弯曲而不是将腰弯曲，站立时大腿用力而不是腰用力；

❺ 尽量避免穿有跟的鞋，如果出现腰部不适，可以在局部疼痛的地方热敷或者按摩；

❻ 变动姿势时，最好能用双手支撑，减轻腰部的负荷，要特别注意不要立即站起来，避免受伤。

贴心提示

腰背部不适在孕期难以完全避免，也无法完全预防，准妈妈应做的是尽量避免。如果酸痛严重，可以借助药物治疗迅速地获得缓解，但这并不是我们提倡的，必要时应在医生指导下进行。

如何练习顺产分娩操

顺产是准妈妈最好的选择，为了顺利分娩，准妈妈可以多练习以下的顺产分娩操：

■ 呼吸练习：**加强腹肌和骨盆底部的收缩功能**

吸气，尽量让肋骨感觉向两侧扩张，感觉两侧已经到极限了，开始吐气，吐气时让肚脐向背部靠拢。

这种呼吸方法除了锻炼身体深层的肌肉外，同时也锻炼了肺活量，使准妈妈生产时能呼吸得更加均匀、平稳。

■ 蹲举动作：**锻炼腿部耐力，增强呼吸功能**

两手自然下垂，两脚与肩同宽，脚尖正对前方。吸气，往下蹲，直到大腿与地面平行，然后吐气站立。每个动作重复12～15次，每周做3～4次。

特别注意：

下蹲时，膝盖不能超过脚尖，鼻尖不能超过膝盖，站立时要放松，不要过于用力，以免对腹部造成伤害。

柔韧性训练：增强腹肌收缩功能和腰部肌肉的柔软性，选择小重量的哑铃和杠铃，一边双臂托举，一边配合均匀呼吸。

针对性训练：增强腰部和背部的力量。

坐姿划船：平坐在椅子上，双手向后拉动固定在前方的橡皮筋，来回水平运动；

坐姿拉背：平坐在椅子上，双手向下拉动固定在头顶的橡皮筋；

以上每个动作重复15次左右，每周3～4次。

如何利用健身球，锻炼骨盆底肌肉

健身球的健身效果很好，对脊柱和骨盆的锻炼特别有效。骨盆底的肌肉是支撑肠、膀胱以及子宫的肌肉，怀孕后这些肌肉会变得柔软且有弹性，并且在孕晚期会感到沉重并且不舒服，甚至可能会漏尿。如果能经常锻炼盆底肌肉，那么这些情况都能缓解。

■ 健身球适合准妈妈使用

健身球能训练人体平衡能力，增强人体对肌肉的控制能力，提高身体柔韧性和协调性，锻炼时也比较安全，不容易出现损伤，很适合准妈妈使用。

■ 健身球的材质和规格

健身球一般采用对身体无害的PVC材料制成，直径在65～75厘米之间，准妈妈可以根据自己的身高选择健身球的尺寸，1.6米以上的选择直径75厘米的健身球，1.6米以下的则适合选择直径65厘米的健身球。

■ 怎样正确使用健身球

准妈妈利用健身球可以做一些伸展运动，预防肌肉酸痛受伤，促进身心松弛。健身球还有按摩作用，当人体与球接触时，健身球就会均匀地给人体进行按摩。

准妈妈要充分利用健身球的这 2 个特质，一边玩球，一边健身，迅速掌握球操的技巧，做球操时让心率保持在每分钟 115～135 次之间，这个强度不会让人感到气喘。另外，做球操时注意不要过分伸展，保证身边有人陪护，防止出现意外。

贴心提示

准妈妈仰卧，两膝弯曲、双脚平放，好像要控制排尿那样用力地收紧盆底肌肉，然后停顿片刻，再重复收紧，每次重复做 10 次。除健身球外，该运动对锻炼盆底肌肉也特别有效。

准妈妈练爬，有利生产

接近分娩，准妈妈应该趁着还可以适当活动的机会多锻炼，争取让自己获得更多顺产的机会，与健身球锻炼有异曲同工之处的运动——爬行，同样也有助于准妈妈生产。

■ 准妈妈练爬行有利于自然生产

准妈妈怀孕时，腹部的负重增加，连带盆骨向前倾，造成背肌压力及折腰弯度增加，加上髋骶骨关节放松，拉紧了骶骨的韧带。此外，体内激素改变也会导致盆骨及韧带放松，这令生产时容易引起痛楚。

如果准妈妈产前练习爬行，不仅可以平衡脊骨、上身及新受力点的活动，使生产时受力位置不会集中在一处地方，而且可以平衡整体关节及韧带的松紧，使盆体功能变佳，有利于自然生产。

另外，适度的爬行可增强腹肌力量，预防难产，产后爬行则有利于子宫复位。

■ 练爬需要注意的事项

❶ 爬行时穿一些宽松、舒适的衣物。

❷ 可以给你的膝盖戴上护膝。

❸ 爬速宜慢，爬幅宜小，重复 2～3 次，间歇 20～30 秒。

■ 延伸：产前运动有利生产

勤做产前及产后运动（也可以是爬行以外的其他运动，比如散步等）可帮助准妈妈减轻肚皮下坠力，减少腰背受压。其中产前运动可以平衡整体关节及韧带的松紧度，令生产时更容易；而产后运动亦与产前运动同样重要，因新妈妈的腹肌比较无力，肚皮松开，容易出现背痛，运动则可改善这类问题。

避免分娩时会阴侧切的小运动

有的医生会建议准妈妈从怀孕第 9 月后期开始进行会阴按摩和锻炼，以增加会阴肌肉组织的柔韧性和弹性，帮助自然分娩的顺利进行，同时减少会阴侧切手术的发生。如果准妈妈心理上准备好了，而且也事先得到医生的允许和建议，现在可以开始进行会阴按摩和锻炼。

■ 会阴锻炼的一般步骤

❶ 修剪指甲，洗净双手，坐在一个温暖舒适的地方，把你的腿伸展开，呈一个半坐着的分娩姿势。然后把一面镜子放在会阴的前面，面朝会阴部。这样你就可以清楚地看见会阴周围肌肉组织的情况了。

❷ 选择一些按摩油，例如纯的甘油，或者水溶性的润滑剂，用拇指和手指把按摩油涂在会阴周围。

❸ 最后，前后轻柔按摩拇指和食指之间的肌肉组织大约 1 分钟。

贴心提示

按摩期间不要用力按压尿道，过于用力会引起会阴部敏感的肌肤出现淤伤和刺痛，引起感染和发炎。

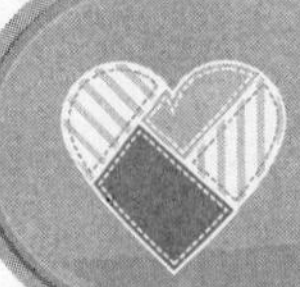成功胎教与情绪调节

如何鉴赏名画培养胎宝宝艺术气质

还有一个月胎宝宝就要降临人世了，此时胎教也应有所提升，可以让胎宝宝接触一些艺术，比如欣赏绘画。一幅名画能给人极大的精神享受，从中得到美的感受，能培养艺术气质，那么，准妈妈该如何欣赏名画呢？

欣赏一幅名画的主要过程

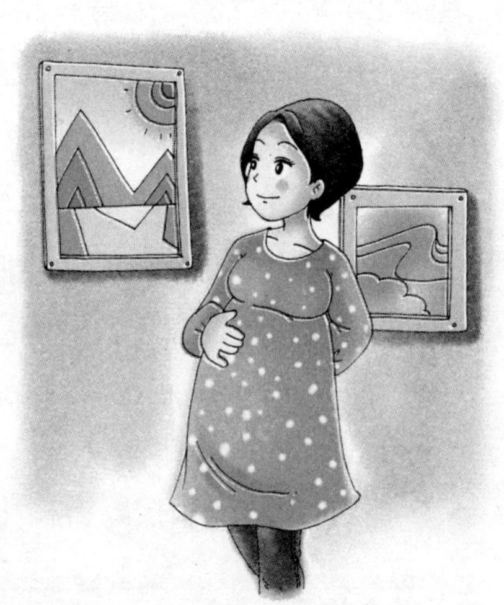

❶ 先了解画作的主题。比如画中画了些什么，背景是什么，画家是谁，画家的特点等，这些有助于加深对画作的了解，从中受到教育、启迪。

❷ 从正面及多角度欣赏画作。一般名画都具有精巧奇妙的构图，也许一眼看不出来，多看几次，就会发现有惊喜。

❸ 欣赏画作的色彩变化。色彩美是绘画美的直接因素，是感情的语言，色彩的冷暖、远近、轻重差别，会带来不同的情感意味。

❹ 欣赏画作的光暗变化。光暗与色彩搭配，巧妙调色，会产生感染力，给人带来美感。

适合用来做胎教的名画

康斯坦布尔的《麦田》

柯罗的《枫丹白露森林的空地》

莫奈的《睡莲》
卡萨特的《母与子》
佐恩的《水波轻拍》
西斯莱的《春天的果园》等

■ 欣赏名画贵在持之以恒

对准妈妈来说，一幅画作并不只有观赏一次的价值，就如同一本好书、一部好的电影，每一次的温习都会产生不同的认识，有新的收获。即使是同样一幅作品，每看一次都可能有不同的感受，昨天没有领悟的内涵也许会在今天的欣赏中产生新的感受，这种体验将带给你无比喜悦的感觉。

想发怒时，如何克制自己

孕期准妈妈的情绪变化大，可能因为一点小事就会发脾气，这可以理解，但愤怒的情绪对准妈妈自己和胎宝宝的身体健康都是不利的，准妈妈应该采取积极的方法应对和控制这种不良情绪。

下一次当你濒临愤怒边缘，内心的怒火蹭蹭地往上冒时，不妨尝试一下这些方法：

■ 躲避刺激法

如果遇到一件使你生气的事，要尽量躲开，或暂时回避一下，以免使矛盾激化，这是一种消极的制怒方法。

■ 转移刺激法

发怒时，在大脑皮层有一个较强烈的兴奋中心，如果这时我们转移一下目标，即在大脑皮层建立另一个兴奋中心，以便减弱或抵消原发兴奋中心，比如听听音乐、唱唱歌、看看报纸、逗逗孩子等，往往怒气就会烟消云散。这是一种积极的制怒办法。

■ 释放法

在日常生活或工作中，经常会产生一些矛盾或意见，这很容易使人发怒，如果能把心中的不满或意见坦率地讲出来，即可泄怒。

■ 意识控制法

人在发怒时很容易失去理智，意识控制法就是利用好的道德修养和意志锻炼，尽量杜绝或减低发怒时的情绪反应。

意识控制法的表现形式是以内部语言或文字来协助，如有的人在自己的床头或工作岗位上写上“息怒”字样，当遇到发怒的事情时，一看到“息怒”二字便会冷静下，这种办法也会收到好的效果。

■ 升华法

这是把怒气转化成为人生、宝宝、未来的奋斗力量。

学会正确地发泄

每个人都会有不痛快，有的准妈妈能很快调整自己，并克制不良情绪，可并不是每个准妈妈都能这样好运。当心里积压了痛苦时，准妈妈该怎么办呢？

■ 发泄是必要的

在现实生活中，我们看到有些心胸开阔、性情爽朗的人，他们心直口快把自己的不愉快情绪或心中的烦闷诉说出来，这种人的心理矛盾能获得及时解决。可是我们也常看到一些内向不善言谈的人，生气时总是闷闷不乐，很少与周围人沟通，这样心理冲突长期得不到解决，就会引发心理问题。所以，当心里不痛快时，不妨选择宣泄出来，这样心里感觉会好很多。

■ 选用无害的发泄方式

发泄是必要的，但要注意发泄方式，如果发泄的同时伤害到自己或别人，就不一定能起到发泄的作用了，准妈妈可以用的无害发泄方式有很多，比如：

❶ 打扮自己。美化自己也会让心情变得更好，准妈妈实在是很愤怒时不如去为自己添一件衣服吧，买一束鲜花送给自己，心情自然就好起来了。

❷ 写信或写日记。文字具有镇静作用，情绪很激动的时候坐下来，拿一支笔，给你的朋友写信吧，写日记也可以。把自己的不满和愤怒一字不落地写下来，写到最后你会突然发现，那些愤怒早已不见了。

贴心提示

当准妈妈内心的烦闷累积到发泄也无法解决痛苦时，可以考虑向专业的心理医生求助，而不应一直愁闷，否则情况可能会越来越糟。

如何教胎宝宝认一些简单的字

分娩前一个月，准妈妈可以教胎宝宝认一些简单的字。学习认字能够更好地促进胎宝宝大脑发育，而且这个时期胎宝宝学习能力比较强，正是教认字的好时机。

■ 首先制作汉字卡片

准妈妈可以选择一些带有底色的卡片，用不同颜色将各种字写在卡片上，卡片的底色与卡片上的字分别要用对比度鲜明的颜色如黑与白或红和绿等。一开始可以教一些笔画简单的汉字，如“人”、“山”、“大”、“日”、“月”等，以便于胎宝宝记忆。

■ 然后教宝宝读和理解卡片上的汉字

准妈妈可以一边想这个字，一边写下来，然后念给胎宝宝听，并且详细地为他解释这个字，最好能举一反三。比如，先教胎宝宝认“人”字，告诉他这个字指的就是像爸爸妈妈这样的直立行走、能运用工具的高等动物。然后在“人”字上加一横，就是“大”。等胎宝宝认识了“大”字，还能教他认识大的反义词——“小”。

■ 教胎宝宝认字宜久不宜多

准妈妈教胎宝宝认字的时候不要贪多，一次认识一组或者半组就可以了，重要的是坚持，并且不时地进行温习，温故而知新。

■ 准妈妈态度应积极

准妈妈在教授时应该集中注意力，就像教小学生识字一样。如果准妈妈自己都觉得枯燥，或是感到自己在某些方面不行，那么，这种心情就会直接影响到胎宝宝。因此每天抽时间定时并反复地练习，久而久之就会培养胎宝宝的识字能力。

教胎宝宝学算术

相信胎宝宝现在已经能认识不少数字了，在最后一个多月时间里，准妈妈不妨进一步帮助他加深对数字的理解，教胎宝宝学习算术。

■ 方法一：准备纸笔，列出算式

准妈妈应先将要教给胎宝宝的算术写在图画纸上，由易到难，例如：1＋1＝2，1＋2＝3，3＋2＝5，4＋4＝8，5＋3＝8，一张图画纸只写一个算式，每个数字都用不同颜色写上去。把写好的几张图画纸，排列起来构成一幅丰富多彩的图案。

按照这种方法，每天教5个，教到30以后，再回到0，这回把乘除运算写在图画纸上，到了30以后，不同颜色的“算式设计图”就能装满一个纸箱。

■ 方法二：实物与闪光卡片

准妈妈可以将实物与闪光卡片对照起来运用，例如，在一个苹果的旁边再放一个苹果，就变成两个苹果，用算式表示就得出“1＋1＝2”这个式子，再通过视觉将其印在脑子里，同时对胎宝宝讲：“这里有一个苹果，我再从筐里拿一个摆在这里，现在变成几个了？”用于算式的实物可以选一些你喜欢吃的东西，像小熊饼、梅子、李子等，也可以是一些好玩的，像台球、折叠的小动物等等。

贴心提示

准妈妈在教的过程中要集中注意力，但也不应过于紧张，算术的目的并非真的要求会计算，要知道宝宝会认字前早就学会了说话。此外，使用过的卡片、字母、数字、算式等都可以保留着做幼儿期的材料。

和胎宝宝一起看画册

画册的特点是图案、色彩丰富，能够让人引发无限的想象力，如果准妈妈用自己丰富的想象力将大脑中的世界传递给胎宝宝，将能够很好地促进他的身心发展。

■ 如何选择一本好的画册

一本好的画册应该是色彩丰富、内容愉快、富于幻想、情节独特的。可以是提倡勇敢、理想、幸福的;也可以是赞美爱情的,总之是能让人产生幸福、希望和幻想的;或者也可以选一些反映自然、动植物生态、科学进步的附有彩色插图和照片的书;以及有关世界上各民族风情或风景、陆海空交通工具等内容的书,等等。

此外,准妈妈的亲笔画也很好。如果准妈妈喜欢,可以每天画一些东西,或者可以把杂志上的照片、插图剪下来,拼成风景和人物图等。

■ 如何欣赏一本画册

有感情地展开:准妈妈在欣赏和讲解画册时,一定要注意把感情倾注于故事的情节中,通过语气、声调的变化使胎宝宝了解故事展开的过程。要知道,单调和毫无生气的声音绝不可能唤起胎宝宝的美感,胎宝宝是可以感受准妈妈喜怒哀乐的。

着重于熟悉的内容:看画册的时候,既要欣赏画册的美,又要把画册的内容讲给胎宝宝听。从这个角度上来说,可以将重点放在准妈妈熟悉的内容上,比如准妈妈对植物了如指掌,可以着重讲植物;擅长绘画,则可以自己发挥,等等。

将语言形象化:朗读的目的最终并不是让胎宝宝听见,事实上即使胎宝宝听见了也还无法理解,准妈妈应通过朗读使语言形象化,用自己的五官去表现语言,再通过神经传递给胎宝宝。

妈妈勤用脑,宝宝更聪明

准妈妈有空闲的时间就做做益智题吧。妈妈多动脑,发展思维,也是在带动胎宝宝思考,可以使胎宝宝更聪明。

■ 流行的脑筋急转弯

❶ 楚楚的生日在 3 月 30 日,请问是哪年的 3 月 30 日?

❷ 为什么女人穿高跟鞋后,就代表她快结婚了?

❸ 报纸上登的消息不一定 100%是真的,但什么消息绝对假不了?

④ 每对夫妻在生活中都有一个绝对的共同点，那是什么？

⑤ 什么东西往上升永远掉不下来？

⑥ 王先生在打太极拳时金鸡独立，站多久看上去都那么轻松，为什么？

⑦ 火柴盒内只剩一根火柴棒。A 先生想点亮煤油灯，使煤炉起火，并烧热水的话，应该先点何物较佳？

⑧ 一本书放在地上，为什么你无法从书上跨过去？

⑨ 电影院内禁止吸烟，而在剧情达到高潮时，却有一男子开始吸烟，整个银幕笼罩着烟雾。但是没有任何一位观众出来抗议，这是为什么？

⑩ 一艘船的绳梯悬挂在船的一侧，正好触及水面，这绳梯为每级梯蹬 8 英寸，那么当水位上升 4 英寸时，水下将会有几个梯级？

■ 答案

❶ 每年的 3 月 30 日；❷ 因为穿高跟鞋走得慢，很容易被追上；❸ 报纸上的日期；❹ 同一天结婚；❺ 年龄；❻ 在照片里；❼ 先点火柴棒；❽ 放在墙角；9. 男子是电影里的人物；10. 当水位上升 4 英尺时，船和绳梯都将随着上升，所以，不会有水漫出梯级的。

贴心提示

除了以上脑筋急转弯，准妈妈还可以找一些数学题来做，难度不用太高，中学的就可以，对提高逻辑思维能力也很有帮助。

第十章

孕10月指导

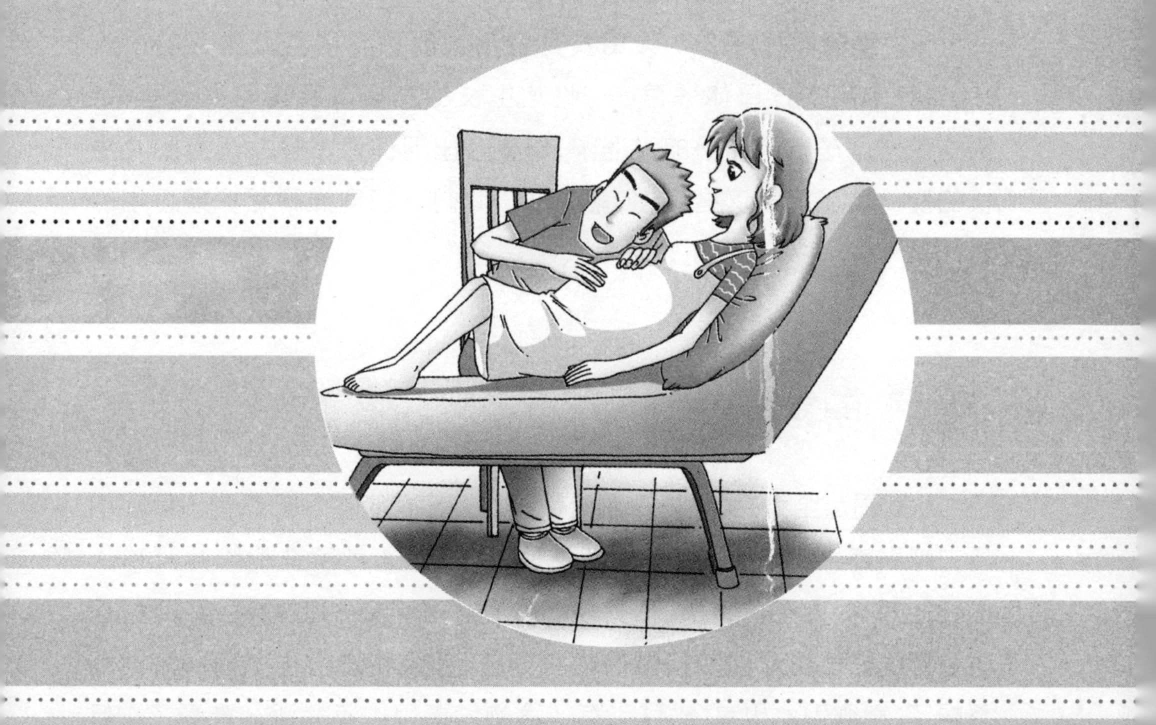

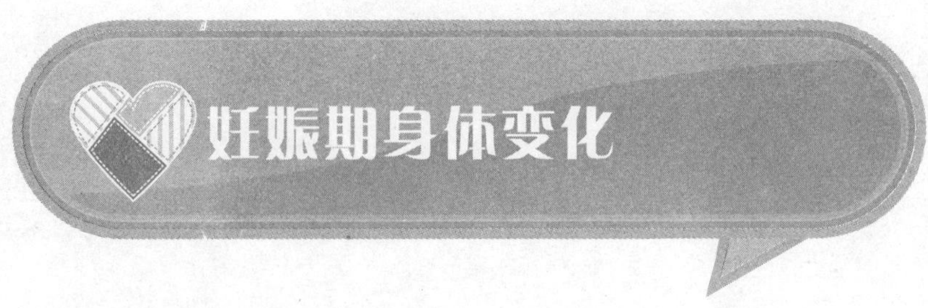

妊娠期身体变化

第十孕月（37～40 周）

孕妇会感觉好像肚子向下了，呼吸畅快了，其实是胎头向下进入了骨盆腔的入口，虽然看起来肚子不像以前增长得那样快，但子宫对盆腔和下肢的压迫则加剧了，孕妇会感到小便频繁，下肢肿胀也较以前明显。耻骨联合因准备分娩空隙变宽，常感疼痛，翻身困难。

一个受精卵经过 266 天的发育变化长成一个能独立生存的小人儿，这其中离不开母体子宫——胎儿生长的宫殿以及其他各器官、系统的变化。在十月怀胎的过程中，母体会出现许许多多为适应胎儿生长的变化。了解了这些变化，就有助于我们更好地照顾和护理腹中的胎儿。

怀孕第 37 周

从本周起至分娩，最好每周进行一次产前检查。孕妇感觉下腹部的压力越来越大，突出的肚子逐渐下坠，这就是通常所说的胎儿开始入盆，即胎头降入骨盆，是在为分娩做准备。子宫底的位置逐渐下降，这时孕妇的肺部和胃部都会觉得松快一些，呼吸和进食也比前一段时间舒畅了，食欲因此也有所好转，吃了食物后胃里也不会那么难受了。但是行动则日益艰难。由于胎头下降牵拉宫颈，有的孕妇会觉得胎儿好像就要掉出来了似的。而且膀胱受到压力，使孕妇总有便意，不得不一次次往厕所跑。阴道分泌物也更多了，要注意保持身体清洁，特别要注意阴道分泌物是否正常，有没有血性分泌物，如果其中带有血迹，就应该马上去医院检查。

■ 宝宝 35 周

胎儿肺部发育基本完成。

全身已变得圆滚滚的。

听力此时已经充分发育。

胎儿身长约 46 厘米，体重约 2300 克。

怀孕第 38 周

孕妇可能会既紧张又焦急，既盼望宝宝早日降生，又对分娩的痛苦有些恐惧。应该适当活动，充分休息，密切关注自己身体变化，即临产征兆的出现，随时做好入院准备。

■ 宝宝 36 周

胎儿两个肾脏已发育完全。

肝脏已能处理一些代谢废物。

胎儿身长约 48 厘米，体重约 2500 克。

怀孕第 39 周

由于子宫占据了骨盆和腹部的大部分空间，孕妇会感到非常不舒服。另外，几乎所有的准妈妈现在都会感到心情紧张不安，或因对分娩的焦虑，或因对分娩的期待。但是孕妇能做的只有放松心情、耐心等待，通过各种方式熟悉产程，了解每一个阶段的身体变化，做到心中有数，做好充分的思想准备。和家人商量一下万一分娩不顺利时该如何处理，以免到时候意见不统一而产生矛盾。

■ 宝宝 37 周

胎儿在母腹中的位置不断下降。

胎儿体重约 2800～3000 克，身长约 50 厘米。

胎儿身上的胎脂已逐渐脱落、消失。

很多胎儿头发已较长，为 1～3 厘米。

怀孕第 40 周

十月怀胎，一朝分娩，所有的辛苦等待即将结束，期待已久的小生命很快就要投入你温暖的怀抱中。医生将根据胎儿和孕妇的身体情况确定分娩方式，大多数孕妇都能自己生下宝宝，即采用阴道分娩，这是最自然、最健康的分娩方式，也有利于宝宝的身心健康。不要因为怕疼或为保持体形而选择剖宫产。特殊产妇应听从医生的建议，选择更为合适的分娩方式。大多数的胎儿都将在这一周诞生，但真正能准确地在预产日期出生的婴儿只有 5%，因为在计算预产期时已包括了合理误差，提前 2 周或推迟 2 周都是正常的，不必过于着急。但如果推迟 2 周后还没有临产迹象，特别是胎动明显减少时，就应该尽快去医院，医生会采取相应措施，尽快使胎儿娩出，否则对胎儿也不利。要注意避免胎膜早破(早破水)，即还未真正开始分娩，包裹在胎儿和羊水外面的胎膜就破了，羊水大量流出，阴道中的细菌会乘机侵入子宫，给胎儿带来危险。因此要特别注意，孕期的最后阶段一定要避免夫妻生活，避免对子宫的任何压力。

■ 宝宝 38 周

胎儿各部分器官已发育完成，肺部是最后成熟的一个器官。

胎儿继续在储备着脂肪。

胎儿体重约为 3200 克，身长约为 52 厘米。

胎盘为胎儿体重的 1/6，紧贴宫壁。

胎儿已成熟为足月儿，随时准备出生。

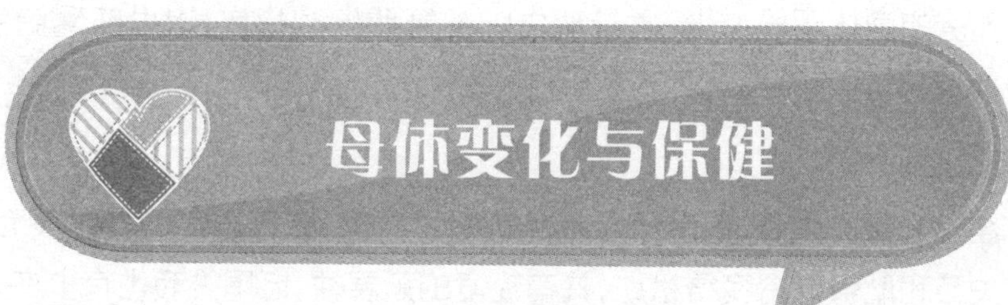

准妈妈身心的微妙变化

十月怀胎的准妈妈每月都在发生着一定的变化，而在孕晚期这种变化更值得我们注意。随着怀孕的月份越来越长，准妈妈的身体也越来越重了。准妈妈的身体变化还在继续着，随之而来的内心焦虑感也会增强。会出现以下几种状况：

■ 体重仍在增长

准妈妈在怀孕最后一个月时体重还在继续增长，这是准妈妈在为胎宝宝提供营养和为自己的分娩积蓄力量。但也不要让这种增长失控。

■ 皮肤变得粗糙

大多数的准妈妈在这时候都不太愿意照镜子了，一来是身材变得更臃肿了，二来皮肤似乎也没有以前好了。准妈妈的脸会变得黑黑的，有些还会发黄，早没了以前的水灵。不仅如此，毛孔也变大了，皮肤变得粗糙起来。有些准妈妈脸上和背上还会长痘痘。不过不用过多担心，妊娠结束后这些现象都会自动消失的。

■ 妊娠线更明显

准妈妈肚子上的妊娠线会越来越明显，其实这条线就是一道颜色比较深的汗毛。不过不仅是这一条线，准妈妈全身的汗毛都会比以前要更深、更长。

■ 手指肿胀

几乎所有的准妈妈在妊娠期都会出现手指肿胀的现象，这是妊娠期特有的，不用过于担心。

■ 乳房的腺体明显扩张

乳房的腺体明显扩张，大量新生的乳管和腺泡形成，以供哺乳胎宝宝之需。

■ 耻骨疼痛

准妈妈骨盆关节、韧带已为分娩做好了准备，原来固定的骨盆关节，如骶髂关节和耻骨联合变得松动，并有轻度的延展性，骶尾关节也有少许活动度。这时，准妈妈的耻骨可能会比较疼痛。

本月产检项目及注意事项

越到临产，产检越来越频繁，36 周以后大约达到每周 1 次。这时准妈妈要密切留意自己的身体，随时注意身体的细微变化。

■ 产检项目

一般从 32 周开始，产检时便会加入胎心监护，每次约 20 分钟。从怀孕第 37 周开始，每周要做 1 次胎心监护，借助仪器记录下胎宝宝心率的瞬间变化，这是了解胎动、宫缩时胎心反应的依据，同时可以推测出宫内宝宝有无缺氧。此外，血压、体重、宫高、腹围、血常规、尿常规、B 超等仍是例行检查项目。

■ 本月产检注意事项

❶ 妊娠并发症的防治。怀孕期间，常见的并发症有妊娠高血压、子痫前症以及妊娠糖尿病。若病情控制不当，容易导致准妈妈及胎宝宝围产期死亡率与罹病率。所以唯有及早诊断，控制病情，才能母子平安。

❷ 预防早产。定期产检可了解怀孕期间的各种状况，且医生会根据准妈妈的怀孕情况给予最适当的建议和处理。

❸ 监测胎宝宝宫内缺氧情况。医生可通过胎宝宝心电图检查、胎心率电子监护、B 超生物物理评分、多普勒超声脐血流检查等及时发现可能引起胎宝宝宫内缺氧的各种母源性因素并得到及时的诊治。

❹ 做好孕晚期自我保健。重视产前检查有利于对妊娠情况的掌握，接

受医生的指导。发现问题及时得到解决是优生的关键。

贴心提示

一般在9个月的时候，开始进行骨盆测量，以及胎宝宝大小的预测，以确定小宝宝是否能从骨盆中顺利分娩。所以确认胎位是临产前很重要的一项检查，医生会告诉准妈妈宝宝是头先露还是臀先露，看胎位是否正常。这是确定准妈妈在分娩时选择自然分娩还是手术助产的重要依据。

胎心监护要注意些什么

胎心监护是胎心胎动宫缩图的简称，是应用胎心率电子监护仪将胎心率曲线和宫缩压力波形记下来供临床分析的图形，是正确评估胎宝宝宫内状况的主要检测手段。

■ 检查时间

准妈妈应该从怀孕第37周开始每周做1次胎心监护，如有合并症或并发症，可以从怀孕第28～30周开始做。应注意胎心音的节律性是否忽快忽慢等，正常胎心音120～160次/分，如果胎心音160次/分以上或持续100次/分都表示胎宝宝宫内缺氧，应及时治疗。

■ 怎样读懂胎心监护仪

胎心监护仪上主要是两条线，上面一条是胎心率，正常情况下波动在120～160次/分之间，基础心率线一般表现为一条波形直线，出现胎动时心率会上升，出现一个向上突起的曲线，胎动结束后会慢慢下降，胎动计数大于30次/12小时为正常，小于10次/12小时提示胎儿缺氧。下面一条表示宫内压力，只有在子宫收缩时会增高，随后会保持在20毫米汞柱上下。

■ 胎心监护要做哪些准备

胎心监护不用特别准备，准妈妈只要保证胎宝宝在做胎心监护时处于清醒状态就好了。因为对胎宝宝而言，如果他睡着了，是不能进行胎心监护的，否则结果会不准确。

贴心提示

如果做一次胎心监护的结果不太理想，可以适当延长检测时间，或者让准妈妈吸一下氧后再做一次。另外，做胎心监护前准妈妈一定要适当吃点东西，这样才能保持体力，以维持正常的胎动。

准妈妈如何选择分娩方式

在选择分娩方式时，40%准妈妈错误地认为剖宫产比较好，痛苦低还可以保持身材。但事实上并没有哪一种生产方式比较好，而是要看准妈妈的个人状况来决定用哪一种比较好。常见的三种分娩方式：自然阴道分娩、人工辅助阴道分娩和剖宫分娩。那么它们各自的利弊是什么，准妈妈要如何加以选择呢？

如何选择分娩方式

在选择分娩方式前，医院会为准妈妈做详细的全身检查，检查胎位是否正常，估计分娩时胎宝宝有多大，测量骨盆大小是否正常等。如果一切正常，自然阴道分娩是最为理想的分娩方式，是一种正常的生理现象，对准妈妈和胎宝宝都没有多大的损伤，而且准妈妈产后很快能得以恢复，但这种分娩对母婴的要求都较高。如果在自然分娩过程中出现子宫收缩无力或待产时间拖得过长时，可以通过人工辅助阴道分娩，适当加一些加速分娩的药物来增加子宫收缩力，缩短产程。如果胎宝宝太大、骨盆太小、巨婴、前置胎盘、胎位不正的话，就需要采取剖宫产了。

贴心提示

剖宫产属非正常生产，是对正常生理现象的一种损害。剖宫产之后，为了避免感染，产妇需要用一些抗生素。这些抗生素的使用会影响妇女的哺乳，也就是影响孩子的健康。剖宫产还会导致妇科炎症，且准妈妈3年之内不可怀孕否则会产生并发症。所以，若非情况特殊，最好不要采用。

临产的征兆有哪些

接近临产时，准妈妈的身体会有哪些征兆呢？了解了这些征兆，准妈妈便可迅速地掌握生产动向，以便第一时间进产室，避免耽误。

❶ 腹坠腰酸。胎头下降使骨盆受到的压力增加，腹坠腰酸的感觉会越来越明显。

❷ 大小便次数增多。胎宝宝下降，压迫膀胱和直肠，使小便之后仍感觉有尿意，大便之后也不觉舒畅痛快。

❸ 胎动减少。胎动此时不那么明显，不要为此感到不安，这是由于胎位已相对固定的缘故。但如持续12小时仍然感觉不到胎动，应马上接受医生诊断。

❹ 体重增加停止。有时甚至有体重减轻现象，这标志着胎宝宝已发育成熟。

❺ 宫缩。子宫收缩，简称为宫缩。开始时好像是钝性背痛，或者刺痛，向下放射到大腿。随着时间的进展，宫缩可能发生在腹部，更像剧烈的周期性疼痛。

❻ 阵痛，即假宫缩。从孕28周开始，腹部会时常出现假宫缩。如果准妈妈较长时间地用同一个姿势站或坐，会感到腹部一阵阵地变硬，这就是假宫缩，其特点是出现的时间无规律，程度也时强时弱。临产前，由于子宫下段受胎头下降所致的牵拉刺激，假宫缩的情况会越来越频繁。

❼ 见红。从阴道排出含有血液的黏液白带称为“见红”。一般在见红几小时内应去医院检查。但有时见红后仍要等1～2天，有时是数天之后才开始出现有规律的子宫收缩。一般来说，见红后的24小时内就会开始阵痛，进入分娩阶段。但是实际情况是很多人见红后几天甚至一周后才分娩。所以关键在于见红后要观察它的形状、颜色、量等再作判断。

对临产征兆的认识误区

在妊娠后期，大多数准妈妈的身体都会出现或多或少的产前反应。有些我们对其重视有加，有些则被我们忽略掉了。让我们来好好地辨别一下吧。

■ 假阵缩

假阵缩是一种最常出现的临产假象。妊娠最后 3 个月,子宫出现间歇性收缩,这种宫缩有时变得较强烈,所以你可能误认为已进入临产。但是,真正的分娩宫缩发生得很有规律,并且逐渐增强,也更加频繁,所以你应该能够加以辨别。

■ 易被忽略的产前征兆

❶ "胎宝宝要掉下来"。准妈妈感觉好像胎宝宝要掉下来一样,这时胎宝宝的头部已经沉入产妇骨盆。这种情况多发生在分娩前的一周或数小时。

❷ 阴道流出物增加。这是由于孕期黏稠的分泌物累积在子宫颈口,由于黏稠的原因,平时就像塞子一样,将分泌物堵住。当临产时,子宫颈胀大,这个塞子就不起作用了,所以分泌物就会流出来。这种现象多在分娩前数日或在即将分娩前发生。

❸ 水样液体呈涓涓细流或呈喷射状自阴道流出,叫做羊膜破裂或破水。这种现象多发生在分娩前数小时或临近分娩时。羊膜是环绕在胎宝宝周围充满液体的囊袋,在分娩期间的任何时候囊膜都会破裂,于是囊内液体可能突然大量涌出,但因为胎宝宝的头部已经进入骨盆腔,阻塞了它的涌出,所以更多见的是液体一滴滴地流出来。

❹ 有规律的痉挛或后背痛。这是子宫交替收缩和松弛所致。随着分娩的临近,这种收缩会加剧。由于子宫颈的胀大和胎宝宝自生殖道中产出,疼痛是必然的。这种现象只是发生在分娩开始时。

胎膜早破怎么办

胎膜早破多发生在临产前,对胎宝宝及准妈妈有极其严重的影响。据统计其发病率占分娩总数的 10%左右。准妈妈应该高度警惕,正确的处理方法就是去医院尽快地处理。

未足月的胎膜早破征兆及症状是阴道中分泌液体的涌漏,当准妈妈躺下时这种状况相对明显。对阴道分泌液进行检测发现宫颈呈碱性,而不是酸性,这可能是阴道分泌物或尿道中尿液病情的体现。

胎膜早破必须住院，卧床休息，抬高床尾，以防脐带脱垂；严密观察羊水性状及胎心情况，防止胎宝宝窘迫的发生；破膜超过 12 小时的，医生会酌情给予抗生素预防感染。还应根据具体情况，进行相应处理：

❶ 胎膜早破接近预产期，胎宝宝已成熟，如果无胎位异常、骨盆狭窄、脐带脱垂，胎宝宝先露部较低者，多不影响产程进展，可自然经阴道分娩。

❷ 破膜 24 小时尚未临产者，如果无胎位不正及头盆不称，可行引产，如服用蓖麻油炒鸡蛋等。如果感染情况不能完全排除，胎位不正，有胎宝宝窘迫等情况存在，应立即剖宫产，手术后使用抗生素预防感染。

❸ 胎膜破裂距预产期尚远，胎宝宝不成熟，准妈妈迫切要求保胎者，医生可在排除感染的情况下进行保胎治疗。一旦发现胎心不规律，或有感染可能，应听从医生的建议终止妊娠。

贴心提示

预防医学研究表明，早期未发育完全的膜破裂有时是由营养缺乏所导致的，因此营养膳食能帮助避免该状况的发生。阴道感染，特别是细菌性阴道炎，也能导致未足月胎膜早破的发生。因此，注意提防并治疗此类感染能有效地进行预防。

发生急产时怎么办

医学上对急产的界定为：初产妇，每小时子宫颈扩张的速度大于 5 厘米；经产妇，每小时子宫颈扩张速度大于 10 厘米；或从有产前阵痛到完成分娩，只用了少于 3 小时就是急产。

急产的危害

对准妈妈：急产时子宫急而快的收缩容易引起产道撕裂、产后出血和产后感染等，如果破裂的程度严重，对准妈妈会有很大影响。

对胎宝宝：由于急产时宫缩过强、过快，准妈妈没有间隔的子宫收缩，会使胎盆血液循环受阻，胎宝宝在子宫内缺氧，很容易造成窘迫，甚至窒息死亡。胎宝宝过快出生，还可导致其不能及时适应外界的突然变化，造成颅内血管破裂出血，影响孩子日后的智力发育。

■ 急产的诱因

❶ 早产。孕 29～36 周，多见于 18 岁以下或 40 岁以上的准妈妈。

❷ 准妈妈患有贫血、甲亢、高血压等疾病。

❸ 胎宝宝过小、双胎、胎位不正、胎盘异常，没有做常规产前检查等。

❹ 接近临产时乘坐车船，过度劳累，运动量大等。

■ 发生急产时怎么办

在非医疗场所发生急产来不及去医院时，准妈妈及家人要谨记以下几点：

❶ 叮嘱准妈妈不要用力屏气，要张口呼吸。

❷ 因地制宜准备接生用具，包括干净的布、用打火机烧过消毒的剪刀、酒精等。

❸ 胎宝宝头部露出时，用双手托住头部，注意千万不能硬拉或扭动。当肩部露出时，用两手托着头和身体，慢慢地向外提出，等待胎盘自然娩出。

❹ 胎宝宝出生后，做好保暖工作，并用干净柔软的布擦净婴儿口鼻内的羊水。不要剪断脐带，将胎盘放在高于宝宝或与宝宝高度相同的地方，然后尽快将准妈妈和宝宝送往医院。

高龄初产准妈妈的产前保健

所谓高龄初产准妈妈，指的是怀孕时超过 34 岁的初产准妈妈。高龄准妈妈孕期容易并发高血压、心脏病、肾脏病、糖尿病等疾病，并且容易产生早产、胎盘早期剥离等现象，所以，高龄初产的准妈妈一定要在孕期做好保健。

■ 食物

高龄初产准妈妈容易发胖，体重过度增加容易并发妊娠糖尿病等，给分娩也带来困难。所以高龄准妈妈要控制好饮食，在保证母婴所需的热量供给的同时，避免过高热量补充。日常多吃绿色蔬菜，注意蛋、奶、肉类的摄入量。饮食以清淡均衡为主。

■ 运动

高龄准妈妈不宜做过于激烈的运动，也不能抬重物；走路散步是最好的运动，孕妇体操也是不错的选择；能不爬楼梯就不爬楼梯。

■ 休息

高龄初产准妈妈因年龄关系容易疲劳，所以要注意充分休息，保证足够的睡眠时间，同时要注意保持心情舒畅，情绪稳定。

■ 产检

定期做产前检查，做到早预防、早诊断、早治疗。比如在孕早期应及时做产前筛查或产前诊断，在孕晚期应遵医嘱增加产前检查的次数等。必要的时候，还应遵医嘱做羊膜穿刺检查、糖筛等。

最后，建议高龄初产准妈妈选择设备完善、条件好的医院进行分娩。

孕晚期需要刻意增加饮食量吗

从怀孕第 8 个月开始到临产前，胎宝宝的身体长得特别快，他的体重通常主要是在这个时期增加的。所以准妈妈一定要合理地安排好饮食，但不能刻意增加饮食量，否则会使胎宝宝长得太大，容易导致巨大儿，在出生时造成难产。

■ 多吃体积小、营养高的食物

准妈妈应选择体积小、营养价值高的食物，避免吃体积大、营养价值低的食物，以减轻胃部的涨满感。

多吃含有优质蛋白质的蛋、牛奶、肉类以及豆制品等，注意营养均衡。饮食量不需要刻意地增加，按照以前的饮食结构就已经足以为胎宝宝提供足够的营养，不用担心会营养不足。

■ 多吃含膳食纤维的食物

孕晚期，逐渐增大的胎宝宝给准妈妈带来负担，准妈妈很容易发生便秘。由于便秘，又可发生内外痔。为了缓解便秘带来的痛苦，准妈妈应该注意摄取足够量的膳食纤维，以促进肠道蠕动。全麦面包、芹菜、胡萝卜、白薯、土豆、豆芽、菜花等各种新鲜蔬菜水果中都含有丰富的膳食纤维，准妈妈可在这个月适当地多摄入这些食物。

贴心提示

这阶段准妈妈往往因为心理紧张而忽略饮食，不少准妈妈会对分娩过程产生恐惧心理，觉得等待的日子格外漫长。这时准爸爸要帮助准妈妈调节心绪，做一些准妈妈爱吃的食物，以减轻心理压力，正常地摄取营养。

临近预产期如何补铁

接近预产期，准妈妈和胎宝宝的营养需要量都在猛增，许多准妈妈开始出现贫血症状。铁是组成红细胞的重要元素之一，所以，越临近预产期，越要注意铁元素的摄入。准妈妈可以常吃以下几道菜来补铁。

红白豆腐

材料：猪血（或鸭血）豆腐 200 克，豆腐约 200 克，葱、姜适量，高汤 1 碗，水淀粉 2 大匙。

调料：植物油、盐、味精适量。

做法：

❶ 将猪血、豆腐洗净，切块。

❷ 起锅热油，放入葱段和姜片煸炒，加入高汤。

❸ 放入豆腐、猪血炖煮，汤汁渐浓的时候加入盐、味精，再用淀粉水勾芡即可。

胡萝卜鸡肝汤

材料：鸡肝 1 副，胡萝卜 1 根。

调料：盐少许。

做法：

❶ 将胡萝卜洗净切片，放入清水锅内煮沸。

❷ 投入洗净的鸡肝煮熟，以盐调味即成。

猪血菠菜汤

材料：猪血1条，菠菜250克，葱1根。

调料：植物油、盐、香油各适量。

做法：

❶ 猪血洗净、切块；葱洗净，葱绿切段，葱白切丝；菠菜洗净，切段。

❷ 锅中倒1小匙油烧热，爆香葱段，倒入清水煮开。

❸ 放入猪血、菠菜，煮至水滚，加盐调味，熄火后淋少许香油，撒上葱白即可。

贴心提示

烹饪时使用铁锅、铁铲有利于补铁，而且使用铁锅烹饪时，加入酸味食物能够使活性铁的吸收率增加10倍。因此，用铁锅烹饪食物时，西红柿酱、醋都是很好的调料。

入院待产时的饮食要点有哪些

分娩相当于一次重体力劳动，能量消耗大，准妈妈一定要有足够的能量供应才行。如果准妈妈营养不足，会影响宫缩，使产程进展缓慢，甚至造成难产，还可能因体力消耗，出现酸中毒，造成胎宝宝宫内窘迫。那么入院待产时准妈妈要怎么安排自己的饮食呢？

■ 摄取易消化，高热量食物

临近分娩，准妈妈消化功能减弱，消耗增加，加之宫缩的影响，食欲不振，所以宜摄取易消化，高热量、少脂肪、有丰富碳水化合物的流质或半流质饮食。碳水化合物在胃中停留时间比蛋白质和脂肪短，不会引起准妈妈的不适感。而且这类食物容易消化吸收，在体内的供能速度快。如稀饭、面

条、糖粥等以增强体力，并注意补充足够的水分，以免引起脱水。

■ 吃一些含糖水果

待产时由于阵痛频发，准妈妈出汗多，体力消耗大，如果不好好进食，容易引起脱水。这时准妈妈可以吃一些水分多的含糖水果，如西瓜、葡萄等，一方面解渴，另一方面其中的糖分可直接供应能量。如果这些准妈妈不愿意吃，为了补充水分和能量，还可以通过输入葡萄糖、维生素来补充能量。

贴心提示

待产的过程中吃得少没有力气承受频繁的宫缩，吃得太多又会加重胃肠道的负担，引起消化不良等。因此要少吃多餐，这样才能一直保持着较好的体力。

吃哪些食物有助于自然分娩

临产前正常子宫每分钟收缩3～5次，正常产程约需12～16小时，总共约需消耗热量2.6万焦耳，相当于跑完1万米所需要的能量。这些被消耗的能量必须在产程中加以进补，分娩才能顺利进行。

■ 吃高蛋白、半流质、新鲜而且味美的食品

临产前，准妈妈一般心情比较紧张，不想吃东西，或吃得不多，所以，要求食品的营养价值高和热量高，如鸡蛋、牛奶、瘦肉、鱼虾和豆制品等。同时，要求食物应少而精，防止胃肠道充盈过度或胀气，以便顺利分娩。分娩过程中消耗水分较多，因此，临产前应吃含水分较多的半流质软食，如面条、大米粥等。

■ 巧克力适合准妈妈产前食用

巧克力体积小，发热多，很符合准妈妈产前的生理需要。它含有能很快被吸收利用的优质碳水化合物，其被吸收利用的速度是鸡蛋的5倍；而且，它富含准妈妈产前十分需要的微量元素和维生素、铁及钙等，可以加速产道创伤的恢复，还能促进母乳的分泌，增加母乳的营养成分。

贴心提示

最后1个月里，准妈妈必须补充维生素B_1。如果维生素B_1不足，容易引起准妈妈呕吐、倦怠、体乏，影响分娩时子宫的收缩，使产程延长、分娩困难。谷类、豆类、花生、畜肉及动物内脏含维生素B_1很多，可以做为准妈妈维生素B_1缺乏的补充来源。

准妈妈孕晚期补充营养易走哪些误区

由于传统观念和营养知识不足等多种原因，准妈妈补充营养的过程中，常常会不经意地走入一些误区，导致了不必要的麻烦。

■ 以保健品代替正常饮食

为了加强营养，一些准妈妈每天要补充很多营养品，如综合维生素、钙片、铁剂等等，营养品大都是强化某种营养素或改善某一种功能的产品，单纯使用无法替代普通膳食的营养均衡。

■ 一人补充两人的营养

不少准妈妈怀孕后，就努力开始增加食量，希望借此来满足胎宝宝的营养需要。其实，怀孕的准妈妈即使进食量加倍，也不等于胎宝宝在准妈妈的肚子里就可以吸收所有准妈妈比以前多吃的那些食物的全部营养，准妈妈多吃的那部分，很可能大都变成了自己身上的肥肉。胎宝宝的营养是否够，关键在于准妈妈对食物的科学性选择，而不是靠盲目多吃来达到。

■ 多吃菜、少吃饭

有的准妈妈认为菜比米饭更有营养，就多吃菜、少吃饭。这种观点是极其错误的，米饭、面等主食，是准妈妈能量的主要来源，一个孕中、晚期的准妈妈一天应摄入400～500克的米面及其制品。

■ 多喝骨头汤补钙

为了补钙，有的准妈妈便按照老人的指点猛喝骨头汤。其实，喝骨头汤补钙的效果并不理想。骨头中的钙不容易溶解在汤中，也不容易被人体的肠胃吸收，喝了过多骨头汤，反而可能因为油腻，引起不适。

贴心提示

准妈妈在选择营养品时，主要该考虑的是自己的身体是否需要进补，最好先咨询一下有经验的产科医生。有些营养品如果不适合准妈妈服用，会带来一定的危害。

准妈妈吃加餐需要注意什么

进入到孕中期之后，准妈妈的食欲会大增。很多准妈妈在正餐的时候吃得不多，剩下的一部分量就只能放在加餐的时候吃。准妈妈在加餐的时候，一定要注意安排好加餐时间、摄入量及食物的选择。

准妈妈一般在正餐后 2.5～3 个小时就可以加餐了，加餐的食物可以稍微丰富一点，但一定要稍微有一点主食即粮食类的东西，如全麦面包或者燕麦片等，这是加餐的基础。另外，再加一些奶类、水果以及坚果。

■ 牛奶或酸奶

准妈妈每天可以饮用 500 毫升牛奶，建议分两次喝完。早上喝一杯，临睡之前喝一杯。

■ 新鲜水果

准妈妈每天可食用的水果量以不超过 500 克为宜，并且应尽量少吃含糖量丰富的水果，以免导致肥胖。不少准妈妈吃不下那么多水果，可以用榨汁机将水果榨汁，喝起来美味又轻松。

■ 坚果

坚果是准妈妈补充微量元素的良好食物。但不论哪种坚果，每天的进食量也不宜过多，建议一天吃上 3 次，每次一小把即可。坚果类的食物加餐的时候注意，不要做成琥珀核桃或者糖蘸花生米，人为加很多糖分。

■ 其他食品

除上述食物外，准妈妈还可以将煮鸡蛋、牛肉干、鱼片干、豆腐干、全麦饼干、青稞粉、藕粉都增添到加餐的食谱中。

贴心提示

准妈妈加餐不要选择市售含添加剂的饮料、膨化食品、腌制食品做为加餐食物(如薯片、豌豆脆、腌制的火腿、香肠等),这些食物中含有对胎宝宝不利的有害成分。

临产前准父母要做哪些准备

预产期前后的2星期分娩,都属于正常情况。所以在这个日期临近前,孕晚期的准父母一定要做好充分的准备,全面进入备战状态。

■ 做好精神准备

由于现在的准妈妈多是初次生产,因而在生产前后都没有经验,所以都会自然而然地产生紧张、焦虑等心理。不少准爸爸也觉得自己无所适从,比准妈妈更紧张。这就要求准父母要多阅读孕产相关图书或参加产前培训班,对分娩过程有一定的认识,不应有过多的害怕和恐惧,要相信只要与医院、助产人员密切配合,这个过程是不太难的。

■ 联系好住院事宜

为了防止医院妇产科的床位紧张,准妈妈必须要提前联系好住院事宜。此外,由于分娩的时间很难预测,最好要在预产期到来之前就设计好去医院的几种方案,以便在紧要关头保证准妈妈能顺利平安地抵达医院。

■ 按时产检

一般到了孕晚期,体检的次数会变得频繁,准妈妈一定要坚持按时去体检,关注每一次检查的结果,以便及时发现异常,及时解决。

■ 经常按摩身体

按摩可以刺激身体皮肤内的神经末梢，增进血液循环，缓解肌肉疲劳。对于做不到的地方可以请准爸爸帮忙。

■ 准备好待产包

准妈妈要把之前准备好的物品装包，放在随取随用的地方，方便入院后取用。

贴心提示

准妈妈孕晚期不要单独一个人外出，如果一定要单独外出，手机一定要随身带，以防有紧急情况出现的时候好与家人取得联系。

待产包里要准备哪些用品

在即将到来的这 1 个月里，分娩可能随时发生，准妈妈的待产包需要提前做好准备，那样无论什么时候临产，都可以立刻拎起包包去医院。

■ 待产包里的妈妈用品

❶ 梳洗用具。尽量备一些小型的、便于携带的洗漱用具。牙膏、牙刷、漱口杯；香皂、洗面奶；洗脸毛巾 3 条（分擦脸、擦身体和擦下身），擦洗乳房的方巾 2 条、；小脸盆 2 个，洗下身的脸盆 1 个；梳子、镜子、发卡。

❷ 衣物。一般从待产到生产后出院有好几天，要准备好妈妈的衣裤、帽子和哺乳内衣。

❸ 卫生用品。卫生纸最少 2 卷、产妇卫生巾 1 包。

❹ 笔记本和笔。记录阵发性腹痛情况，包括阵发性腹痛时的状况和时间间隔。

❺ 点心及巧克力。准妈妈在宫缩较弱的时候，可以吃一些自己喜欢吃的点心，补充体力。

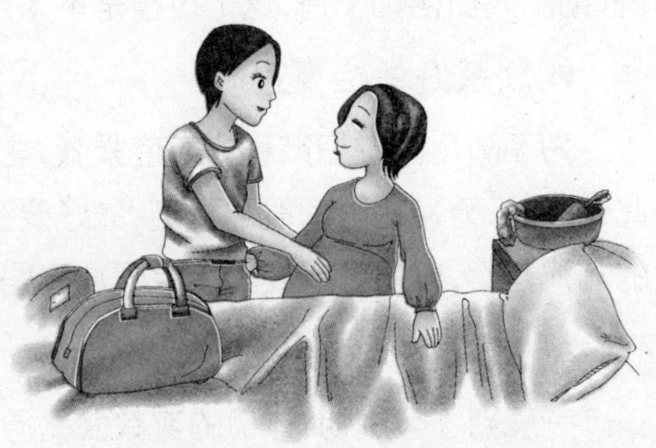

■ 待产包里的宝宝用品

❶ 衣物。包被、婴儿服、围嘴，这些是最基本的。

❷ 哺乳用品。奶粉、奶瓶、奶瓶消毒器以及供宝宝吃奶、喝水时垫在下巴底下的小方巾等。

❸ 清洁用品。纸尿裤 1 包、湿纸巾 2 包、大浴巾和小毛巾各 1 条、护臀霜 1 支。

■ 其他物品

❶ 证件。一般办理入院所需的证件包括：准生证、孕妇围产保健手册、医保卡、围产期保健卡、献血证(如果准妈妈以前曾献过血)以及夫妻双方的身份证等。

❷ 现金、银行卡。两者都需要准备，并提前了解医院的支付方式。

❸ 纪录用品：录音机、数码相机等。为妈妈、宝宝拍照和摄像留念，这些都是最有纪念意义的。

贴心提示

准妈妈也可以咨询一下医院，有的医院会为准妈妈准备得很全面不必自己单独购买。

准爸爸如何照顾临产的准妈妈

当准妈妈在孕育新生命时，准爸爸也满怀喜悦的心情等待宝宝的降临。准爸爸除了要帮助准妈妈整理好待产包，还应给准妈妈带去最大的帮助，关心准妈妈的情绪变化，鼓励其自然分娩的信心，分担准妈妈的辛苦。

■ 帮助准妈妈调节环境

在分娩前后，大多数准妈妈都希望自己处在一个舒适的环境下。去医院时，准爸爸也可以带上一些让她心理安慰的东西，比如她喜欢的娃娃、衣服、小摆设等等，让她即使在医院里，也能感觉到家的温馨。在预产前准爸爸还应陪伴准妈妈一起参观医院待产室、产房、母婴同室，与医务人员认识，这样可以减少准妈妈入院时的陌生感和紧张情绪，可以增加与医务人员之间的亲切感和信任感，有利于分娩的顺利进行。

■ 给予准妈妈积极的心理暗示

作为准妈妈精神上的支持者，准爸爸一定要经常给予准妈妈积极的心理暗示，让她积极地面对这个自然的生理过程。

准爸爸要经常给准妈妈带来好消息，不要去听信别人说的某某人生孩子的时候痛得死去活来，这些往往是在事后被扩大的。同时，准爸爸要多把正确、实用的生育知识告诉准妈妈。平时可以向那些有着顺利分娩经验的人请教，并把这些好的消息带给准妈妈。

贴心提示

第一次迎接新生命，任何人都会感到紧张。然而，在准妈妈面临分娩时，作为她的精神支柱，准爸爸如果自己先紧张起来，就一定会影响到准妈妈的情绪，使她更加不安、惶恐。因此，准爸爸一定要学会放松自己，给予准妈妈最大的安慰与支持。

准妈妈这时可以做哪些有助顺产的运动

临近分娩，准妈妈的行动越来越不便，但是，准妈妈还是可以做一些简单的有助于顺产的运动。

■ 伸懒腰

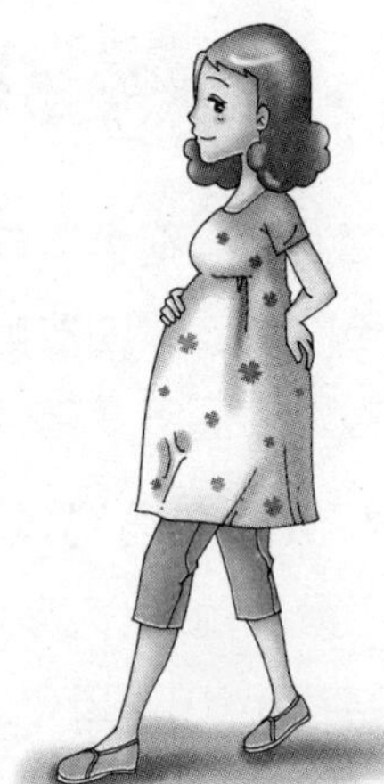

准妈妈跪在地板上或者床上，双手和膝盖撑地，把腰向上拱起然后再放平，然后再拱起、放平，交替进行，宫缩时摇晃臀部。当准妈妈在做这个动作时，胎宝宝受到的压力是最小的，动脉和脐带也不会受到任何压力，要比一直躺在床上感觉好得多。

■ 多走动

别小看这一步步的走动，这样小幅度的运动能帮助准妈妈顺产。此时宝宝的头部已经入盆，是一个向下的状态，准妈妈多走动可以帮助宝宝持续这样的状态，也有助于锻炼自己的体力，为分娩时积蓄产力，有助生产的顺利进行。

■ 身体前倾

在桌子或者床(如果能升降,就把高度调到最高)上放置一枕头,身体前倾,随意地趴靠在枕头上,当宫缩来的时候就摇晃臀部。因为是跪立的姿势,所以重力会起到一定的加速产程的作用。而且在疼痛难忍的宫缩到来时靠在柔软的物体上会感觉非常舒适,更容易使自己放松。

贴心提示

临近预产期,准妈妈身体越来越沉重,行动也越来越不方便了,此时准妈妈做运动时身边一定要有人陪伴。一来防止因为身体不便出现的一些闪失,如摔跤、站立不稳,或者因孕期不适而造成的突发状况等;二来有人陪伴可以照顾到准妈妈的情绪,缓解产前的压力和不适。

准妈妈准备到外地分娩应注意什么

不少准妈妈由于种种原因需要到外地分娩,临产前去外地要提前做好准备。

■ 选择交通工具的原则

能乘坐火车最好不乘坐汽车和飞机;能乘坐飞机,最好不乘坐轮船;能乘坐江轮,最好不乘坐海轮。最好不选择夜车。

■ 时间

长途旅行可能发生早产,加之进入第 10 个月中期(38 周),随时都有可能分娩。所以准妈妈最晚要在距离预产期 4 周前赶到准备分娩的目的地,这样不但避免途中可能动产的危险,还能为在异地分娩做好充分的准备。

■ 外出前去医院做检查

准妈妈在外出前要到医院进行最后 1 次检查,并将去外地分娩的事告诉医生,请医生确定动身日期和提醒注意事项。

■ 带齐需要的物品

即使是比较近的旅途,也要做好充分准备,带全途中所需物品。尤其不要忘记母子健康手册、产前检查记录册以及所有与妊娠有关的医疗文件和记录。

■ 途中必须有人陪护

准妈妈去外地必须有亲人或医护人员陪同，以免中途发生突发情况措手不及。

贴心提示

准妈妈到了目的地，应尽快去准备分娩的医院，把产前检查记录拿给医生看，让医生了解准妈妈的整个妊娠过程，检查目前的情况，制订未来的分娩计划。

准妈妈什么时候入院待产好

一般来说，准妈妈怀孕 40 周，即到了预产期，不管是否有临产先兆，都应住院待产，在医院监测胎心，检查胎盘功能等。

当然，如果准妈妈家里离医院特别近，而且交通很方便，也可以等到有临产征兆后入院。大多数准妈妈在分娩前 24 小时至 48 小时会经阴道排出少量血性黏液，叫做“见红”，见红后不久就会出现第一次宫缩。起初的宫缩并不强烈，但随着时间的推移，宫缩会越来越规律，宫缩的间隔也会越来越短，持续的时间越来越长。这时，准妈妈会感觉到由腹部放射到腰部的疼痛，往往是一阵接着一阵地往上涌，接着又向四周扩散。这就是人们所说的“阵痛”。当确定阵痛开始时，就应该马上去医院了。

■ 哪些准妈妈需要提前入院

如有下列情况的准妈妈均应提前 1～2 周入院。

❶ 准妈妈未到预产期但是身体有不适感。

❷ 过去有不良分娩史，如习惯性流产、早产、死胎、死产、新生儿死亡等。

❸ 多胎妊娠，即一次妊娠同时有 2 个或 2 个以上胎宝宝。

❹ 估计分娩有异常的准妈妈，如头盆不称、臀位、横位以及有剖宫产史的准妈妈。

❺ 妊娠中发生病理变化，如妊娠高血压综合征、前置胎盘、胎盘早期剥离、羊水过多等。

❻ 婚后多年初孕、高龄初产、不孕经治疗后才妊娠的准妈妈。

❼ 准妈妈原有严重疾病的：如糖尿病、心脏病、肾炎、原发性高血压、结核病、血液病、肝炎等。

❽ 妊娠期合并其他疾病，如风湿性心脏病、病毒性肝炎、甲状腺功能亢进、缺铁性贫血等。

贴心提示

过早入院待产，在医院中吃住不习惯特别是睡眠不充足，反而会给待产的准妈妈带来负面的影响。

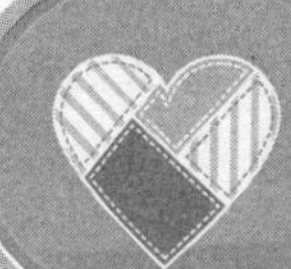

成功胎教与情绪调节

如何根据情境选择胎教音乐

大多数人认为准妈妈听的音乐应该以轻柔的为主，实际上，胎教音乐应该更加多元化一些。因为不同的旋律、不同的节奏对应了不同的心境，也会带给胎宝宝不一样的感受和影响。

■ 根据情境选择胎教音乐

情境	胎教音乐
早晨睡醒后	早晨睡醒，懒懒的，此时听一听约纳森的《杜鹃圆舞曲》吧，让胎宝宝也跟着妈妈从慵懒的睡眠中慢慢醒来。
要发脾气时	准妈妈有情绪要发怒时，听一听贝多芬的f大调第六交响曲《田园》吧，在细腻的乐曲中享受宁静，慢慢地心绪就平静下来了。

续表

情境	胎教音乐
心情烦躁时	心里总觉得焦躁不安，别想其他的，打开音响，听听德沃夏克的e小调第九交响曲《自新大陆》第二乐章，音乐会为准妈妈抚平焦躁的心情。
心情不愉快时	遇到不愉快的事情，别沉浸在悲伤的情绪中了，听一听约翰·施特劳斯的《维也纳森林的故事》，让静谧的森林安慰你吧！
运动时	准妈妈运动时可以来点音乐助助兴，老约翰·施特劳斯的《拉德斯基进行曲》，会让准妈妈在激情澎湃中感受无限活力！

贴心提示

世界是多元的，让胎宝宝接触多元的艺术，不同演奏形式、不同艺术风格的乐曲，可以让胎宝宝在音乐的海洋中汲取营养，培养艺术潜能。

准妈妈如何做心理体操

临近分娩，各种压力也会从不同的方向朝准妈妈走来，既有心理方面的压力，也有身体方面的压力，如何从压力的包围中突围呢？准妈妈有必要学习一些新的技巧，例如做“心理体操”，可以帮助准妈妈从容应对一些必然会出现的难题。

布置一个温馨的环境

在房间的布置上，有必要作一些小小的调整。如果以前是一个典型的两人世界的话，现在可适当添一些婴儿用的物品，让那些可爱的小物件随时提醒准妈妈：一个生命即将来到身边！同时，准妈妈还可以在一些醒目的位置贴一些美丽动人的画片，如把喜欢的漂亮宝宝的照片贴在卧室里。

通过语言传递心声

每天花几分钟的时间同宝宝说几句悄悄话，比如“宝贝，我爱你”，“你知道吗？我是你的妈妈”等等。

■ 接受音乐的洗礼

音乐不仅能促进胎宝宝的身心发育，对准妈妈本身也能起到一定的放松作用。准妈妈每天花 20 分钟静静地接受音乐的洗礼吧，想像音乐正如春风一般拂过脸庞，如早晨的阳光一样温暖，准妈妈的精神状态一定会达到最佳点。

■ 与幽默亲密接触

笑是人生极大的生活享受。准妈妈不妨多多为自己创造能使自己开怀大笑的机会。欣赏喜剧，看一些幽默、风趣的散文和随笔，还可以收集一些幽默滑稽的照片，每天欣赏 1 次。

■ 记心情日记

每天都写上一段日记，记录每天的感动。这是一份长久的纪念，将来的某一天，准妈妈也许会与宝宝一起来重温这些精彩的片断。这些珍贵的细节，将使大家获得更多的快乐。

贴心提示

准爸爸有意识地收集一些笑话、好玩的传闻，在餐桌上发挥一下他的喜剧才华，让准妈妈经常开怀大笑。

导致产前焦虑有哪些原因

准妈妈产前焦虑的现象很普遍，准妈妈的焦虑情绪不但对自身健康有很大的危害，也会给胎宝宝健康带来极大的危害。那么，到底是哪些原因导致了准妈妈产前焦虑呢？

❶ 缺乏经验。大多准妈妈是初产妇，缺乏对生产的直接体验。从电视、报刊等媒体上又耳闻目睹了许多他人生产的痛苦经历，考虑到自己也将经历这个过程，心中不免焦虑。

❷ 对胎宝宝性别的忧虑。城市人对生男生女大多能正确看待，但在人的潜意识里仍有某种对胎宝宝性别的好恶，或家人对生男生女比较在意。不知胎宝宝性别，心中不免打鼓。

❸ 担心宝宝的健康。虽然做过多次检查，但检查毕竟是通过机器

和各种化验，有些胎宝宝存在健康问题不能查出，准妈妈会对此焦虑，怕生出个不健康的宝宝。特别是患有妊娠高血压综合征、妊娠合并心脏病等产前并发症的准妈妈，由于自身健康存在问题，同时也怕殃及胎宝宝，更易焦虑。

❹ 身体不适。由于到孕晚期各种不适症状加重，如出现皮肤瘙痒，腹壁皮肤紧绷，水肿等不适，使心中烦躁，更易因此焦虑。

❺ 缺乏交流。由于行动不便，整日闭门在家，缺乏交流，注意力集中到种种消极因素上，加重焦虑。

❻ 亲人的过分担心。准妈妈的产前焦虑情绪，有很大一部分来自于亲人的过分担心。身边亲人的紧张很容易传染给准妈妈，容易加重准妈妈的心理负担。

产前心理焦虑有哪些危害

据调查显示，约有98%的准妈妈在妊娠晚期会产生焦虑心理。

■ 准妈妈产前焦虑的危害

❶ 产前严重焦虑的准妈妈剖宫产及阴道助产率比正常准妈妈高1倍。

❷ 严重焦虑的准妈妈常伴有恶性妊娠呕吐，并可导致早产、流产的情况。

❸ 准妈妈的心理状态会直接影响到分娩过程和胎宝宝状况，比如易造成产程延长、新生儿窒息，产后易发生围产期并发症等。

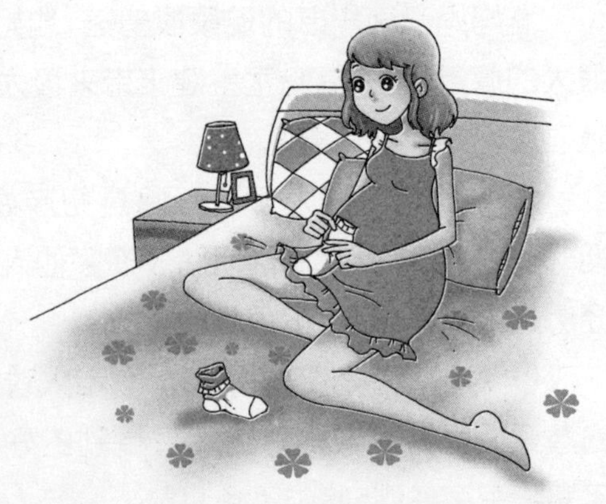

❸ 焦虑会使准妈妈肾上腺素分泌增加，导致代谢性酸中毒引起胎宝宝宫内缺氧。

❹ 焦虑还可引起植物神经紊乱，导致产时宫缩无力造成难产。由于焦虑，得不到充分的休息和营养，准妈妈生产时会造成滞产。

准妈妈如何自我调节

❶ 学习有关知识，增加对自身的了解，增强生育健康宝宝的自信心。

❷ 有产前并发症的孕妇应积极治疗并发症，与医师保持密切关系，有问题时及时请教保持良好情绪。

❸ 和一些妈妈们多交流，讨教一些经验。

❹ 纠正对生产的不正确认识。生育能力是女性与生俱来的能力，生产也是正常的生理现象，绝大多数女性都能顺利自然地完成。

❺ 临产前做一些有利健康的活动，如编织、绘画、唱歌、散步等。

贴心提示

在妊娠最后阶段，准妈妈常表现为心理依赖性强，希望寻求保护，引起他人重视。准妈妈可能会喋喋不休，这是宣泄不良情绪的合理渠道。此时准爸爸要理解准妈妈情绪上的波动，耐心倾听准妈妈诉说，给予准妈妈精神上的鼓励和安慰。

如何用胎教来放松心情

孕后期，准妈妈时常出现焦虑情绪，建议准妈妈用各种胎教方法来缓解这种负面情绪，让心灵得到放松。

接触大自然

每天清晨，准妈妈在睁开眼睛之前，先聆听一下窗外的声音：风声、鸟鸣，又或是雨点敲打窗棂的声音；起来后，看看窗外大自然的景色，这些来自大自然的天籁和美景会彻底让准妈妈的心情放松。

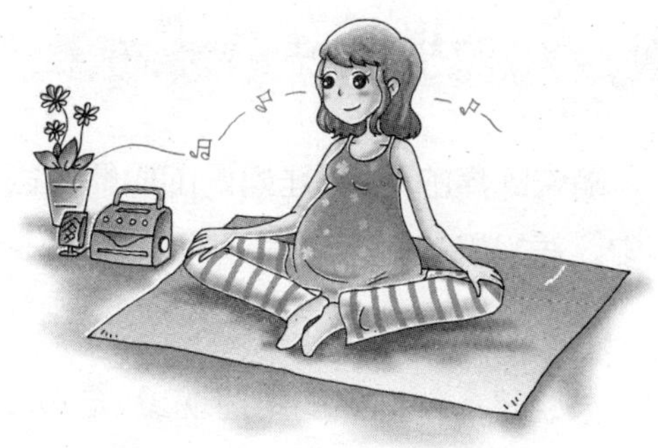

■ 想象

想象是一种很好的消除紧张的方法，当然，前提是准妈妈要想象一些“美好的事情”，或是“美好的事物”。比如，想象一下“宝宝”未来的样子；自己和丈夫恋爱时快乐温馨的场景等等。

■ 听音乐

准妈妈可以采取一种自己觉得最舒服的姿势，躺在床上，或者靠墙而坐，静静地聆听自己喜欢的音乐，让自己的情感充分融入音乐的美妙意境中去。准妈妈也可以选择一些活泼有趣的儿歌、童谣，并跟着轻轻哼唱，这样心情会很轻松。

■ 大声唱歌

准妈妈大声唱歌，歌声不仅能平复心中的焦虑，而且对于胎宝宝来说也是很好的胎教。

■ 按摩

对于许多女性而言，全身按摩能减少压力，达到真正的放松，特别是怀孕期间，按摩不仅有助于缓解准妈妈的身体酸痛，减少手脚肿胀，而且能够平静准妈妈的神经，提高睡眠质量。

贴心提示

在听音乐时，要拒绝那些声音嘈杂，节奏太快的音乐，它们既不适合准妈妈冥想，消除焦虑的情绪，也不受胎宝宝的欢迎。

如何消除产前紧张

随着阵痛的开始，准妈妈的心情也会不由得紧张起来，也会有些害怕和不安。准妈妈该如何消除这种情绪呢？

■ 主动稳定自己的情绪

分娩是一种自然的生理现象，是每一个健康的育龄准妈妈完全能够承受得住的。分娩时子宫会一阵阵地收缩，准妈妈就会感到一阵阵腹部和腰部的胀痛不适。但这种疼痛大多本不是那么严重，而由于准妈妈精神紧张，对分娩恐惧，使疼痛感加强了。如果准妈妈从分娩开始就泰然处之，疼痛就不会那么严重了。

■ 相信现代医疗技术

现在分娩的安全性比过去大大提高了。在医院里分娩,准妈妈的生命危险接近于0。万一发生自然产困难的情况,在有危险时,医生会马上采取措施。而目前手术的成功率已接近100%。所以,准妈妈无由的顾虑是不必要的,要满怀信心地分娩。

■ 意念预产法

准妈妈在心里想象自己的产程。准妈妈慢慢地呼吸,想象现在自己正坐在舒服的产房里,全身放松。阵痛开始了,有点痛,不过还能接受,准妈妈正在按照产前训练学到的方式进行呼吸,子宫颈张开得更大了,宝宝的头这时已经出来了……这种用思维进行生产的预演的方法,可以缓解准妈妈的紧张情绪。

贴心提示

准妈妈最好在身体状态较好,头脑清晰的时候进行意念预产法的练习,尽量让自己深入真实的情境中,将生产的过程在想象中进行一遍,大概需要1个小时,不要时间太长,时间一长,准妈妈身体疲惫,很容易睡着了。

如何巩固胎教成果

怀孕的最后一个月,准妈妈的胎教训练可不要停滞,这是巩固胎教成果的最好时机。

■ 坚持各种胎教训练

怀孕晚期,准妈妈身体很沉重,行动不便,但是不能因此而放弃孕晚期的胎教训练。如果因此而放弃胎教训练,不仅影响前期训练的效果,而且影响准妈妈的身体与生产准备。前期进行的胎教训练,对胎宝宝进行了各种有益刺激,胎宝宝对种种刺激已形成了条件反射,为了这种条件反射,孕晚期准妈妈更应坚持各项胎教内容。

■ 巩固胎教成功的方法

若原来采用的主要是音乐胎教，那么最后一个月要坚持陪胎宝宝听音乐，在乐曲的选择上也要有一定的变动，适当地增加一点难度，较前几个月胎教时间可适当延长。

颜色胎教同样要坚持，用颜色继续刺激胎宝宝的感官，形成条件反射，也有利于胎宝宝出生后更好地接受和学习这个世界。

另外，此阶段，胎宝宝各器官、系统发育逐渐成熟，对外界的各种刺激反应更为积极，例如：当用光源经过准妈妈腹壁照射胎宝宝头部时，胎头可转向光照方向，并出现胎心率的改变，定时、定量的光照刺激是这个时期巩固胎教成果的重要内容。

贴心提示

孕晚期，准妈妈虽然身体行动不便，但是也要坚持适当的运动。适当的运动可以给胎宝宝躯体和前庭感觉系统自然的刺激，可以促进胎宝宝的运动平衡功能。

第十一章

分娩细节全关注

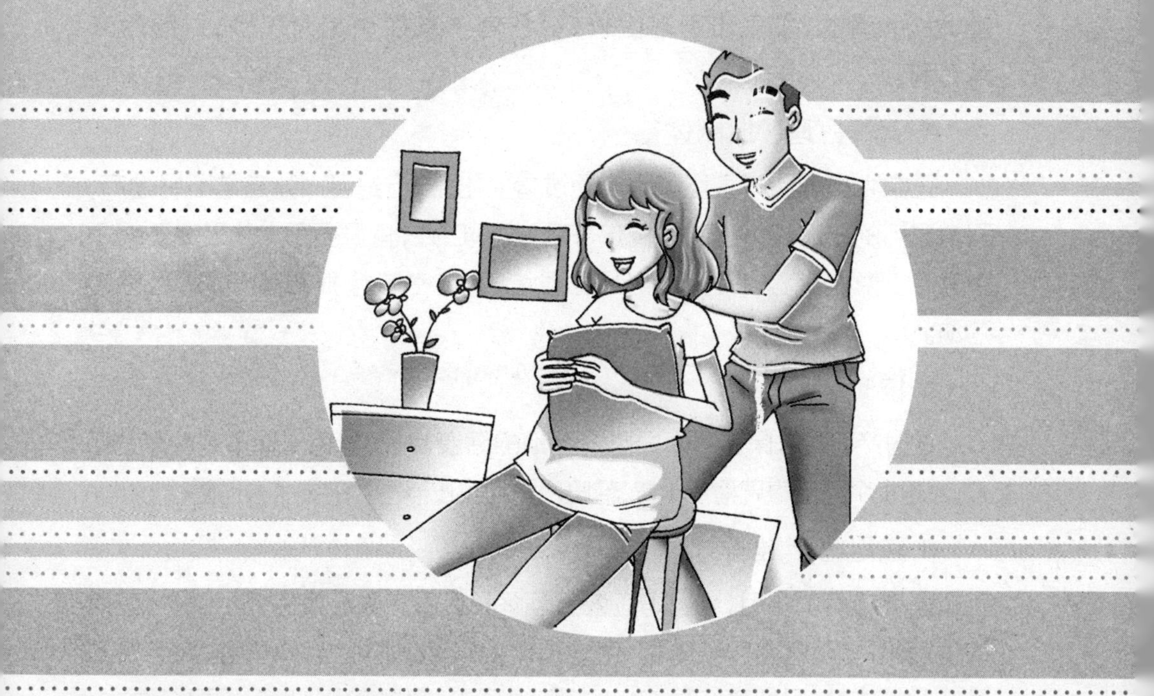

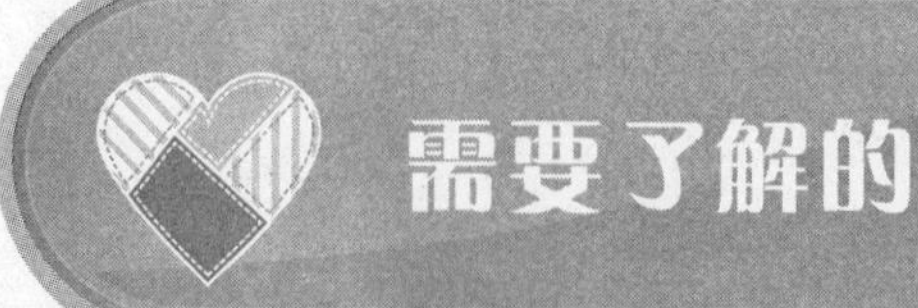

需要了解的分娩常识

顺产的4大条件是什么

大部分情况下，顺产都是最安全、最有益于准妈妈和胎宝宝的分娩方式，应尽量创造条件顺产，准妈妈可以尽力满足的4大条件有：

■ 合适的分娩年龄

在25～29岁生育，顺产的可能较大。这个年龄段的准妈妈，其产道、会阴、骨盆、子宫功能都比较好，孕期并发症也相对较少，对顺产非常有利。

■ 营养合理、控制体重

正常大小的胎宝宝可以顺利通过骨盆出生，但是巨大儿通常不易顺产，因为他们的头比较大，容易"搁浅"在骨盆入口处，有很多巨大儿最终不得不剖宫产。为避免巨大儿，准妈妈必须合理地控制营养和体重，适当参加活动。

■ 按时产检

按时产检可以保证准妈妈整个孕期的健康状况，避免出现不利顺产的因素，最后1个月应每周检查1次，若出现异常应按照医生的要求及时复诊。

■ 做足临产准备

预产期前1个月，准妈妈应该多了解和巩固有关分娩的知识；保持正常的生活和睡眠，吃些营养丰富、容易消化的食物，如牛奶、鸡蛋等，为分娩准备充足的体力；保持情绪稳定，一旦宫缩开始，应坚定信心，积极配合医生，顺利地分娩。

贴心提示

分娩是人类繁衍后代的自然规律，顺产又是千年分娩最常用的分娩方式。不可能每个准妈妈都具备绝对完美的顺产条件，只要身体健康，有正确的心态，对自己有信心，准妈妈都是可以平安度过顺产的。

妊娠足月胎宝宝“头浮”怎么办

“头浮”就是指宝宝的胎头没有入盆。一般来说，初产妇在临产前 20 天左右，胎头就进入骨盆，并与骨盆衔接，因此胎头不会再在羊水中浮动，但也有少数准妈妈在足月时出现胎头仍未进入骨盆而浮动于耻骨联合之上的现象。另外，经产妇到临产时才入盆也是正常的。

■ 造成“头浮”的原因

❶ 部分准妈妈是由于胎头与骨盆不相称，即由于骨盆狭窄（主要是骨盆口狭窄），致使正常大小的胎头不能进人骨盆。

❷ 准妈妈骨盆虽然正常，但胎宝宝过大或有胎位异常、前置胎盘等时亦可发生类似现象。

❸ 羊水过多、胎儿畸形（如脑积水）等也可引起“头浮”。

❹ 也有骨盆检查正常、胎宝宝并不过大，也无其他明显引起头浮的原因的“头浮”现象。

■ “头浮”怎么办

首先应该了解骨盆及胎宝宝情况是否正常，若检查正常，则准妈妈可不必过分紧张，应密切与医生配合。临产后受到宫缩挤压，胎头会逐渐变形而入盆，多数仍可自阴道顺利分娩。

若检查“头浮”是难以纠正的病理性因素（骨盆狭窄、胎儿异常、羊水过多等）引起的，则应听从医生意见，提前住院，并做好剖宫产准备。

若孕晚期仍“头浮”，准妈妈要注意，由于胎头未入盆，以致胎头与骨盆间存在空隙，因此一旦发生胎膜早破，极易出现脐带脱垂，使胎宝宝发生意外。因此，一旦发现有羊水流出，应立即卧床，并将臀部抬高，同时尽快送往医院，由医生监护处理。

胎宝宝脐带血有什么作用

脐带血是宝宝出生时，脐带被结扎后所流出的血。为什么要特别提到脐带血呢？

脐带血的作用

胎宝宝的脐带血里含有丰富的高质量造血干细胞，可用来治疗恶性血液病、心血管疾病、神经损伤、角膜损伤和多种肿瘤。如果在胎宝宝出生时将脐带血保存下来，一旦需要则可随用随取，并与本人配型完全相合，等于为胎宝宝买了一份最安全的保险。同时，因为遗传基因相近，且免疫投合几率高，在家人有需要时也能受惠。

怎样为宝宝保存脐带血

准爸爸准妈妈可以在跟医生商讨后决定是否为宝宝保存脐带血。如果决定储存脐带血，首先需要与脐带血库进行联络，并签订一份《脐带血干细胞储存合同书》，在签署协议前，准爸爸准妈妈还可以详细咨询相关问题。签署协议后，在宝宝将出生时，需要打电话通知脐带血库工作人员，他们会赶到出生医院亲自采血。

另外，脐带血保存需要缴纳一定费用。以北京为例，取一份脐带血要一次性缴纳 5100 元，其中包括采血、化验、检测、筛选等一系列费用，如检测不合格，这笔费用将退还，一旦入库，每年还需要缴纳储存费用 580 元。

了解自然分娩的 3 个产程

每个准妈妈分娩的过程都不尽相同，有快慢、难易之分，但所有的分娩过程都有一个共同的规律，就是它们都分为三个产程。了解这三个产程可以帮助准妈妈更好地配合医生，从而顺利分娩。

第一产程：从子宫出现规律性的收缩开始，直到子宫口完全开大为止

随着宫缩越来越频繁，宫缩力量逐渐加强，子宫口逐渐开大，直到扩展

到 10 厘米宽(子宫口开全),这时第一产程结束。

第一产程所占时间最长,初产妇需要 12～16 小时,在此阶段,宫口未开全,准妈妈用力是徒劳的,过早用力反而会使宫口肿胀、发紧,不易张开,此时准妈妈应放松思想、注意休息,趁机补充营养和水分,将小便排干净。

■ 第二产程：从宫口开全到胎儿娩出

胎宝宝随着宫缩开始逐渐下降,当胎儿先露部下降到骨盆底部压迫直肠时,妈妈便不由自主地随着宫缩向下用力,约经 1～2 小时,胎宝宝从完全开大的子宫口娩出。

第二产程时间最短。宫口开全后,准妈妈要注意随着宫缩用力,宫缩间隙要休息放松,喝点水,准备下次用力,胎头即将娩出时不要再用力,避免造成会阴严重裂伤。

■ 第三产程：胎盘娩出

胎宝宝生下后,胎盘随着子宫收缩而排出体外,此时意味着整个产程全部结束。

第三产程相对轻松,准妈妈稍用力即可娩出胎盘,若超过 30 分钟胎盘不下,应听从医生的安排,这个阶段准妈妈要保持情绪平稳。

贴心提示

分娩结束后 2 小时内,妈妈应卧床休息,一般产后不会马上排便,如果妈妈感觉肛门坠胀,有排大便之感,要及时告诉医生,医生要排除软产道血肿的可能。

无痛分娩安全吗

无痛分娩事实上是一种镇痛方式,是利用药物麻醉及其他的方法来减少或解除分娩的痛苦,是既止痛又不影响产程进展的一种分娩方式。

■ 无痛分娩与自然分娩过程基本一致

无痛分娩的全过程跟自然分娩的全过程基本一致,只是在子宫口开到 3～4 厘米时放入硬膜外麻醉,使其持续少量地释放,只阻断较粗的感觉神经,不阻断运动神经,从而影响感觉神经对痛觉的传递,最大程度地减轻疼痛。

■ 无痛分娩安全吗

既然无痛分娩是药物镇痛，那么它安全吗？这个准妈妈可以放心，实行无痛分娩是以维护母婴安全为最高原则的。无痛分娩的麻醉药物浓度远低于一般手术如剖宫产的麻醉剂量，且经由胎盘吸收的药量微乎其微，是很安全的，对胎宝宝并无不良影响，更不会影响其大脑健康。

■ 无痛分娩需提前申请

如果已经决定采用无痛分娩，应早些向医护人员说明，方便医护人员尽早与麻醉科医师联系，并检查准妈妈是否适合施行无痛分娩。这一申请越早提出越好，甚至入院时就可提出要求。

■ 不宜采用无痛分娩的准妈妈

诚然，并不是每个准妈妈都适用于无痛分娩，如果有下列情况之一就应慎选：

❶ 产前出血。

❷ 低血压。

❸ 患有败血症、凝血功能障碍。

❹ 背部皮肤感染，腰部感染，让麻醉无法实施。

❺ 有心脏病且心功能不全。

❻ 有胎位不正、前置胎盘、胎心不好、羊水异样、产道异常、胎宝宝发生宫内缺氧等情况。

❼ 持续性宫缩乏力，使用催产素点滴后仍无明显变化。

❽ 患有脊柱畸形或神经系统疾病等。

剖宫产有什么利弊

剖宫产并不是最理想的分娩方式，只是一种万不得已的分娩方式，不提倡将剖宫产看做分娩时的“救星”。剖宫产的利弊，准妈妈要正确地认识到。

■ 剖宫产的利

剖宫产只是用来解决难产、保全胎宝宝和准妈妈生命安危的一种应急措施，一般当由于某种原因，绝对不可能从阴道分娩时，医生会为准妈妈施行剖宫产，以挽救母婴的生命。

当然，当准妈妈宫口未开时施行选择性剖宫产，可以免去遭受阵痛之苦。如果准妈妈腹腔内有其他疾病，也可一并处理，如合并卵巢肿瘤或浆膜下子宫肌瘤，均可同时切除，也可顺便做结扎手术。

但要认识到，降低分娩风险不能依赖于剖宫产，而应该寄托于医疗保健整体水平的提高。

■ 剖宫产的弊

剖宫产对母体的精神和肉体都是一种创伤，其出血量比正常分娩要多，同时还可能发生大出血和损伤；剖宫产即便平安无事，手术后也可能发生腹壁伤口感染，长期不愈合；剖宫产后新妈妈的术后发病率较高，如生殖道感染、月经改变及腰腹痛等疾病。

剖宫产的宝宝在情商上可能受到影响，此外宝宝可能被手术刀伤到，宝宝缺少对外界逐渐适应的过程，也不利呼吸系统的发育。

贴心提示

是否需要考虑剖宫产，准妈妈最好能遵医嘱，与医生多商讨。

什么情况下须选择剖宫产

剖宫产是一种经腹部切开子宫取出胎宝宝的手术，若果应用及时得当，可起到挽救母婴生命的作用。在分娩前，准妈妈需要与医生商讨分娩方式，医生会根据你的身体状况确定你是否需要剖宫产，一般出现以下情况时需剖宫产：

■ 准妈妈剖宫产适应证

对于有剖宫产适应证的准妈妈，手术不但能减少痛苦，而且能避免生命受到威胁，主要适应证有：

❶ 产道异常，如骨盆狭小、畸形、骨盆与胎宝宝头围大小不符等。

❷ 先兆子宫破裂。

❸ 重度妊娠合并症及重度妊娠高血压综合征，如合并心脏病、糖尿病、慢性肾炎等。

④ 临产前子宫收缩无力，经用催产素无效的情况。

⑤ 产前发生严重大出血，如前置胎盘，胎盘早期剥离等。

⑥ 产程过长(超过 30 个小时)。

⑦ 高龄初产妇(大于 35 岁)。

胎宝宝剖宫产适应证

在危急情况下，剖宫产是挽救胎宝宝生命的有效手段，以下情况出现时，应考虑剖宫产：

❶ 胎位异常，如横位、臀位，尤其是胎足先入盆，持续性枕后位等。

❷ 产程停止，胎宝宝从阴道娩出困难。

❸ 胎宝宝尚未分娩，而胎盘提早剥离，或脐带先行由阴道脱出。

❹ 胎儿宫内窘迫、缺氧，经治疗无效的情况。

剖宫产前需要做什么准备

如果准妈妈最终选择进行剖宫产，需要做些什么样的准备，以便让生产更加顺利，同时也为产后正确的护理打下基础呢?

确定手术时间

如果没有特殊情况，医生通常会安排准妈妈在 37～38 周之间生产，如果要特别选定日子生产，应提前告知医生，同时请医生评估是否合适，一般由医生提出他方便的手术时间，孕妈妈再从中选择合适的时间。

避免劳累，安心待产

确定手术时间后，事先将待产时的用品及产后需要的用品都准备好，可在预定剖腹产的前一天和医院或医生联系确定，在预定的时间到医院待产。在等待手术的时间段里，最好避免太过劳累或紧张，以防提早破水或早产，而造成需紧急手术的状况。

手术前需要做什么

实施剖宫产前一天，晚饭一定要清淡，此后应该不要再吃东西了，以保证肠道清洁，减少术中感染；术前 6～8 小时不要再喝水，以避免麻醉时出现呕吐症状。手术前注意休息，做好自身清洁，训练床上排尿的习惯以防术后出现尿潴留，注意保持身体健康，不要患上呼吸道感染等发热的疾病。

■ 了解手术中需要做什么

剖宫产手术大多采用局部麻醉，准妈妈的意识是清醒的，要注意与医生的配合。手术时，医生或护士一般都要问你一些问题及自身的感受，准妈妈要清楚、认真、如实反映真实的感受，医生还会指导你做深呼吸、屏气等动作，你一定要按医生的嘱咐去做。

剖宫产前后需要注意哪些饮食问题

无论是顺产还是最终需要剖宫产，准妈妈分娩前后都应多注意饮食问题，剖宫产的妈妈由于手术的特殊原因，产前产后需要规避一些饮食禁忌：

■ 术前不宜大补

剖宫产前不宜进补高级滋补品及鱼类，如高丽参、洋参等，因为参类具有强心、兴奋作用，鱼类中含有抑制血小板凝集的有机酸物质，不利于术后止血与创口愈合。

■ 术后 6 小时内禁食

手术会刺激肠管，使肠道功能受阻，肠蠕动减慢，肠腔内有积气，易造成术后的腹胀感，为减轻肠内胀气，新妈妈在术后 6 小时内应当禁食。

6 小时后宜服用一些排气类食物（如萝卜汤等），以增强肠蠕动，促进排气，减少腹胀，并使大小便通畅。排气后，饮食可由流质改为半流质，食物宜富有营养且易消化，如蛋汤、烂粥、面条等，此后饮食可逐渐恢复到正常。

■ 不宜进食易发酵、产气多的食物

产气多的食物如糖类、黄豆、豆浆、淀粉等，食用后容易腹胀，在术前术后都应尽量避免食用。

■ 不宜进食难消化的食物

难消化的食物积在腹腔内，会加重腹部不适感和便秘，尤其是术后未排气期间，应避免吃煮鸡蛋、肉块、米饭、巧克力、鸡汤、鲫鱼汤等油腻肉类汤和催乳食物，以免难以消化加重腹胀和便秘。

肉类催乳汤可在术后 7～10 天再食用。

瓜熟蒂未落，过期妊娠怎么办

瓜熟蒂未落，这种情况就是我们常说的过期妊娠，在医学上将妊娠超过预产期 2 周仍未分娩称为过期妊娠。

■ 过期妊娠的原因

引发分娩的可能因素很多，包括黄体酮阻断、催产素刺激及胎宝宝肾上腺皮质激素分泌等，任何因素引起这些激素失调均可导致过期妊娠，此外，过期妊娠可能也与遗传因素有关。

■ 过期妊娠可能造成的危害

过期妊娠后胎盘老化，功能退化，供给胎宝宝的营养及氧气减少，胎宝宝会停止生长发育，若长时间严重缺氧，胎宝宝可能发生胎儿宫内窘迫而死于宫内。

■ 如何预防和应对过期妊娠

❶ 定期做产前检查，听取医生的建议。

❷ 产前应通过各种方式确定准确无误的预产期。

❸ 怀孕 36 周后要多运动，或做一些分娩的准备练习。

❹ 预产期前后，通过做 B 超检查，了解胎盘的钙化程度及羊水多少，胎盘钙化 3 级以上为胎宝宝过熟，提示胎宝宝过期，要引起注意。

❺ 过了预产期 1 周应住院待产，对胎宝宝在宫内健康状况、胎盘功能进行监测。

❻ 如果胎宝宝已经成熟，且情况尚好，可于 41 周后进行引产，尤其是高龄、患有妊娠高血压综合征，以及胎宝宝过大的准妈妈。

贴心提示

在确定过期妊娠后，准妈妈可要求医生催生，但应优先尊重医生的建议，无论是否采取催生的措施，最终都应当由医生来决定。

水中分娩安全可行吗

水中分娩是指让准妈妈在充满温水的分娩池中分娩，分娩池与子宫内羊水的环境类似，分娩池中的水是仿羊水的。

■ 水中分娩有其无可替代的好处

研究表明，水中分娩时出血量少，疼痛较小，会阴也很少有破损。产妇在水中的体位能自主调节，分娩时的用力更为自然，胎心也不会出现异常变化。由于分娩时间相对较短，产妇体力消耗甚小，产后恢复也明显优于其他分娩形式。此外，宝宝比普通方式诞生的宝宝受到伤害的概率要小。

■ 水中分娩是否安全可行

不得不说的是，目前还无法完全保证水中分娩是安全的分娩方式，因为一旦水中分娩处理不当，可能出现新生儿因呛水而死亡等可怕后果，同时，水中分娩在消毒及如何防止感染等方面还有难点。

■ 进行水中分娩要慎选医院

从某种意义上来说，水中分娩的安全性会随着医院水平的提升而得到更多的保障，因此，在想要尝试水中分娩时，我们建议你慎重选择医院，并提前一周检查身体情况，记得将孕期中所有产前检查结果、病历资料都带上。

■ 不宜采用水中分娩的几类准妈妈

每一种技术都有它的局限性，并不是每个准妈妈都适合，以下准妈妈最好不采取水中分娩的方式：

❶ 在产检中如发现胎宝宝不太健康，或胎位不正、多胞胎等，不宜采用。

❷ 身患疾病或羊水早破。

❸ 胎儿巨大或准妈妈过于肥胖（分娩的宝宝，重量应该控制在 3 千克左右）。

❹ 有流产史。

❺ 年龄太大或太小的准妈妈。

> **贴心提示**
>
> 有的准妈妈会好奇宝宝生在水中会不会缺氧，其实新生宝宝还没有接触空气前，肺部不会开始呼吸空气，也不会呛水，一旦接触空气后再放入水中便可能引发呛水了，因此宝宝水中分娩抱出水后不应再放回水中。

什么是导乐分娩

“导乐”(Doula)是希腊语的译音，表示一位妇女照顾另一位妇女。导乐分娩是无痛分娩的一种方式，是指一个有爱心、有分娩经历的妇女，在整个产程中给产妇以持续的生理、心理及感情上的科学支持。

■ 导乐分娩的好处

在导乐分娩中，产妇由有分娩经验的助产士陪伴，实行一对一服务，使产程在无焦虑、充满热情、关怀和鼓励的气氛中进行。有资料显示，导乐分娩可使剖宫产率下降50%，产程缩短25%，需要催产素静脉滴注者减少40%，需用镇痛药者减少30%，产钳助产率减少40%，母儿并发症率也明显减少。

■ 家人能代替导乐吗

陪产有利于减轻妈妈的焦虑，缓解紧张情绪，可使产程缩短、产后出血量减少，导乐正是起到陪产的作用，那么家人陪产不也一样吗，可否用家人代替导乐？

其实导乐的关键不仅在于拥有更成熟的经验，也还因为不是产妇的家人。研究发现，由家属陪产不能给准妈妈以持续支持，约30%的陪伴者(丈夫居多)随着产程进展，往往比准妈妈还紧张、焦虑及不安，这反而会加重准妈妈的恐惧情绪，使其对分娩失去信心，影响产程进展。

> **贴心提示**
>
> 导乐分娩并没有使用麻醉措施，但我们也称它是一种无痛分娩方式，在整个分娩过程中，“导乐”会运用自己丰富的知识和经验引导准妈妈，转移准妈妈对疼痛的注意力，可有效缓解主观疼痛。

分娩前为什么要进行“灌肠”和“剃毛”

灌肠和剃毛是自然分娩的准妈妈比较常见的情况，一般在分娩前进行。准妈妈应做好心理准备。

■ 灌肠的原因

灌肠的目的是排出靠近直肠部位的一部分宿便，这样做有诸多好处：

❶ 能使生产更顺利。

宿便在直肠中会占据一部分产道，这对本来就已经觉得很拥挤的胎宝宝来说不是一件好事，所以及早清除可令胎宝宝产出更顺利。

❷ 避免细菌感染。

生产过程中如果大便解出，大便中的细菌可能会污染准妈妈的产道伤口，大便越多感染的可能性越大。如果能提前解出一部分大便，便能减少感染的可能和程度。

❸ 解除准妈妈的尴尬。

生产的用力方式就像在解便，在这过程中，准妈妈多少都会解出便来。虽然这些情况是正常的，但准妈妈难免会觉得尴尬，若事先灌肠，这种情况就能减少。

特别提示：

灌肠时可能会有些许不适，准妈妈可以用之前学习过的放松呼吸法来调节，完成程序后，约需在洗手间待上 10～20 分钟以排解大便，时间稍微有些长，准妈妈需要在家人的帮助与支持下进行。

■ 剃毛的原因

剃毛的目的是为了在生产过程中，若会阴受撕裂伤，在产后处理会阴部伤口时较容易进行，并使伤口较快愈合。

剃毛通常在进产房前由护士进行，一般不会剔掉所有的阴毛，而只是在靠近会阴部（肛门口至阴道口）的地方进行。

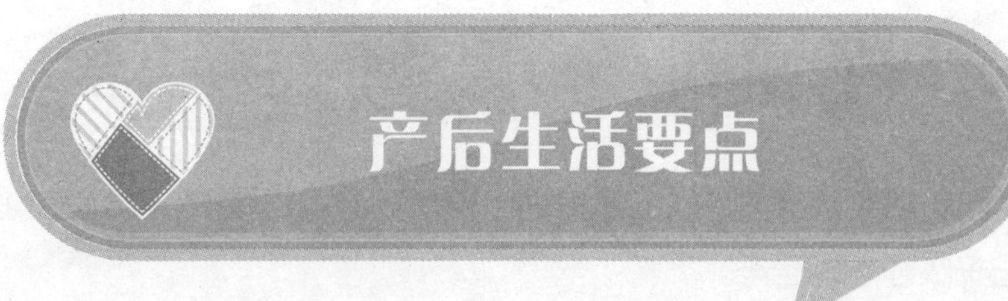

产后生活要点

剖宫产后的护理有哪些要点

剖宫产后的妈妈，与顺产的妈妈相比较，身体更加虚弱，在产后前3天，需要注意更多细节：

■ 产后6小时内的护理要点

躺着的姿势：需要头偏向一侧平卧，不要垫枕头。这样可以预防硬脊膜外腔麻醉带来的术后头痛，还可以预防呕吐物的误吸。有时护士会在你的腹部放置一个沙袋，以减少腹部伤口的渗血。

及时哺乳：宝宝的吸吮可以促进子宫收缩，减少子宫出血，使伤口尽快复原。

哺乳姿势：背靠床头坐或半坐卧，将背后垫靠舒服，将宝宝的臀部放在身侧垫高的枕头或棉被上，腿朝向你身后，用胳膊抱住宝宝，使他的胸部紧贴你的胸部，另一只手以"C"字型托住乳房，让宝宝含住乳头和大部分乳晕。

■ 6小时后的护理要点

尽力解小便：剖宫产的妈妈需要在手术前插上导尿管，但导尿管在体内留置时间不宜太长，否则容易引起感染，因此一般在产后24小时拔掉。在拔掉导尿管后3～4小时，新妈妈要尽力解小便，以尽快恢复身体相关肌肉群的功能，同时使尿液冲洗尿道，以减小尿道感染的可能性。此后要养成习惯，及时大小便。

多活动：妈妈在产后多活动可以增加肠道蠕动，避免肠粘连和血栓形成。多活动也可使血液循环加快，有利于恶露排出和身体恢复。所以妈妈躺在床上时可以多翻身，拔掉导尿管后最好自行上厕所解小便，多行走。

剖宫产的刀口怎么护理

剖宫产手术后会留下刀口，所以要做好刀口的护理工作，促进刀口愈合和身体恢复。

做好消毒清洁，不要沾水

遵照医生的嘱咐，定时更换刀口的纱布和药，刀口未愈合前不要沾到水。产后2周最好不要洗澡，以免水污染伤口，引起感染发炎，可以用湿毛巾擦拭身体缓解不适。

术后怎样活动

剖宫产术后取平卧位6小时，以后改为自由体位。第2天可坐起，以利恶露排出，拔导尿管后可下地活动。

刀口不适时如何处理

渗液较多：术后24小时内应严密观察切口有无渗血，如有渗血应及时更换纱布，并查明原因。如果有较多渗液流出，可以用高渗透性的盐水纱布引流，并用盐水冲洗，同时增加换药次数，渗液严重时，要去医院治疗。

刀口发痒：刀口发痒是正常现象，不要用手去抓挠，可以在刀口周围抹上一些止痒药膏缓解。

刀口痛：刀口在麻醉药效过后开始疼痛，2～3天后疼痛缓解。如果疼痛持续且有异常情况时，如刀口红肿、发热，用手按压伤口有刺痛感，局部有波动感，则很可能是发炎化脓了，需要及时请医生处理。

可促进刀口愈合的饮食

刀口愈合需要大量的营养支持，主要是蛋白质，微量元素锌、铁以及B族维生素和维生素C等，产后前3天可多吃些谷物类流食，以后可多吃鱼、鸡、海带、木耳、草莓等。

剖宫产后的饮食有什么要求

为了促进身体恢复，剖宫产妈妈术后要注意饮食调理。

■ 产后 6 小时内：禁食

妈妈应平卧，禁食。由于麻醉药物的作用尚存在，对妈妈胃肠蠕动起着抑制作用，此时盲目进食会导致腹胀。

■ 产后 24 小时内：少量流食

在经过了术后 6 小时的禁食后，可以进食少量的流质，如汤水，也可以喝一些开水，帮助肠蠕动。尽量不吃牛奶和豆浆等胀气食物，可以饮用萝卜汤，既能促进肠蠕动，又可以促进排气、通便，减少腹胀。

■ 产后 2~3 天：半流质饮食

通常产妇在这个时候已经肛门排气了，可改用半流质饮食，如稀粥、面条等，然后慢慢向软质食物、固体食物渐进，如面包、馒头等，注意少吃、多餐。因为虽然肛门排气了，但是胃肠功能的完全恢复大约要在 1 周后，一次吃太多，也可能会引起腹胀。

■ 3 天后：正常进食

这时候可以像正常产妇一样进食了，但要注意不要太油腻，要多吃蔬菜，保持营养均衡，促使大便通畅。为了促进伤口愈合，产妇应多吃高蛋白质的食物，如蛋、肉、鱼汤等。

■ 要避免的食物

❶ 产后 1 周内避免食用产气及发酵的食物，如牛奶、蛋类、黄豆及豆制品等，否则易加重腹胀或肠胃不适。

❷ 寒凉、辛辣的食物刺激性大，容易使妈妈腹痛、便秘、上火等，也不利于子宫的收缩、恢复和刀口的愈合。

■ 要多吃的食物

剖宫产的妈妈失血较多，容易患上产后贫血，因此需要多进食含铁量丰富的食物，如猪血、菠菜、鸡蛋等。

贴心提示

妈妈不必过分担心吃得少或不吃能量是否够用的问题，因为医生会在静脉补液里加入葡萄糖。

剖宫产后哺乳要注意什么

剖宫产的妈妈在哺乳上相比顺产妈妈不具备优势。由于不是胎宝宝与母体自然而然、瓜熟蒂落的剥离过程，妈妈身体的受损和体内泌乳素的迟至，都会对最初的哺乳造成影响，但是宝宝的吸吮可以促进子宫收缩，减少子宫出血，也能帮助顺利下奶，成功地开始母乳喂养。

■ 剖宫产后尽量早哺乳

让宝宝多吮吸乳头。宝宝的吮吸可以促进妈妈泌乳素的分泌和妈妈射乳反射的形成，另外，剖宫产的初乳会比较少，尽管如此也不应放弃让宝宝多吸吮的机会。

■ 正确的喂奶姿势

剖宫产的哺乳姿势很重要，由于伤口的原因，起初很难采取一般的哺乳姿势（横抱式），同时也很难采取标准的侧卧位，而使宝宝含乳姿势不标准，容易造成乳头疼痛或乳头皲裂，我们给准妈妈介绍 2 种比较有效的姿势：

床上坐位：

妈妈背靠床头坐或半坐卧，将背后垫靠舒服，把枕头或棉被叠放在身体一侧，其高度约在乳房下边缘（根据个人情况自行调节），将宝宝的臀部放在垫高的枕头或棉被上，腿朝向妈妈身后，妈妈用胳膊抱住宝宝，使胸部紧贴妈妈的胸部，妈妈用另一只手以“C”字型托住乳房，让宝宝含住乳头和大部分乳晕。

床下坐位：

妈妈能起床活动后，可以坐在床边的椅子上，尽量坐得舒服，身体靠近床缘，并与床缘成一夹角，把宝宝放在床上，用枕头或棉被把他垫到适当的高度，使他的嘴能刚好含住乳头，妈妈环抱住宝宝，用另一只手呈“C”字型托住乳房给宝宝哺乳。

自然分娩后，妈妈当天吃什么

分娩会消耗妈妈大量的精力和体力，应及时调理饮食，加强营养，分娩当天即可吃些东西。

妈妈分娩后当天的饮食应稀、软、清淡，以补充水分，易消化为主，可以先喝一些热牛奶、粥等。牛奶不仅可以补充水分，还可以补充新妈妈特别需要的钙；粥类甜香可口，有益于脾胃，新妈妈这天不妨可以多喝一些，另外，糖水煮荷包蛋、蒸蛋羹、冲蛋花汤、藕粉等也都是很好的选择。

需要注意的是，妈妈最好不要吃辛辣和生冷坚硬的食物，如韭菜、大蒜、辣椒、胡椒、茴香等，这些食物会使母体内热，通过乳汁影响到婴儿。分娩后的3～4天内，也不要急于进食炖汤类，以免乳房胀痛，产后7天才可以进补肉、蛋、鸡等食物。

给妈妈的营养食谱

小米粥

原料：小米50克，红糖适量。

做法：小米加水煮至米烂，加糖适量。

功效：小米中含有多种维生素、氨基酸、脂肪和碳水化合物，营养价值较高。小米中含有胡萝卜素，维生素B_1的含量也很高。此外，小米含糖也很高，产生的热量比大米高许多。对于产后气血亏损、体质虚弱的妈妈有很好的补益作用。

莲藕粥

原料：莲藕250克，粳米100克。

做法：先将莲藕刮净，切成薄片；再将粳米淘洗好，两者同下锅，用水煮成粥，煮熟即可食用。

功效：莲藕中含有大量淀粉、维生素和矿物质。妈妈分娩后吃莲藕能够健脾开胃，清除腹内积存的淤血。这道粥很适合刚分娩，身体虚弱、恶露未尽的妈妈。

自然分娩的妈妈如何让子宫尽快恢复

整个孕期，子宫可以说是体内变化最大的器官，它从原来的50克一直增长到妊娠足月时的1000克，分娩之后子宫不可能一下子就恢复到原来的状态，如何尽快让子宫恢复呢？

■ 按摩子宫

按摩子宫可以帮助子宫复原，促进恶露排出，还可预防因收缩不良而引起产后出血。按摩子宫的方法如下：

❶ 先找出子宫的位置。自然分娩的妈妈，可以轻易在肚脐下，触摸到一个硬块，即子宫的应置。

❷ 当子宫变软时，用手掌稍施力量于子宫位置环行按摩，子宫硬起，则表示收缩良好。

特别提示：

当子宫收缩疼痛厉害，应暂时停止按摩，可采取俯卧姿势以减轻疼痛，若仍疼痛不舒服，影响休息及睡眠，可通知医护人员。

■ 保持侧卧姿势

卧床休息时尽量采取左卧或右卧的姿势，避免仰卧，以防子宫后倾；如果子宫已经向后倾屈，应改变姿势，做膝胸卧位来纠正。

■ 适量下床活动

产后6～8小时，产妇在疲劳消除后可以坐起来，第2天应下床活动，这样有利于身体生理机能和体力的恢复，帮助子宫复原和恶露排出。

■ 及时排尿

膀胱过胀或经常处于膨胀状态会压迫子宫，不利于子宫的恢复。在分娩后及时排空膀胱对预防生殖炎症也有一定的作用。

■ 母乳喂养

宝宝的吮吸刺激会反射性地引起子宫收缩，加强激素分泌，促进子宫复原。

贴心提示

子宫的健康与个人卫生也有很大的关系，妈妈在做好令子宫恢复的各种努力时，还应注意会阴部卫生，以免引起生殖道炎，进而影响子宫。

自然分娩如何加快侧切的恢复

在自然分娩时，由于胎宝宝经过狭窄的阴道娩出，为了让宝宝顺利出生，医生很可能施行一个将阴道剪开一个小口的手术，称为会阴切开，简称侧切。侧切虽说不是大手术，但也是伤口，不能太过大意，适当的护理可以令侧切恢复得更快。

■ 注意清洁

拆线前，妈妈每天应该冲洗 2 次伤口，大便后也要冲洗 1 次，避免排泄物污染伤口。清洗时，可用一个消过毒的瓶子装满水，用喷射出来的水流冲洗伤口，或者用水拍打会阴周围，这样比干擦感觉要好得多。

拆线后，如恶露还没有干净，仍然应该坚持每天用温开水冲洗外阴 2 次。

■ 不要大幅度运动，及时排便

保持大便通畅可以避免伤口裂开，排便时，最好采用坐式，并尽量缩短时间。拆线后伤口内部尚不牢固，最好不要过多地运动，也不宜做幅度较大的动作。在恢复性生活后，为了避免对恢复后的肌肉组织的更多牵扯，可以使用润滑剂。

■ 需要考虑就医的情况

如果伤口出现以下情况，建议妈妈及时去医院就诊：

❶ 缝合后 1～2 小时刀口部位出现严重疼痛，而且越来越重，甚至出现肛门坠胀感。

❷ 产后 2～3 天，伤口局部出现红、肿、热、痛等症状，有时伴有硬结，挤压时有脓性分泌物。

❸ 伤口拆线后裂开。

贴心提示

分娩后妈妈阴道的弹性会略有减弱，这时需要适当加强骨盆肌肉锻炼，可以时常锻炼阴道、肛门括约肌的力量。

如何预防会阴伤口感染

自然分娩需要特别注意会阴侧切伤口的问题，分娩结束后要预防会阴伤口感染，不可大意，否则会给忙碌的月子期间带来不少不必要的麻烦。

■ 勤泡温水

预防会阴伤口感染，妈妈一定要养成勤泡温水的习惯，一天最好泡 4 次，一次 15 分钟，以便于帮助手术中所缝之线的吸收(会阴侧切手术中一般使用可吸收而不用拆线的缝线)，同时，泡温水也可促进血液循环，使得伤口尽快愈合而避免感染。

但要注意，泡温水时最好不要加入任何清洁液，一般使用清水即可，其他洗液一来可能比较刺激，二来可能导致皮肤干裂脱皮，导致伤口疼痛。

■ 每天检视伤口

最好养成每天检视伤口的习惯，一直到产后 2 周为止，会阴伤口感染的症状通常在生产后 3～7 天出现，起初伤口边缘会有红肿的现象而且疼痛加剧，接着缝线发生断裂使伤口裂开，而流出血水或脓状分泌物，有些病患会出现发烧现象。

若出现上述症状，必须尽快就医，通常有经验的妇产科医师一眼就可看出是否有伤口感染；最好加做伤口分泌物的细菌培养，以确定感染的细菌种类及选择有效的抗生素来对症下药。

■ 会阴疼痛正常吗

生产后会阴伤口疼痛是正常的现象，依个人体质而有程度上的差异。一般在产后 1～2 周内疼痛会逐渐减轻，但是若伤口疼痛有越来越严重的现象，则要就医，检查有无伤口感染情况。

产后涨奶怎么办

新妈妈的乳房在产后头几天里只是适量充盈，一般不会太满，但也有的妈妈感觉乳房涨得太满，这多是由于乳腺淋巴潴留、静脉充盈和间质水肿及乳腺导管不畅所致，一般产后 7 天乳汁畅流后，痛感就可消退。

如果妈妈觉得涨奶,可以尝试下面的一些方法:

■ 尽早让宝宝吸奶

由于宝宝的吸吮能力很强,小嘴巴特别有力,因此可以通过吃奶这种方式来疏通妈妈的乳腺管,使乳汁排得更加顺畅。尽量让宝宝把乳房内的奶汁吸干净,积极排空乳房,如果吃奶量太少,可用手挤奶,使乳房变软。

■ 热敷

涨奶时,妈妈可用热毛巾热敷乳房,使阻塞在乳腺中的乳块变得通畅,乳房循环也会变得畅通一些。热敷时,注意避开乳晕和乳头部位,因为这两处的皮肤较嫩,容易烫伤。

■ 按摩

按摩可以配合热敷一起做,热敷过乳房,血液流通一般比较顺畅,此时即可按摩乳房,做法是:以双手托住单边乳房,并从乳房底部按摩至乳头,如果发现某一部位胀痛特别明显,可在该处稍稍用力挤压,排出淤积的乳汁,以防此处乳腺管堵塞。

■ 用宽大的乳罩做支托

新妈妈不能戴过紧的乳罩,不仅不利于减轻乳房胀痛感,还可能抑制乳汁分泌。可以使用柔软的棉布制成宽大的乳罩来支托乳房,这样能改善乳房的血液循环、促进淋巴回流,还有助于保持乳腺管的通畅,减少乳汁淤积,减轻乳房的胀痛感,减少涨奶。

贴心提示

产后3天若双乳胀满,出现硬结、疼痛,伴有低热一般不是疾病所致,妈妈不用急,但若是乳房胀痛严重或出现红、肿、热痛等,应及时就医。

怎样观察恶露

恶露是产后从子宫经过阴道流出的分泌物,其中含有胎盘从子宫壁剥离后的血液、黏液、子宫腔里残存的内膜、产道伤口分泌物等。恶露的数量、颜色和气味可以反映子宫的情况。

通过观察恶露，妈妈可以了解子宫恢复是否正常。恶露还可以反映子宫腔内有无残留物、感染、产道伤口愈合情况及有无其他异常。

■ 产后 1～3 天：血性恶露

这个阶段的恶露量多、色鲜红，含有大量血液、黏液及坏死的内膜组织，有血腥味。

■ 产后 4～10 天：浆性恶露

随着子宫内膜的修复，出血量逐渐减少，呈褐色或浅褐色，子宫颈黏液相对增多，且含坏死蜕膜组织及阴道分泌物和细菌，无味。

■ 产后 1～2 周：白恶露

大约 10 天后，恶露中基本上不含血，主要成分是大量的白细胞、表皮细胞，呈现出白色或黄白色，量更少，早晨的排出量较晚上多，一般持续 3 周左右停止。

■ 恶露异常的情况

恶露一般在产后 3～4 周干净，5～6 周时已与孕前差别不大了。如果血性恶露多，并淋漓不尽，就要警惕子宫收缩不良，或是伤口在出血；如果恶露不绝，表明子宫腔内还有部分胎盘或胎膜的残留；如果恶露有臭味，伴身体发热，并且出现下腹痛或压痛，可能引起了子宫内膜炎或子宫肌炎。

出现以上异常情况时，妈妈要及时请医生进行诊治，同时也要注意产后卫生，如常更换会阴垫、每天换一条内裤、预防生殖道感染等。

贴心提示

妈妈分娩 24 小时后可尽量下床活动，促进恶露排出，必要时可在医生指导下做产褥操，平时睡眠最好侧卧，以免子宫后倾不利恶露排出。

第十二章

产后坐月子指导

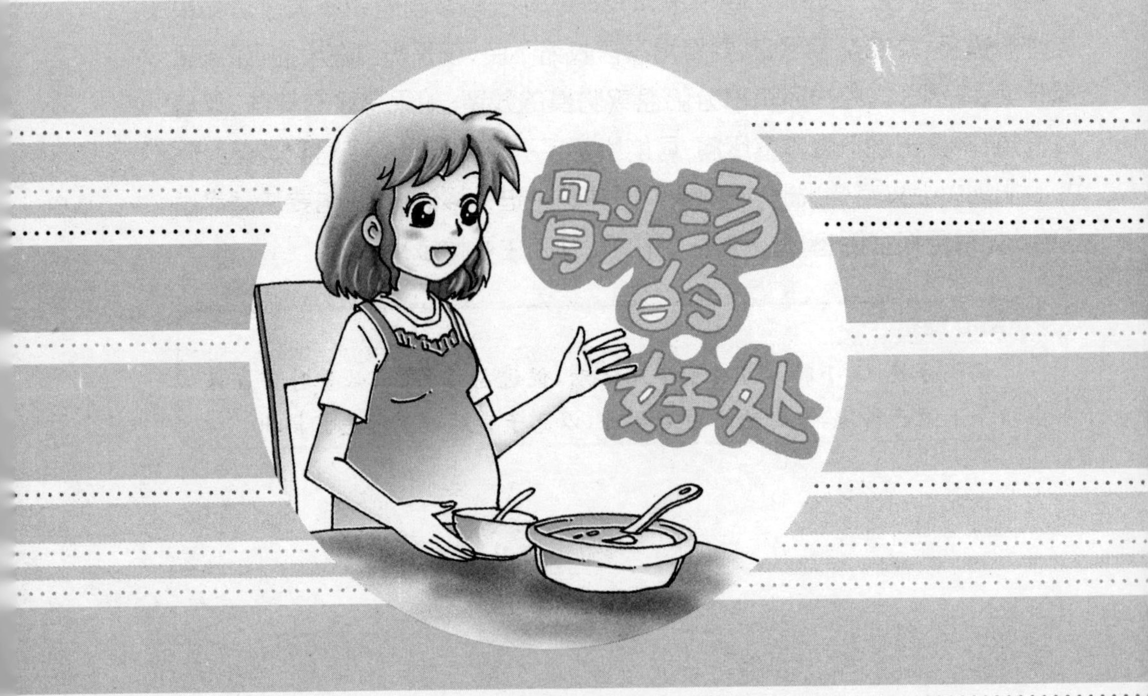

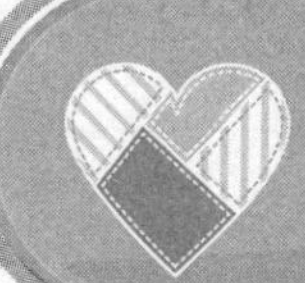

饮食重点和营养补给

产后饮食怎样保证热量摄入

分娩是一件极其消耗体能的事，产后是新妈妈身体恢复的关键时期，也为了能更好地喂养、照顾宝宝，妈妈必须保证每日摄入身体所需的热量。

■ 新妈妈热量需求

新妈妈坐月子期间的热量需求要比普通人高，尤其是母乳喂养的妈妈，每日所需的热量大约在 3000～3500 千焦。而混合喂养和人工喂养的妈妈，每日所需热量则相应少 500～700 千焦(由母乳的分泌量决定)。

■ 如何分配食物，以满足热量需求

3000～3500 千焦热量相当于每天摄取主食 400～600 克，蛋类 50～100 克，鱼、肉类 100～150 克，豆制品 100 克左右，蔬菜水果 400 克左右。

不过，各种食物的量还应该根据乳汁分泌量灵活调整，不能过少，但也不能过多，特别是主食及脂类食物，否则容易因营养过剩而导致多余热量积存，引起肥胖。

■ 给产后妈妈的食物选择建议

❶ 主食可以选择大米粥、小米粥，配上红枣、红糖等共同食用，达到补血益气的目的。

❷ 滋补汤水可以选择用鲫鱼、鲤鱼、猪排骨、猪蹄、小母鸡，搭配大豆、花生、海带等煮汤，喝汤吃肉，既补充水分又补充热量。

❸ 蔬果则可打成蔬果汁，也可以把几种蔬果一起做成素炖品，既美味又营养。

贴心提示

产后妈妈脾胃功能较差，肠道蠕动缓慢，难以消化油腻食物。妈妈饮食在烹调上要注意少油、清淡，产后头 1 周应以稀软为主，此后慢慢过渡到正常饮食。

产后应当吃些水果和蔬菜

传统习俗认为，新妈妈坐月子期间不应该吃水果蔬菜，害怕因此而伤脾胃和牙齿。事实上蔬果并非都是凉性的，且蔬菜、水果富含各种维生素和矿物质以及膳食纤维，维生素能促进身体恢复和乳汁分泌，膳食纤维则可促进产后通便，蔬菜和水果对产后妈妈非常必要。

■ 给产后妈妈推荐的蔬菜

莲藕：是祛淤生新的良药，可以帮助妈妈及早清除淤血，健脾养胃，润燥养阴，促进乳汁分泌。

黄花菜：有消肿止痛、利尿、补血健脑的作用，如果妈妈有腹部疼痛、小便不利、睡眠不安的情况，多吃一点黄花菜可以改善。

海带：多吃海带可以补血，同时碘有助于智力发展。

莴笋：有活血、通乳、利尿的作用，尤其适合产后少尿及少乳的妈妈。

菠菜：多吃菠菜可以帮助妈妈补血。

■ 给产后妈妈推荐的水果

苹果：性温，能够清肠健胃，帮助妈妈预防便秘。

木瓜：能促进鱼肉、蛋品等食物的消化吸收，直接刺激母体乳腺的分泌。

山楂：活血散淤，同时可以促进妈妈食欲，并帮助消化。

桂圆：是补血益脾的佳品，营养极其丰富。

红枣：是水果中最好的补药，具有补脾活胃、益气生津、调整血脉、和解百毒的作用，尤其适合产后脾胃虚弱、气血不足的妈妈食用。

特别提示：

新妈妈坐月子期间应避免食用寒凉性的水果和蔬菜，如香蕉、柿子、西瓜、柚子、葡萄柚、椰子、橘子、西红柿、绿豆、莲藕、黄瓜、苦瓜、丝瓜、冬瓜、大白菜、白萝卜、茄子、豆腐、海带等。

贴心提示

无论何种蔬果，妈妈吃前都需注意新鲜和清洁卫生，种类要丰富，经常更换，摄入量也要适当，蔬菜水果每天可以吃 500～1000 克。

催乳下奶的饮食方法

母乳营养丰富全面，是新生宝宝的最好的食物，妈妈应尽力让自己的宝宝吃上足够的母乳，若出现母乳不足的情况，可以利用饮食方法来改善。

■ 含水食物是催乳的佳食

乳汁中几乎 70%都是水分，可以说没有水分就没有乳汁，新妈妈要多补充水分，各种汤、粥、自制饮料都是不错的选择。

■ 给妈妈推荐的下奶食物

猪蹄、鲫鱼、小母鸡、木瓜、莲藕、莴笋、黄花菜等食材都有很好的催乳作用，新妈妈乳汁不足时，可以用这些材料煮成汤或粥，不但能够下奶，还能够很好地补充营养。

■ 几款通乳下奶的好汤

丝瓜鲫鱼汤

原材料：活鲫鱼 500 克，丝瓜 200 克，姜、葱各适量。

调料：黄酒、盐各少许。

做法：

❶ 鲫鱼去鳞、鳃、内脏，洗净；丝瓜去皮、洗净、切片。

❷ 锅中放入适量的油，将鲫鱼双面略煎一下，加黄酒、姜、葱，小火焖炖 20 分钟。

❸ 下入丝瓜片，转大火煮至汤呈乳白色，调入盐，煮 3 分钟即可。

温馨提示：

除了饮食调理，还可以通过让宝宝多吮吸乳房和乳房按摩等方法进行

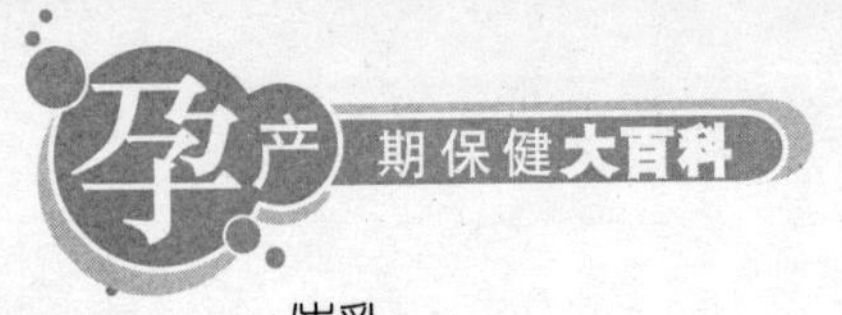

催乳。

木瓜炖猪蹄

原材料：猪蹄2只，木瓜1/2个，姜3片，蒜3瓣。

调味料：盐、味精各适量。

做法：

❶ 猪蹄洗净；木瓜去皮、去子，切块。

❷ 汤锅中放适量清水，放入猪蹄，小火煮1小时，去掉浮沫，放入姜片和蒜继续煮至猪蹄酥烂。

❸ 放入木瓜，调入盐、味精，大火煮7分钟即可。

产后吃鸡蛋有什么讲究

鸡蛋是产后坐月子必备的食物，其营养素相当丰富，含蛋白质、氨基酸、磷、钙、铁、维生素A、维生素B_2、维生素B_6、维生素D、维生素E等。中医认为，鸡蛋具有补阴益血、补脾和胃的功效。

由于鸡蛋小小一个，妈妈容易多吃，事实上，即便是月子期间，吃鸡蛋也必须讲究方法：

■ 鸡蛋一天不能超过3个

以往有传统习俗认为月子期间一天要吃10个鸡蛋，这并不科学。因为鸡蛋是高蛋白食品，每个鸡蛋含有5～7克优质蛋白质，且吸收率颇高，最高可以100%全部吸收。所以如果摄入过多，代谢压力就会加大，对肾脏非常不利。而不能消耗的蛋白质则会转化成脂肪囤积在妈妈体内，造成妈妈产后肥胖。每天吃2～3个鸡蛋就能满足妈妈的需要了。

■ 哪种烹调方式更适合新妈妈

鸡蛋中的营养和消化吸收率会随着不同的烹饪方法而改变。按照营养吸收率来说的话，煮鸡蛋是最好的，煮鸡蛋中的营养可以100%被妈妈吸收，炒鸡蛋为97%，煎鸡蛋为98%，炸鸡蛋为81%。但是按照消化程度来说的话，则鸡蛋羹或蛋花汤最好，产后妈妈脾胃虚弱，建议以蛋花汤或鸡蛋羹为主。

■ 鸡蛋不宜做哪些处理

鸡蛋不能与兔肉、豆浆同食，同食会降低营养价值；鸡蛋不要与糖同煮，会形成不易代谢的物质影响健康；茶叶蛋最好少吃，茶叶和鸡蛋同吃会刺激肠胃；鸡蛋煮熟后不要立刻用凉水浸泡，凉水中的细菌容易进入鸡蛋中。

产后喝红糖水有什么讲究

按民间习俗，月子里新妈妈要喝红糖水，这样有道理也有讲究。

产妇分娩时，精力和体力消耗都很大，失血过多；产后又要给婴儿哺乳，需要丰富的碳水化合物和铁质。红糖既能补血活血，又能供给热量、促进乳汁分泌，是两全其美的佳品，只要适量，对母婴都有好处。

喝红糖水是有讲究的：

❶ 应以红糖 20～25 克溶于 300～500 毫升的水中，煮沸凉温后喝下，也可将红糖和粥一起煮着喝。

❷ 喝红糖水的时间，一般控制在产后 10～15 天，而热天以 7 天为宜。由于红糖具有活血作用，容易造成恶露不尽，也会使产妇身体内热量增加，使身体发胖，并且长期、大量地喝红糖水还可以造成某些 B 族维生素的缺乏，因此宜在恶露排尽时停止喝红糖水。

❸ 并不是所有妈妈都适合喝红糖水，有下列情况之一者应少喝：

发生产后感染，以免加重病情；

炎热的夏天，以免出汗过多引起口渴咽干，加重内热；

有胃炎、胃溃疡等胃病，以免加重病情；

有糖尿病，轻者可以适当喝些红糖水，中、重度糖尿病应禁喝红糖水。

贴心提示

购买红糖一定要到正规的商场或超市去买袋装的，因散装红糖时间长了容易滋生螨虫，对健康不利。另外不要喝姜糖水，因姜为辛辣食物，通过乳汁到达婴儿体内，会在腹内产生一种辣味素，引起婴儿腹痛、腹泻及肠绞痛。

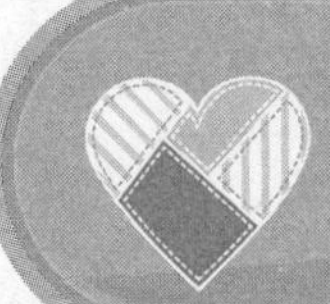

起居照护和体质调养

产后应该怎样下床活动

“生命在于运动”，这对产后的新妈妈同样适用。在保证休息的同时，新妈妈还要配合适当的运动来恢复身体。

■ 下床活动的好处

妈妈在生产时，筋肉被拉长变软了，如果长期不运动，就得不到良好的锻炼，不宜恢复柔韧弹性。尤其长时间不行走，脚跟的脂肪垫变厚，在再次行走时，容易酸痛。

产后是妈妈再次塑造美好身姿的一个契机，因为这时候的筋肉处于比较柔软的状态，容易塑造，新妈妈可以趁此机会修整之前的一些不良体态。

■ 产后活动应逐步展开

产后 3 天：慢慢走动

此时可以适当下床活动了，但仅限于慢慢地走走，活动一下自己的筋骨即可，活动时间也不要太长，如果感觉劳累就要马上回到床上休息。在床上休息的时候，可以多翻身、抬胳膊、仰头，这些也是运动。

产后 2 周：简单活动

可以做一些简单的家务活，如擦擦窗台、抹抹桌子、叠叠衣服，这些轻巧的家务活既不会太累，又可以适当活动筋骨。但要注意做家务的时候，不要碰冷凉的东西，洗抹布、擦桌子、做完家务洗手都要用热水。

产后 4 周：简单运动

能够做一些简单的健身运动了，运动幅度不能太大，可以学习一些专门给产后妈妈恢复创伤的运动，以免拉伤。

产后五周:户外走动

此时可以出户外走走了,自己出去或带着宝宝出去都是可以的,晒晒太阳,呼吸一下新鲜空气都很好。

月子期间如何洗头、洗澡

传统认为月子期间洗头、洗澡、刷牙容易受“风”着凉,留下畏寒、怕冷等毛病,其实这是不科学的。

■ 产后洗头、洗澡的必要性

❶ 生产过程中和产后身体都会分泌大量汗液,长期不洗澡、不洗头,留在身体表面的、头发中的汗液,会滋生细菌。而新妈妈和宝宝此时的体质都较弱,很容易感染致病。

❷ 另外,长期不洗澡、不洗头,毛孔得不到清理,汗腺管得不到畅通,会影响身体的新陈代谢,身体中的毒素排不出去,积存在体内也会使新妈妈感觉不适。

❸ 产后及时洗澡、洗头,皮肤会得到冲刷按摩,使血液循环加快,有助于调节植物神经,解除疲劳感觉。

❹ 此外,现在居室内的保暖条件较从前有很大改善,洗澡、洗头过程中不像以往那样容易着凉,洗头、洗澡都是可以照常进行的。

■ 产后洗头、洗澡需要注意的

时间选择:产后 3 天,妈妈感觉不疲倦的情况下,就可以洗头、洗澡了,但要注意洗澡应坚持擦浴,不能洗盆浴,以免洗澡用过的脏水灌入生殖道而引起感染,6 周后可以洗淋浴。

水温选择:洗澡水、洗头水都要与人体相应,保持 37℃～42℃之间,清洗过程中要注意保暖,以免风寒入侵。

洗后保暖:洗澡、洗头后要迅速擦干净,包上干燥的毛巾被,防止体温散发,然后再穿上衣服袜子保暖;洗头后可尽快用暖风把头发吹干。

束腹带如何使用

束腹带是一条长 950 厘米，宽 14 厘米的白纱条，可以在市场上买到成品，也可以用宽纱布条自己制作。

束腹带的作用

束腹带是帮助产后妈妈尽快恢复身材的，同时束腹带还能托起因为腹腔空间变大而随意下垂的内脏，起到纠正内脏下垂的功效。

产后妈妈腹部肌肉松弛，肚腩、腰围变大，束腹带可以贴身绑缚在耻骨到肚脐的位置，帮助妈妈补充肌肉力量的不足，使松弛的肌肉得到喘息，逐渐恢复弹性，从而去掉大肚腩和游泳圈，有利于恢复体形。

束腹带从什么时候开始用

束缚带需要等到器官基本复原才可以开始使用，因此不宜太早，一般在分娩 4 个月以后。

产后盆腔、子宫、内脏器官都会进入一个恢复期，如果太早绑束腹带会使这些器官受到压迫，血液循环不畅，从而影响它们的恢复；而如果绑法不正确，更有可能造成骨盆底的充血进而转化成盆腔炎或子宫、内脏的移位等不良后果。

束腹带的使用方法

❶ 仰面平躺在床上，双手掌心放在小腹处，向心脏方向推挤内脏。

❷ 将束腹带从耻骨绑起，绕过臀部，回到耻骨为一圈，重叠 7 圈。每到髋部就将束腹带反折一次。松紧度以感觉不松，且舒服为准。

❸ 向上螺旋缠绕，每缠绕 1 圈，就向上走 2 厘米，直到肚脐。

❹ 将剩余的束腹带头塞入即可。

贴心提示

束腹带需要小强度而长时间地坚持使用，不宜开始就绑得很紧，应循序渐进，慢慢地加大强度，否则容易造成骨盆底、子宫、内脏受到强力压迫，使得血液流通过慢，从而影响这些器官的功能进一步恢复。

月子期间阴部如何清洁护理

月子期间，妈妈的身体虚弱，容易受到各种病菌的感染，需要讲究卫生，而阴部清洁工作就是重中之重了。

阴部清洁的方法

阴部清洁每天最好进行 1～2 次，用水、毛巾和擦洗方法都要注意。

用水：一定要用凉温的开水，不能是冷水加热水，因为冷水没有经过高温杀毒，里面可能含有细菌。

毛巾、水盆：清洁阴部的毛巾、水盆要专用，用完后消毒清洗干净，放到有阳光的地方晾晒干燥。

清洁方法：清洁时用干净的毛巾从前往后进行擦洗，不要从后往前，以免肛门附近的污秽物被带到阴道。

阴部护理的要点

❶ 保持外阴清洁，勤换会阴垫及内衣裤，大小便后勤用清水洗会阴，直至会阴伤口拆线。

❷ 产后应向会阴伤口的对侧保持卧位或坐位，一方面使恶露尽量不侵及伤口，另一方面可以改善局部伤口的血液循环，促进伤口愈合。

❸ 会阴伤口局部有肿胀、硬结的话，分娩 10 天后，恶露量已明显减少时，可用1：5000高锰酸钾溶液浸泡会阴 15 分钟，每天 2 次，促进会阴伤口愈合、消肿，缓解局部肿胀不适。

❹ 当会阴伤口明显疼痛或出现异常会泌物时，应警惕伤口是否感染，必要时需请医生检查和治疗。

月子期间乳房怎么保养

妈妈在保证宝宝吃饱吃好的同时，还应注意正确的保养方法，只要方法得当，哺乳后乳房可以变得更坚挺、更美观。

用温水清洁乳房：增强乳房弹性

妈妈可坚持每天 2 次用温水清洗乳房，这样做可以减少乳房受到外来细菌感染的几率,同时还能清除乳腺管中的污秽物,有效地预防乳腺炎。另外,温水清洁乳房还能带给乳房一定的刺激,使乳房的韧带弹性增强,从而防止乳房下垂。

■ 用正确的姿势哺乳:保护乳房美观

正确的哺乳方法不仅不会损害乳房的美观,反而能刺激乳腺,使乳房更坚挺、美观,正确的哺乳姿势是:

妈妈用手臂抱起宝宝,使宝宝的腹部紧贴妈妈的腹部,胸部紧贴妈妈的胸部,嘴正对着乳头,自然地含住乳头及乳晕。这个时候妈妈的手可以在乳房下方成"C"形托住乳房,以减少乳房韧带的受力。

特别提示:

千万不要让宝宝过度地牵拉乳头,也不要强行牵引着乳头往宝宝嘴里送,以免拉长乳房的韧带,使乳房下垂。

■ 适当按摩、运动:让乳房更美

妈妈在每次哺乳后,可以给乳房从下往上做一会儿按摩,还可以做做扩胸运动,锻炼胸部肌肉力量,也可以避免胸部下垂。下面我们介绍乳房按摩的具体方法:

❶ 双手张开放乳房下,成契合乳房的弧度,沿着乳房外围做半圆形按摩 20～30 次。

❷ 双手托平放在乳房下面顺着乳房外围往上面提拉,直至锁骨的位置 20～30 次。

❸ 把手放在乳晕上方,螺旋状向上按摩直至锁骨 20～30 次。

产后怎样恢复性生活

生产育儿会耗去新妈妈许多心力、精神。关于产后性生活,需要夫妻间多多谅解和沟通,做合适的安排。

■ 产后 2 个月前不宜同房

女性生殖器官的恢复大约需 6～8 周的时间,妈妈在生产后,子宫、宫颈、盆腔和阴道都有程度不同的损伤,无论是撞击、摩擦还是带入的细菌都会造成这些器官的炎症，使妈妈身体恢复变得缓慢。

另外，产后妈妈的宫颈口全部张开，需要较长时间才能慢慢闭合，如果在器官恢复前同房，妈妈的子宫完全开放得不到任何保障，细菌就会长驱直入妈妈的子宫，感染子宫使子宫内膜、输卵管等发炎，严重影响妈妈的健康。

特别是在还有恶露的情况下，要绝对禁止性生活。这时夫妻之间要互相体谅，等产后的妈妈身体完全恢复后，再开始性生活。

■ 产后 2 个月再同房

产后康复顺利的妈妈，在产后 2 个月可以恢复性生活，但剖宫产妈妈的产后性生活还要适当延长。

一般产后满 2 个月回诊时，若一切状况恢复良好，医生会告诉妈妈可以恢复性生活，并且提醒避孕的方法及重要性。不过新妈妈刚经历了分娩的疼痛，又要全力照顾新生的小宝宝，对性生活容易出现抵触情绪，爸爸要多体贴照顾妈妈的身体和情绪，逐渐培养 2 人之间的亲密感觉，慢慢恢复性生活。

贴心提示

一般在 6 周以后大多数妈妈就开始排卵了，产后排卵与月经及是否母乳喂养没有直接关系，无论什么时候开始性生活都要采取避孕措施，但不要口服避孕药。

不能忽略产后检查

产后检查一般在分娩满 1 个月后进行，主要是为了确定新妈妈的恢复情况，有无其他疾患等，以保证身体健康。

■ 产后检查不能省略

一朝分娩后，新妈妈常常又累又喜，如果没有明显不适，妈妈就不再愿意去医院了，完全忽略了自己的恢复情况。然而，有些病症是隐性的，未必会有明显的表现，需要医生检查才能得知，产后检查是十分必要的。

■ 产后检查为什么在一个月以后进行

产后检查一般都是在产后 42 天进行，因为正常情况下，大多数妈妈的身体在此时已得到基本的恢复，子宫收缩、内脏复位、伤口愈合都达到令人满意的程度，正好可以去医院检查，判断身体的恢复状况，也方便医生及时发现问题。

产后检查有哪些内容

❶ 检查尿液，确定有无炎症或感染。

❷ 检查阴道分泌物，确定是否有炎症或感染。

❸ 做血常规检查，血常规也可以判断有无感染，还可以判断妈妈是否贫血。

❹ B超检查子宫恢复情况。

❺ 检查乳房、乳头，妈妈的乳头有异常会影响宝宝吃奶，也不利于身体保健。

❻ 检查外伤口，查看愈合恢复情况。

❼ 如果妈妈在怀孕期间有妊娠糖尿病或妊娠高血压，在这时候也要进行一下复查如果仍有这样的症状，需要及时治疗。

贴心提示

产后检查是一条妈妈向医生学习的好途径，妈妈可以就自己6周以来遇到的问题咨询医生，也可以向医生请教照顾宝宝的注意事项。

产后如何恢复身材

不要让你的爱美之心随宝宝的降生而被忽略，月子里也不应忽略恢复身材的计划，让自己成为令人羡慕的漂亮新妈妈。

产后恢复身材从什么时候开始

有的妈妈心急如焚，刚刚生产就急不可待地开始瘦身，这是不可行的，会令体质和精神同时受到影响，令未恢复的子宫、内脏更难恢复，甚至出血、下垂，变得萎靡不振。

产后恢复身材是一个系统工程，需要合适的时机和妈妈循序渐进的努力，可以安排在产后6～8周开始，此时子宫、内脏等已基本恢复，可以最大限度保证身材恢复顺利进行。

合理饮食是恢复的基础

合理饮食并不等于节食，新妈妈容易因为热量过剩而累积脂肪，只要在满足营养的基础上控制好热量摄入，妈妈的身体恢复就成功了。

哺乳妈妈每天需要 2500～2800 千卡热量，若不哺乳，可以少摄入 500 千卡，同时要注意保证营养均衡，饮食中必须含有丰富的蛋白质、维生素和矿物质，可以多吃鱼、少吃肉，多吃菜，多吃水果、少吃零食，多吃午餐、少吃晚餐。

适当运动：做有助恢复体形的小动作

妈妈应随时随地为自己创造机会活动身体，达到消脂减肥，塑造挺拔身姿的目的，以下我们为妈妈介绍一些有助恢复体形的小动作：

❶ 腹部恢复小动作：平躺在床上，双膝上屈，双手抱在脑后，腹部用力，把头抬起来做半个仰卧起坐，每天做 2 次，每次 20 下。

❷ 腰部恢复小动作：双脚并拢站立，以脊椎为中心，用胯部划"8"字，可以在站立时不间断地做。

❹ 对全身都有效的小动作：双脚并拢，双手伸直在头顶两掌相对，坚持 5 分钟。

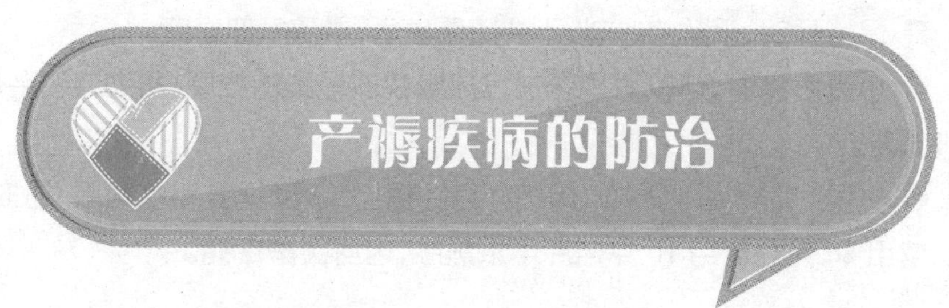

产褥疾病的防治

产后腹痛怎么办

腹痛分为腹痛和小腹痛，妈妈生产后的腹痛一般都是小腹痛，常常伴有恶露不下或恶露不畅的症状，手按小腹能摸到硬块(这是收缩中的子宫)，一般有宫缩痛和气血淤积腹痛两种情况。

宫缩引起的腹痛

原因及症状：

妈妈在生产过后，留在子宫内的胎盘、胎膜、子宫内膜蜕膜、淤血会随着宫缩陆续排出，每当宫缩时妈妈就会感觉小腹疼痛，所以这种疼痛往往是阵发性的，多出现在产程较短或生育次数较多的妈妈身上。

处理方法：

宫缩痛在宫缩停止后就会自行消失，一般需要2～3天的时间，妈妈可以不用太顾虑。如果腹痛过于剧烈，难以忍受时，可以在医生的指导下服用一些止痛药。

气血瘀滞引起的小腹痛

原因及症状：

这种腹痛同时多伴有小腹坠胀的感觉，如果妈妈在产后受凉、生气或太久不运动都容易导致气血瘀滞，瘀血滞留在身体中，无法排出引起了小腹疼痛。

处理方法：

❶ 远离寒凉，尤其需要注意腹部保暖，不要让腹部长时间地晾在外面，裤子裤腰最好能盖住肚脐，睡觉时在腹部多搭一条毛巾或毛毯。

❷ 多活动，如果不能下床，就多翻身，帮助气血运行，以免气血淤滞在体内。

❸ 保持开朗、乐观的心态，不要随便生气，导致气血瘀滞。

❹ 小腹疼痛时，可以对小腹进行热敷或做轻柔的按摩，帮助血液循环，减少淤滞。

❺ 食用活血化淤的食物：用100克红糖与10克鲜姜加水煎服，活血化瘀。或用20克红糖与10克桂片用水煎服，也可缓解疼痛。

如何应对恶露不下

恶露是含有血液、坏死蜕膜等组织的子宫内膜，它们会在产后经阴道排出，一般产后4周基本排尽，若恶露不下，会淤积在子宫内，影响身体恢复，降低血液循环和新陈代谢速度，影响营养消化吸收，有时还会引起妈妈腹痛。

■ 恶露不下的原因

宫缩乏力：宫缩的力量是使子宫内淤血、子宫内膜蜕膜、创面出血等排出体外的主要力量。如果宫缩乏力，这些物质就会留在子宫内，表现为恶露不下或恶露排出困难。

寒凉暑热使气血淤滞：如果妈妈产后不注意保暖防暑，受了寒凉、暑热时，容易气血淤滞，使血液循环变慢，营养供应不足，从而出现恶露无法排出的情况。

心情抑郁：妈妈产后心情抑郁，也会使气血瘀滞，降低身体新陈代谢速度，同样造成恶露不下。

■ 如何预防和应对恶露不下

适当活动：产后不要一直呆在床上，6 小时后就可以下床排便了，活动可以加速血液循环，促进恶露排出。

注意保暖：如果受冷，气血瘀滞会导致恶露不下。

加强营养：避免身体太弱、子宫收缩无力造成的恶露不下。

加强休息，调整情绪：保证良好的休息，保持心情愉悦，也是加强身体活力的方法，可以帮助恶露早日排尽。

食用一些活血化瘀的食物：恶露不下时，可以食用一些活血化瘀的温性食物，如红糖、小米、米酒、姜等，同时远离生冷、寒凉食物。

恶露不尽如何调理

恶露不下会影响妈妈身体恢复，但若是恶露不尽，产后 6 周后仍然淋漓不止，尤其是红色恶露排出的时间超过 20 天时，同样不利于妈妈身体的恢复，也可能影响健康。

■ 恶露不尽的原因

子宫恢复不良：胎盘从子宫内剥落时，会留下较大的创面。如果子宫收缩不全，这个创面难以愈合，流血情况就会持续，于是血性恶露不断出现，形成了恶露不尽。

子宫内膜发炎：子宫内膜发炎，蜕膜组织断续排出，从而造成恶露淋漓不尽。

宫腔感染：产后若没有定时按照正确的方法清洁外阴，有可能造成宫腔感染，引起子宫内膜或宫颈发炎。

如何预防和应对恶露不尽

注意饮食：多进食营养丰富的食物，同时口味要清淡，并避免辛辣寒凉，促进子宫恢复，另外，具有活血化瘀作用的食物，如红糖、生化汤等不能用太久（最好不要超过 7 天），否则会增加出血量。

清洁到位：每天清洗 2 次阴部，在恶露未尽前，不盆浴，不过性生活，避免细菌进入开放的子宫造成宫腔的感染。

及时做检查：恶露不尽时要及时去医院做相关的检查，确定病因，积极配合医生的治疗。如果是子宫收缩不良，除了要配合医生治疗外，还可以采用食疗方法辅助调养。

有助于排尽恶露的食疗偏方：

❶ 将阿胶 30 克加适量水和 100 克米酒熬成胶状，打入 2 个鸡蛋搅拌均匀，隔水蒸熟后食用。

❷ 藕也有止血功效，将藕打成汁，加点白糖饮用即可。

乳腺炎的防治方法有哪些

产后乳腺炎是比较常见的产后疾病，尤其是新妈妈，它也是引起产后发热的原因之一。乳腺炎不仅危害妈妈的健康，同时也严重影响给宝宝喂奶。

乳腺炎的原因

最常见的原因是长时间不喂奶、对乳房的压力，以及不正确的哺乳姿势和衔乳方式。

不喂奶或持久性的压力会导致乳房涨满，阻碍乳汁的流通，导致发炎。此外，如果宝宝没有正确地衔住乳头或喂奶姿势不正确，宝宝只是叼住了乳头的末端，就不能有效地吸奶，导致乳房过于涨满或乳窦吸空不均，引起发炎，还会引起乳头疼痛。

如何预防和应对乳腺炎

保持乳房清洁、舒适：在首次哺乳前，用肥皂仔细清洁乳房，尤其是乳头及乳晕部位。然后用毛巾对乳房热敷，这样可以帮助乳腺管畅通。此后，每次哺乳时，都要用热水清洁乳房。内衣要经常更换，以免不洁内衣污染乳头，进而感染乳腺，同时不要佩戴有钢托的乳罩，以免钢托挤压乳房，造成局部乳腺乳汁淤积。

哺乳期各阶段的控制：不要过早催乳，宝宝在 1 周以前的食量非常小，妈妈现有的奶水已足够他食用；哺乳时，要吸空一侧乳房，再换另一侧；宝宝如果吸不完妈妈的乳汁时，在哺乳后，可以用吸奶器把残留的奶水吸干，避免淤积；将要断奶时，要有意识地减少哺乳的次数。

保护乳房和乳头：学会正确的哺乳方法，让宝宝把乳头及整个乳晕都含住，不让宝宝含着乳头睡觉，以免过度地用力吮吸，使乳头皲裂，细菌入侵。不要趴着睡觉，也不要长时间让宝宝趴在胸上睡觉、喂奶，挤压乳房。

产后便秘怎么办

产后妈妈一般在 2～3 天会解出大便，如果超过 3 天没有解出，就可以视为产后便秘。

产后便秘的原因

产时：生产时妈妈胃肠道受到压迫刺激，蠕动变缓，容留物在肠道中滞留的时间变长，流失的水分变多，于是大便干结，不易排出。

产后：生产后，子宫对肠道的压力减小，肠道容积增大，这也使得肠道中的容留物更多，是妈妈产后便秘形成的重要原因。

肌肉收缩无力：产后腹壁和骨盆底肌收缩力量变小，使得妈妈排便时无处借力，不容易解出大便。

如何预防和应对产后便秘

产后便秘可以事前预防，也可以事后改善直至消除，因此妈妈如果产后发生了便秘，也不必太过忧虑，可以采取的措施有：

养成定时排便的习惯：妈妈产后第 2 天不管有无便意，都要如厕，进行大便，即使解不出也会形成排便反射。

多活动：促进肠道蠕动，并加速肌肉群力量的恢复，在床上时，多翻身、多改变睡姿、多调整坐姿都可以预防便秘。

多吃含水分和纤维素多的食物：像水果、蔬菜、粗粮等，这样的食物既能润滑肠道，增加肠道容留物的水分，又能增加其纤维残渣，有利于降低排便难度。

改善便秘的蜂蜜芝麻糊：将 180 克蜂蜜和 30 克黑芝麻粉调和均匀，放在笼屉内蒸熟，每天食用 2 次。蜂蜜和芝麻都有很好的润滑肠道的作用，可以帮助妈妈改善便秘状况。

怎样预防产后风湿

产后风湿相较于其他产后疾病显得较顽固，因为它没有明显的病变，妈妈患上风湿后又会遭受较大折磨，因此要着重预防。

■ 产后风湿的主要表现

产后风湿的妈妈常常不敢接触冷水，如果碰到冷水，会有冰冷刺骨的痛感，或者过一会儿感觉碰到冷水的关节肿胀麻木；在寒冷的环境中，会有冷风直接吹进关节的感觉，必须穿着比常人更多的衣物才能抵御。

除了怕风、怕冷、畏寒外，产后风湿的妈妈肌肉、关节酸胀、疼痛、麻木，还有的妈妈伴有头痛、头晕、眼睛干涩多泪、眼眶疼痛症状等。

■ 产后风湿要加强预防

注意保暖：产后妈妈患风湿的原因主要是在月子期间保暖工作没做好，接触了寒凉的东西，如出汗后没有注意防风保暖，居室潮湿阴冷或用冷水洗浴等等，都容易使寒邪侵入体内，滞留其中，如果没有及时排出，就容易导致产后风湿。所以，妈妈在月子期间只要注意保暖，远离寒凉，就可以避免产后风湿。

不要过早劳作：妈妈如果过早操劳，参加重体力劳动，容易使还没有完全恢复的关节、筋肉受损，在以后的日子里经常受到关节酸痛的折磨，妈妈在产后要注意劳逸结合，不要过度劳累。

积极就医：妈妈如果在月子里不小心得了风湿，要积极地尽早就医，早日根除产后风湿。

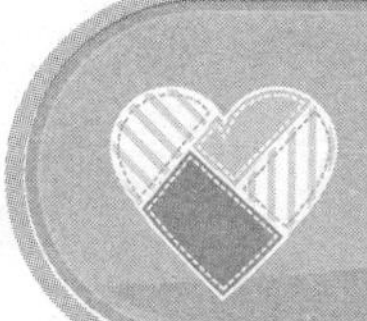

新手妈妈哺乳须知

尽量让宝宝吃上珍贵的初乳

妈妈在产后7天内分泌的乳汁称为初乳，初乳量少，较黏稠，颜色发黄，有腥臭味，观感较差，因此有的妈妈认为初乳脏，不愿意给宝宝吃，这是不对的。

■ 初乳很珍贵

初乳营养价值很高：

❶ 与成熟乳相比，初乳含有更多的蛋白质和免疫物质，被称为婴儿出生后最早获得的“免疫抗体口服液”，它可增强新生儿的抗病能力。

❷ 初乳中的生长因子能促进婴儿的肠道发育，并有助于预防变态反应和对某些食物的不耐受性，从而减少过敏。

❸ 初乳的脂肪和糖含量较成熟乳低，适于生后10天内新生儿的消化吸收。

❹ 初乳中的盐类如磷酸钙、氯化钙，微量元素如铜、铁、锌等矿物质的含量显者高于常乳，锌的含量尤其高，是正常血锌浓度的4～7倍。

❺ 初乳中维生素含量也显者高于常乳，尤其初乳中的维生素B_2有时较常乳(10天后的乳)中的含量高出3～4倍，另外妈妈的初乳中还含有β胡萝卜素。

由此可以看出，初乳中的营养对宝宝来说，都非常珍贵，妈妈不应让宝宝错过初乳。

■ 初乳量少，怎么满足宝宝需求

初乳的量虽少，但是刚出生的新生儿胃容量也很小，所以只要让新生儿勤吸吮，一般都能满足其需要。

此外，初乳量少必然就需要增加哺喂的次数，新生儿的吸吮能力很强，这种吸吮刺激将促进母乳的分泌，并且刺激越频繁，母乳产生就越快，这对母乳喂养是有好处的。

坚持母乳喂养对宝宝有什么好处

我们提倡母乳喂养，这是因为母乳喂养对宝宝来说，具有得天独厚的优势。

■ 母乳几乎是为宝宝“量身打造”的

妈妈在不同阶段分泌的乳汁具有不同的特点，且每个阶段的乳汁都符合宝宝当时的体质，可以提供最合适的营养：

❶ 初乳正好适合新生宝宝的胃容量和比较弱的肠道功能，还能增强抵抗力。

❷ 常乳能满足热能和食量的持续增长。

❸ 晚乳(10 个月后的乳)营养含量明显减少，但此时宝宝多数已经吃辅食。

■ 母乳优于配方奶

配方奶粉最终的目标是接近母乳，但无论如何，配方奶都不可能与母乳的营养价值相提并论，母乳中含有 400 多种营养素，配方奶粉很难实现。

另外，每个宝宝都不会对母乳过敏，却可能对配方奶过敏。

■ 母乳喂养有利于宝宝身心发展

❶ 可以促进宝宝身体发育：吃母乳时，宝宝需要用力吮吸，宝宝在吮吸的过程中，肺部、颈部不断活动，从而得到锻炼，另外，上下颚不断开合、摩擦可以避免将来牙齿排列拥挤。

❷ 可以增进情感发展：在母乳喂养的过程中，宝宝和妈妈会有亲密接触和亲切互动，在哺乳过程中感受到妈妈的关爱，宝宝会觉得安全和放松，对妈妈的依赖和信任就会逐步确立，母乳喂养的宝宝和妈妈的亲密关系更容易建立，有利于宝宝以后的感情发展和个性完善。

贴心提示

有些迫不得已的情况不允许妈妈母乳喂养，妈妈则不必强求或自责，只要妈妈能给予宝宝关爱，人工喂养的效果也会比较好。

如何把握喂奶的次数、量及姿势

每个宝宝的情况都不会完全一样，尤其是新生宝宝，新妈妈不容易把握好喂奶的次数、量，也还没能熟练掌握正确的喂奶姿势，难免会出现挫折，这都是正常的，妈妈不要气馁，根据我们的经验及自己的观察、实践，是可以摸清宝宝需求的。

喂奶次数——以按需为重，约 3～4 小时 1 次

新生宝宝一般每隔 3～4 个小时喂 1 次奶即可，但有的宝宝胃容量较小，或者消化较快，每隔约 2 个小时就要喂一次，相反情况也有。这时妈妈不必一定 3 个小时才喂，应优先满足宝宝的需求，但如果宝宝超过 4 个小时还没有醒来，则要叫醒喂奶。

喂奶量——以按需为重，约 40～50 毫升 1 次

宝宝的吃奶量也应按需给予，有的新生宝宝刚开始时每次吃 20～30 毫升，而有的宝宝在刚出生时每顿就需要 50～60 毫升，大多数的宝宝会维持在每顿 40～50 毫升。不管宝宝吃多少，只要睡眠正常，大便正常，体重增加稳定，就说明没有问题。

哺乳的正确姿势

给新生宝宝哺乳时，一般情况下建议妈妈采取坐姿，坐在合适的凳子或椅子上进行。妈妈要先抱起宝宝，一只胳膊撑起宝宝的后背及头部，让宝宝的头正好枕在自己的臂弯处，另一只手托住宝宝的臀部及腿部，让宝宝的腹部贴着妈妈的腹部，胸部贴着妈妈的胸部，然后妈妈双手托起宝宝靠近自己乳房，让宝宝含住妈妈乳头。

贴心提示

妈妈在哺乳时最好不要看电视，一来新生宝宝难以适应电视的声音和光线，二来看电视会妨碍妈妈与宝宝的交流，也不利于妈妈及时发现宝宝的异常。

如何判断宝宝饿了或饱了

新生宝宝的喂奶原则是按需喂奶，也就是说宝宝饿了就要给他吃，饱了就可以不用吃了，那新妈妈该怎么判断宝宝是饿了还是饱了呢?

■ 如何判断宝宝饿了

宝宝所有的需求都通过啼哭表达，因此有时候哭不代表饿，妈妈需要判断宝宝哭是饿了还是有其他需求。当无法判断宝宝是否饥饿时，可以用手指抚触宝宝嘴角，如果宝宝有反应，并追寻手指，就说明宝宝饿了。

■ 如何判断宝宝饱了

宝宝如果吃不饱，睡眠、健康都会受影响，体重和身高的增长往往不如人意，因此妈妈要尽量每次都让宝宝吃饱，宝宝有没有吃饱可以从以下三方面观察出来：

❶ 观察宝宝吃奶时的表现：宝宝吃奶时，一般吮吸 2～3 口，就会吞咽一次，如果吞咽的时间超过 10 分钟，一般都是已吃饱。有的妈妈用宝宝吃奶时间长短来判断，其实这是不准确的，有的宝宝吃奶慢，虽然吃奶时间较长，但是吞咽时间不足，还是吃不饱。

❷ 看宝宝的精神状态：宝宝如果吃饱了，会表现出满足、愉悦的神情，有时候还会不自觉地微笑，每次的睡眠时间也比较长。如果宝宝每次睡眠时间较短，睡眠不踏实，而且经常哭闹，很有可能是没吃饱。

❸ 看宝宝的生理状态：宝宝如果吃饱了，每天大约会排大便 3～4 次，颜色呈金黄色(奶粉喂养的宝宝大便呈淡黄色)，有的宝宝大便次数较少，但只要颜色正常即可。宝宝如果吃不饱，大便就会呈绿色(这里不是指胎便的情况)，而且小便量和次数都较少(正常情况下每天的小便次数在 10～15 次之间)。

宝宝吐奶、溢奶怎么办

新生宝宝的胃比较特殊，吃到胃里的食物比较容易回流，经常会发生吐奶或溢奶的情况，大多数时候这都是正常的，只要体重增长正常，精神良好，妈妈就不必担忧。

■ 什么是溢奶和吐奶

溢奶：

宝宝在吃奶时，会把一些空气吸到胃里，这些空气在宝宝吃完后需要从胃里溢出，空气溢出的同时，带了一些奶水出来，就形成了溢奶。溢奶时，奶水是自然从宝宝口中流出的，宝宝没有痛苦表情，且一般在哺乳过后吐一两口就没事了。

吐奶：

宝宝吐奶不同于溢奶，吐奶是因为宝宝肠胃功能较弱，在胃里的食物无法顺利进入肠道，转而从宝宝口里流出形成的。吐奶一般发生在喂奶后半个小时，吐奶时，宝宝会出现呕吐的痛苦表情，食物呈喷射状吐出。

■ 溢奶、吐奶时怎么办

溢奶时的处理方法：

宝宝溢奶是一种生理性的反应，妈妈无需紧张，只要每次哺乳后，将宝宝竖直抱起，帮他拍几个嗝出来，将胃里的空气排出，溢奶就会减少。如果拍完嗝宝宝还会溢奶，就让他俯卧一会，不过俯卧的时候，妈妈一定要守在宝宝身边，以免宝宝窒息。

吐奶时的处理方法：

宝宝如果发生吐奶，量多且频繁，妈妈要观察他有没有其他症状，如果宝宝精神愉快，且体重、身高都增长正常，就不必担心，但是如果宝宝同时有精神萎靡，食欲不振、发热、咳嗽等症状，且体重、身高都增长缓慢，妈妈要及时带宝宝就医。

人工喂养有哪些注意点

妈妈完全没有乳汁，或是妈妈有其他迫不得已的原因，不能给宝宝吃母乳，而用配方奶来喂养宝宝的方式称为人工喂养。

足月的新生儿，生后 4～6 小时开始试喂一些糖水，到 8～12 小时开始喂牛奶或其他代乳品，初次喂奶为 30 毫升，每 2 小时喂 1 次。

■ 人工喂养宝宝吃奶量因人而异

喂奶前妈妈要计算一下奶量，一般新生儿的吃奶量是每千克体重每 24 小时约 100～120 毫升。一个体重为 3 千克的新生儿全天需要吃奶 600 毫升，若一天吃 12 次，每次约 50 毫升。

不过现实生活中宝宝食量并不是固定的，有的每顿 60 毫升，而有的宝宝食量很小，怎么也吃不下 50 毫升，这都是正常的，只要宝宝体重和尿便正常，食量可以有所波动。

■ 注意给宝宝喂水

给宝宝喂配方奶一定要注意喂水。配方奶不如母乳好消化，容易引起上火或便秘的情况，新生宝宝喂水量为每 100 毫升配方奶喂给 15 毫升水，但喂水应在 2 次配方奶之间。

此外，还应注意最适合宝宝的水是凉温的白开水。白开水不仅可以补充宝宝流失的水分，还有散热、调节水和电解质平衡的功效。

特别提示：

建议妈妈尽量少给宝宝喝果汁或糖水，果汁或糖水会抑制宝宝的消化和吸收，并引起宝宝胃部不适。另外，宝宝如果习惯并喜欢上这种甜味后，就会变得不愿意喝白开水。

混合喂养有什么注意点

如果可能，我们建议妈妈最好避免混合喂养，之所以出现混合喂养，一是因为妈妈不得不上班，另一个原因是妈妈的奶水真的不能满足宝宝的生长需要(如果在纯母乳喂养情况下，宝宝的体重增长 1 周低于 200 克，甚至不增长,则可能喂养不足)。

■ 混合喂养的原则——尽量多喂母乳

混合喂养揉杂了母乳与配方奶这2种截然不同的喂养方式,因而其喂养时间和量的安排是最复杂,也最难掌握的。但妈妈要记住一个总的原则:尽量多喂母乳,不得已时再用配方奶予以补充。

■ 喂母乳时间可充分自由

母乳喂奶应按需给予,不加限制。如果喂过母乳之后,即便1小时之内宝宝饿了,也应先喂母乳,另外,妈妈奶胀了也应随时喂。

■ 配方奶只作为母乳的补充

在混合喂养的过程中,仍然应该期待母乳的分泌量最终能回升,甚至能够满足宝宝的需求,不再需要配方奶的辅助,配方奶只能作为母乳的补充。

如果宝宝实在吸不出母乳了,可以喂给配方奶,但下顿喂奶时必须喂母乳,且最好在3个小时后喂。

■ 人工喂养的宝宝需要喂水

母乳喂养的宝宝不需要额外喂水,但如果喂给配方奶,无论是人工喂养还是混合喂养,都要及时喂一点水。一般在喂配方奶1～2小时后喂,每次10～15毫升,以免宝宝上火、便秘。

贴心提示

混合喂养的妈妈如果是因为奶水不足造成的,除了不放弃母乳喂养,勤加喂奶外,还可以采取催奶措施,多吃些催奶食物或喝些催奶的汤。

图书在版编目（CIP）数据

孕产期保健大百科/张秀丽编著. —北京：中国人口出版社，2011.6

ISBN 978-7-5101-0762-7

Ⅰ.①孕… Ⅱ.①张… Ⅲ.①娠娠期—妇幼保健—基本知识 ②产褥期—妇幼保健—基本知识 Ⅳ.①R715.3

中国版本图书馆CIP数据核字（2011）第079692号

孕产期保健大百科

张秀丽　编著

出版发行 中国人口出版社
印　　刷 北京华戈印务有限公司
开　　本 710×1010　1/16
印　　张 30　　**插页** 5
字　　数 300千
版　　次 2011年8月第1版
印　　次 2011年8月第1次印刷
书　　号 ISBN 978-7-5101-0762-7
定　　价 36.80元（赠送CD）

社　　长 陶庆军
网　　址 www.rkcbs.net
电子信箱 rkcbs@126.com
电　　话 (010)83519390
传　　真 (010)83519401
地　　址 北京市宣武区广安门南街80号中加大厦
邮　　编 100054